实用中医特色疗法大全

34种特色疗法 207种常见病

主编 金远林 傅诗书 周 鹏

中国科学技术出版社
·北 京·

图书在版编目（CIP）数据

实用中医特色疗法大全 / 金远林，傅诗书，周鹏主编 . —北京：中国科学技术出版社，2018.9（2024.6 重印）

ISBN 978-7-5046-8110-2

Ⅰ . ①实… Ⅱ . ①金…②傅…③周… Ⅲ . ①中医疗法 Ⅳ . ① R242

中国版本图书馆 CIP 数据核字（2018）第 171441 号

策划编辑	焦健姿
责任编辑	黄维佳
装帧设计	华图文轩
责任校对	龚利霞
责任印制	徐　飞

出　　版	中国科学技术出版社
发　　行	中国科学技术出版社有限公司销售中心
地　　址	北京市海淀区中关村南大街 16 号
邮　　编	100081
发行电话	010-62173865
传　　真	010-62173081
网　　址	http://www.cspbooks.com.cn

开　　本	787mm×1092mm　1/16
字　　数	660 千字
印　　张	31
版　　次	2018 年 9 月第 1 版
印　　次	2024 年 6 月第 2 次印刷
印　　刷	河北环京美印刷有限公司
书　　号	ISBN 978-7-5046-8110-2 / R・2306
定　　价	99.00 元

（凡购买本社图书，如有缺页、倒页、脱页者，本社销售中心负责调换）

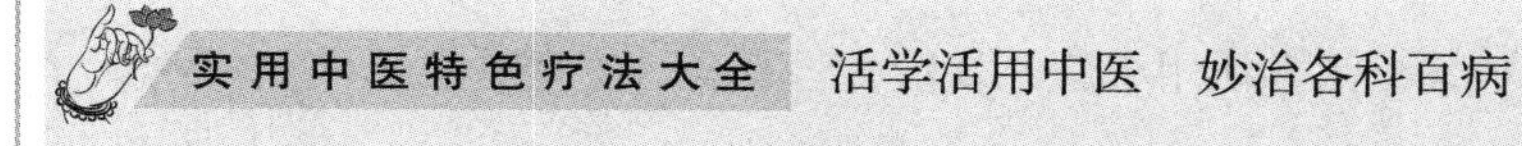

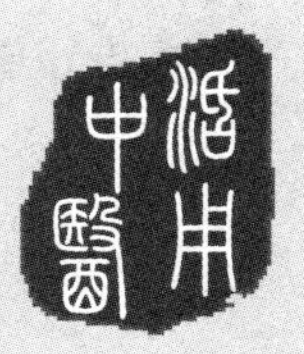

编著者名单

主　编　金远林　傅诗书　周　鹏

副主编　周凌云　陈丽华　黄汝成

编　者（以姓氏笔画为序）

宁晓霞　刘玉洁　江　舟　李　忍　李晶晶

陈小波　陈世云　周林芳　郑景予　彭露露

谢苑芳　赖华寿　谭年秀　翟　亮

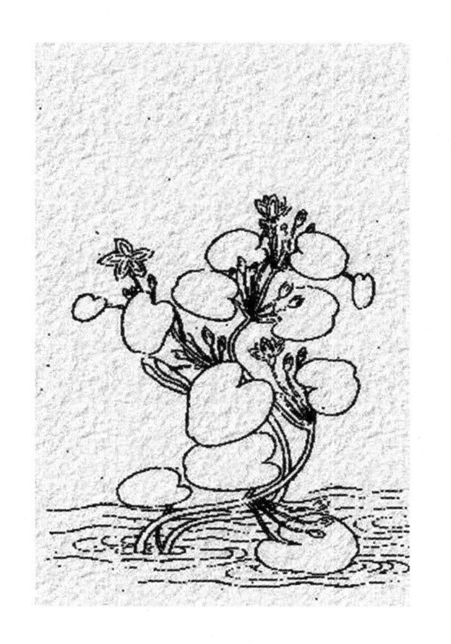

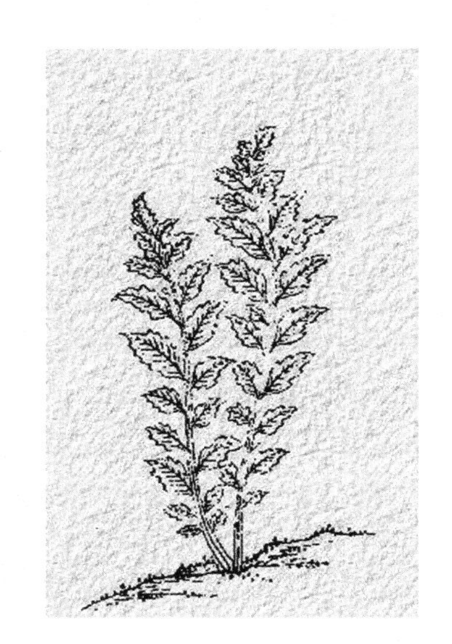

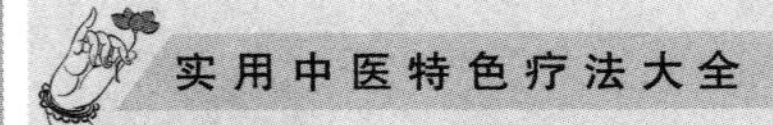

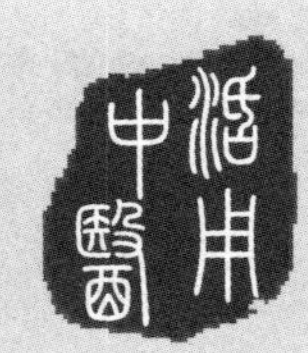

编者的话

5 年前，编者整理出版了《中医特色疗法活用全典》一书，书中介绍了 19 种临床常用中医特色疗法，以及临床各科 156 种疾病中医特色疗法的具体运用，深受广大读者，尤其是基层医务人员的欢迎，为中医技术的推广做了一些工作。近年来，人们对疾病的研究、认识愈加深入，各中医流派又创立了许多新兴的中医特色疗法，其临床疗效确切，且广为大众认可。据此，编者结合近年来中医治疗技术的最新进展，查阅大量最新文献资料，整理编写了本书。

本书分为上、下两篇。上篇为中医特色疗法介绍，共 34 种，内容更为全面、新颖，特别增加了近年来出现的新兴疗法，如腹针疗法、平衡针疗法、浮针疗法等。书中还对中药内服疗法进行了简明介绍，以确保本书内容上的系统性。对于一些常用的理疗方法，如液氮冷冻疗法、红光疗法、中药超声雾化疗法等，因其临床应用中常与中医疗法相结合，故也做了一定的介绍。下篇介绍了包括内、骨伤、外、妇、儿、五官及皮肤科疾病等临床各科 200 余种常见疾病中医特色疗法的运用，病名全部采用现代医学的病名，以便于西医同仁参考和操作，更有利于特色疗法的推广。在病种的选择上，书中所选多为临床上中医特色疗法行之有效且有一定优势的疾病。

由于文献资料数量众多，搜索恐难完全，书中可能存在一定的不足之处，恳望各位专家、同行及读者，不吝赐教。

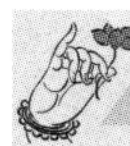

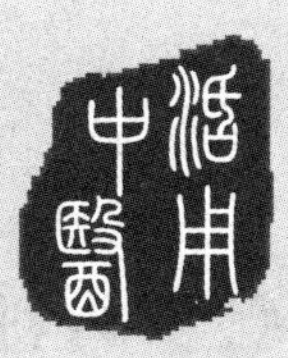

目　录

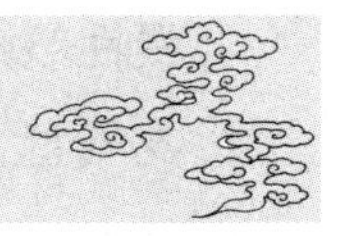

上篇　中医特色疗法

下篇　常见疾病特色疗法

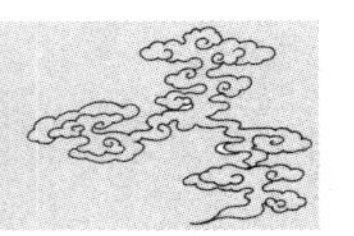

82 内科疾病

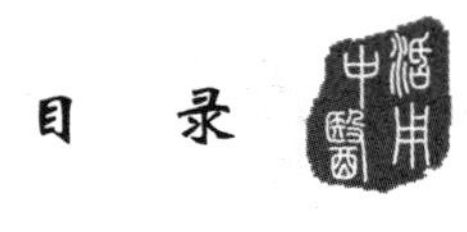

243 骨伤科疾病

305 外科疾病

333 妇科疾病

375 儿科疾病

405 五官科疾病

444 皮肤科疾病

上篇

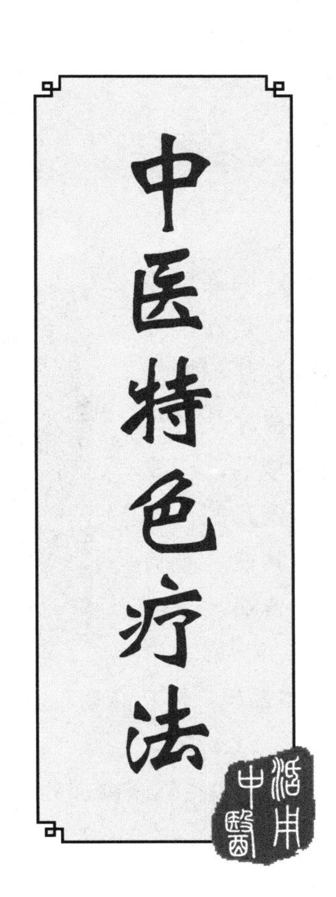

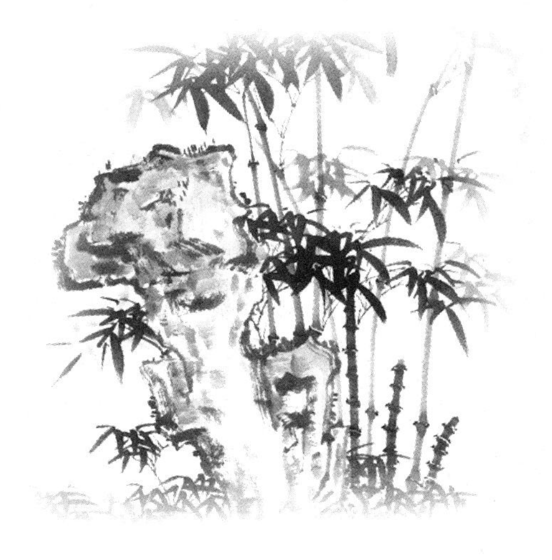

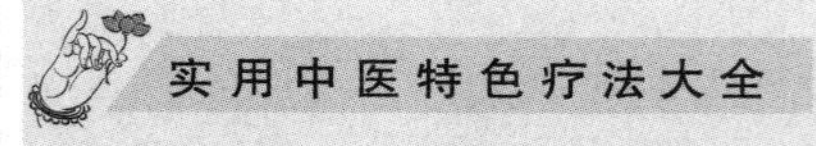

活学活用中医　妙治各科百病

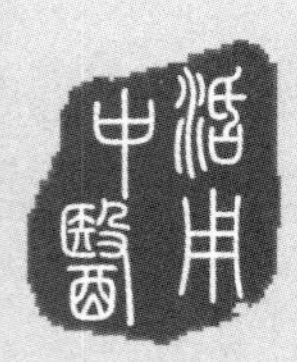

1. 毫针疗法

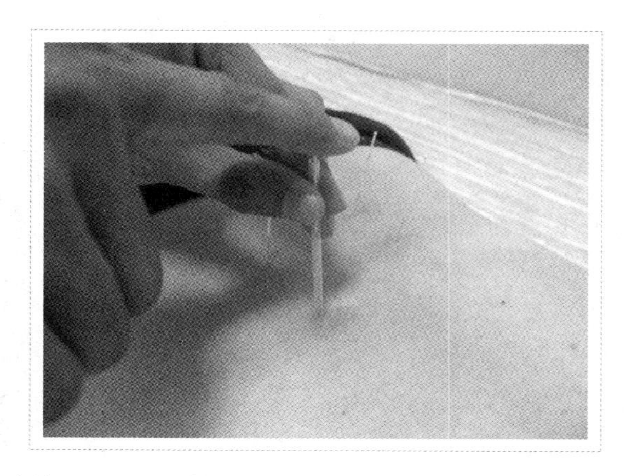

毫针为古代“九针”之一，因其针体微细，又称为“微针”“小针”，是古今临床应用最广的一种针具。毫针疗法包括持针、进针、行针、补泻手法、留针及出针等操作过程。毫针是由金属制成的，一般以具有较高强度和韧性的不锈钢为制针材料者最为常用。此外，也有用其他金属制作的毫针，如金针、银针，其传热、导电性能虽优于不锈钢针，但针体较粗，强度、韧性远不如不锈钢针，加之价格昂贵，除特殊情况，一般很少应用。

【适应证】

毫针疗法的适应证很广，涉及中医临床内、外、妇、儿以及眼、耳鼻喉各科，甚至适用于现代医学神经、精神、内分泌、免疫等方面的一些疾病。临床实践证明，针灸对内、外、妇、儿等科 300 多种病证的治疗有不同程度的疗效。

【操作方法】

1. 针刺练习　主要是对指力和手法的锻炼。由于毫针针身细软，如果没有一定指力，就很难力贯针尖，减少刺痛，对各种手法的操作，也不能运用自如。

（1）纸垫练针法：纸垫练习主要是锻炼指力和捻转的基本手法。用松软的纸张，折叠成宽约 5cm、长约 8cm、厚 2 ～ 3cm 的纸块，用线如“井”字形扎紧，做成纸垫。练针时，左手平执纸垫，右手拇指、示、中三指持针柄，如持笔状地持针，使针尖垂直地抵在纸垫上，然后右手拇指与示、中指前后交替地捻动针柄，并施加一定的压力，待针穿透纸垫后另换一处，反复练习。

（2）棉团练针法：用棉花做衬，外用布将棉花包裹，用线封口扎紧，做成直径 5 ～ 7cm 的棉团。练针方法基本同纸垫练针法，不同的是棉团松软，可做提插、捻转等多种基本手法的练习。

当然刺纸垫或棉团与刺人体有根本的差异，为了体验不同的针刺手法所产生的不同

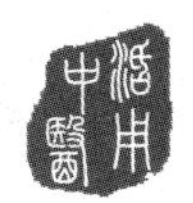

作用，最好在自己身上进行练针，以便临床施针时心中有数，提高针刺手法操作水平。

2. 针刺前的准备

（1）选择针具：多选用不锈钢所制针具，因不锈钢不仅能防锈、耐热，且具有一定的硬度、弹性和韧性。金质、银质的针弹性较差，价格昂贵，故较少应用。在临床应用前还须按照要求注意检查针具，以免在针刺施术过程中，给患者造成不必要的痛苦。在选择针具时，还应根据患者的性别、年龄的长幼、形体的胖瘦、病情的虚实、体质的强弱、病变部位的表里浅深和所取腧穴所在的具体部位，选择粗细、长短适宜的针具。

（2）选择体位：针刺时患者体位的选择，对腧穴的正确定位，针刺的施术操作，持久地留针以及防止晕针、弯针、滞针，甚至折针等，都有很大影响。如病重体弱或精神紧张的患者，采用坐位，易使患者感到疲劳，往往易于发生晕针。因此根据腧穴的所在部位，选择适当的体位，以既有利于腧穴的正确定位，又便于针灸的施术操作和较长时间的留针而不致疲劳为原则，临床上针刺时常用的体位，主要有以下几种。

① 仰卧位：适宜于取头、面、胸、腹部腧穴，上、下肢部分腧穴。

② 俯卧位：适宜于取头、项、脊背、腰部腧穴，下肢背侧及上肢部分腧穴。

③ 侧卧位：适宜于取身体侧面腧穴和上、下肢的部分腧穴。

④ 仰靠坐位：适宜于取前头、颜面和颈前等部位的腧穴。

⑤ 俯伏坐位：适宜于取后头和项、背部的腧穴。

⑥ 侧俯坐位：适宜于取头部的一侧、面颊及耳前后部位的腧穴。

在临床上除上述常用体位外，对某些腧穴则应根据腧穴的具体要求采取不同的体位。临床上如能用一种体位就能针刺处方所列腧穴时，就不应采取两种或者两种以上的体位。如因治疗需要和某些腧穴位置的特点而必须采用两种不同体位时，应结合患者体质、病情等具体情况灵活掌握，对初次治疗、精神紧张或年老、体弱、病重的患者，有条件时，应尽量采取卧位，以防患者感到疲劳或晕针等。

（3）消毒：针刺前必须做好消毒工作，包括针具、腧穴部位和医者手指的消毒。

3. 毫针刺法

（1）进针法：在进行针刺操作时，一般应双手协调操作，紧密配合。临床上一般右手持针操作，以拇、示、中三指夹持针柄，状如持毛笔，故右手称为刺手。左手切按压所刺部位或辅助针身，故称左手为押手。刺手的作用是掌握针具，施行手法操作。押手的作用，主要是固定腧穴位置，夹持针身协助刺手进针，使针身有所依附，保持针垂直，力达针尖，以利于进针，减少刺痛、协助调节和控制针感。临床上常用的进针方法有以下几种。

① 指切进针法：又称爪切进针法，用左手拇指或示指端切按在腧穴旁边，右手持针，紧靠左手指甲面将针刺入腧穴。此法适宜短针的进针。

② 夹持进针法：或称骈指进针法，用左手拇、示 2 指持捏消毒干棉球，夹住针身下端，

将针尖固定在所刺腧穴的皮肤表面处，右手捻动针柄，将针刺入腧穴。此法适用于长针的进针。

③ 舒张进针法：用左手拇指、示指将所刺腧穴部位的皮肤向两侧撑开，使皮肤绷紧，右手持针，从左手拇、示二指的中间刺入。此法主要用于皮肤松弛部位的腧穴。

④ 提捏进针法：用左手拇指、示指将所刺腧穴部位的皮肤捏起，右手持针，从捏起的上端将针刺入。此法主要用于皮肉浅薄部位的腧穴进针，如印堂穴等。

以上各种进针方法在临床上应根据腧穴所在部位的解剖特点、针刺深浅和手法的要求灵活选用，以便进针和减少患者的疼痛。

此外，也有采用针管进针的，使用备好塑料或金属制成的针管，针管长度比毫针短2～3分，以便露出针柄，针管的直径，以能顺利通过针尾为宜。进针时左手持针管，将针装入管内，用右手示指叩打针尾或用中指弹击针尾，将针刺入，然后退出针管，再运用行针手法。

（2）针刺的角度和深度：在针刺操作过程中，掌握正确的针刺角度、深度和方向，是增强针感、提高疗效及防止意外事故的重要环节。腧穴定位的正确，不应仅限于体表的位置，还必须与正确的进针角度、深度、方向等有机地结合起来，才能充分发挥其应有的效应。临床上，同一腧穴，由于针刺的角度、深度、方向不同，所产生针感的强弱、传感的方向和治疗效果有明显的差异。正确掌握针刺角度、深度和方向，要根据腧穴位置、患者体质、病情需要和针刺手法等情况灵活运用。

（3）行针和得气：行针也叫运针，是指将针刺入腧穴后，为了使之得气，调节针感以及进行补泻而施行的各种操作手法。得气也称针感，是指将针刺入腧穴后所产生的经气感应。当这种经气感应产生时，医者会感到针下有徐和或沉紧的感觉；同时患者也会出现相应的酸、麻、胀、重等，甚或沿着一定部位向一定方向扩散传导的感觉。若无经气感应而不得气时，医者则感到针下空虚无物，患者亦无酸、麻、胀、重等感觉。

（4）行针手法：一般可分为基本手法和辅助手法两类。

① 基本手法：行针的基本手法，是针刺的基本操作，常用的有以下两种。

提插法：是将针刺入腧穴一定深度后，使针在穴内上下、进退的操作方法。使针从浅层向下刺入深层为插；由深层向上退到浅层为提。对于提插幅度的大小、频率的快慢、层次的有无以及操作时间的长短等，应根据患者的体质、病情和腧穴的部位以及医者的目的灵活应用。

捻转法：是将针刺入腧穴的一定深度后，以右手拇指和中、示二指持住针柄，进行一前一后、来回旋转捻动的操作方法。对于捻动角度的大小、频率的快慢、操作时间的长短等，应根据患者的体质、病情和腧穴的特征以及医者的目的灵活应用。

以上两种基本手法，既可单独应用，也可相互配合运用，在临床上必须根据患者的具体情况，灵活运用，才能发挥其应有的作用。

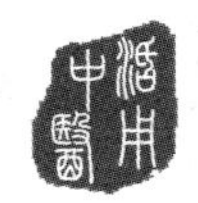

② 辅助手法：是进行针刺时用以辅助行针的操作方法。常用有以下几种。

循法：是用手在所刺腧穴的四周或沿经脉的循行部位，进行徐和的循按或循捏的方法。此法可以通气活血，有行气、催气之功。若针下过于沉紧，用之可宣散气血，使针下徐和。

刮柄法：也称划柄法。是将针刺入腧穴一定深度后，用拇指或示指的指腹抵住针尾，用拇指、示指或中指指甲，自下而上的频频刮动针柄的方法。此法在不得气时，用之可激发经气，促使得气。

弹柄法：是将针刺入腧穴的一定深度后，以手指轻轻叩弹针柄，使针身产生轻微的震动，从而使经气速行的方法。

搓柄法：是将针刺入腧穴一定深度后，以拇、示、中三指持针柄向单向捻转，如搓线状，每搓 2 ～ 3 周或 3 ～ 5 周，搓柄时应与提插法同时配合应用，以免使肌肉纤维缠绕针身。

摇柄法：是将针刺入腧穴一定深度后，手持针柄进行摇动，如摇橹或摇辘轳之状。此法若直立针身而摇，多自深而浅的随摇随提，用以出针泻邪。若卧针斜刺或平刺而摇，一左一右，不进不退，如青龙摆尾，可促使针感单向传导。

震颤法：是将针刺入腧穴一定深度后，右手持针柄，用小幅度、快频率的提插捻转动作，使针身产生轻微的震颤，以达到促使得气或增强驱邪、扶正的目的。

（5）针刺补泻：针刺补泻是根据《灵枢·经脉》“盛则泻之，虚则补之，热则疾之，寒则留之，陷下则灸之。”这一针灸治病的基本理论原则而确立的治疗方法。包括：

① 捻转补泻：针下得气后，捻转角度小，用力轻，频率慢，操作时间短者为补法。捻转角度大，用力重，频率快，操作时间长者为泻法。也有以左转时角度大，用力重者为补；右转时角度大，用力重者为泻。

② 提插补泻：针下得气后，先浅后深，重插轻提，提插幅度小，频率慢，操作时间短者为补法；先深后浅，轻插重提，提插幅度大，频率快，操作时间长者为泻法。

③ 疾徐补泻：进针时，徐徐刺入，少捻转，疾速出针者为补法；进针时疾速刺入，多捻转，徐徐出针者为泻法。

④ 迎随补泻：进针时，针尖随着经脉循行去的方向刺入为补法；针尖迎着经脉循行来的方向为泻法。

⑤ 呼吸补泻：患者呼气时进针，吸气时出针为补法；吸气时进针，呼气时出针为泻法。

⑥ 开阖补泻：出针后，迅速揉按针孔为补法；出针时摇大针孔而不立即揉按为泻法。

⑦ 烧山火：将针刺入腧穴应刺深度的上 1/3（天部），得气后行捻转补法，再将针刺入中 1/3（人部），得气后行捻转补法，然后将针刺入下 1/3（地部），得气后行捻转补法，再慢慢将针提到上 1/3，如此反复操作 3 次，即将针紧按至地部留针。在操作过程中，或配合呼吸补泻法中的补法。即为烧山火法，多用于治疗冷痹、虚寒性疾病等。

⑧ 透天凉：将针刺入腧穴应刺深度的下 1/3（地部），得气后行捻转泻法，再将针紧提至中 1/3（人部），得气后行捻转泻法，然后将针紧提至上 1/3（天部），得气后行捻转泻法，将针缓慢地按至下 1/3，如此反复操作 3 次，将针紧提至上 1/3 即可留针。在操作过程中，可配合呼吸补泻法中的泻法。即为透天凉法，多用于治疗热痹，急性痈肿等实热性疾病。

（6）留针与出针

① 留针：将针刺入腧穴行针后，使针留置穴内称为留针。留针的目的是为了加强针刺的作用和便于继续行针。

② 出针：在行针施术或留针后即可出针。出针时一般先以左手拇、示指按住针孔周围皮肤，右手持针做轻微捻转，慢慢将针推至皮下，然后将针起出，用消毒干棉球按揉针孔，以防出血。

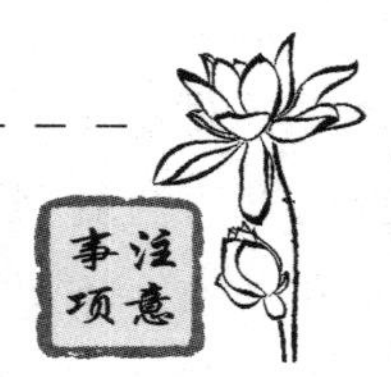

（1）孕妇的腹部、腰骶部以及其他能引起剧烈针感的腧穴（如合谷、三阴交、至阴等），均禁针。如妇女行经时，若非为了调经，亦不应针刺。

（2）酒醉、过饥、过饱、劳累过度时，或身体过度虚弱的患者，不宜进行针刺，或少针或缓针。对身体虚弱，气虚血亏的患者，进行针刺时手法不宜过强，并应尽量选择卧位。

（3）小儿囟门未闭时，头顶部的腧穴禁针。

（4）注意避开血管针刺，以免出血。

（5）针刺胸腹背部腧穴要防止刺伤重要脏器。

（6）凝血功能障碍，常有自发性出血或损伤后出血不止的患者，不宜针刺。

（7）皮肤有感染、溃疡、瘢痕或肿瘤的部位，不宜针刺。

（8）针刺眼区和项部的风府、哑门等穴以及脊椎部的腧穴，要注意掌握一定的角度，更不宜大幅度地提插、捻转和长时间地留针，以免伤及重要组织器官，产生严重的不良后果。

（9）对尿潴留等患者在针刺小腹部腧穴时，也应掌握适当的针刺方向、角度、深度等，以免误伤膀胱等器官出现意外的事故。

（周凌云）

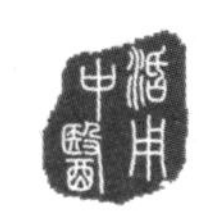

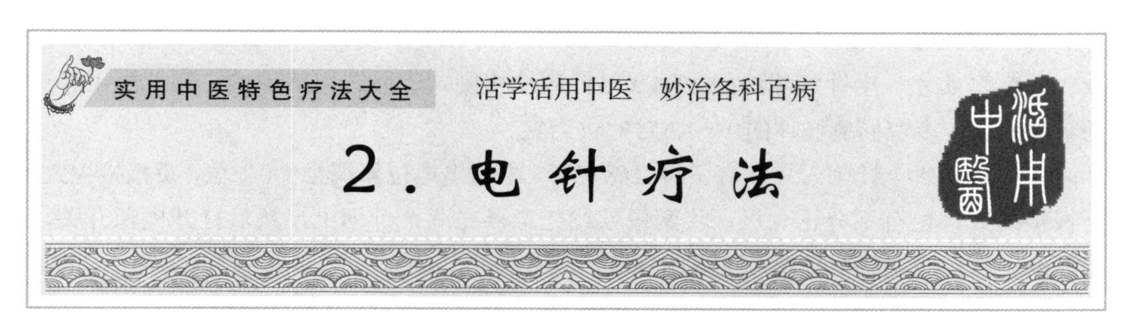

2. 电针疗法

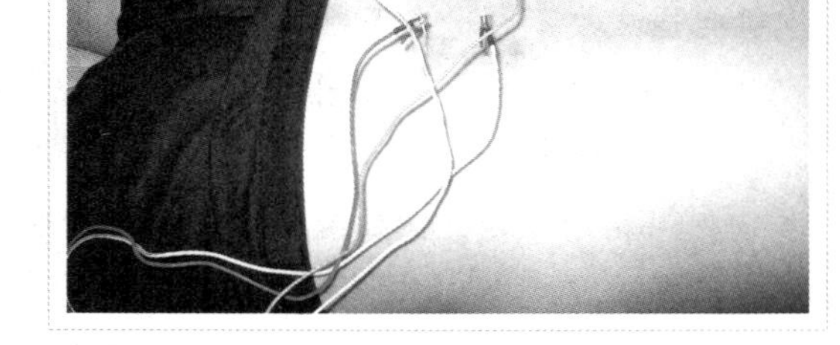

电针疗法是在针刺得气后，在针上通以接近人体生物电的微量电流，利用针和电两种刺激相结合，以防治疾病的一种方法。其优点是能代替人做较长时间的持续运针，节省人力，且能比较客观地控制刺激量。

【适应证】

根据电针电流的波形、频率不同，其适应证亦有不同，分述如下。

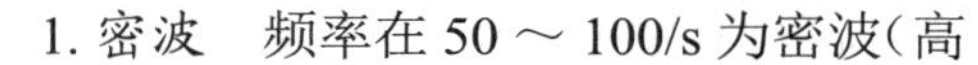

1. 密波　频率在 50 ～ 100/s 为密波（高频），能降低神经的应激功能。先对感觉神经起抑制作用，接着对运动神经也产生抑制作用。多用于止痛、镇静、缓解肌肉和血管痉挛、针刺麻醉等。

2. 疏波　频率在 2 ～ 5/s 为疏波（低频），其刺激作用较强，能引起肌肉的收缩，提高肌肉韧带的张力，对感觉和运动神经的抑制作用较慢。多用于治疗痿证和各种肌肉关节、韧带、肌腱的损伤等。

3. 疏密波　是疏波、密波自动交替出现的一种波形，交替持续的时间各约 1.5s，能克服单一波形易产生适应的缺点。动力作用较大，治疗时兴奋效应占优势，能增加代谢，促进气血循环，改善组织营养，消除炎性水肿。常用于扭挫伤、关节周围炎、坐骨神经痛、面瘫、肌无力、局部冻伤等。

4. 断续波　是有节律地时断时续、自动出现的一种波形。断时，在 1.5s 时间内无脉冲电输出；续时，是密波连续工作 1.5s。断续波形，机体不易产生适应，其动力作用颇强，能提高肌肉组织的兴奋性，对横纹肌有很好的刺激收缩作用。多用于治疗痿证、瘫痪等。

5. 锯齿波　是脉冲波幅按锯齿形自动改变的起伏波，其频率为 16 ～ 20/min 或 20 ～ 25/min，接近人体的呼吸规律，故又称呼吸波，用于刺激膈神经（相当于天鼎穴部）做人工电动呼吸、抢救呼吸衰竭（心脏尚有微弱跳动者）。并且有提高神经肌肉兴奋性、调整经络功能、改善气血循环等作用。

【操作方法】

1. 配穴处方　电针疗法的处方配穴与针刺法相同。一般选用其中的主穴，配用相应的辅助穴位，多取同侧肢体的 1 ～ 3 对穴位为宜。

2. 电针方法　针刺入穴位有了得气感应后，将输出电位器调至“0”位，负极接主穴，正极接配穴，也有不分正负极，将两根导线任意接在两个针柄上，然后打开电源开关，选好波型，慢慢调整至患者可接受的强度。

（1）对体质虚弱、精神过于紧张者电流不宜过大，以防晕针。

（2）调节电流时宜缓慢、小幅度，不可突然增大，以防止引起肌肉强烈收缩，造成弯针。

（3）电针机最大输出电压在 40V 以上者，最大输出电流应限制在 1mA 以内，防止发生触电。

（4）毫针的针柄如经过温针火烧之后，表面氧化不导电，不宜使用；若使用，输出导线应挟持针体。

（5）心脏病患者，应避免电流回路通过心脏，尤其是安装心脏起搏器者，禁用电针。在接近延髓、脊髓部位使用电针时，电流输出量宜小，切勿通电太大，以免发生意外。孕妇应当慎用电针。

（6）使用前须检查电针机性能是否完好，如电流输出时断时续，应注意导线接触是否良好，应检查修理后再用。干电池使用一段时间如输出电流微弱，需更换新电池。

（周　鹏）

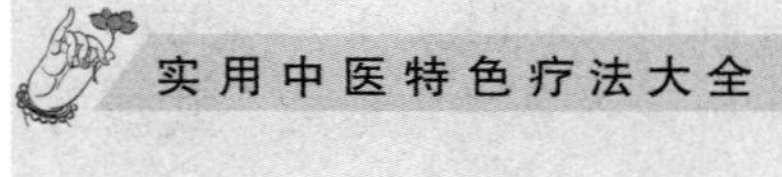

活学活用中医　妙治各科百病

3．头针疗法

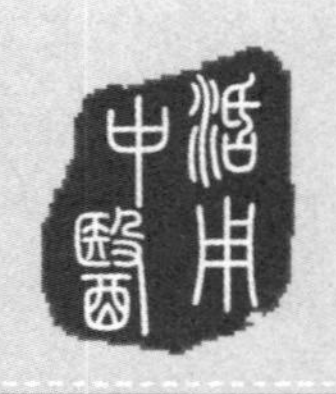

头针又称头皮针，是在头部特定的穴线针刺来防治疾病的一种方法。头针选取相应

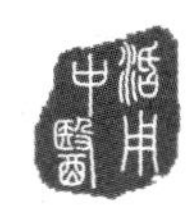

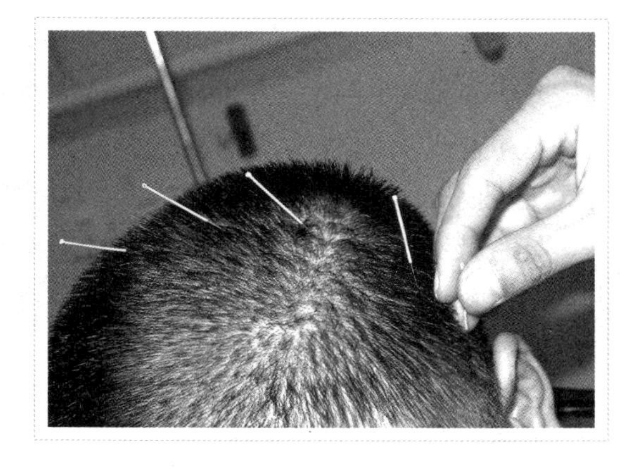

的头穴线的理论依据主要有两个：一是传统的脏腑经络理论，二是大脑皮质的功能定位在头皮的投影。

【适应证】

头针主要用于治疗脑源性疾病，如中风偏瘫、肢体麻木、失语、皮质性多尿、眩晕、耳鸣、舞蹈病、癫痫、脑瘫、小儿弱智、震颤麻痹、假性延髓性麻痹等。此外，也可治疗头痛、脱发、脊髓性截瘫、高血压病、精神病、失眠、眼病、鼻病、肩周炎、腰腿痛、各种疼痛性疾病等各科常见病和多发病。

头穴线的定位和主治如下。

额中线——在头前部，从督脉神庭穴向前引一直线，长 1 寸。主治癫痫、精神失常、鼻病等。

额旁 1 线——在头前部，从膀胱经眉冲穴向前引一直线，长 1 寸。主治冠心病、心绞痛、支气管哮喘、支气管炎、失眠等。

额旁 2 线——在头前部，从胆经头临泣穴向前引一直线，长 1 寸。主治急慢性胃炎、胃和十二指肠溃疡、肝胆疾病等。

额旁 3 线——在头前部，从胃经头维穴内侧 0.75 寸起向下引一直线，长 1 寸。主治功能性子宫出血、阳痿、遗精、子宫脱垂、尿频、尿急等。

顶中线——在头顶部，即从督脉百会穴至前项穴之段。主治腰腿足病，如瘫痪、麻木、疼痛，以及皮质性多尿、脱肛、小儿遗尿、高血压、头顶痛等。

顶颞前斜线——在头顶部，头侧面，从前神聪（百会前 1 寸）至颞部胆经悬厘引一斜线。主治：全线分 5 等份，上 1/5 治疗对侧下肢和躯干瘫痪，中 2/5 治疗对侧上肢瘫痪，下 2/5 治疗中枢性面瘫、运动性失语、流涎、脑动脉硬化等。

顶颞后斜线——在头顶部，头侧部，顶颞前斜线之后 1 寸，与其平行的线。从督脉百会穴至颞部胆经曲鬓穴引一斜线。主治：全线分 5 等份，上 1/5 治疗对侧下肢和躯干感觉异常，中 2/5 治疗对侧上肢感觉异常，下 2/5 治疗头面部感觉异常。

顶旁 1 线——在头顶部，督脉旁 1.5 寸，从膀胱经通天穴向后引一直线，长 1.5 寸。主治腰腿病症，如瘫痪、麻木、疼痛等。

顶旁 2 线——在头顶部，督脉旁开 2.25 寸，从胆经正营穴向后引一直线，长 1.5 寸到承灵穴。主治肩、臂、手等病症，如瘫痪、麻木、疼痛等。

颞前线——在头的颞部，从胆经颔厌穴至悬厘穴连一直线。主治偏头痛，运动性失语，周围性面瘫及口腔病症等。

颞后线——在头的颞部，从股经率谷穴向下至曲鬓穴连一直线。主治偏头痛、眩晕、耳鸣、耳聋。

枕上正中线——在后头部，即督脉强间穴至脑户穴一段，长 1.5 寸。主治眼病、足癣等。

枕上旁线——在后头部，由枕外粗隆督脉脑户穴旁开 0.5 寸起，向上引一直线，长 1.5 寸。主治皮质性视力障碍、白内障、近视眼等。

枕下旁线——在后头部，从膀胱经玉枕穴向下引一直线，长 2 寸。主治小脑疾病引起的平衡障碍、后头痛等。

【操作方法】

1. 体位　根据病情，明确诊断，选定头穴线，取得患者合作后，取坐位或卧位，局部常规消毒。

2. 进针　一般选用 28 ～ 30 号长 1.5 ～ 3 寸的毫针，针与头皮成 30° 快速将针刺入头皮下，针尖达到帽状腱膜下层时，指下感到阻力减少，使针与头皮平行继续捻转进针，根据不同穴区可刺入 0.5 ～ 3 寸。

3. 捻针　以拇指掌面和示指桡侧面夹持针柄，以示指的掌指关节快速连续屈伸，使针身旋转，捻转速度 200 次 / 分钟左右。进针后持续捻转 2 ～ 3min，留针 20 ～ 30min，留针期间操作 2 ～ 3 次即可起针。按病情需要可适当延长留针时间，偏瘫患者留针期间嘱其活动肢体（或被动活动），有助于提高疗效。一般经 3 ～ 5min 刺激后，部分患者在病变部位会出现热、麻、胀、抽动等感应。也可使用电针代替手捻针操作。

4. 出针　刺手夹持针柄轻轻捻转松动针身，押手固定穴区周围头皮，如针下无紧涩感，可快速抽拔出针，也可缓慢出针。出针后需用消毒干棉球按压针孔片刻，以防出血。

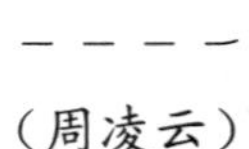

（1）因头部有毛发，故应严格消毒，以防感染。

（2）婴儿由于囟门未闭，不宜采用头针治疗。

（3）由于头针的刺激性较强，刺激时间较长，医者必须注意观察患者表情，以防晕针。

（4）急性中风患者，如因脑出血引起昏迷、血压过高时，暂不宜用头针治疗，须待血压和病情稳定后方可做头针治疗。如因脑梗死引起偏瘫者，宜及早采用头针治疗。凡有高热、急性炎症和心力衰竭等症时，一般慎用头针治疗。

（5）由于头皮血管丰富，容易出血，故出针时必须用干棉球按压针孔 1 ～ 2min。

（周凌云）

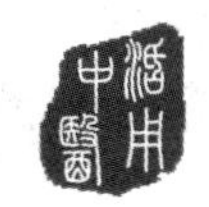

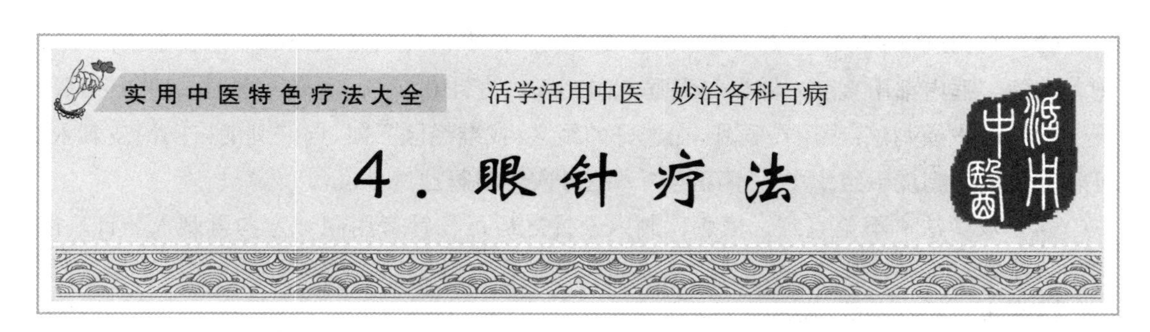

4. 眼针疗法

眼针疗法是根据眼球结膜上血管的形色变化，判定疾病的性质与部位，再辨证针刺眼周特定区穴，以治疗全身疾病的一种微针疗法。

【适应证】

眼针疗法适应证与体针大致相同，其优势病种包括脑血管病、各种疼痛、精神系统疾病、循环系统疾病、消化系统疾病等。

【操作方法】

1. 取穴原则　眼针疗法取穴有三种方法。

（1）循经取穴：眼针循经取穴，即确诊疾病属于哪一经即取哪一经区穴位，或同时对症取几个经区。

（2）看眼取穴：根据观眼识病，哪个经区络脉的形状、颜色最明显即取哪一经区穴。

（3）病位取穴：按上、中、下三焦划分的界限，病在哪里，即针所属上、中、下哪个区。例如：头痛项强，不能举臂，胸痛等均针上焦区；胃痛，胀满，胁痛等针中焦区；脐水平以下，小腹、腰臀及下肢，生殖、泌尿系统疾病均针下焦区。

2. 眶内眶外的刺法　眼针疗法为新兴疗法，无参考材料，只靠实践，从临床探索而创造的。最初是针眶内，虽然有效但往往引起针后出血。体针出血是常有的事情，用棉球一擦就可以解决。但眼睛不同于其他部位，出血淤积在球结膜下就会引起眼珠红肿，数天乃至十余天才能恢复。之后，想出一个方法，针刺之前，先用纱布冷敷使眼球的血管收缩然后针刺，这样针刺，出血的事故减少了，但不能完全避免。再之后，把穴位移到眶外，出血的事故大大减少，但眶下四穴，如果刺着眼睑皮下的血管往往引起眼皮乌青。经过研究发现，用针不合适是造成出血的主要原因。

3. 选针　在眼睛上扎针，非同小可，用针要选什么样的针呢，当然要细要短。经过实验进行多种针相比较，以 29 号（直径 0.34mm、长 15mm）的不锈钢针最为合适。从此就用这种针作为标准的眼针针具。

4. 眼针的各种刺法

（1）点刺法：在选好的穴位上，一手按住眼睑，患者自然闭眼，另一手在穴区轻轻点刺五次到七次，以不出血为度。

（2）眶内刺法：在眶内紧靠眼眶眼区中心刺入，眶内针刺是无痛的，但要手法熟练，刺入准确。眶内都用直刺，针尖向眼眶方向刺入。进针 0.5 寸。手法不熟时，切勿轻试。

（3）沿皮横刺法：应用在眶外，在选好的经区，找准经区界限，向应刺的方向沿皮刺入，可刺入真皮达到皮下组织中，不可再深。眶外穴距眼眶边缘 2mm。

（4）双刺法：不论直刺、横刺，刺入一针之后可在针旁用同一方向再刺入一针，能够加强疗效。

（5）表里配合刺法：也叫内外配合刺法，即在选好的眼穴上，眶内、眶外各刺一针，效果更好。

（6）压穴法：在选好的区穴，用手指压迫，患者感到酸麻为度。还可用火柴棒、点眼棒、三棱针柄代用针刺，而效果相同。

（7）眼区埋针法：对疗效不巩固的患者，在眼区穴埋王不留行子、皮内针均可。

（8）电针法：不得气的，经用眼针后 5min 还不见效的患者，可在针柄上通电流以加强刺激，方法和一般电针一样。

（9）缪刺法：一侧有病，针患侧无效时，可在对侧眼区同名穴针刺之。

（10）配合其他疗法：眼针可以单独使用，也可以配合其他疗法使用。如体针、头针、梅花针、耳针、皮内针、按摩、气功、药物、水疗、蜡疗及各种体疗。

5. 进针法　眼针进针要稳、准、快。一手持针，另一手按住眼睑，把眼睑紧压在手指下面，右手拇、示二指持针迅速准确刺入。在眶外的穴位均距离眼眶 2mm，眶上四穴在眉毛下际，眶下四穴与眼睑相接，如不把眼睑按在手指下且按紧就有皮下出血的可能。

6. 起针　学习眼针应先学起针，后学扎针。起针时用右手二指捏住针柄活动几下，缓缓拔出 1/2，少停几秒钟再慢慢起出，立即用干棉球压迫针孔片刻，或交给患者自己按压一会儿。

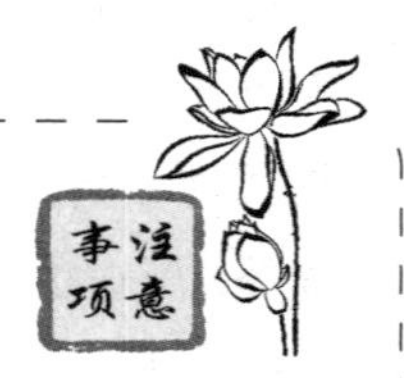

（1）留针问题：眼针不宜留针过久，至少 5min，最长不可超过 15min。

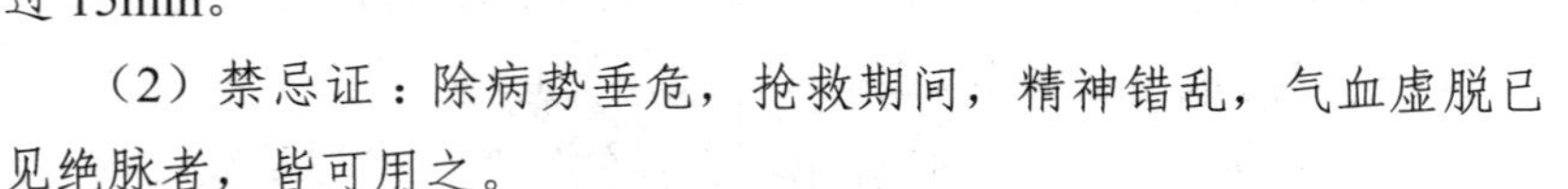

（2）禁忌证：除病势垂危，抢救期间，精神错乱，气血虚脱已见绝脉者，皆可用之。

（3）眼针的穴位：总名“眼针眶区十三穴”，穴的位置均距眼眶 2mm。找穴时以瞳孔为中心，按钟表的比拟把各分区辨清楚，每个穴占据眶内眶外一定的范畴，找穴要准是首要条件。

（周　鹏）

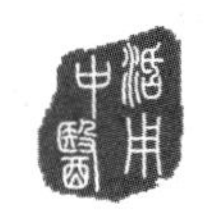

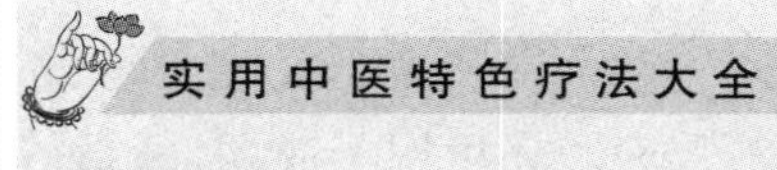

活学活用中医　妙治各科百病

5. 耳针疗法

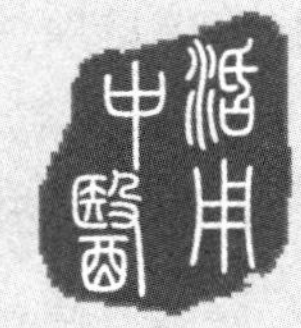

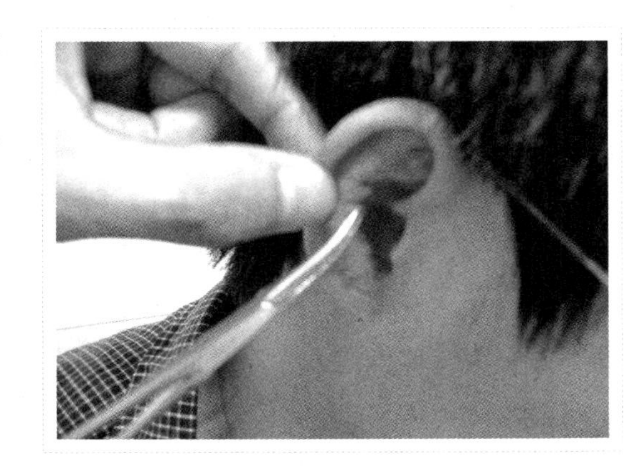

耳针是指用毫针或其他方法刺激耳廓上的穴位，以防治疾病的方法，目前我国用耳穴治疗的病症已达200多种，病种涉及内、外、妇、儿、神经、眼、耳鼻咽喉、皮肤各科。其中以痛症的治疗效果为佳。同时对于变态反应疾病、各种炎症性疾病、功能性疾病等也有良好的疗效。

【适应证】

1. 各种疼痛性疾病　如头痛、偏头痛、三叉神经痛、肋间神经痛、带状疱疹、坐骨神经痛等神经性疼痛；扭伤、挫伤、落枕等外伤性疼痛；眼、耳鼻咽喉、颅脑、胸腹、四肢各种外科手术后所产生的伤口痛；胆绞痛、肾绞痛、胃痛等内脏痛；麻醉后头痛、腰痛等手术后遗痛，均有较好的止痛作用。

2. 各种炎症性疾病　如对急性结膜炎、中耳炎、牙周炎、咽喉炎、扁桃体炎、腮腺炎、支气管炎、肠炎、风湿性关节炎、面神经炎、末梢神经炎等有一定的消炎止痛作用。

3. 功能紊乱性疾病　如对心律不齐、高血压病、多汗症、肠功能紊乱、月经不调、神经衰弱、癔症等具有良好的调节作用，促进病症的缓解和痊愈。

4. 过敏与变态反应性疾病　如对过敏性鼻炎、支气管哮喘、过敏性结肠炎、荨麻疹等能消炎、脱敏，改善免疫功能。

5. 内分泌代谢性疾病　如单纯性肥胖症、甲状腺功能亢进症、绝经期综合征等，耳针有减肥、改善症状，减少常规服药量等辅助治疗作用。

6. 传染病　如对菌痢、疟疾等，耳针能恢复和提高机体的免疫力，从而加速疾病的痊愈。

7. 用于手术麻醉　耳针麻醉是一种比较安全的麻醉方法。在颅脑外科手术时，若全麻操作不当可致颅内压的增高，当气管内插管或搬动体位时，或麻醉浅发生呛咳时，患者常有颅内压急剧升高的现象。耳针麻醉对颅内压则无明显影响，术后脑水肿的反应亦有所减轻，从而增加安全性，并使手术能顺利进行，同时可提高手术成功率和减少并发症。又如甲状腺手术时，在靠近喉返神经处为避免误伤神经而致声音嘶哑，用耳针麻醉，术者必要时可与患者对话以鉴别其喉返神经是否受损，因为此时患者除痛觉变迟钝外，大脑仍保持着清醒状态。

另外，耳针还可以用于预防感冒、晕车、晕船，治疗输液反应。还可用于戒烟、戒毒等。

【操作方法】

1. 毫针法

（1）定穴和消毒：诊断明确后，根据耳穴的选穴原则，或在耳廓上寻找阳性反应点，确立处方。按常规消毒法消毒。

（2）体位和进针：一般采用坐位，如年老体弱，病重或精神紧张者宜采用卧位。针具选用 28 ～ 30 号粗细、0.3 ～ 0.5 寸长的毫针。进针时，术者用左手拇、示二指固定耳廓，中指托着针刺部的耳背，这样，既可掌握针刺的深度，又可减轻针刺的疼痛。然后用右手拇、示二指持针，在所选耳穴处进针。进针方法用快速插入的速刺法或慢慢捻入的慢刺法均可。刺激的强度和手法应视患者的病情、体质和耐痛度等综合决定。针刺的深度也应根据患者耳廓局部的厚薄而灵活掌握，一般刺入皮肤 2 ～ 3 分即可。刺入耳穴后，如局部感应强烈，患者症状即刻有所减轻；若局部无针感，应调整针刺的方向、深度和角度。

（3）留针和出针：留针时间一般为 20 ～ 30min，对于慢性病、疼痛性疾病留针时间可适当延长，儿童、老年人不宜多留。出针时左手托住耳廓，右手迅速将毫针垂直拔出，并用消毒干棉球压迫针孔，以免出血。

2. 电针法　电针法是将毫针法与脉冲电流刺激相结合的一种方法。利用不同波形的脉冲电刺激以强化针刺耳穴的调节功能，达到增强疗效的目的。凡适宜耳针治疗的疾病均可应用，临床上常适用于治疗一些神经系统疾病、内脏痉挛、哮喘等。针刺获得针感后，接上电针机两个电极，具体操作参照电针法。电针器旋钮要慢慢调节，逐步调至所需刺激量，切忌突然增强刺激，以防发生意外。治疗时间以 10 ～ 20min 为宜。

3. 埋针法　是将皮内针埋于耳穴以治疗疾病的一种方法，此法适用于一些疼痛性疾病和慢性病，可起到持续刺激、巩固疗效及防止复发的功用。使用时，消毒局部皮肤，左手固定耳廓，绷紧埋针处皮肤，右手用镊子夹住消毒的皮内针柄，轻轻刺入所选耳穴，一般刺入针体 2/3，再用胶布固定，留针 3 ～ 5d。一般仅埋患侧单耳，必要时可埋双耳。嘱患者每日自行按压 3 次。如埋针处痛甚而影响睡眠时，应适当调整针尖方向或深浅度。埋针处不宜淋湿浸泡，夏季出汗多，埋针时间不宜过长，以免感染。局部有胀痛需及时检查，如针眼处皮肤红肿有炎症时应立即出针，并采取相应措施。耳廓有炎症、冻疮者不宜埋针。

4. 压丸法　又称压籽法，是在耳穴表面贴敷小颗粒药物的一种简易刺激方法。详见耳穴压豆疗法介绍。

5. 灸法　灸的材料可用艾条、灯心草、线香等。通过温热作用刺激耳穴以治疗疾病

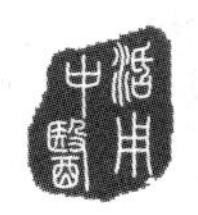

的方法，具有温经散寒、疏通经络的功效，多用于虚证、寒证、痹证等。其中，艾条灸，可灸整个耳廓或较集中的部分耳穴。灯心草灸，即将灯心草的一端浸蘸香油后，用火柴点燃，对准耳穴迅速点灸，每次 1 ～ 2 穴，两耳交替，适用于腮腺炎、目赤肿痛、带状疱疹等。若需对单个耳穴施灸时，可将卫生线香点燃后，对准选好的耳穴施灸，香火距皮肤约 1cm 以局部有温热感为度，每穴灸 3 ～ 5min。

施灸时，注意不要引起烫伤，以免继发感染而造成耳软骨膜炎，如呈现小水疱时，可任其自然吸收。复灸时，应更换耳穴。精神紧张、严重心脏病患者和孕妇等均应慎用。

6. *刺血法*　用三棱针在耳穴处刺血的一种治疗方法。凡属瘀血不散所致的疼痛，肝阳上亢所致的头晕目眩、目赤肿痛，邪热炽盛所致的高热抽搐等症，均可采用刺血法。刺血前，必须按摩耳廓使其充血，施术时必须严格消毒。隔日 1 次，急性病可每天 2 次。高血压病可在耳背沟、耳尖处点刺出血；四肢或躯干急性扭伤、急性结膜炎，可在耳尖和病变相应处点刺出血；小儿湿疹、神经性皮炎可在耳背寻找一充血最明显处点刺出血。虚弱患者最好不用刺血法，孕妇、患出血性疾病或凝血功能障碍的患者，忌用本法。

7. *穴位注射法*　是将微量药物注入耳穴，通过双重作用（注射针对耳穴的刺激及注入药物的药理作用）达到治疗疾病目的的方法。根据病情选用相应的注射药液，所用针具为 1cm 注射器和 26 号注射针头。将抽取的药液缓慢地注入耳穴的皮下，每次 1 ～ 3 穴，每穴注入 0.1 ～ 0.3ml，隔日 1 次。

8. *磁疗法*　是用磁场作用于耳穴治疗疾病的方法，具有镇痛、催眠、消炎、止喘止痒、和调节自主神经功能等作用，适用于各类痛证、神经衰弱、哮喘、皮肤病、高血压病等。如用直接贴敷法即把磁珠放置在胶布中央直接贴于耳穴上（类似压丸法）用磁珠或磁片异极在耳廓前后相对贴，可使磁力线集中穿透穴位，更好地发挥作用。间接贴敷法则是用纱布或薄层脱脂棉把磁珠（片）包起来，再固定在耳穴上，这样可减少磁珠（片）直接接触皮肤而产生的某些不良作用。

9. *按摩法*　是在耳廓不同部位用手进行按摩、提捏、点压、切掐以防治疾病的方法，常用的方法有耳廓按摩法和耳廓穴位按摩法。前者包括全耳按摩、手摩耳轮和提捏耳垂。全耳按摩，是用两手掌心依次按摩耳廓前后两侧至耳廓充血发热为止。手摩耳轮，是两手握空拳，以拇、示二指沿着外耳轮上下来回按摩至耳轮充血发热为止。提捏耳垂，是用两手由轻到重提捏耳垂 3 ～ 5min。以上方法可用于多种疾病的辅助治疗和养生保健。耳廓穴位按摩，术者用压力棒点压、按揉耳穴，也可用拇、示指同时在耳廓前后相对切掐耳穴，适用于临床治疗。

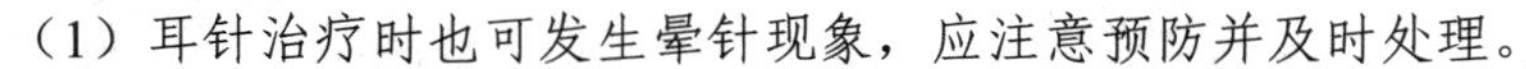

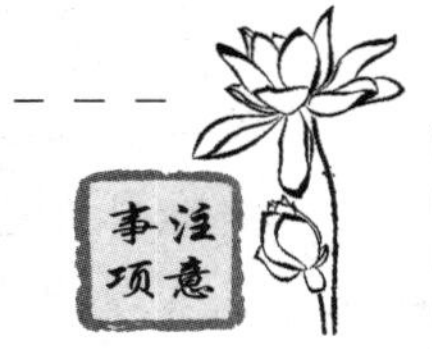

（1）耳针治疗时也可发生晕针现象，应注意预防并及时处理。

（2）合并严重的器质性疾病、严重贫血者，不宜针刺。

（3）对年老体弱的高血压病患者不宜行强刺激法。

（4）外耳患有湿疹、溃疡、冻疮等，不宜针刺。

（5）孕妇迫切需要耳针治疗者应慎用，有习惯性流产史者应忌用。

（6）对扭伤和有运动障碍的患者，进针后宜适当活动患部，有助于提高疗效。

（7）耳廓暴露在外，表面凹凸不平，结构特殊，针刺前必须严格消毒，避免感染。

（周凌云）

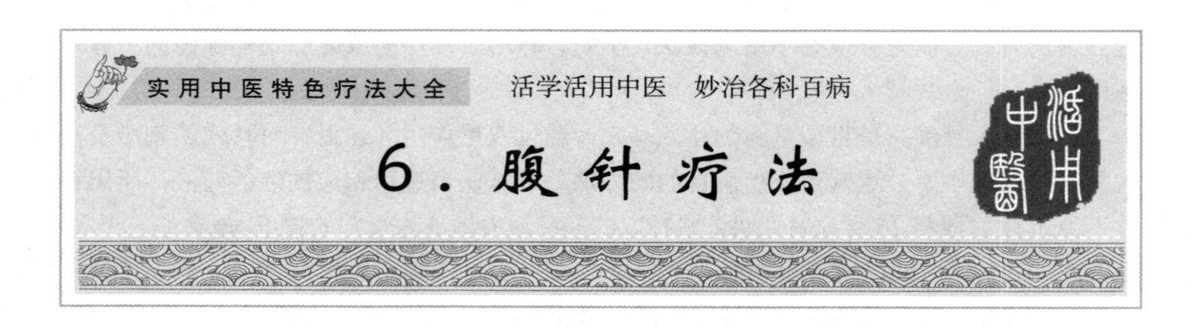

6. 腹针疗法

腹针疗法是一种新的针灸治疗方法，是通过针刺腹部特定穴位治疗全身疾病的一种方法。本法根据以神阙穴为中心的腹部先天经络系统理论，寻找与全身部位相关的反应点，并对其进行适当的轻微刺激，从而达到治疗疾病的目的。其具有容易学习、容易掌握、操作方便的特点。

【适应证】

临床主要适用于神经系统和运动系统疾病。一般而言，腹针疗法的适应证为内因性疾病，即内伤性疾病或久病及里的疑难病、慢性病。

【操作方法】

1. 腹部穴位的取穴方法　比例寸取穴法、水平线测量法是腹针疗法为排除人体因胖瘦形成的个体差异而采取的取穴方法。

（1）腹部分寸的标定（比例寸取穴法）

① 上腹部分寸的标定：中庭穴至神阙穴确定为 8 寸。

② 下腹部分寸的标定：神阙穴至曲骨穴确定为 5 寸。

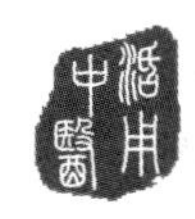

③ 侧腹部分寸的标定：从神阙穴、经天枢穴至侧腹部确定为 6 寸。

（2）腹部分寸的测量（水平线法）

① 患者平卧时，上腹部中庭穴至神阙穴两个穴位点之间的水平线上的直线距离为8寸。

② 患者平卧时，下腹部神阙穴至曲骨穴两个穴位点之间的水平线上的直线距离为 5 寸。

③ 患者平卧时，侧腹部的止点至神阙穴两个穴位点之间的水平线上的直线距离为 6 寸。

（3）任脉的定位：任脉位于腹白线的下边，是否能够准确地对任脉的位置进行判断是影响正确取穴的主要因素。分辨任脉的定位有两种方法。①观察毛孔的走向；②分辨任脉的色素沉着。

为了大家便于记忆，特编腹针取穴歌诀如下：腹针取穴要认真，反复度量莫走神；上八下五旁开六，起止摸准尺端平。中庭曲骨需详辨，更查任脉何处行；色素沉着毛孔定，毫厘不差要记清。

2. 腹针在操作时采用三部行针法，即候气、行气、催气。

（1）候气：进针后，停留 3 ～ 5min 谓之候气。

（2）行气：根据每个穴位的深浅进行调整谓之行气。

（3）催气：在留针的过程中，根据病情的需要进行调整，谓之催气。

3. 起针的方法　腹针的起针方法与传统的针灸不同，在起针时按照进针的顺序以序起针。在起针时从原来针刺的深度缓慢捻转出针，不允许先向深刺然后起针的传统针灸习惯的操作手法。

4. 留针的时间　腹针的留针时间，一般为 20 ～ 30min，对于病程短和体质较差的患者主张留针的时间稍微短些，对于病程长和体质较好的患者主张留针的时间相对长些。治疗的疗程为 6 ～ 10 次，一般疾病 6 次为 1 个疗程，脑血管病后遗症等慢性病 10 次为 1 个疗程。治疗的第 1 ～ 3 次连续针灸每日 1 次，第 3 次后隔日针灸 1 次。

注意事项

腹针的刺激部位是腹部，因此，一切原因不明的急腹症均为禁忌证，以免因针刺而引起误诊。此外，急性腹膜炎、肝脾肿大引起的脐静脉曲张、腹腔内部肿瘤并广泛转移、妊娠均为禁忌证，对于长期慢性病而致体质衰弱的患者，在施术时亦需谨慎处之。如肝脾肿大则需注意针刺两胁时不宜太深，以免损伤实质性脏器。

（周　鹏）

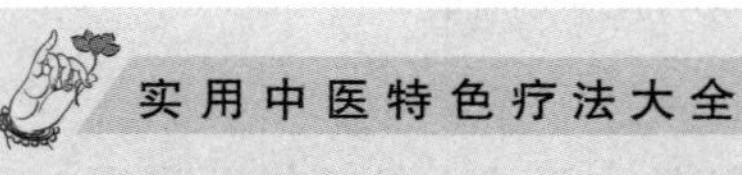

活学活用中医　妙治各科百病

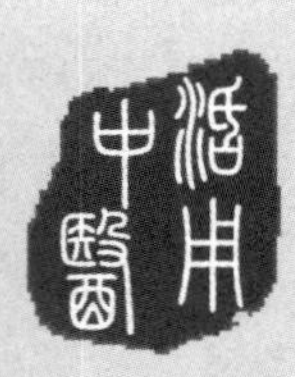

7. 腕踝针疗法

腕踝针疗法是指在腕踝部选取特定的进针点，用毫针循肢体纵轴沿真皮下刺入一定长度以治疗疾病的方法。

【适应证】

在腕踝针疗法中，每个区所治疗的病症大致包括两方面。其一，同名区域内所属脏腑、组织、器官等所引起的各种病症；其二，主要症状能反映在同名区域内的各种病症。

【操作方法】

1. 进针　通常选 28 ～ 30 号 1.5 寸不锈钢毫针。选定进针点后，皮肤常规消毒，医者以押手固定在进针点的下部，拉紧皮肤，刺手拇指在下，示指、中指在上夹持针柄，针与皮肤成 15° ～ 30° ，快速刺入皮下，然后将针平放，使针身呈水平位沿真皮下进入 1.2 ～ 1.4 寸，以针下有松软感为宜，不捻针。患者针下无任何不适感觉，但患者的主要症状可得到改善或消失。

2. 调针　如患者有酸、麻、胀、重等感觉，说明针刺入到筋膜下层，进针太深，须将针退至皮下，重新沿真皮下刺入。

3. 留针　一般情况下留针 20 ～ 30min。若病情较重或病程较长者，可适当延长留针时间 1h 至数小时，但最长不超过 24h。留针期间无须行针。

4. 疗程　一般情况下隔日 1 次，急性病症可每日针 1 ～ 2 次，10 次为1个疗程。

（1）腕踝针法进针一般无酸、麻、胀、重等感觉，如出现上述症状，说明进针过深，须调至不痛不胀等为宜。

（2）把握准确的针刺方向。即病症表现在进针点上部者，针尖须向心而刺；反之，病症表现在进针点下部者，针尖须离心而刺。

（3）几种症状同时存在时，要分析症状的主次，如症状中有痛的感觉，首先按痛所在区选点。

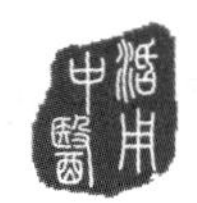

（4）出现晕针、滞针、血肿等现象者，按毫针刺法中的异常情况的处理方法进行处理。

（翟　亮）

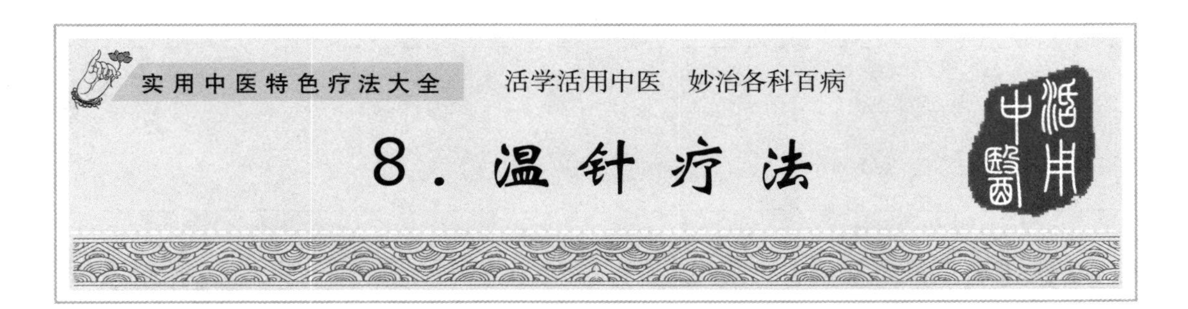

8. 温针疗法

温针疗法是在毫针针刺后，在针柄加置艾炷，点燃后使其热力通过针身传至体内，以防治疾病的一种方法。

【适应证】

临床适用于既需要针刺又需要施灸的疾病。

【操作方法】

1. 一切准备工作均同毫针针刺疗法。

2. 按照针刺疗法将针进到一定深度，找到感应，施用手法，使患者取得酸麻沉胀的感觉，留针不动。

3. 在针尾装裹如枣核大或小枣子大的艾绒，点火使燃。或用艾卷剪成长约 2cm 一段，插上针柄，点火使燃。

4. 一般温针燃艾可 1 ～ 3 炷，使针下有温热感即可。

5. 留针 15 ～ 20min，然后缓慢起针。

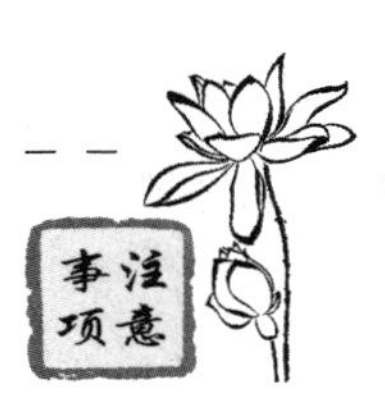

（1）热性病（如发热和一切急性感染等）不宜用温针疗法。
（2）高血压不宜用温针疗法。
（3）如用银针治疗，装裹的艾团宜小，因银针导热作用强。
（4）针柄上装裹的艾绒，一定要装好，以免燃烧时艾团和火星落下，造成烧伤。
（5）凡不能留针的病证，如抽搐、痉挛、震颤等均不宜用温针疗法。

（6）点燃艾绒时，应先从下端点燃，这样可使热力直接向下辐射和传导，增强治疗效果。

（7）如有艾火落下，可随即将艾火吹至地上，或直接熄灭。同时嘱咐患者不要变动体位，以免针尾上装裹的艾绒落下，加重烧伤，同时也为了防止造成弯针事故。为了防止可能发生的烧伤，可在温针的周围皮肤上垫上小纸片。

（8）其他注意事项可参考毫针疗法和艾灸疗法。

（周　鹏）

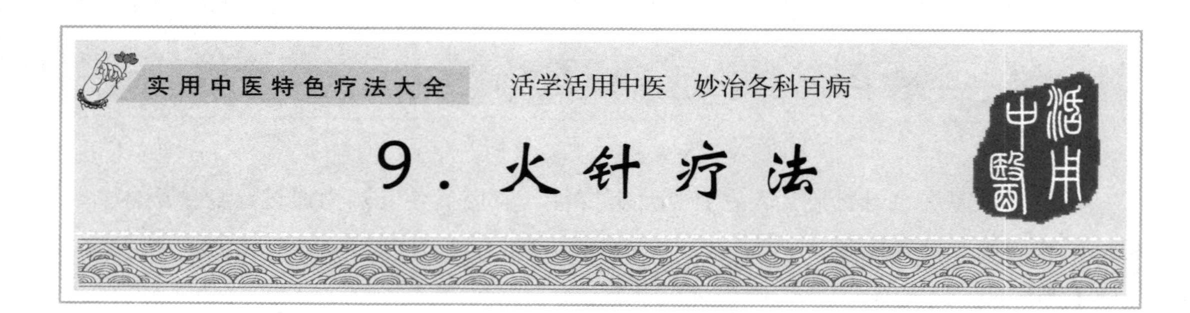

9. 火针疗法

火针，古称“焠刺”“烧针”等，是用火烧红的针尖迅速刺入穴内，以治疗疾病的一种方法。早在《灵枢·官针》中就记有“淬刺者，刺燔针则取痹也。”

【适应证】

火针具有温经散寒、通经活络作用，因此可用于虚寒痈肿等症的治疗。主要用于痹证、胃脘痛、泄泻、痢疾、阳痿、瘰疬、风疹、月经不调、痛经、小儿疳积及扁平疣、痣等。

【操作方法】

1. 选穴与消毒　火针选穴与毫针选穴的基本规律相同，即根据病症不同而辨证取穴。选定穴位后要采取适当体位，以防止患者改变姿势而影响取穴的准确性。取穴应根据病情而定，一般宜少，实证和青壮年患者取穴可略多。选定穴位后进行严格消毒。消毒方法宜先用碘酒消毒，后用酒精棉球脱碘。

2. 烧针　烧针是使用火针的关键步骤，《针灸大成·火针》说：“灯上烧，令通红，用方有功。若不红，不能去病，反损于人。”因此，在使用前必须把针烧红，才能起作用。较为方便的方法是用酒精灯烧针，但也有不足。

3. 针刺与深度　针刺时，用烧红的针具，迅速刺入选定的穴位内，即迅速出针。关于针刺深度，《针灸大成·火针》中说：刺针“切忌太深，恐伤经络，太浅不能去病，惟

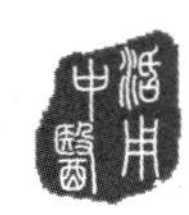

消息取中耳”。火针针刺的深度要根据病情、体质、年龄和针刺部位的肌肉厚薄、血管深浅而定。一般四肢、腰腹针刺稍深，可刺 2 ～ 5 分深，胸背部穴位针刺宜浅，可刺 1 ～ 2 分深，夹脊穴可刺 3 ～ 5 分深。

注意事项

（1）因火针刺后，有可能遗留有小瘢痕，因此除治疗面部小块白癜风、痣和扁平疣外，面部一般不用火针。

（2）对于血管和主要神经分布部位亦不宜施用火针。

（3）在针刺后，局部呈现红晕或红肿未能完全消退时，则应避免洗浴，以防感染。

（4）发热的病症，不宜用火针。

（5）针后局部发痒，不能用手搔抓，以防感染。

（6）针孔处理：如果针刺 1 ～ 3 分深，可不作特殊处理。若针刺 4 ～ 5 分深，针刺后用消毒纱布贴敷，用胶布固定 1 ～ 2d，以防感染。

（翟　亮）

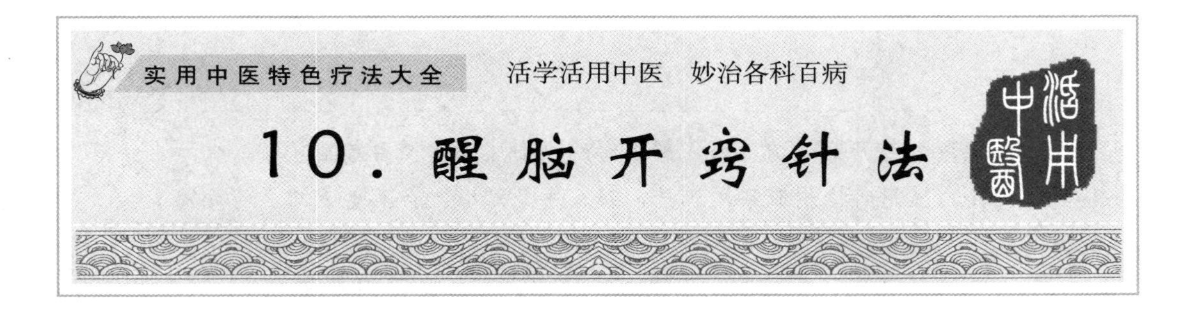

10. 醒脑开窍针法

醒脑开窍针法是根据中医理论对中风病进行醒脑开窍特殊配穴的针刺技术。

【适应证】

适用于中风病及其并发症的治疗，亦可用于神志、精神疾病、厥闭脱证、顽固性疼痛病症等。

【操作方法】

1. 选穴

（1）主穴：内关、水沟、三阴交。辅穴：极泉、尺泽、委中。

（2）配穴：吞咽障碍，加风池、翳风、完骨；手指握固，加合谷；语言不利，加上廉泉，金津、玉液放血；足内翻，加丘墟透照海。

2. 操作手法

（1）内关：直刺 13 ～ 25mm，采用捻转提插泻法，施手法 1min。

（2）水沟：向鼻中隔方向斜刺 7 ～ 13mm，用重雀啄法，至眼球湿润或流泪为度。

（3）三阴交：沿胫骨内侧缘与皮肤成 45° 斜刺，进针 25 ～ 37mm，用提插补法，使患侧下肢抽动 3 次为度。

（4）极泉：原穴沿经下移 1 寸，避开腋毛，直刺 25 ～ 37mm，用提插泻法，以患侧上肢抽动 3 次为度。

（5）尺泽：屈肘成 120°，直刺 25mm，用提插泻法，使患者前臂、手指抽动 3 次为度。

（6）委中：仰卧直腿抬高取穴，直刺 13 ～ 25mm，施提插泻法，使患侧下肢抽动 3 次为度。

（7）风池、完骨、翳风：针向结喉，进针 50 ～ 63mm，采用小幅度高频率捻转补法，每穴施手法 1min。

（8）合谷针向三间穴：进针 25 ～ 37mm，采用提插泻法，使患者第二手指抽动或五指自然伸展为度。

（9）上廉泉：针向舌根 37 ～ 50mm，用提插泻法。

（10）金津、玉液：用三棱针点刺放血，出血 1 ～ 2ml。

（11）丘墟透照海：进针 37 ～ 50mm，局部酸胀为度。

3. 治疗时间　每日针 2 次，14d 为 1 个疗程。

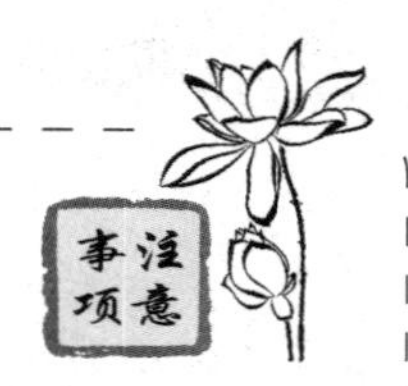

（1）应用醒脑开窍法前，需了解患者的高血压病史及目前血压情况，对高血压患者慎用或禁用刺法，或在用此法时配合其他方法或酌情配用其他穴位。

（2）用醒脑开窍法治疗脑出血患者应慎重，尤其是强刺激人中穴和内关穴，有时会明显加重患者的烦躁不安，甚至出现肢体抽搐现象，急性脑出血证属脱证应禁止此法。

（3）中风后遗症的康复治疗是一个长期的过程，并非一两个疗程即可，为避免患者出现疲劳或穴位疲劳的现象，务必慎用本法。

（4）临床上对一些畏惧针刺或对针刺特别敏感的患者，在使用本法时必须掌握好刺激量，应用针刺人中穴时手法则更应慎重。

（5）刺激量应视病情灵活掌握：针刺三阴交、极泉、尺泽、委中时，使患肢抽动次数可根据病情严重程度灵活掌握，肢体肌力在 3 级及以下者可使之抽动 3 次；肢体肌力在 3 级以上时，可适当减少抽动次数。

（周　鹏）

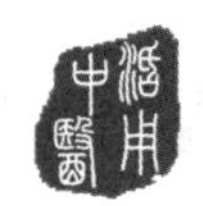

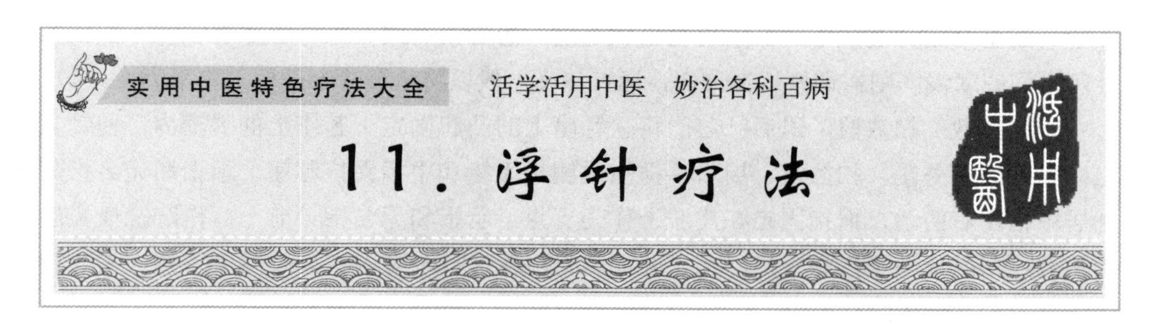

11. 浮针疗法

浮针疗法是用一次性浮针在皮下层进行进针、扫散、再灌注及留管等针刺活动的针刺疗法。针刺部位主要选择在与局限性病痛相关的部位，尤其是在引起这种局限性病痛的紧张性肌肉（患肌）的周围或邻近四肢。该疗法可以大面积、持久地通筋活络，促进新陈代谢，激发人体自愈能力，从而达到不药而愈。

【适应证】

主要用于治疗筋脉不疏、血滞不通所导致的颈肩腰腿痛和一些内科、妇科杂病。

1. 肌肉前病痛（肌肉上游引发的病症）：强直性脊柱炎、类风湿关节炎、哮喘、帕金森病、面瘫、肩关节周围炎等。

2. 肌肉中病痛（肌肉本身的病症）：颈椎病、落枕、腰椎间盘突出症、网球肘、肌筋膜炎、肩周炎、慢性膝关节痛、踝扭伤、前列腺炎、漏尿、呃逆、失眠、抑郁、慢性咳嗽、习惯性便秘等。

3. 肌肉后病痛（由患肌引起的非肌肉器官发生的病变）：头昏、眩晕、心慌胸闷、局部麻木、局部水肿、乳腺增生、畏寒、黄斑变性、糖尿病足、股骨头坏死等。

【操作方法】

1. 用物准备　一次性使用浮针，浮针进针器，消毒棉球，输液贴。

2. 针刺前准备　选择合适的治疗床和治疗体位，对于初次接受浮针治疗者应做好解释说明。

3. 具体步骤

（1）明确诊断，筛查适应证，查找明确患肌；确定进针点及针刺方向；针刺部位及进针器前端消毒。

（2）进针：将一次性浮针毛点向上放入进针器传动杆，向后拉入，中指托在进针器底座下面，示指扣在红色按钮上，拇指置于进针器的上面，然后放在消毒过的进针点的皮肤上，进针器与皮肤的角度尽可能小，左手配合，前推下压，右手示指按压红色按钮，将浮针快速刺入皮下层。

（3）运针：确保浮针针尖处于皮下层之后，单用右手持针使之沿皮下向前推进，推进时将针体稍稍提起，使针尖略微翘起，不使针尖深入到肌层。运针时可见皮肤呈线状隆起。在整个运针过程中，右手感觉松软易进，患者没有酸、胀、麻等感觉，不然就是针刺太深或太浅，则需调整运针方向，运针深度一般以将软套管全部埋入皮下为度。

（4）扫散：扫散前，退后针芯，将软管座上的凸起固定于芯座上的卡槽内，使针尖退回软管而不外露。扫散时，用右手拇指内侧指甲缘和中指夹持芯座，示指和无名指分别居中指左右两边，拇指固定在皮肤上作为支点，示指和无名指一前一后作跷跷板样扇形扫散。扫散分为平扫和旋扫，一个进针点的扫散时间大约2min，次数200次左右，扫散幅度应大，平缓而有节律。

（5）再灌注活动：是指在扫散的同时，主动或被动活动肢体某些肌肉或者其他器官，将邻近丰富的血液重新灌注到缺血的局部组织的动作。再灌注应幅度大、速度慢、次数少、间隔长及变化多。

（6）留管和出针：治疗完毕后，抽出针芯，把输液贴贴敷在管座，以固定留于皮下的软套管，即是留管。留管达到一定时间（一般3～8h）后，撕去输液贴覆盖在管座的部分胶布，将软套管缓慢拔出，按压输液贴，无流血即可，该过程为出针，由于浮针留管安全性高，出针过程可交代后由患者自己或家人完成。

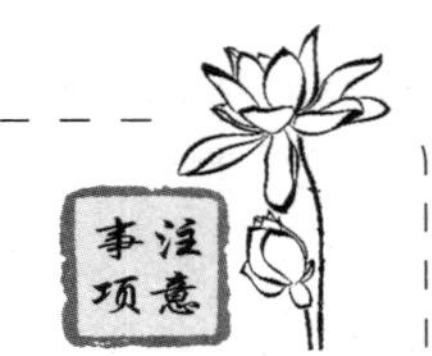

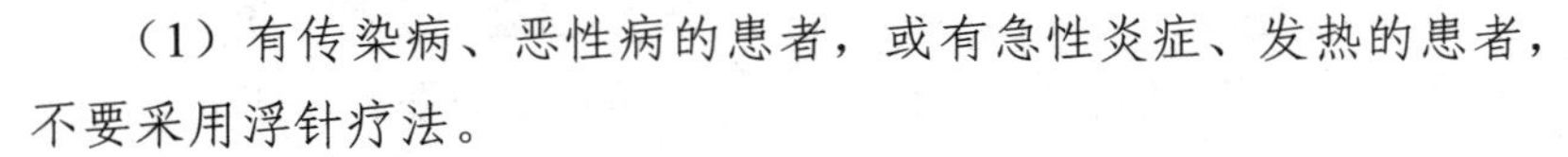

（1）有传染病、恶性病的患者，或有急性炎症、发热的患者，不要采用浮针疗法。

（2）妇女怀孕三个月以内者，不宜在小腹部针刺；情绪紧张的孕妇，一定不要针刺。

（3）常有自发性出血或凝血功能障碍导致损伤后出血不止者（如血友病），不宜针刺。

（4）皮肤有感染、溃疡、瘢痕或肿瘤的部位，不宜针刺。

（5）浮针疗法留管时间长，相对传统针刺疗法而言，理论上讲，较易感染。所以，对容易感染的患者，如糖尿病患者，当加倍小心，慎防感染。

（6）针刺的部位一般选在对日常生活影响较小的部位。

（7）肢体浮肿时，治疗效果不佳，可改用其他方法治疗。例如，系统性红斑狼疮、类风湿关节炎的治疗，大量的激素导致水肿，在这种情况下，浮针疗法效果差。

（8）在局部涂抹过红花油、按摩乳等刺激性外用药的，或者用过强烈膏药、强力火罐的，短期内用过封闭疗法的，在短时间内均不宜针刺。

（9）浮针疗法对于其适应证，效果极佳；但并非所有的病痛都可以解决。临床复杂多变，在与患者预测疗效时，一定不能言过其实。

（周凌云）

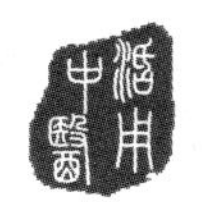

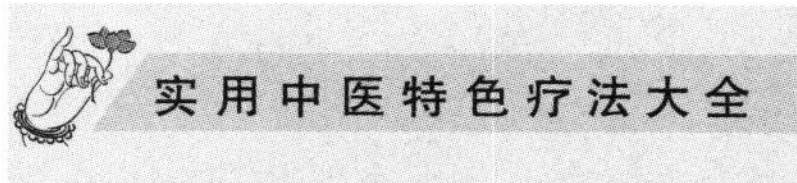

活学活用中医　妙治各科百病

12. 靳三针疗法

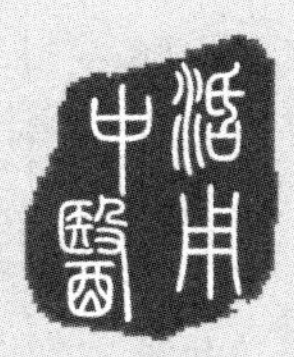

靳三针疗法是靳瑞教授创立的以精选三穴为处方的针灸治疗新方法。

【适应证】

靳三针疗法自创立以来，治愈众多疑难病症，尤其在防治儿童弱智、脑瘫等难治性脑病方面取得了卓越的成绩。

【操作方法】

1. 常用针具　0.3mm×（15 ～ 50）mm 的毫针。

2. 靳三针组穴　分为以下几组。

（1）心智类

① 智三针：神庭穴为第一针，左右本神穴为第二、三针。

② 脑三针：脑户穴和左、右脑空穴。

③ 舌三针：上廉泉、廉泉左、廉泉右。

④ 四神针：百会穴前、后、左、右各旁开 1.5 寸。

⑤ 手智针：内关、神门、劳宫。

⑥ 足智针：涌泉穴为第一针，第 3 跖趾关节横纹至足跟后缘连线中点为第二针，平第二针向外旁开一指为第三针。

⑦ 痫三针：内关、申脉、照海。

（2）部位类

① 颞三针：耳尖直上发际上 2 寸及左、右旁开 1 寸三针，患侧取穴。

② 手三针：合谷、曲池、外关。患侧取穴。

③ 足三针：足三里、三阴交、太冲。

④ 眼三针：眼 1（在睛明穴上 1 分）、眼 2（在瞳孔直下，当眶下缘与眼球之间）、眼 3（在瞳孔直下，当眶上缘与眼球之间），患侧取穴。

⑤ 鼻三针：迎香、鼻通（即上迎香穴：鼻骨下凹陷中，鼻唇沟上端尽处）、攒竹或印堂。

⑥ 耳三针：听宫、听会、完骨。患侧取穴。

⑦ 肩三针：肩髃穴及其左右旁开 2 寸。患侧取穴。

⑧ 腰三针：肾俞、大肠俞、委中。

⑨ 颈三针：天柱、百劳、大杼。

⑩ 膝三针：膝眼、梁丘、血海，患侧取穴。

⑪ 踝三针：解溪、太溪、昆仑，患侧取穴。

⑫ 背三针：大杼、风门、肺俞。

⑬ 胃三针：中脘、内关、足三里。

⑭ 肠三针：天枢、关元、上巨虚。

⑮ 胆三针：日月、期门、阳陵泉。

（3）急救类

① 闭三针：十宣、涌泉、水沟。

② 脱三针：百会、神阙、水沟。

（4）其他类

① 脂三针：内关、足三里、三阴交。

② 尿三针：关元、中极、三阴交。

③ 阳三针：关元、气海、肾俞。

④ 阴三针：关元、归来、三阴交。

⑤ 晕痛针：四神聪、印堂、太阳。

⑥ 牙痛针：合谷、内庭、阿是穴。

⑦ 痿三针：A. 上肢痿，曲池、合谷、尺泽，患侧取穴；B. 下肢痿，足三里、三阴交、太溪，患侧取穴。

3. 刺法　以右手拇、示、中指夹持针柄，将针垂直刺入穴位，然后将拇指向前、示指向后，捻动针柄，在捻转时适当用力下压，破皮后，边压边捻边体会手下针感，得气即止。捻转时要求医生集中精神运用腕力和指力到针上，并注意针体垂直，不要弯曲，转动应小于 90°，以免滞针。

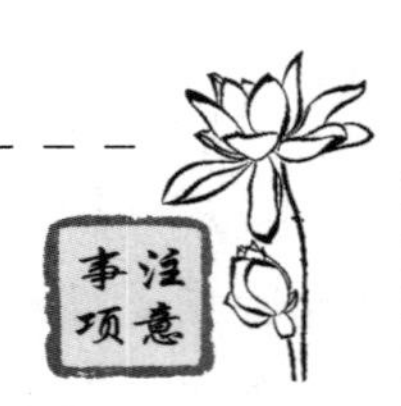

（1）过度劳累、饥饿、精神紧张的患者，不宜立即针刺。

（2）体质虚弱的患者，刺激不宜过强，并尽量采用卧位。

（3）避开血管针刺，以防出血。有凝血功能障碍、自发性出血倾向者，不宜针刺。

（4）皮肤之感染、溃疡、瘢痕部位，不宜针刺。

（5）进针时有触电感，疼痛明显或针尖触及坚硬组织时，应退针而不宜继续进针。

（6）眼区、项部、胁肋部、胸背部等部位穴位，应掌握好针刺的角度、方向和深度。

（周凌云）

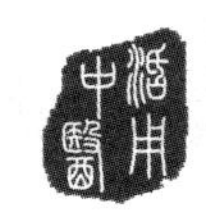

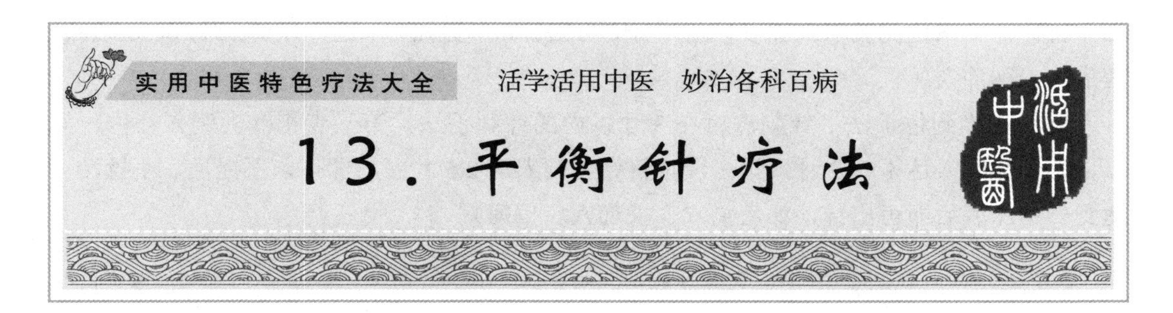

平衡针疗法是通过针刺体表的特定反应点来治疗相关疾病的方法。

【适应证】

临床常用于颈肩腰腿痛、高血压、高脂血症、糖尿病等疾病。

【操作方法】

1. 取穴原则

（1）特异性取穴：特异性取穴主要是针对全身性疾病的取穴方法。如降压穴、降脂穴、降糖穴。

（2）交叉性取穴：交叉性取穴主要是指治疗部位与疾病部位的上下和左右交叉的取穴方法。如治疗肩关节病变取下肢对侧坐骨神经支配的小腿部位的肩痛穴。

（3）对称性取穴：对称性取穴主要是指治疗部位与疾病部位左右对称或前后对称的取穴方法。如治疗胸部的乳腺疾病取背部的乳腺穴。

2. 持针方法

（1）根据不同平衡针穴位，选择不同长度的针具。临床多用 75mm 毫针。

（2）取 75% 酒精棉球一个，挤干备用。

（3）将棉球固定在针尖上 1 ～ 2cm 针体处，右手持该处进针。该持针法在进针时不会造成针体弯曲，达到快速进针的目的。

3. 针刺方法

（1）提插手法：包括上提和下插两部分，操作中通过改变针尖的方向、角度、深浅以获得针感。主要适用于有特殊针感要求的平衡针穴位，如降压穴、降脂穴、肩痛穴。

（2）强化针感手法：针刺深度达到要求后采用的一种捻转手法，通过拇指与示指按顺时针方向旋转捻动针体并出针，主要适用于病情较重，有特殊针感要求的平衡针穴位，如偏瘫穴、面瘫穴、胸痛穴、胃痛穴等。

（3）一步到位手法：针刺深度在 1 寸以内的针刺手法，适用于比较浅表的穴位，进针后即可出针，原则上不提插、不捻转，如明目穴、牙疼穴、踝痛穴，症状较重时给予轻度提插、捻转。

（4）两步到位手法：针刺深度在 2 寸以内的针刺手法，第一步将针尖刺入体内，第二步将针体刺入达到要求的深度，进针后即可出针，不提插、不捻转，如耳聋穴、过敏穴、痔疮穴、胸痛穴。

（5）三步到位手法：针刺深度在3寸以内的针刺手法，第一步将针尖刺入体内，第二步将针体刺入达1～2寸，第三步再将针体刺入达2.5寸左右即可，不提插、不捻转，达到一定深度后即可出针，如肩痛穴、抑郁穴、偏瘫穴。

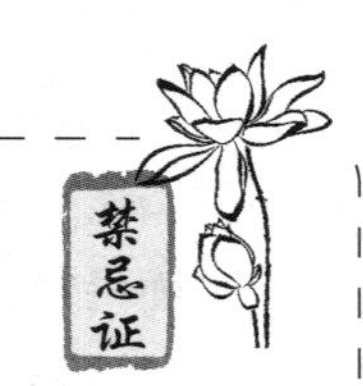

（1）具有严重内脏疾病患者。

（2）具有自发性出血倾向的患者。

（3）精神过于紧张，不能配合治疗的患者。

（4）婴儿颅骨囟门未闭、局部病灶不宜针刺。

（翟 亮）

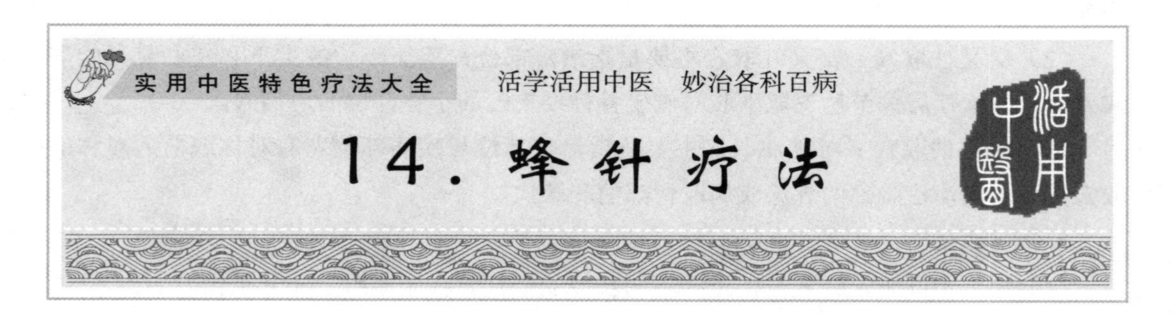

14. 蜂针疗法

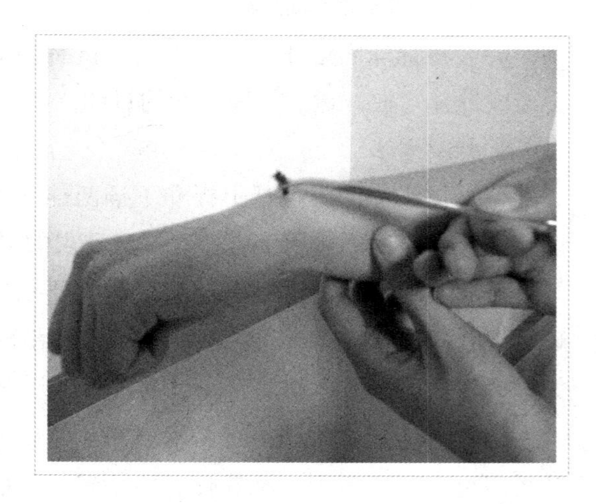

蜂针疗法是一种非药物性疗法，又称蜂毒疗法、蜂螫疗法，它是通过家养蜜蜂的螯针刺在患者的体表穴位（包括耳穴，或压痛点），通过蜂毒和蜂螫对经络脑穴的刺激以治疗疾病的一种方法。

【适应证】

一般针灸治疗适应证，蜂针均可治疗。对于面神经炎、枕神经痛、血管神经性头痛、三叉神经痛、臂丛神经痛、肋间神经痛、坐骨神经痛、肩周炎、风湿病、荨麻疹、支气管哮喘、过敏性鼻炎、颈椎病、麻风、多发性肌炎、脑栓塞、高血压病、乳房良性增生等有较显著疗效。

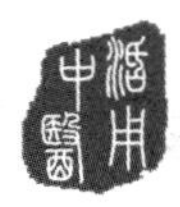

【操作方法】

1. 针具　一般用家养蜂针，根据需要用活蜂蜂针或直接用活蜂螫刺。

2. 操作

（1）皮试：将皮肤局部常规消毒后，用蜂针刺入患者内关或间使穴处，1min 后拔出，30min 后无局部肿胀、疼痛、皮疹，亦无心悸、乏力、发热、汗出、奇痒等全身反应，为阴性反应，即可进行蜂针治疗；若出现上述反应，属对蜂毒过敏，不宜施用蜂针治疗。

（2）蜂针针刺基本八法

① 散刺法：用镊子将蜂螫针从活蜂尾部拔出，并夹持住蜂针中上部，在患者施针部位以散在轻点的手法随刺随拔，镊不离针，针不留肤。一般一根蜂针可刺 3 ～ 5 个点，操作熟练者可点刺十几处。该手法柔和，刺激轻微，针进皮肤的蜂针液量少，很少或没有疼痛感。适合面部等敏感部位施针，或作为试针和畏痛、胆小、过敏性体质的患者初期治疗，患者一般易于接受。

操作要点：夹住蜂针针体的部位不要太靠上，否则容易损伤毒囊，持镊用力不要太大，否则容易挤掉毒囊中的蜂针液，针刺时针与皮肤尽量垂直，用力要均匀，轻轻点到皮肤即可，频度可适当快些。蜂针要即取即用。

② 点刺法：取蜂针方法同散刺法，用镊子夹住蜂针体后，垂直直接刺入相应进针点后留于皮肤上，一穴一针，留针可几分钟至半小时。该刺法比散刺刺激强度稍强，刺入皮肤的蜂针液量稍大，同样适合面部等敏感部位施针，或作为试针和畏痛、胆小、过敏性体质的患者初期治疗。也可用于手掌和脚掌、指尖末端皮肤对疼痛高度敏感的地方。

操作要点：针刺用力要适当，针与皮肤垂直，尽可能将蜂针针体全部刺入皮肤。在体表皮肤松软的地方可用左手拇指和示指将皮肤向两侧拨开，使表面皮肤绷紧后易于进针；在皮肤厚实的地方如有老茧等可将施针点用刀削平，然后再进针。

③ 直刺法：首先用右手将蜜蜂从蜂罐中用镊子钳出后，用左手拇、示指捏住蜜蜂的胸背部，蜜蜂的尾部面向施针者的右手。皮肤常规消毒后，用蜜蜂的尾部对准施针部位，因蜜蜂受激怒，一旦蜂尾接触皮肤时会自然地将蜂针刺入人体。蜂针要尽可能垂直进针，这样可减少疼痛感。当蜂尾不能垂直对准时，可用右手拿的镊子向蜂尾的部位抵一下，即可调整姿态。当蜜蜂不肯行刺时，也可用镊子在蜂尾的部位刺激一下以激怒蜜蜂即可。

操作要点：钳蜜蜂时尽量钳其胸部下面，这样不易让蜜蜂飞跑，出手时动作要轻，用力要适当，尽量不要碰其腹部，不然，蜜蜂防卫性动作可使蜂针液大量地挤出体外影响疗效，左手抓蜜蜂时用力要适度，不然会捏死蜜蜂，尽量抓其胸背部的两侧，这样容易同时抓住蜜蜂的两侧翅膀而不容易飞跑。选用成年蜂，太幼嫩的蜜蜂其蜂针细软，很难刺入人体，其含蜂针液量也少。病情轻者或皮肤敏感部位，可即刺即拔，这样可减轻疼痛感和减少刺激量。

④ 围刺法：以要施针的部位为中心，像梅花针样呈放射状排列布针，可采用点刺法或直刺法施针。针与针之间的距离要根据施针部位的不同和针后估计红肿的程度来调节，一般在 2 ～ 3cm。理想的结果是针后整个施针区域要达到明显的红肿灼热为有效目的。该针法一般常用在手腕、肘、膝、踝及肩关节和股骨大转子等部位。

⑤ 排刺法：是以纵横排列的形式布针的施针方法，其目的是要在较大面积的区域施针时采取的一种刺法。

⑥ 对称刺法：人体是以两侧对称生长，故疾病也常常以两侧对称或交替患病，这是临床上常见的现象。当我们将一侧疾病治好后常发现对侧又发病了。故当我们在治疗一侧的疾病时可不定时在对侧相同的部位也少量地扎刺一下，既可加强疗效，也可预防对侧部位的发病。

⑦ 经筋刺法：按传统理论循经取穴，也可按现代解剖基础，根据肌肉肌腱的分布走行和寻找肌腱与关节的连接关系取压痛点施针。临床上不少劳损性疾病，其发病处常常发生在肌腱和关节的连接部位。此处定穴，针药直达病所往往能事半功倍。但要注意的是要避开浅表神经，如不注意扎在其上会引起剧痛和局部麻木，损伤神经。

⑧ 减毒刺法：减毒刺法常用在治疗初期，患者相对敏感时期。预先排出蜂针内一部分蜂针液以减少其刺入量。在行刺前，先将蜜蜂在厚纱布或绵纸上点刺一下，预先排放一些蜂针液再施针，针法按直刺法操作。用该施针法，其蜂针液的刺入量是在散刺、点刺与直刺法之间。

（3）疗程：一般隔日或每日 1 次，7 ～ 10 次为 1 个疗程，疗程间休息 4 ～ 10d。

注意事项

（1）操作前必须先做蜂毒过敏试验，对蜂毒过敏者，不宜施用蜂针疗法。注意克服患者惧针心理。

（2）用蜂针疗法，尤其是活蜂螫刺，应严格掌握剂量，一般首次用一只活蜂，以后每日增加 1 ～ 2 只，根据病情反应，患者体质和耐受能力的情况而确定每天用蜂数量。

（3）一般蜂针治疗后可出现一定的不良反应，如发热、怕冷、乏力、局部瘙痒、红疹、腋下淋巴结肿大。轻者一般不必处理，可在几天内自行消失，反应较明显者应即时嘱患者多饮温开水、白糖水，休息片刻可缓解，反应特别明显者，应给予相应的救治措施。

（4）蜂针治疗期间严禁饮酒，食螺、蚌、虾等食物以及服用含虫类的药物，以免引起严重的过敏反应。

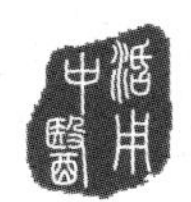

（5）心肺功能衰竭、肝肾功能障碍、严重过敏反应、体虚难以接受者禁用。
（6）对于严重动脉硬化、月经期、孕妇、手术后患者要慎用。

（周凌云）

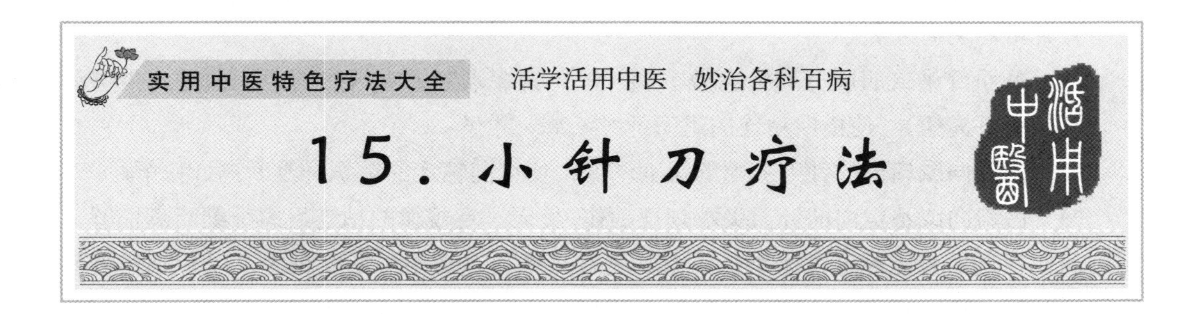

小针刀疗法是一种介于手术疗法和非手术疗法之间的闭合性松解术。是在古代九针中的镵针、锋针等基础上，结合现代医学外科用手术刀而发展形成的，是与软组织松解手术有机结合的产物，是在切开性手术方法的基础上结合针刺方法形成的。小针刀疗法操作的特点是在治疗部位刺入深部到病变处进行轻松的切割，剥离有害的组织，以达到止痛祛病的目的。

【适应证】

其适应证主要是软组织损伤性病变和骨关节病变。

1. 颈椎病　颈肌劳损、颈椎间盘突出症、颈椎骨质增生、颈椎综合征。

2. 腰椎病　慢性腰肌劳损、第3腰椎横突综合征、腰椎间盘突出症、腰椎骨质增生、腰椎综合征、疲劳性骨膜炎及脊柱相关疾病等。

3. 骨关节病　肱骨外上髁炎、屈指肌腱狭窄性腱鞘炎、足跟痛、软组织损伤、骨骺炎、增生性关节炎。

4. 软组织损伤　慢性及部分急性软组织损伤、陈旧性软组织损伤急性发作。

5. 神经痛　周围神经卡压征、骨-纤维管卡压综合征。

6. 其他　外伤性滑囊炎、腱鞘炎、肌肉筋膜炎；部分内科、骨外科、肛肠外科及整形美容外科疾病。

【操作方法】

1. 体位的选择　以医生操作时方便、患者被治疗时自我感觉体位舒适为原则。如在颈部治疗，多采用坐位；头部可根据病位选择仰头位或低头位。

2. 消毒　在选好体位及选好治疗点后，做局部无菌消毒，即先用乙醇消毒，再用碘酒消毒，乙醇脱碘。医生戴无菌手套，最后确认进针部位，并做标记。对于身体大关节部位或操作较复杂的部位可敷无菌洞巾，以防止操作过程中的污染。为减轻局部操作时引起的疼痛，可做局部麻醉，阻断神经痛觉传导。常用的注射药物包括：① 1% 普鲁卡因 2 ～ 5ml/ 每个进针点。② 2% 利多卡因 5ml 左右 / 每个进针点。③ 2% 利多卡因 5ml，确炎松 1ml，混匀后分别注入 2 ～ 3 个治疗点。

3. 常用的剥离方式

（1）顺肌纤维或肌腱分布方向做铲剥，即针刀尖端紧贴着欲剥的组织做进退推进动作（不是上下提插），使横向粘连的组织纤维断离、松解。

（2）做横向或扇形的针刀尖端的摆动动作，使纵向粘连的组织纤维断离、松解。

（3）做斜向或不定向的针刀尖端划摆动作，使无一定规律的粘连组织纤维断离松解。剥离动作视病情有无粘连而采纳，注意各种剥离动作，切不可幅度过大，以免划伤重要组织如血管、神经等。

4. 疗程　每次每穴切割剥离 2 ～ 5 次即可出针，一般治疗 1 ～ 5 次即可治愈，两次相隔时间可视情况 5 ～ 7d 不等。

5. 小针刀的应用指征

（1）患者自觉某处有疼痛症状。

（2）医生在病变部位可触到敏感性压痛。

（3）触诊可摸到皮下有条索状或片状或球状硬物，结节。

（4）用指弹拨病变处有响声。

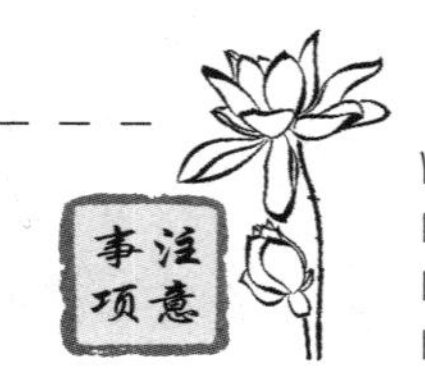

（1）手法操作准确：由于小针刀疗法是在非直视下进行操作治疗，如果对人体解剖特别是局部解剖不熟悉，手法不当，容易造成损伤，因此医生必须做到熟悉相应的解剖知识，以提高操作的准确性和提高疗效。

（2）选穴一定要准确：即选择阿是穴作为治疗点的一定要找准痛点的中心进针，进针时保持垂直（非痛点取穴可以灵活选择进针方式），如偏斜进针易在深部错离病变部位，易损伤非病变组织。

（3）注意无菌操作：特别是做深部治疗，重要关节如膝、髋、肘、颈等部位的关节深处切割时尤当注意。必要时可在局部盖无菌洞巾，或在无菌手术室内进行。对于身体的其他部位只要注意无菌操作便可。

（4）小针刀进针要速而捷：这样可以减轻进针带来的疼痛。在深部进行铲剥、

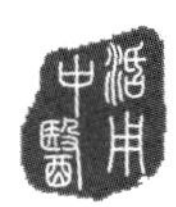

横剥、纵剥等法剥离操作时，手法宜轻，不然会加重疼痛，甚或损伤周围的组织。在关节处做纵向切剥时，注意不要损伤或切断韧带、肌腱等。

（5）术后处理要妥当：术后对某些创伤不太重的治疗点可以做局部按摩，以促进血液循环和防止术后出血粘连。

（6）注意手术后随访：对于部分病例短期疗效很好，1～2个月后或更长一段时间，疼痛复发，又恢复原来的疾病状态，尤其是负荷较大的部位如膝关节、肩肘关节、腰部等。应注意下述因素：患者的习惯性生活、走路姿势、工作姿势等造成复发；手术解除了局部粘连，但术后创面因缺乏局部运动而造成粘连；局部再次遭受风、寒、湿邪的侵袭所致。因此，生活起居尤当特别注意。

（周凌云）

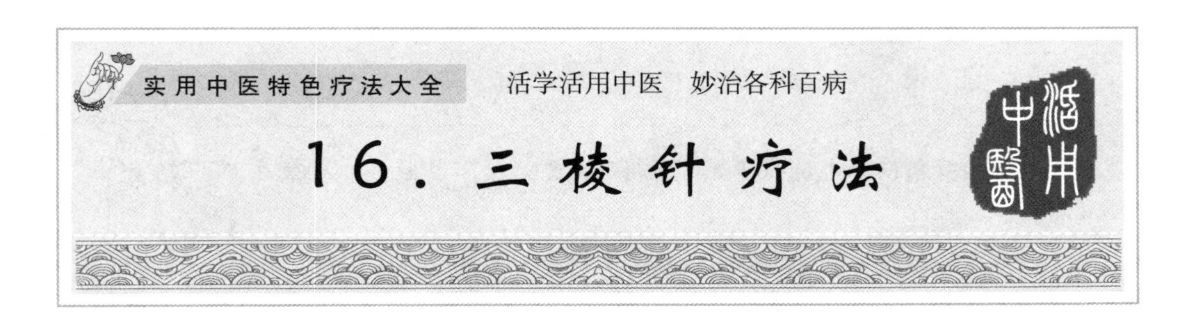

16. 三棱针疗法

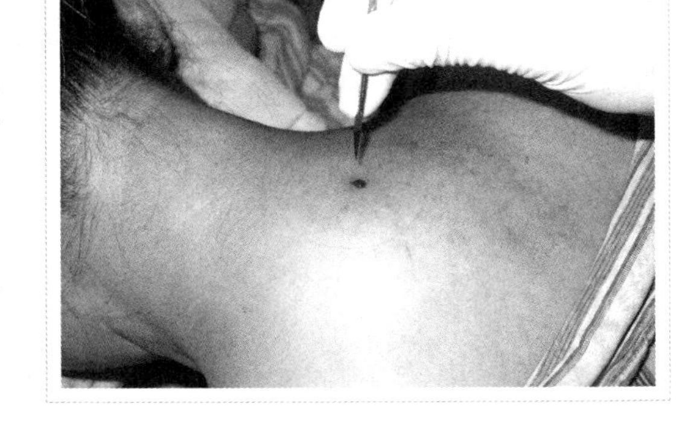

三棱针疗法，是使用三棱针刺破皮肤，释放血液、组织液，以治疗疾病的治疗方法。中医称之为“刺血络”或“刺络”，具有通经活络、开窍泄热、调和气血、消肿止痛等作用。

【适应证】

临床常用于急症及某些慢性病，如高热、中暑、晕厥、急性咽喉肿痛、目赤红肿、顽癣、疖痈初起、扭挫伤、疳积、痔疾、久痹、头痛、丹毒、指（趾）麻木、高血压病等。

【操作方法】

1. 点刺法　在治疗部位上下用拇指向进针点推按，使血液积聚于针刺部位，局部皮肤常规消毒，术者戴无菌手套，左手拇、示指夹住固定进针部位，右手拇、示二指捏住针柄、中指紧靠针身下端，针尖露出 0.3 ～ 0.5cm，迅速刺入 0.3 ～ 0.5cm 深，随即出针，左手轻轻挤压针孔周围，助针孔出血，后用消毒干棉球按压针孔。

此法多用于四肢末端放血，如十宣、十二井穴和耳尖等穴。

2. 散刺法　又叫豹纹刺，进针前操作同点刺法，持针在患处由外缘环形向中心进行点刺，进针点视病变范围大小而定，一般为 10 ～ 20 针，出血量较点刺法多，后擦除血液，消毒皮肤。此法可祛瘀生新、通经活络，多用于局部瘀血、血肿或水肿、顽癣等。

3. 刺络法　用橡皮管扎在治疗点上段（近心端），局部皮肤常规消毒，术者戴无菌手套，左手拇指压在治疗点下端，右手持针，刺入静脉，立即出针，使其流出适量血液，亦可轻轻按压静脉上端，助瘀血排出，待出血停止后，用消毒棉球按压针孔。此法多用于曲泽、委中等穴，治疗急性吐泻、中暑发热等。

4. 挑刺法　进针前操作同点刺法，术者左手拇、示指固定皮肤，右手持针迅速进针 0.1 ～ 0.2cm，针身倾斜挑破皮肤，再刺入 0.5cm，挑断皮下部分纤维组织，随即出针，挤压皮肤，使之出少量血液或组织液，用消毒干棉球按压针孔。此法常用于治疗小儿疳积、血管神经性头痛、肩周炎、失眠、胃脘痛、颈椎病、支气管哮喘等。

（1）治疗前向患者说明情况，征得其同意，缓解其紧张，消除其顾虑。

（2）严格按照无菌操作原则，预防感染。

（3）体弱、贫血、孕妇、产妇、经期患者慎用此法，凡有出血倾向、凝血异常和血管瘤患者，禁用。

（4）体位选择恰当，预防晕针。

（5）治疗每日或隔日 1 次，出血量多者，每周 1 ～ 2 次，一般每次出血量为数滴至 5ml 为宜，每疗程 3 ～ 5 次。

（李晶晶）

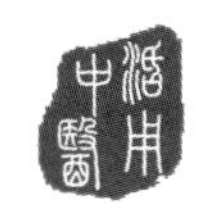

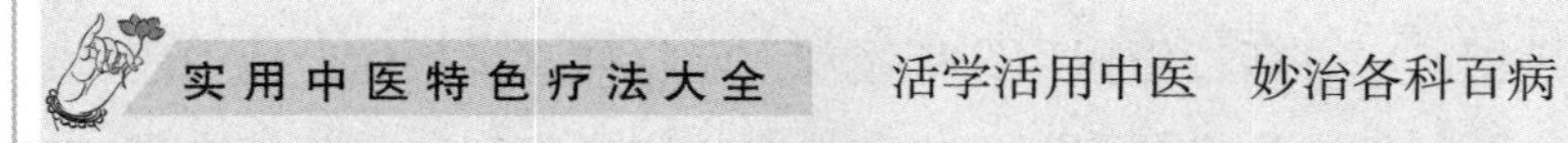

活学活用中医　妙治各科百病

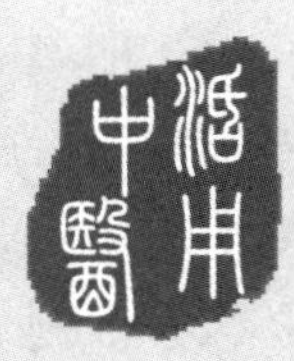

17. 梅花针疗法

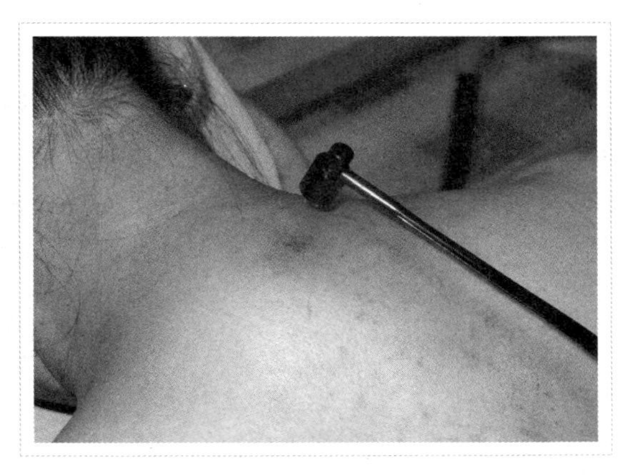

梅花针又叫“皮肤针”“七星针”，是以多支短针组成的。梅花针疗法又称“叩刺法”，是使用梅花针叩刺皮肤以预防、治疗疾病的治疗方法。《素问·皮部论》说“凡十二经脉者，皮之部也。是故百病之始生也，必先于皮毛。”十二皮部与经络、脏腑联系密切，运用梅花针叩刺皮部可激发、调节脏腑经络功能，以达到防治疾病之目的。

【适应证】

梅花针疗法的适用范围很广，临床多用于治疗头痛、胁痛、腰背痛、皮肤麻木、神经性皮炎、不寐、慢性胃肠病、消化不良、痛经、斑秃、顽癣、近视等病症。

【操作方法】

1. 选择叩刺部位　可分为循经、穴位、局部叩刺 3 种。

（1）循经叩刺：选择某一经络循行路线进行叩刺。最常用于督脉、膀胱经项背部。因五脏六腑之俞穴，都分布在腰背部膀胱经，又督脉为阳脉之海，统领一身之阳气，故其治疗范围广。其次是四肢肘、膝关节以下的经络，因五腧穴、原穴、络穴、郄穴多分布在肘、膝以下，可治疗各相应脏腑经络的疾病。

（2）穴位叩刺：选定某一穴位进行叩刺，较常用于特定穴、阿是穴、华佗夹脊穴等。

（3）局部叩刺：选择局部皮肤进行叩刺，如皮肤病、急性扭伤等患处。

2. 刺激强度　根据患者年龄、体质、病情、叩刺部位的不同，一般分为轻、中、重三种。

（1）轻刺：叩刺用力轻柔，使局部皮肤略潮红，患者无疼痛感即可。适用于老年、幼儿、虚弱患者和头面部肌肉浅薄处。

（2）重刺：叩刺用力重，使局部皮肤隐隐出血，患者有疼痛感。适用于年轻体壮、实证患者和腰、背、臀部、大腿等肌肉丰厚处。

（3）中刺：介于轻刺与重刺之间，用力中等，使局部皮肤潮红，但无渗血，患者稍觉疼痛即可。适用于多数患者，除头面等肌肉浅薄处外，大部分均可用此法。

3．操作　可分为叩刺、滚刺。

（1）叩刺：术者右手拇、中、环三指握住针柄尾部，示指伸直轻按住针柄中段，针头对准皮肤，腕部用力，叩刺皮肤后立即弹起，如此反复。用力方向需与皮肤垂直，力量要均匀。

（2）滚刺：术者右手持滚刺筒筒柄，在皮肤上来回滚动，使筒上针刺入皮肤，此法治疗部位广。适用于较大面积治疗。

（1）每次治疗前检查梅花针，针面齐平，针柄针头处连接牢固，持梅花针叩刺无菌干棉球，针尖必须无钩毛。

（2）叩刺时针尖必须与皮肤垂直，切忌钩、刮损皮肤。

（3）重刺操作后，应用无菌干棉球擦干血迹，后常规消毒，预防感染。

（4）滚刺不宜用于关节等骨骼突出部位。

（李晶晶）

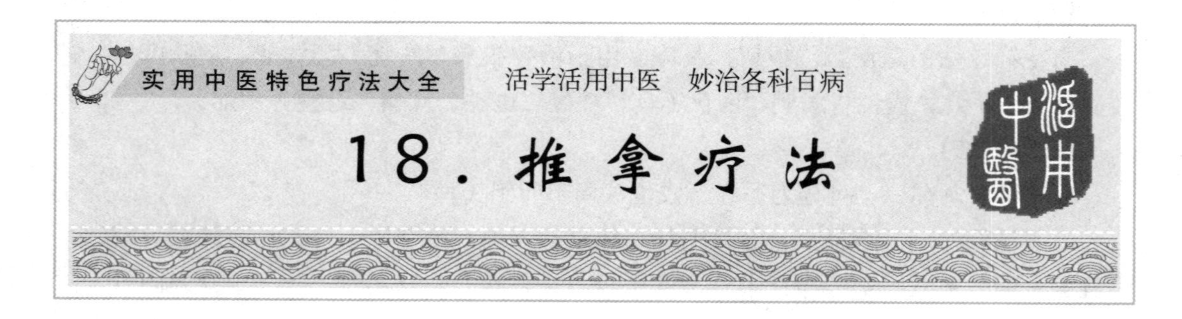

18．推拿疗法

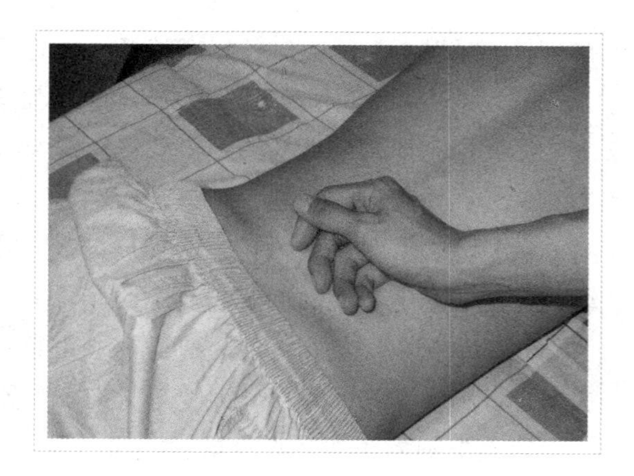

推拿疗法是在中医理论指导下，结合现代医学理论，运用推拿手法施术于人体特定的部位和穴位，以达到防病治病目的的一种治疗方法。

【适应证】

1. 骨伤科疾病　各种急、慢性脊柱、四肢、关节等部位的闭合性软组织损伤，各种扭挫伤、关节脱位、肌肉劳损、颈椎病、腰椎间盘突出症、胸胁岔气、风湿性关节炎、肩周炎、骨折后遗症等。

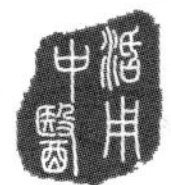

2. 内科疾病　头痛、失眠、感冒、咳嗽、哮喘、胃脘痛、胃下垂、胆绞痛、高血压、心绞痛、糖尿病、便秘、偏瘫等。

3. 外科疾病　手术后肠粘连、乳痈、褥疮等。

4. 妇科疾病　月经不调、痛经、经前期紧张症、更年期综合征等。

5. 儿科疾病　感冒、发热、咳嗽、哮喘、腹痛、泄泻、呕吐、脑瘫等。

6. 五官科疾病　咽炎、青少年近视、斜视等。

【操作方法】

推拿的常用基本手法大致可分为摆动类、摩擦类、振颤类、挤压类、叩击类、运动关节类。

1. 摆动类手法

（1）一指禅推法：以拇指端或螺纹面着力于体表施术部位或穴位上，拇指自然伸直，余指的指掌关节和指间关节自然屈曲。悬腕、垂肘、沉肩，前臂主动运动，带动腕关节有节律地左右摆动，使产生的力通过拇指端或螺纹面轻重交替、持续不断地作用于施术部位或穴位上，手法频率为 120 ～ 160/min。

（2）㨰法：拇指自然伸直，余指自然屈曲，环指与小指的指掌关节屈曲约 90°，手背沿掌横弓排列呈弧面，以第 5 指掌关节背侧为吸附点吸附于体表施术部位。以肘关节为支点，前臂主动做旋转运动，带动腕关节做大幅度的屈伸活动，使小鱼际和手背尺侧在施术部位进行持续不断的滚动。手法频率为 120 ～ 160/min。

（3）揉法

① 大鱼际揉法：沉肩、垂肘，腕关节放松，呈屈曲或水平状。大拇指内收，余 4 指自然伸直，用大鱼际附着于施术部位上。以肘关节为支点，前臂做主动运动，带动腕关节摆动，使大鱼际在治疗部位上做轻缓柔和的上下、左右或环旋的揉动，并带动该处的皮下组织一起运动，频率 120 ～ 160/min。

② 掌根揉法：肘关节微屈，腕关节放松并略背伸，手指自然弯曲，以掌根部附着于施术部位。以肘关节为支点，前臂做主动运动，带动腕及手掌连同前臂做小幅度的回旋揉动。

③ 中指揉法：中指伸直，示指搭于中指远端指间关节背侧，腕关节微曲，用中指螺纹面着力于施术部位，以肘关节为支点，前臂作主动运动，通过腕关节使中指螺纹面在施术部位上做轻柔小幅度环旋或上下、左右揉动，频率 120 ～ 160/min。

④ 三指揉法：示指、中指、环指 3 指并拢，螺纹面着力，操作术式与中指揉法相同。

2. 摩擦类手法

（1）摩法

① 指摩法：指掌部自然伸直，四指并拢，腕关节略曲。四指指面着力于施术部位，以肘关节为支点，前臂主动运动，使指面随同腕关节做环形或直线往返摩动。

② 掌摩法：手掌自然伸直，腕关节略背伸，将手掌平放于施术部位上。以肘关节为

支点，前臂主动运动，使手掌随同腕关节连同前臂做环形或直线往返摩动。

（2）擦法：以示指、中指、环指和小指指面或掌面、手掌的大鱼际、小鱼际置于体表施术部位。腕关节伸直，使前臂与手掌相平，以肘关节或肩关节为支点，前臂或上臂做主动运动，使手的着力部分在体表施术部位做均匀的上下或左右的直线往返摩擦移动，使施术部位产生一定的热量。

（3）推法

① 指推法：共有三种手法。

拇指端推法：以拇指端着力于施术部位，余 4 指置于对侧或相应的位置以固定，腕关节略屈曲并向尺侧偏斜。拇指及腕部主动施力，向指端方向呈短距离单向直线推进。

拇指平推法：以拇指螺纹面着力于施术部位，余 4 指置于其前外方以助力，腕关节略屈曲。拇指及腕部主动施力，向示指方向呈短距离单向直线推进。

三指推法：示指、中指、环指并拢，以这三指指端部着力于施术部位，腕关节略曲。前臂主动施力，通过腕关节及掌部使 3 指向指端方向做直线推进。

② 掌推法：以掌根部着力于施术部位，腕关节略背伸，肘关节伸直。以肩关节为支点。

③ 肘推法：屈肘，以肘关节尺骨鹰嘴突起部着力于施术部位，另一侧手臂抬起，以掌部扶握屈肘侧拳顶以固定助力。以肩关节为支点，上臂部主动施力，向前方做单向直线推动。

（4）搓法

①夹搓法：双手掌面夹住肢体，嘱患者肢体放松。以肘关节和肩关节为支点，前臂与上臂主动施力，做相反方向的较快速的搓动，同时做上下往返移动。

②推搓法：以单手、双手掌面着力于施术部位。以肘关节为支点，前臂主动施力，做快速的推去拉回的搓动。

（5）抹法

① 指抹法：以单手或双手拇指螺纹面置于施术部位，余 4 指置于相应的位置以固定助力。以拇指的指掌关节为支点，拇指主动施力，做上下或左右及弧形曲线的抹动。即或做拇指平推然后拉回，或做分推、旋推及合推，可视具体施术部位的不同而灵活运用。

② 掌抹法：以单手或双手掌面置于施术部位，以肘关节为支点，前臂主动施力，腕关节放松，做上下或左右、直线及弧形曲线的抹动。

3. 振颤类手法

（1）抖法

① 抖上肢法：受术者取坐位或站立位，肩臂部放松。术者站在其前外侧，身体略为前俯。用双手握住其腕部，慢慢将被抖动的上肢向前方抬起至 60° 左右，然后两前臂微用力做连续小幅度的上下抖动，使抖动所产生的抖动波似波浪般地传递到肩部。或术者以一手按其肩部，另一手握住其腕部，做连续不断的小幅度的上下抖动，抖动中可结合被操作肩关节的前后方向活动。

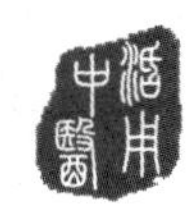

② 抖下肢法：受术者仰卧位，下肢放松，术者站其足端，用双手分别握住受术者两足踝部，将双下肢抬起，离开床面约 30cm，然后上、前臂部同时施力，做连续的上下抖动，使其下肢及髋部有舒松感。双下肢可同时操作，亦可单侧操作。

③ 抖腰法：抖腰法非单纯性抖法，它是牵引法与短阵性的较大幅度的抖法的结合应用。受术者俯卧位，两手拉住床头或由助手固定其两腋部。以两手握住其两足踝部，两臂伸直，身体后仰，与助手相对用力，牵引其腰部，待其腰部放松后，身体前倾，以准备抖动。其后随身体起立之势，瞬间用力，做 1 ～ 3 次较大幅度的抖动，使抖动之力作用于腰部，使其产生较大幅度的波浪状运动。

（2）振法：以示指、中指螺纹面或以掌面置于施术部位或穴位上，注意力集中于掌或指部，前臂腕屈肌群和腕伸肌群交替性静止性用力，产生快速而强烈的振动，使受术部位或穴位产生温热感或舒松感。

（3）颤法：以示指、中指二指或示指、中指、环指三指螺纹面或掌面置于施术部位，手部和臂部肌肉绷紧，主动施力，使手臂部产生有规律的颤动，使受术部位连同操作者手臂一起颤动。

4. 挤压类手法

（1）按法

① 指按法：以拇指螺纹面着力于施术部位，余 4 指张开，置于相应位置以支撑助力，腕关节屈曲 40° ～ 60° 。拇指主动用力，垂直向下按压。当按压力达到所需的力度后，要稍停片刻，即所谓的“按而留之”，然后松劲撤力，再做重复按压，使按压动作既平稳又有节奏性。

② 掌按法：以单手或双手掌面置于施术部位。以肩关节为支点，利用身体上半部的重量，通过上、前臂传至手掌部，垂直向下按压，用力原则同指按法。

（2）压法

① 指压法：以拇指螺纹面着力于施术部位，余 4 指张开，置于相应位置以支撑助力腕关节悬屈 40° ～ 60° 。拇指主动用力，其施力方向宜垂直向下或与其受力面垂直，进行持续按压。

② 掌压法：以单手或双手掌面置于施术部位，以肩关节为支点，利用身体上半部的重量，通过上、前臂传至手掌部，垂直向下用力，持续按压。

③ 肘压法：肘关节屈曲，以肘关节尺骨鹰嘴突起部着力于施术部位。以肩关节为支点，利用身体上半部的重量，垂直用力，持续按压。

（3）点法

① 拇指端点法：手握空拳，拇指伸直并紧靠于示指中节，以拇指端着力于施术部位或穴位上。前臂与拇指主动发力，进行持续点压。亦可采用拇指按法的手法形态、用拇指端进行持续点压。

② 屈拇指点法：屈拇指，以拇指指间关节桡侧着力于施术部位或穴位，拇指端抵于示指中节桡侧缘以助力。前臂与拇指主动施力，进行持续点压。

③ 屈示指点法：屈示指，其他手指相握，以示指第 1 指间关节突起部着力于施术部位或穴位上，拇指末节尺侧缘紧压示指指甲部以助力。前臂与示指主动施力，进行持续点压。

（4）捏法：拇指和示、中指指面，或用拇指和其余 4 指指面夹住肢体或肌肤，相对用力挤压，随即放松，再用力挤压、放松，重复以上挤压、放松动作，并循序移动。

（5）拿法：以拇指和其余手指的指面相对用力，捏住施术部位肌肉并逐渐收紧、提起，腕关节放松。以拇指同其他 4 指的对合力进行轻重交替、连续不断的提捏并施以揉动。

（6）捻法：用拇指螺纹面和示指桡侧缘或螺纹面相对捏住施术部位，拇指、示指主动运动，稍用力做对称性的快速搓揉动作，如捻线状。

（7）踩跷法

① 踏步式踩跷法：受术者俯卧位。以双手或单手扶住预先设置好的扶手上（如横木或吊环等），以调节自身的体重和控制踩踏的力量。准备就绪后，双足横踏于受术者的腰骶部，以轻踏步的方式，双足一起一落地节律性踩踏，身体的重心随双足的起落而转移。依次由腰骶部循脊柱上移踏至第 7 颈椎下缘，然后再循序踩踏回返至腰骶部，如此可反复多遍。在背、腰部踩踏过程中，可行 1 ～ 2 遍腰部弹压踩踏。即双足分立与腰脊柱两侧，以足掌前部着力，足跟提起，身体随膝关节的屈伸动作而一起一落，对腰部做一弹一压的连续刺激，一般可连续弹压 10 ～ 20 次。

② 倾移式踩跷法：受术者俯卧位。准备动作同踏步式踩跷法。双足分踏于一侧肩胛部和腰骶部，面部朝向受术者头部。踏于肩胛部一足的内侧缘同脊柱平行，紧扣于所踏肩胛内侧缘，踏于腰骶部一足同腰脊柱垂直，横踏于腰骶部。以腰为轴，身体重心节律性前倾后移，前倾时重心落于前足，后移时重心落于后足，可依此法将两足分踏于背部和腰部进行踩踏。

③ 外八字踩跷法：受术者俯卧位，准备动作同踏步式踩跷法。双足呈外八字分踏于两下肢股后侧的承扶穴处，身体重心左右移动，向左移动时重心落于左足，向右移动时重心落于右足，如此连续不断地进行节律性踩踏，并循序下移至腘窝上，然后沿原路线循序踩踏，回返至承扶穴处，如此可反复多遍。

（8）拨法：拇指伸直，以指端着力于施术部位，余 4 指置于相应位置以助力，拇指适当用力下压至一定深度，待有酸胀感时、再做与肌纤维或肌腱、韧带、经络呈垂直方向的单向或来回拨动。若单手指力不足时，亦可以双拇指重叠进行操作。

（9）拧法：用屈曲的示指和中指或用拇指和屈曲的示指，张开如钳形，夹住施术部位的皮肤，两指施力将皮肤向外拉扯，当拉至将近极限时，将皮肤从夹持的两指间滑出，反复连续操作，一拉一放，可闻及“哒哒”声响。

（10）挤法：以一手的拇指和示指或两手拇指的螺纹面或指端置于施术部位的皮肤或

筋节，挤按皮肤或筋节，然后两指对称性用力向中央挤按。

5. 叩击类手法

（1）拍法：五指并拢，指掌关节微屈，使掌心空虚。腕关节放松，前臂主动运动，上下挥臂平稳而有节奏地用虚掌拍击施术部位。用双掌拍打时，宜双掌交替操作。

（2）击法

① 拳击法：手握空拳，腕关节伸直。前臂主动运动，用拳背节律性击打施术部位。

② 掌击法：手指伸直，腕关节背伸。前臂主动运动，用掌根节律性击打施术部位。

③ 侧击法：指掌部伸直，腕关节略背伸。前臂主动运动，用小鱼际部节律性击打施术部位。一般双手同时操作，左右交替进行，也可单手操作。

④ 指尖击法：手指半屈，腕关节放松。前臂主动运动，用指端节律性击打施术部位。

⑤ 棒击法：手握桑枝棒一端。前臂主动运动，用棒体节律性击打施术部位。

（3）叩法：手指自然分开，腕关节略背伸。前臂主动运动，用小指侧部节律性叩击施术部位。或手握空拳，腕关节略背伸。前臂主动运动，用空拳的小鱼际部和小指部节律性叩击施术部位。

6. 运动关节类手法

（1）摇法

① 颈项部摇法：受术者坐位，颈项部放松。术者立于患者背后或侧后方。以一手扶按其头顶后部，另一手托扶于下颌部，两手臂协调运动，反方向施力，使头颈部按顺时针或逆时针方向进行环形摇转，可反复摇转数次。

② 肩关节摇法：肩关节摇法种类较多，可分为托肘摇肩法、握手摇肩法、大幅度摇肩法等。

托肘摇肩法：受术者坐位，肩部放松，被施术侧肘关节屈曲。术者站于患者侧，两腿呈弓步式，身体上半部略前俯。以一手扶按住肩关节上部，另一手托于其肘部，使其前臂放在术者前臂上。然后手臂部协同用力，做肩关节顺时针或逆时针方向的中等幅度的环转摇动。

握手摇肩法：受术者坐位，两肩部放松，术者立于患者侧。以一手扶按被施术侧肩部，另一手握住其手部，稍用力将其手臂牵伸，待拉直后手臂部协同施力，做肩关节顺时针或逆时针方向的小幅度的环转摇动。

大幅度摇肩法：受术者坐位，两上肢自然下垂并放松。术者立于患者前外侧，两足呈丁字步。两掌相合，夹持住被施术侧上肢的腕部，牵伸并抬高其上肢至其前外方约45°时，将患者上肢慢慢向其前外上方托起。在此过程中，位于下方的一手应逐渐翻掌，当上举至160°时，即可虎口向下握住患者腕部。另一手随患者上举之势由腕部沿前臂、上臂滑移至肩关节上部。略停之后，两手协调用力，即按于肩部的一手将肩关节略向下按并固定之，握腕一手则略上提，使肩关节伸展，随即握腕，一手握腕部摇向后下方，经下方复于原位，此时扶按肩部一手已随势沿其上臂、前臂滑落于腕部，呈动作初始时两掌夹持腕部状态。此为肩关节大幅度摇转一周，可反复摇转数次。

③ 肘关节摇法：受术者坐位，屈肘 45° 左右。术者以一手托握住患者肘后部，另一手握住患者腕部，使肘关节做顺时针或逆时针方向环转摇动。

④ 腕关节摇法：受术者坐位，掌心朝下。术者双手合握患者手掌部，以两拇指扶按腕背部，余指端扣大小鱼际部，两手臂协调用力，在稍牵引情况下做顺时针和逆时针方向的摇转运动。其次，受术者示指、中指、环指和小指并拢，掌心朝下。术者以一手握患者腕上部，另一手握患者并拢四指部，在稍用力牵引的情况下做腕关节的顺时针和逆时针方向的摇转运动。另外，受术者五指捏拢，腕关节屈曲。术者以一手握患者腕上部，另一手握患者捏拢到一起的五指部，做腕关节的顺时针或逆时针方向的摇转运动。

⑤ 掌指关节摇法：以一手握住受术者一侧掌部，另一手以拇指和其余四指握捏住五指中的一指，在稍用力牵伸的情况下做该掌指关节的顺时针或逆时针方向的摇转运动。

⑥ 腰部摇法：包括仰卧位摇腰法、俯卧位摇腰法、站立位摇腰法和滚床摇腰法。

仰卧位摇腰法：受术者仰卧位，两下肢并拢，屈髋屈膝。术者双手分别按患者两膝部或一手按膝，另一手按足踝部，协调用力，做顺时针或逆时针方向的摇转运动。

俯卧位摇腰法：受术者俯卧位，两下肢伸直。术者一手按压患者腰部，另一手臂托住双下肢，做顺时针或逆时针方向的摇转。摇转患者双下肢时，按压腰部的一手可根据具体情况施加压力，以决定腰部被带动摇转的幅度。

站立位摇腰法：受术者站立位，双手扶墙。术者半蹲于侧，以一手扶按患者腰部，另一手扶按于脐部，两手臂协调施力，使患者腰部做顺时针或逆时针方向的摇转运动。

滚床摇腰法：受术者坐于诊察床上，术者立于患者后方，助手扶按双膝以固定。以双手臂环抱胸部并两手锁定，使患者按顺时针或逆时针方向缓慢摇转。

⑦ 髋关节摇法：受术者仰卧位，一侧屈髋屈膝。术者一手扶按患者腰部，另一手握足踝部或足跟部，将其髋、膝屈曲的角度均调整到 90° 左右，然后两手协调用力，使髋关节做顺时针或逆时针方向的摇转运动。

⑧ 膝关节摇法：受术者仰卧位，一侧下肢伸直放松，另一侧下肢屈髋屈膝。以一手托扶患者屈曲侧下肢的腘窝部，另一手握患者足踝部或足跟部，按顺时针或逆时针方向环转摇动。

⑨ 踝关节摇法：受术者仰卧位，下肢自然伸直。术者坐于患者足端，用一手托握起足跟以固定，另一手握住足趾部，在稍用力拔伸的情况下做顺时针或逆时针方向的环转摇动。其次，受术者俯卧位，一侧下肢屈膝。术者以一手扶按于足跟部，另一手握住患者足趾部，做顺时针或逆时针方向的环转摇动。本法较仰卧位时的踝关节提法容易操作，且摇转幅度较大。

（2）背法：受术者站立位，术者与其背靠背站立，两足分开，与肩同宽。用两肘勾

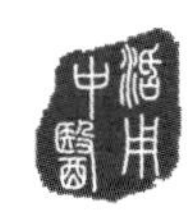

套住其两肘弯部，然后屈膝、弯腰、挺臀，将受术者背起，使患者双足离地悬空，短暂持续一段时间，利用其自身重力以牵伸患者腰脊柱。然后术者臀部施力，做小幅度的左右晃动或上下抖动，以使患者腰部放松。当患者腰部完全处于放松状态时，做一突发性的、快速的伸膝屈髋挺臀动作，以使患者脊柱突然加大后伸幅度。这一动作可连续操作 3 次，如期间稍有间歇进行调整，可辅以臀部的轻度颤抖动作。

（3）扳法

① 颈部扳法：包括颈部斜扳法、颈椎旋转定位扳法、寰枢关节旋转扳法等。

颈部斜扳法：受术者坐位，颈项部放松，头略前倾或中立位。术者站于患者侧后方，以一手扶按头顶后部，另一手扶托患者下颏部。两手协同动作，使头部向侧方旋转，当旋转至有阻力时，略停顿片刻，随即用“巧力寸劲”，做一突发性的有控制的快速扳动，常可听到“喀”的弹响声，之后可按同法向另一侧方向扳动。

颈椎旋转定位扳法：患者坐位，颈项部放松。术者站于患者侧后方。以一手拇指顶按住病变颈椎棘突旁，另一手托住对侧下颏部，令患者低头，屈颈至拇指下感到棘突活动、关节间隙张开时，即保持这一前屈幅度，再使其向患侧屈至最大限度。然后将患者头部慢慢旋转，当旋转到有阻力时略为停顿一下，随即用“巧力寸劲”做一个有控制的增大幅度的快速扳动。此时常可听到“喀”的弹响声，同时拇指下亦有棘突弹跳感。

寰枢关节旋转扳法：患者坐于低凳上，颈微屈。术者站于患者侧后方。以一手拇指顶按住第 2 颈椎棘突，另一手以肘弯部托住下颏部。肘臂部协调用力，缓慢地将颈椎向上拔伸。在拔伸的基础上同时使颈椎向患侧旋转，当旋转到有阻力的位置时，随即用“巧力寸劲”，做一突然的、稍大幅度的快速扳动，而顶住棘突的拇指亦同时施力进行拨动。此时常可听到关节弹响声，拇指下亦有棘突跳动感，表明手法复位成功。

② 胸背部扳法：包括扩胸牵引扳法、胸椎对抗复位扳法、扳肩式胸椎扳法、仰卧压肘胸椎整复法。其中扩胸牵引扳法和胸椎对抗复位扳法较常用。

扩胸牵引扳法：患者坐位，两手十指交叉扣住并抱于枕后部。术者站于患者后方，以一侧膝关节抵住患者背部病变处，两手分别握住两肘部。先嘱患者做前俯后仰运动，并配合深呼吸。即前俯时呼气，后仰时吸气。如此活动数遍后，待患者身体后仰至最大限度时，术者随即用“巧力寸劲”将患者两肘部向后方突然拉动，与此同时膝部向前顶抵，常可听到“咔”的弹响声。

胸椎对抗复位扳法：患者坐位，两手交叉扣住并抱于枕后部。术者站于患者后方，两手臂自患者两腋下伸入，并握住患者两臂的下段，一侧膝部顶压住病变胸椎处。然后握住前臂的两手用力下压，而两前臂则用力上抬，将患者脊柱向上向后牵引，而顶压住患椎的膝部也同时向前向下用力，与前臂的上抬形成对抗牵引。持续牵引片刻后，两手、两臂与膝部协同用力，以“巧力寸劲”做一突发性的、有控制的快速扳动，常可听到“喀喀”的弹响声。

扳肩式胸椎扳法：患者俯卧位，全身放松。术者站于患者健侧，以一手拉住对侧肩前上部，另一手以掌根部着力，按压在病变胸椎的棘突旁。拉肩一手将患者肩部拉向后上方，同时按压胸椎，一手将患者病变处胸椎缓缓推向健侧，当遇到阻力时，略停片刻，随即以“巧力寸劲”做一快速的、有控制的扳动，常可听到“喀”的弹响声。

仰卧压肘胸椎整复法：患者仰卧位，两臂交叉于胸前，两手分别抱住对侧肩部，全身自然放松。术者一手握拳，拳心朝上，将拳垫在患者背脊柱的患椎处。另一手按压患者两肘部。嘱患者深呼吸，当呼气时，按肘一手随势下压，待呼气末时，以“巧力寸劲”做一快速的、有控制的向下按压，常可闻及“喀喀”的弹响声。

③ 腰部扳法：包括腰部斜扳法、腰椎旋转复位法、直腰旋转扳法和腰部后伸扳法，均为临床常用手法。

腰部斜扳法：患者侧卧位。患侧下肢在上，屈髋屈膝健侧下肢在下，自然伸直。术者以一肘或手抵住患者肩前部，另一肘或手抵臀部。两肘或两手协调施力，先做数次腰部小幅度的扭转活动。即按肩部的肘或手同按臀部的另一肘或手同时施用较小的力使肩部向前下方、臀部向后下方按压，压后即松，使腰部形成连续的小幅度扭转而放松。待腰部完全放松后，在使腰部扭转至有明显阻力时，略停片刻，然后施以“巧力寸劲”，做一个突然的、增大幅度的快速扳动，常可听到“喀喀”的弹响声。

腰椎旋转复位法：患者坐位，腰部放松，两臂自然下垂。以右侧病变向右侧旋转扳动为例。助手位于患者左前方，用两下肢夹住左小腿部，双手按压左下肢股上部，以确保坐位情况下身体下半部姿势的固定。术者位于患者后侧右方，以左手拇指端或螺纹面顶按腰椎偏歪的刺突侧方，右手臂从患者右腋下穿过并以右掌按颈后项部。右掌缓慢下压，并嘱患者做腰部前屈配合，至术者左拇指下感到棘突活动，棘突间隙张开时则患者腰椎前屈活动停止，保持这一前屈幅度。然后右侧手臂缓慢施力，左拇指顶按住腰椎偏歪的棘突为支点，使患者腰部向右屈至一定幅度后，再使患者腰部向右旋转至最大限度。略停片刻后，右掌下压其项部，右肘部上抬，左手拇指则同时用力向对侧顶推偏歪的棘突，两手协调用力，以“巧力寸劲”做一增大幅度的快速扳动。常可听到“喀”的弹响声。

直腰旋转扳法：患者坐位，两下肢分开，与肩同宽，腰部放松。以向右侧旋转扳动为例。术者以两下肢夹住患者的左小腿部及股部以固定。左手抵住患者左肩后部，右臂从右腋下伸入并以右手抵住肩前部。然后两手协调施力，以左手前推患者左肩后部，右手向后拉患者右肩，且右臂部同时施以上提之力，如此则使患者腰部向右旋转。至有阻力时，以“巧力寸劲”做一突然地、增大幅度的快速扳动，常可听到“喀”的弹响声。

直腰旋转扳法的另一种操作方法为：患者坐位，两下肢并拢。术者立于患者对面，双下肢夹住其两小腿及股部。以一手抵于患者肩前，另一手抵于肩后。两手协调用力，一推一拉，使患者腰椎小幅度旋转数次，待腰部充分放松后，使患者腰椎旋转至有阻力位时，

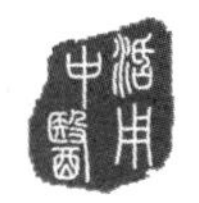

略停片刻，然后以“巧力寸劲”，做一增大幅度的快速扳法，常可听到“喀”的弹响声。

腰部后伸扳法：患者俯卧位，两下肢并拢。术者一手按压腰部，另一手臂托抱住患者两下肢膝关节上方并缓缓上抬，使腰部后伸。当后伸至最大限度时，两手协调施力，以“巧力寸劲”，做一增大幅度的下按腰部与上抬下肢的相反方向的用力扳动。

④ 肩部扳法：包括肩关节前屈扳法、外展扳法、内收扳法、旋内扳法和上举扳法。

肩关节前屈扳法：患者坐位，患侧肩关节前屈 30°～50°。术者半蹲于患者患肩前外侧，以两手自前后方向将患者患肩锁紧、扣住，患侧上臂置于术者内侧的前臂上。手臂部协调施力，将患者患臂缓缓上抬，至肩关节前屈至有阻力时，以“巧力寸劲”，做一增大幅度的快速扳动。在做扳动之前，亦可使患者肩关节小幅度的前屈数次或进行小范围的环转摇动数次，以使患者肩关节尽量放松。

肩关节外展扳法：患者坐位，患侧手臂外展 45° 左右。术者半蹲于患者患肩的外侧。将患者患侧上臂的肘关节上部置于一侧肩上，以两手从前后方向将患肩扣住、锁紧。然后术者缓缓立起，使患者肩关节外展，至有阻力时，略停片刻，然后双手与身体及肩部协同施力，以“巧力寸劲”，做一肩关节外展位增大幅度的快速扳动，如粘连得到分解，可听到“嘶嘶”声或“咯咯”声。

肩关节内收扳法：患者坐位，患侧上肢屈肘置于胸前，手搭扶于对侧肩部。术者立于患者身体后侧。以一手扶按于患侧肩部以固定，另一手托握于患者肘部并缓慢向对侧胸前上托，至有阻力时，以“巧力寸劲”做一增大幅度的快速扳动。

肩关节旋内扳法：患者坐位，患侧上肢的手与前臂置于腰部后侧。术者立于患者患侧的侧后方。以一手扶按患者患侧肩部以固定，另一手握住患者腕部将患肢小臂沿其腰背部缓解，以使患者肩关节逐渐内旋，至有阻力时，以“巧力寸劲”做一较快速的、有控制的上抬患者小臂的动作，以使患者肩关节旋转至极限。如有粘连分解时，可听到“嘶嘶”声。

肩关节上举扳法：患者坐位，两臂自然下垂。术者立于其身体后方。以一手托握住患肩侧上臂下段，并自前屈位或外展位缓缓向上抬起，至 120°～140° 时，以另一手握住其前臂近腕关节处。两手协调施力，向上逐渐拔伸牵引，至有阻力时，以“巧力寸劲”做一较快速的、有控制的向上拉扳。

⑤ 肘关节扳法：患者仰卧位，患侧上臂平放于床面。术者置方凳坐于患者侧。以一手托握住患者肘关节上部，另一手握住前臂远端，先使肘关节做缓慢的屈伸运动。然后视患者肘关节功能障碍的具体情况来决定扳法的选用。如为肘关节屈曲功能受限，则在患者屈伸活动后，将肘关节置于屈曲位，缓慢施加压力，使患者进一步向功能位靠近。当遇到明显阻力时，以握前臂一手施加一个持续的使肘关节屈曲的压力，达到一定时间后，两手协调用力，以“巧力寸劲”做一小幅度的、快速的加压扳动。如为肘关节伸直受限，则以反方向施法，道理亦然。

⑥ 直腿抬高扳法：患者仰卧位，双下肢伸直、放松。助手以双手按患者健侧膝关节上下部以固定。术者立于患者患侧，将患侧下肢缓缓抬起，小腿部置于术者近患肢侧的肩上，两手扶按其膝关节上下部，以避免扛扳过程中膝关节屈曲。肩部与两手协调用力，将患肢慢慢扛起，使患者膝关节在伸直位的状态下屈髋，当遇到阻力时，略停片刻，然后以“巧力寸劲”，做一稍大幅度的快速扳动。为加强腰部神经根的牵拉幅度，可在患者下肢上抬到最大阻力位时，以一手握住足掌前部，然后向下扳拉，使患者踝关节尽量背伸，可重复扳拉 3 ～ 5 次。对于患侧下肢直腿抬高受限较轻者，可以一手下拉足前掌，使患者踝关节持续背伸，另一手扶按膝部以保证患侧下肢伸直，然后进行增大幅度的上抬、扛扳，可重复 3 ～ 5 次。

（4）拔伸法

① 颈椎拔伸法：包括掌托拔伸法、肘托拔伸法和仰卧位拔伸法 3 种。

掌托拔伸法：患者坐位，术者站于患者后。以双手拇指端和螺纹面分别顶按住患者两侧枕骨下方风池穴处，两掌分置于两侧下颌部以托扶助力。然后掌指及臂部同时协调用力，拇指上顶，双掌上托，缓慢地向上拔伸 1 ～ 2min，以使颈椎在较短时间内得到持续牵引。

肘托拔伸法：患者坐位，术者站于患者后方。以一手扶于患者枕后部以固定助力，另一侧上肢的肘弯部托住患者下颌部，手掌则扶住对侧颜面以加强固定。托住患者下颌部的肘臂与扶枕后部的手协调施力，向上缓慢地拔伸 1 ～ 2min，以使颈椎在较短的时间内得到持续的牵引。

仰卧位拔伸法：患者仰卧位，术者置方凳坐于患者头端。以一手托住患者枕后部，另一手扶托下颏部。双手协调施力，向患者头端缓慢拔伸，拔伸时间可根据病情需要决定，使颈椎得到持续的水平位牵引。

② 肩关节拔伸法：包括上举拔伸法、对抗拔伸法和手牵足蹬拔伸法。

肩关节上举拔伸法：患者坐于低凳上，两臂自然下垂。术者立于患者身体后方。以一手托握患肩侧上臂下段，并自前屈位或外展位将患者手臂缓缓抬起，至 120° ～ 140° 时，以另一手握住前臂近腕关节处，同时握上臂的手上移其下。两手协调施力，向上缓慢地拔伸，至阻力位时，以钝力持续进行牵引。

肩关节上举拔伸法还可于侧卧位时操作，参见“肩关节上举扳法”在卧位情况下的操作术式。

肩关节对抗拔伸法：患者坐位，术者立于其患侧，以两手分别握住其腕部和肘部，于肩关节外展位逐渐用力牵拉。同时嘱患者身体向另一侧倾斜，或有助手协助固定其身体上半部，与牵拉之力相对抗。

肩关节手牵足蹬拔伸法：患者仰卧位，患肩侧位于床边。术者置方凳坐于患者身侧，以邻近患者一侧下肢的足跟置于患者腋下，双手握住腕部或前臂部，徐徐向外下方拔伸。

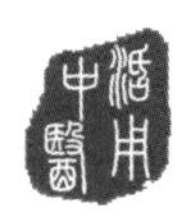

手足协调用力，使患者患侧肩关节在外展位 20° 左右得到持续牵引，并同时用足跟顶住腋窝与之对抗，持续一定时间后，再逐渐使患肩内收、内旋。

③ 腕关节拉伸法：患者坐位，术者立于患者体侧。一手握住前臂下端，另一手握住手掌部。双手同时向相反方向用力，缓缓地进行拔伸。腕关节拔伸法还可以双手握住患者的掌指部，嘱患者身体向另一侧倾斜或以助手固定患者身体上部，进行持续拔伸牵引。

④ 指间关节拔伸法：以一手握住患者腕部，另一手捏住患指末节，两手同时施力，做相反方向拔伸。

⑤ 腰部拔伸法：患者俯卧，双手用力抓住床头。术者立于患者足端，以两手分别握住其两踝部，向下逐渐用力牵引。在牵引过程中，身体上半部应顺势后仰，以加强牵拉拔伸的力量。

⑥ 骶髂关节拔伸法：患者仰卧位，患侧膝关节略屈，会阴部垫一软枕。术者立于患者足端。以一手扶按膝部，另一手臂穿过患者腘窝后，握住扶膝一手的前臂下段，并用腋部夹住小腿下段，再以一足跟部抵住其会阴部软枕处。然后手足协同用力，将患者下肢向下方逐渐拔伸，身体亦同时随之后仰，以增强拔伸之力。

⑦ 踝关节拔伸法：患者仰卧位，术者以一手握住患者患肢侧的小腿下段，另一手握住足掌前部，两手协同施力，向相反方向牵拉拔伸。在牵拉拔伸过程中，可配合进行踝关节的屈伸活动。

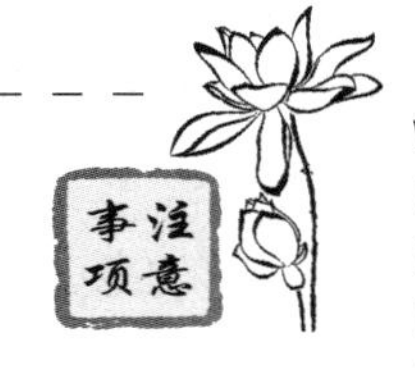

（1）推拿医师应经过正规的培训，不仅要有熟练的推拿手法技能，还要掌握中医基础理论、经络腧穴，西医的解剖、生理、病理学等。治疗前应审证求因、辨证辨病，全面了解患者的病情，排除推拿禁忌证。

（2）推拿时，在患者体位符合生理要求的条件下，力求舒适，便于操作。

（3）推拿时医生手要保持清洁、温暖，并要修剪指甲，以免划破皮肤。

（4）推拿治病必须坚持经常按摩，否则难以达到预期目的。

（5）遇到下述情况，应慎重或不施用推拿：开放性的软组织损伤；某些感染性的运动器官病症，如骨结核、丹毒、骨髓炎、化脓性关节炎等；某些急性传染病，如肝炎、肺结核等；各种出血病，如便血、尿血、外伤性出血等；皮肤病变的局部，如烫伤与溃疡性皮炎的局部；肿瘤、骨折早期、截瘫初期；孕妇的腰骶部、臀部、腹部；女性经期不宜用或慎用推拿；年老体弱、久病体虚、过度疲劳、过饥过饱、醉酒之后、严重心脏疾病及病情危重者禁用或慎用推拿。

（周凌云）

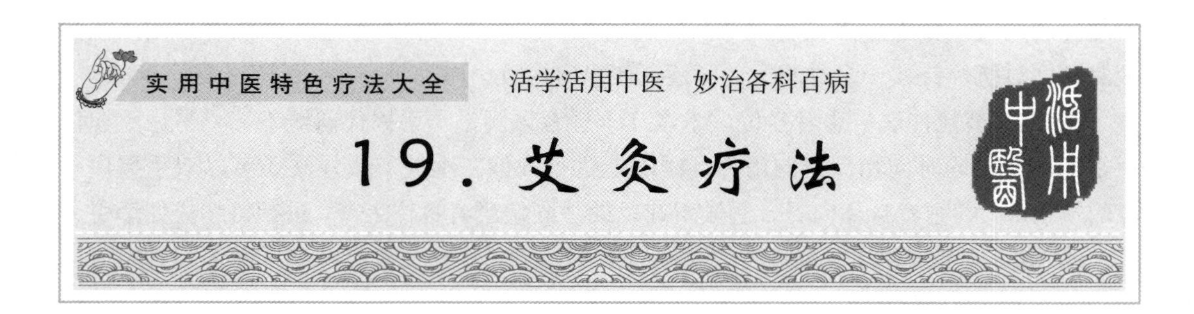

19. 艾灸疗法

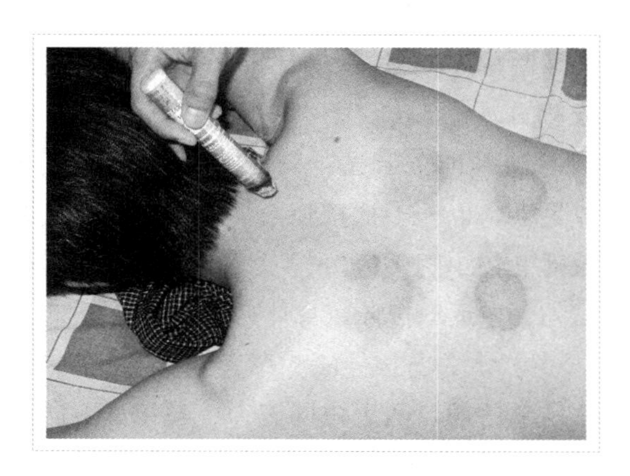

艾灸疗法是通过燃烧艾条或艾绒，利用其药物和温热效应作用于机体，调整经络脏腑功能，以防治疾病的治疗方法。

【适应证】

艾灸疗法临床应用广泛，可温经散寒、扶阳固脱、消淤散结、防病保健，适用于内、外、妇、儿等科多种急、慢性疾病，多用于虚证、寒证。

【操作方法】

1. 艾炷灸　艾炷灸分直接灸、间接灸两种。将筛选过的艾绒，用手搓捏成大小不同的艾炷备用，可根据患者年龄、体质、施灸部位、疾病特点的需要，制成如绿豆、黄豆、蚕豆大小三种规格。

（1）直接灸：选择大小适宜的艾炷，直接放在施灸部位，点燃，可灸至皮肤潮红、灼热明显，艾炷未燃尽即钳去艾炷，亦可待艾灸完全燃尽，患者感灼热、疼痛，再予钳去艾炷。可分为瘢痕灸和无瘢痕灸。

① 瘢痕灸：又名化脓灸。治疗前向患者说明情况，征得患者同意及理解。将少量大蒜汁涂以选定穴位皮肤，以增加黏附性及刺激性。选择大小适宜的艾炷置于姜汁上，点燃艾炷尖端，待艾炷完全燃尽，钳去艾灰，再更换艾炷继续施灸，过程中可予轻拍穴位周围皮肤以缓解疼痛，灸完规定壮数停止。此法一般在施灸后 1 周，施灸部位皮肤破溃化脓，可自行结痂留下瘢痕。此法可用于治疗哮喘、肺结核、瘰疬等顽疾。需注意此法忌用于关节部位。

② 无瘢痕灸：治疗前征得患者理解及同意。将少量凡士林涂以选定穴位皮肤，以增加黏附性。选择大小适宜的艾炷置于凡士林上，点燃，燃至剩余 1/5 或 1/4，患者稍感灼热疼痛时，即更换艾炷再灸，烧完规定壮数为止。一般灸完后皮肤潮红无水疱，无留瘢痕。此法常用于治疗哮喘、慢性腹泻、风寒湿痹等慢性虚寒性病症。

（2）间接灸：又称隔物灸，是将艾炷置于生姜、附片、盐等物上，再置于皮肤施灸。

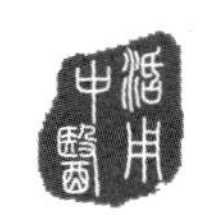

如置于生姜上，称隔姜灸；置于附片上，称隔附子饼灸。

① 隔姜灸：将生姜切成厚 2 ～ 3mm，直径 2 ～ 3cm 大小，用针在其中部刺数个孔后放置于待灸部位，再在其上放置艾炷，点燃，施灸期间，如患者觉疼痛难忍，可移动姜片以缓解疼痛，待艾炷燃尽后再易炷施灸，灸完规定壮数为止，施灸后局部皮肤红润而不起疱。此法适用于虚寒病症，如呕吐、腹痛腹泻、阳痿、遗精、痛经、不孕不育。

② 隔蒜灸：将蒜泥捏成厚 2 ～ 3mm 薄片，中间以针刺后置于施灸部位，然后将艾炷放于蒜片上，点燃，待艾炷完全燃尽，易炷再灸，灸完规定壮数为止。此法多用于治疗瘰疬、肺结核及初起的肿疡等症。

③ 隔盐灸：此法多用于灸神阙穴。将干净食盐置于肚脐稍高于皮肤，上置大小适宜艾炷，点燃，待艾炷完全燃尽，易炷再灸，灸完规定壮数为止。此法可回阳、救逆、固脱，多用于急性腹痛、痢疾、中风脱证等。

④ 隔附子饼灸：附子研磨成粉后以黄酒调成厚约 8mm、直径 3cm 的饼状，中间以针刺后置于施灸部位，然后将艾炷放于附子饼上，点燃，待艾炷完全燃尽，易炷再灸，灸完规定壮数为止。此法多用于治疗命门火衰而致的阳痿、早泄或疮疡久溃不敛等症。

2. 艾条灸　又称艾卷灸。是点燃艾条，对准穴位施灸的一种方法。有悬灸、实按灸等。

（1）悬灸：按照操作手法不同，可分为温和灸、雀啄灸、回旋灸。

① 温和灸：点燃艾条一端，置于施灸部位皮肤上方 2 ～ 3cm 施灸，患者感温热而无灼热、疼痛为度，术者可将左手示、中二指分开置于施灸部位两侧，以防治患者因感觉迟缓而灼伤，一般每穴灸约 10min。此法可用于一般虚证、寒证。

② 雀啄灸：点燃艾条一端，置于施灸部位皮肤上方，如鸟雀啄食一样，一上一下施灸，以患者温热而无灼热、疼痛为度，此法常用于治疗急症。

③ 回旋灸：点燃艾条一端，置于施灸部位皮肤上方 2 ～ 3cm 施灸，术者手腕使力，做反复回旋，一般每穴灸约 10min，以患者感觉温热而无灼热、疼痛为度。

（2）实按灸：施灸前向患者解释，缓解患者紧张情绪，获得患者同意。先在施灸腧穴部位或患处垫上布或纸数层，再将药艾条的一端点燃，立即按于布或纸上，使热力透达深部，若艾火熄灭，再点再按。最常用的为太乙神针和雷火神针，适用于风寒湿痹、痿证和虚寒证等。

① 太乙神针：硫黄 6g，麝香、乳香、没药、松香、桂枝、杜仲、枳壳、皂角、细辛、川芎、独活、雄黄、白芷、全蝎各 1g，研为细末，和匀，取药末 6g，与艾绒 100g 和匀，平铺于 30cm×30cm 的桑皮纸上，卷紧成圆柱状。施灸操作如上述。

② 雷火神针：沉香、木香、乳香、茵陈、羌活、干姜、穿山甲各 9g，麝香少许，研磨成细末，与艾绒 100g 混合均匀，平铺于 30cm×30cm 的桑皮纸上，卷紧成圆柱状。施灸操作如上述。

3. 温针灸　是将毫针刺与灸法相结合的一种治疗方法。将艾条切成每段长约 2cm 柱状，一端用棉签在中心插孔备用，毫针垂直进针，得气后根据需要进行手法补泻，后将艾条插进针柄末端，点燃艾条靠近皮肤的一端，必要时予硬纸板垫于皮肤上隔热，直至艾条燃尽，去除灰烬，出针。此法适用于需要针刺又宜灸疗部位。

4. 温灸器灸　此法适用温灸筒，将艾段点燃置于温灸筒内部小筒内，确保搭扣盖好，用温灸筒在治疗部位来回滚动熨灸，以皮肤红润、无灼痛感为度。此法安全，可用于小儿及畏惧灸治患者。有调和气血、温中散寒的作用。

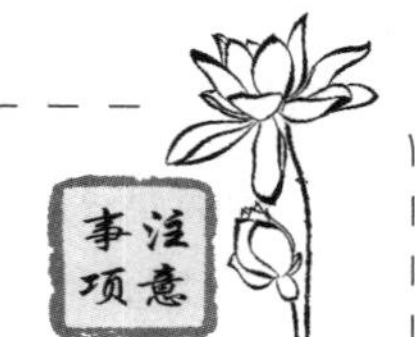

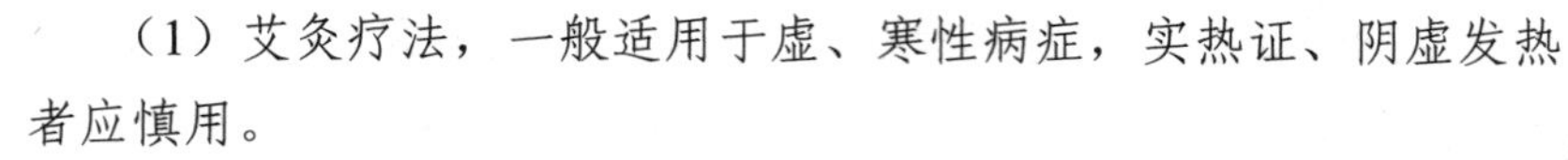

（1）艾灸疗法，一般适用于虚、寒性病症，实热证、阴虚发热者应慎用。

（2）治疗时，顺序一般先上后下，先阳后阴，数量由少增多，艾炷先小后大。但在特殊情况下，可视病情而定，如治疗脱肛时，可先灸长强以收肛，后灸百会以升阳举陷。

（3）直接灸应避开颜面、乳头、大血管等处；关节部位忌瘢痕灸，以免瘢痕影响关节功能。

（4）孕妇腹部及腰骶部不宜施灸。

（5）久饿、过饱、酒后、极度疲劳患者不宜施灸，以免晕灸。

（6）灸后的处理：施灸后，局部皮肤出现微红灼热，属于正常现象，无须处理；如出现小水疱，注意不擦破，可自行吸收；如水疱过大，可予刺破，抽出水液，表面消毒，或涂以烫伤膏，保持创面干洁；如化脓灸者，注意忌辛辣、刺激饮食，保持创面干爽清洁，换药处理，预防感染。

（李晶晶）

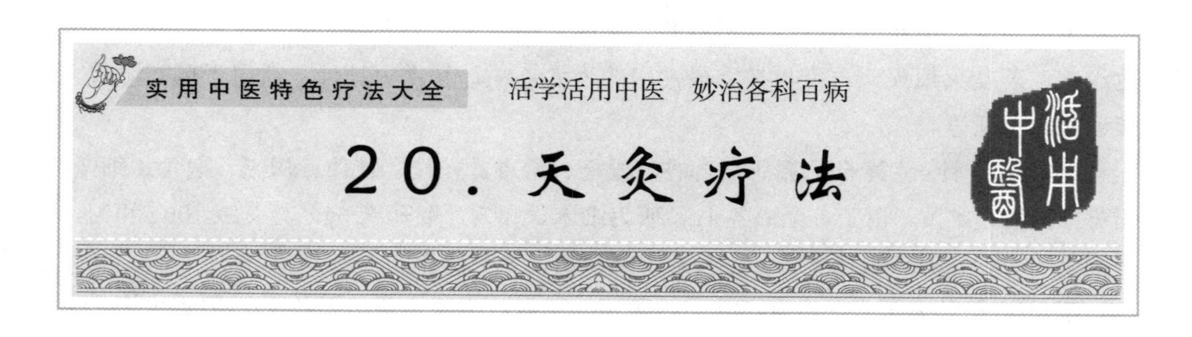

20. 天灸疗法

天灸疗法是用刺激性中药调和贴敷于皮肤，使皮肤充血、起疱，甚至发疱，运用其药物及刺激性效应以防治疾病的一种外治法。因局部发疱如火燎，形成灸疮，又名“发

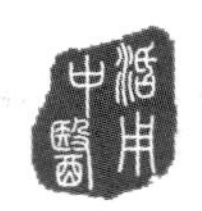

疱灸”。所用药物多芳香走窜、药力峻猛，如白芥子、斑蝥、大蒜、墨旱莲、甘遂、威灵仙、蓖麻子、吴茱萸、马钱子、天南星等。可用单味药，也可多味药组方合用。

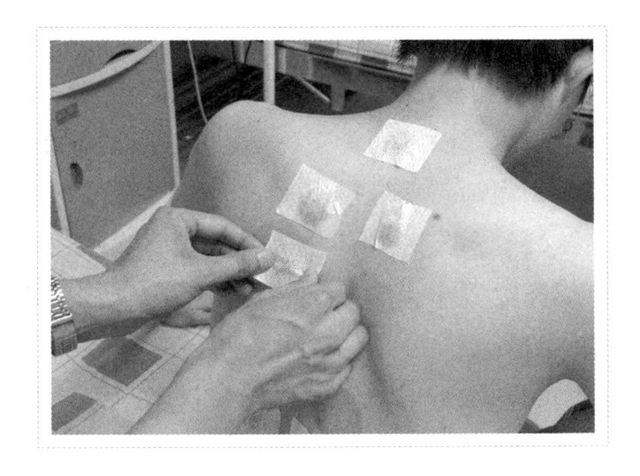

【适应证】

天灸疗法可广泛运用于治疗内、外、妇、儿各科疾病，特别是慢性疾病。

1. 内科疾病　感冒、慢性咳嗽、哮喘、疟疾、肺结核、慢性胃炎、痢疾、泄泻、呕吐、腹痛、黄疸、胁痛、水肿、癃闭、便秘、痹证、腰痛、头痛、眩晕、中风、面瘫、肋间神经痛、胸痹、三叉神经痛等。

2. 外科疾病　疔疮、肠痈、乳痈、扭伤、腰腿痛、漏肩风、颈椎病、落枕、瘰疬、脱肛等。

3. 妇科疾病　痛经、月经不调、闭经、崩漏、带下、妊娠癃闭、难产、死胎不下、胞衣不下、不孕、阴挺等。

4. 儿科疾病　麻疹、疳积、惊风、哮喘、泄泻、呕吐、脱肛、疝气、白喉、水肿、痄腮、口疮等。

5. 皮肤科疾病　牛皮癣、疣、痤疮、圆癣、白秃癣、斑秃。

6. 五官科疾病　暴发火眼、角膜溃疡、角膜斑翳、鼻渊、鼻出血、牙痛、喉蛾、咽喉肿痛、复发性口疮。

【操作方法】

1. 常用方法

（1）直接发疱法：治疗前征得患者同意，选用刺激性较强的药物，如斑蝥、白芥子、毛茛、大蒜、巴豆等，研磨成粉，加生姜汁等基底调和均匀，揉搓成丸、泥、糊、膏、饼等，置于透气胶布中间直接贴敷于皮肤。患者可感觉皮肤灼热、刺痛，继而充血起疱。用注射器或针头刺破水疱，挤出水液，消毒表皮，保持疮口干洁，通常 5d 后可脱痂愈合。

（2）间接发疱法：又称隔物发疱法。施灸前同样需要征得患者同意，将纱布中心剪大小适宜的洞，洞对准施灸部位置于皮肤，药物置于洞上，透气胶布固定。或者在药物与皮肤之间垫消毒纱布，让药物透过纱布渗透至皮肤表面。此法相较于直接发疱法而言，刺激量较小，水疱大小可控制。

（3）护肤发疱法：又称隔油发疱法。此法选用大蒜、吴茱萸、墨旱莲等刺激性较小的药物，捣碎成末，加蜂蜜、醋等制成丸、饼状，在施灸部位涂以凡士林、植物油等保护油剂，药物置于透气胶布中心贴敷皮肤。贴敷时间较短，以患者感灼热、刺痛而不发疱为度。

2. 具体操作

（1）消毒：天灸疗法虽为无创性疗法，但因灸后皮肤起疱形成创口，易造成皮肤感染，故施灸前需做好消毒工作，可予碘酒消毒 2 次，在以 75% 乙醇脱碘，或直接予安尔碘消毒。灸后如需刺破水疱挤出水液，操作后同样需要消毒皮肤，并且保持局部皮肤干洁。

（2）固定：如药物为丸状，可直接将药物置于透气胶布中心贴敷，如药物为饼状，可将药物置于消毒纱块中心，贴敷于皮肤，外加胶布固定。以防因药物移动而减少施灸部位的刺激量并灼伤周围皮肤。

（3）水疱的处理：发疱疗法敷药后，局部皮肤出现水疱，这是正常现象，也是本法治病的特点。施灸后，如出现小水疱，注意不擦破，可自行吸收；如水疱过大，可予刺破，抽出水液，表面消毒，或涂以烫伤膏，保持创面干洁；如化脓灸者，注意忌辛辣、刺激饮食，保持创面干洁，换药处理，预防感染。

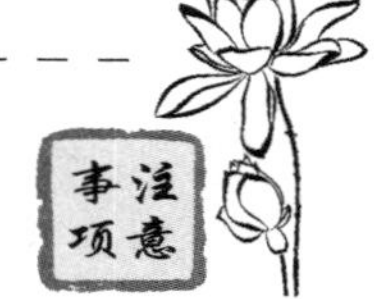

（1）天灸疗法选用药物刺激性大，且常有起疱现象。治疗前需了解患者过敏史及是否为瘢痕体质。

（2）天灸疗法贴敷时间为 4 ～ 8h 不等，视患者年龄、体质、天气、药物刺激性等情况选择贴敷时间，一般以患者感皮肤瘙痒、灼热、刺痛、起疱为度，老年人及皮肤敏感度低的患者，不宜贴敷过长时间。施灸当天忌辛辣、海鲜、牛肉等发物，避免进食生冷食物，避免进行冷水浴。

（3）女性患者，要询问孕育情况，对孕妇以及近期有计划怀孕者都应慎用。小儿敷药时，药物用量宜小，施灸部位宜少，敷药时间宜短。当局部发痒时，不可用手搔抓或擦拭；起疱后，嘱患儿不要用手撕掉水疱皮，以免局部污损而发生感染，可按前述“灸后的处理”妥善处理。

（4）贴敷应避开颜面部、近心脏、大血管等部位，药物刺激性强，或有毒性，严禁进食，避免碰及口腔、鼻腔、眼睛等黏膜处。

（5）极度体弱者、严重心肺功能不全、精神病患者，以及对发疱疗法有恐惧心理者，一般不用发疱疗法。对于体弱者，不使用药力峻猛的发疱药物。

（李晶晶）

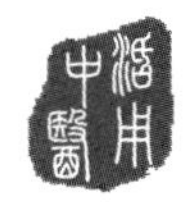

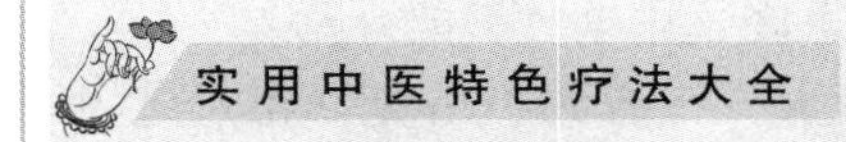

活学活用中医　妙治各科百病

21. 热敏灸疗法

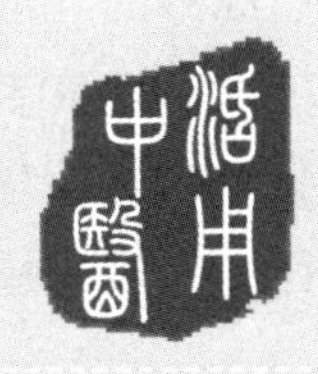

热敏灸疗法是采用艾条悬灸热敏化的穴位，激发喜热、透热、扩热、传热、局部不（微）热远部热、表面不（微）热深部热、非热感等热敏灸感或经气传导，并施以个体化的饱和消敏灸量，从而提高艾灸疗效的一种新疗法。

【适应证】

1. 各种痛症　软组织损伤、颈椎病、肩周炎、腰椎间盘突出症、腰肌劳损、肌筋膜炎、骨性关节炎等。

2. 神经系统疾病　面神经炎、三叉神经痛、面肌痉挛、中风肢体偏瘫等。

3. 呼吸系统疾病　过敏性鼻炎、慢性支气管炎、哮喘等。

4. 消化系统疾病　胃痛、腹痛、腹泻、胃肠动力障碍等。

5. 妇科疾病　痛经、月经不调、盆腔炎等。

6. 其他疾病　慢性疲劳综合征、风湿性关节炎等。

【禁忌证】

1. 过饥、过饱、极度疲劳、醉酒者，神志异常、感觉障碍、言语障碍、听觉障碍者，肿瘤、结核等消耗性疾病患者，大量失血患者，禁用。

2. 实热、阴虚发热患者，慎用。

3. 孕妇腹部、腰骶部，婴幼儿患者不宜施灸。

【操作方法】

1. 取穴原则　先选强敏化腧穴，后选弱敏化腧穴；先中心后周围，先选躯干部腧穴，后选四肢部腧穴；先选近心部腧穴，后选远心部腧穴；远近搭配，左右搭配，前后搭配。

2. 具体操作

（1）循经往返灸：选用纯艾条，点燃一端，置于皮肤上方约 3cm 处，沿经络循行路线往返移动，2 ～ 3min，以患者感温热不灼痛为度。此操作可予疏导经络，激发经气。

（2）回旋灸：选定施灸穴位，点燃纯艾条一端，置于穴位上方约 3cm 处，术者腕部使力，均匀等做圆形旋转动作，1 ～ 3min，以患者感觉施灸部位温暖舒适为度，此操作有利于温热局部气血。

（3）雀啄灸：用点燃的纯艾条一端，对准施灸穴位，一上一下如鸟雀啄食一样来回摆动，1 ～ 2min，以患者感觉施灸部位波浪样温热感为度。雀啄灸可加强施灸部位的热敏化程度，疏通局部的经络，从而为局部的经气激发，甚至产生灸性感传作进一步准备。

（4）温和灸：选用纯艾条，点燃一端，置于热敏化腧穴上方约 3cm 处，将点燃的纯艾条对准热敏化腧穴，距离皮肤 3cm 左右实施温和灸，以患者感觉施灸部位温暖舒适为度。此操作可激发施灸部位的经气活动，激发灸性感传。

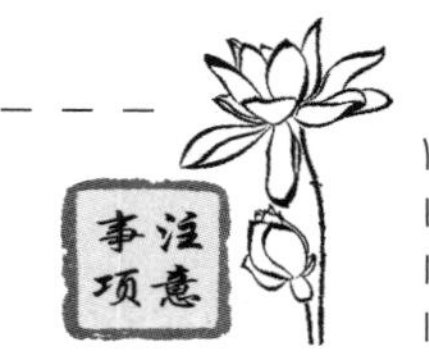

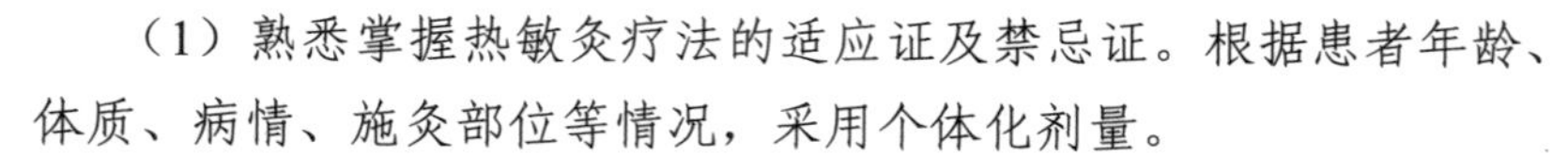

（1）熟悉掌握热敏灸疗法的适应证及禁忌证。根据患者年龄、体质、病情、施灸部位等情况，采用个体化剂量。

（2）治疗顺序一般先上后下，先阳后阴，剂量由小到大。

（3）灸后处理：施灸后，局部皮肤出现微红灼热，属于正常现象，无须处理；如出现小水疱，注意不擦破，可自行吸收；如水疱过大，可予刺破，抽出水液，表面消毒，或涂以烫伤膏，保持创面干洁；如化脓灸者，注意忌辛辣、刺激饮食，保持创面干洁，换药处理，预防感染。

（4）施灸时应注意安全操作，避免烫伤患者及损坏衣物。治疗结束后，应完全熄灭艾条，以防复燃。

（翟　亮）

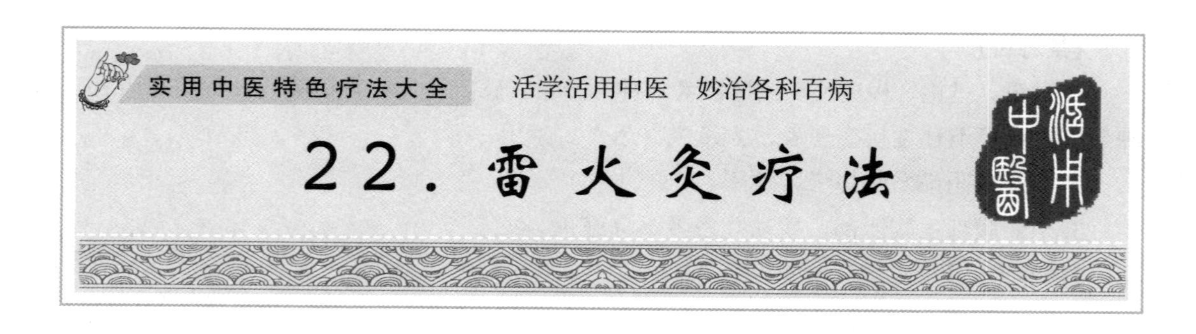

22. 雷火灸疗法

雷火灸疗法是使用特制药艾条（约 1 元硬币粗，10cm 长）对穴位进行悬灸以治疗疾病的一种方法，属于艾灸疗法的一种。

【适应证】

1. *颜面五官疾病*　近视、白内障、干眼症、急慢性角膜炎、眼手术后康复保健、急慢性鼻炎、鼻窦炎、耳鸣、耳聋、中耳炎。

2. *咽喉疾病*　急慢性咽喉炎等。

3. *各类痛症*　风湿性关节炎、颈椎病、肩周炎、腰椎间盘突出症、骨质增生、中风偏瘫等。

4. *妇科疾病*　痛经、输卵管炎、输卵管堵塞、盆腔炎、卵巢囊肿、月经不调、不孕症等。

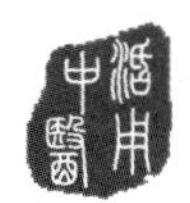

5. 男科疾病　阳痿、早泄、前列腺肥大等。

6. 肥胖症　腰腹部肥胖、大小腿肥胖及各种肥胖症、产后收腹等。

【禁忌证】

高热患者、青光眼眼底出血期、外伤眼部出血期、心力衰竭、哮喘患者禁用。孕妇及崩漏者慎用。

【操作方法】

选用中药研磨成粉，与艾绒和匀，制成约1元硬币粗，10cm长雷火灸条。此雷火灸条燃烧时火力猛、药力峻、渗透力强、灸疗面广。

1. 泻法　点燃雷火灸条一端，置于穴位皮肤上约1cm处，采用雀啄灸、旋转灸手法，灸火旺（速吹灰），灸单数：1、3、5、7、9次数。此法对腧穴有较强的刺激。

2. 补法　点燃雷火灸条一端，置于穴位皮肤上约3cm处，采用上下灸、左右灸手法，任其自行燃烧（温火灸），灸双数:2、4、6、8、10次数。此法灸火力温和，缓慢渗透入腧穴深层。

3. 平补平泻　点燃雷火灸条一端，置于穴位皮肤上约2cm处，采用补、泻手法交叉使用。

4. 灸疗方式

（1）棒式悬灸：将药棒点燃一端，对准治疗部位（或穴位）与皮肤保持一定距离，进行熏烤，使患者局部有温热感而无灼痛为宜，至皮肤发红、深部组织发热为度。

（2）旋转灸：将药棒点燃一端，对准治疗部位（或穴位），距离皮肤2～3cm，均匀地上下、左右移动或旋转施灸。

（3）雀啄式灸：将药棒点燃一端，对准治疗穴位（或部位），距离像鸟雀啄食一样，一上一下均匀、缓慢地摆动施灸。

注意事项

（1）施灸后避风寒，适起居，注意休息，均衡饮食，忌食辛辣、生冷食物，忌烟酒。

（2）施灸后4h内不宜沐浴，当日沐浴宜用温水，忌冷水浴。

（3）治疗后施灸部位衣物不宜过紧，保持皮肤干洁，避免抓伤皮肤，以免损伤皮肤造成感染。

（4）施灸部位皮肤潮红、稍感瘙痒、起水疱属正常现象。如水疱较小，可不予处理，自行结痂愈合；如水疱较大，可以针头刺破，排尽水液，局部消毒并涂以烫伤膏，保持创面干洁，可愈合；如出现其他不适感，予对症处理。

（翟　亮）

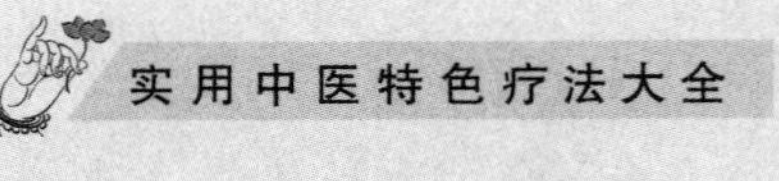

活学活用中医　妙治各科百病

23. 壮医药线点灸疗法

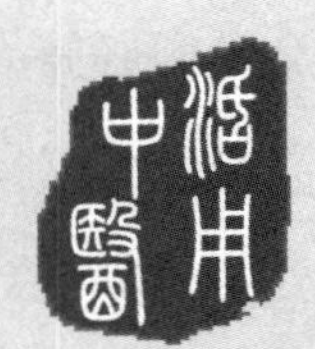

壮医药线点灸疗法是点燃药物泡制过的苎麻线一端，迅速直接灼灸在穴位皮肤上，以防治疾病的方法。此法以壮医理论为指导，苎麻线选用约 0.7cm 粗细，使用前用多种壮药制备液浸泡过，壮医认为："疾病并非无中生，乃系气血不均衡。"此法通过药物、灯火灸效应刺激腧穴，起到调整气血恢复平衡，使人体各部恢复正常的功能，使三气复归同步，促使疾病转归和人体正气康复。

【适应证】

壮医药线点灸疗法有通痹、止痛、止痒、祛风、消炎、活血化瘀、消肿散结等作用。其适用范围很广，对属畏寒、发热、肿块、疼痛、痿痹、麻木、瘙痒者，效果较好。

【操作方法】

1. 取穴原则

（1）按照中医理论辨证取穴。

（2）取壮医经验穴位。

① 梅花穴：沿病变局部肿块周围的一组穴位，组成梅花形。主治：外科病症、肿块等。

② 莲花穴：沿病变局部肿块周围的一组穴位，组成莲花形。主治：一般癣症和皮疹类疾病。

③ 葵花穴：沿病变局部肿块周围的一组穴位，组成葵花形。主治：比较顽固的癣类和皮疹类疾病。

④ 结顶穴：淋巴结附近或周围发生炎症，引起局部淋巴结肿大者，取肿大之淋巴结顶部为穴。

⑤ 痔顶穴：取外痔顶部为穴。

⑥ 长子穴：取最早出现的疹子或最大的疹子为穴。

⑦ 脐周穴：以脐为中心，旁开4.5寸，上下左右各取1穴，配合使用。主治谷道肠胃疾病。

⑧ 下关元穴：于关元穴下约 1.5cm 处取穴。主治腹痛、阴痒、遗精、妇人带下等疾病。

⑨ 关常穴：取病变关节周围作为常用穴位。主治痹症如风湿性关节炎、关节肿痛等疾病。

⑩ 下迎香穴：于迎香与巨髎连线中点。主治鼻炎、感冒等疾病。

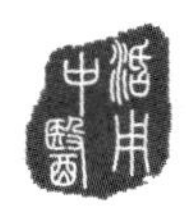

⑪ 启闭穴：于鼻孔外缘直下与唇线的连线，鼻孔外缘与口角的连线，及唇边组成的三角形中心处取穴。主治单纯性鼻炎、过敏性鼻炎等疾病。

⑫ 鼻通穴：于鼻梁两侧突出的高骨处取穴。主治感冒鼻塞、过敏性鼻炎等疾病。

⑬ 牙痛穴：于手第 3、4 掌指关节之中点处。主治牙痛、颞颌关节痛等疾病。

⑭ 素髎穴：于鼻尖正中。主治昏迷、低血压、过敏性鼻炎等。

⑮ 耳尖穴：于耳尖上。主治目赤肿痛、偏正头痛、鼻炎等疾病。

（3）取龙路火路浅表反应点，即阿是穴。

2. 取穴规律　一般按“寒手热背肿在梅，痿肌痛沿麻络央，惟有痒疾抓长子，各疾施灸不离乡”的规律取穴。即：畏寒发冷取手部穴位；发热取背部穴位；肿块或皮损类疾病，取梅花穴；肌肉萎缩者，在萎缩的肌肉上取穴；疼痛或麻木不仁者，选该部位边沿或中央点为主要穴位；皮疹类疾病，选长子穴。

3. 具体操作方法

（1）持线：术者右手拇指、示指夹持药线的一端，露出线头 1 ～ 2cm。

（2）点火：将露出的线头点燃，只需线头呈圆珠状火星即可。

（3）施灸：点燃后，迅速将线端火星对准穴位直接点灸，或可发出一声“啪”声响。

注意事项

（1）必须严格掌握火候，切忌烧伤皮肤：点燃药线后，只有呈圆珠状火星，施灸才可达到效果。如点燃后呈明火，则火候过大，容易伤及皮肤，起水疱；如呈条火，即火焰熄灭后留下一条较长的药线炭火，使用条火施灸，由于前有药线，很难对准穴位，影响疗效；如呈径火，即珠火停留时间过久，逐渐变小，只有半边炭火星，径火施灸，火候不够，疗效不佳。

（2）必须熟练掌握点灸手法：点灸手法要求快、准。下手有轻、中、重手法之分。临床应用原则是以轻对轻、以重对重；即轻病用轻手法，重病用重手法，常规用中手法。点灸时，下手极快，迅速离开，药线与皮肤接触时间短，刺激量小，为轻手法；下手稍慢，扣押，药线与皮肤接触时间较长，刺激量大，为重手法；介于两者之间为中手法。另外，在使用前将药线搓得更紧，令其缩小，然后进行点灸，就会得到轻手法的效果；反之把两条药线搓在一起，使之变粗，然后用其进行点灸，自然会得到重手法的效果。

（3）点灸后处理：点灸后，患者有痒、痛感，局部皮肤可有表浅的灼伤痕迹，保持其干洁，可自行脱痂愈合。忌用手抓破，预防感染，如伤口破溃，可予消毒处理。

（周凌云）

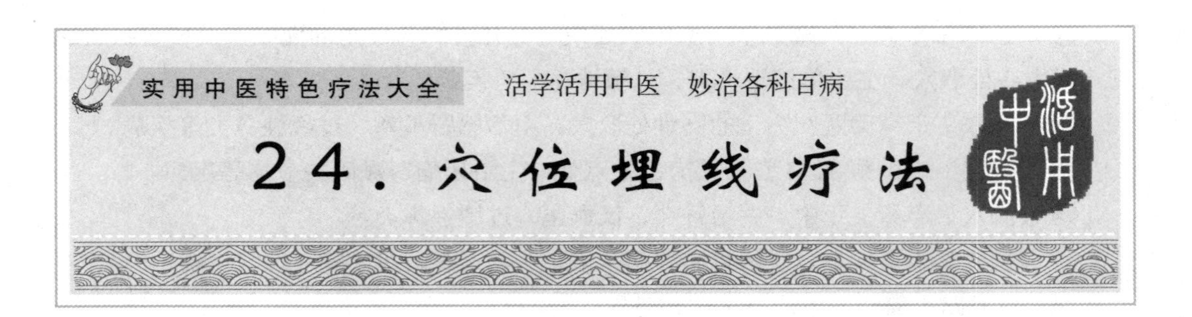

24. 穴位埋线疗法

穴位埋线疗法是运用针刺手法将羊肠线埋入穴位内，使其对穴位进行持续性刺激，激发经气、调和气血，以防治疾病的治疗手法。

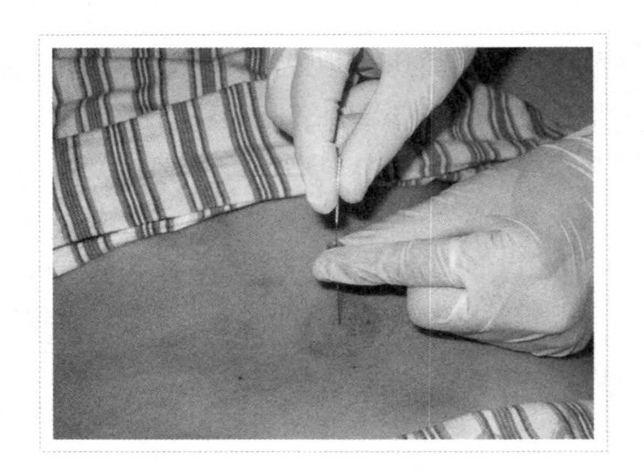

【适应证】

此法常用于治疗鼻渊、哮喘、胃痛、腹泻、便秘、遗尿、面瘫、阳痿、痛经、癫痫、腰腿痛、痿证、单纯性肥胖症、视神经萎缩、神经性皮炎、脊髓灰质炎后遗症、神经症等病症。

【操作方法】

1. 埋线用具　皮肤消毒用品、洞巾、注射器、止血钳、镊子、埋线针、经改制的12号腰椎穿刺针（将针芯前端磨平）、8号注射针头、28号2寸毫针、0～1号铬制羊肠线、2%利多卡因、手术剪刀、消毒纱布及敷料等。埋线针是坚韧特制的金属钩针，长12～15cm，针尖呈三角形，底部有一缺口，切开法需备尖头手术刀片、手术刀柄、三角缝针等。

2. 选穴　选穴原则与毫针刺疗法相同，一般选择肌肉丰厚部位的穴位。每次选择1～3穴。

3. 操作程序

（1）穿刺针埋线法：剪取1～2cm长羊肠线，浸泡消毒待用。选定穴位，严格按照无菌操作原则，进行皮肤消毒，取一段羊肠线放入腰穿针针管前端，置入针芯，左手拇、示指固定穴位皮肤，右手持针，垂直进针，待出现针感后，边退针管，边推针芯，至针管全部退出，将羊肠线留于穴位内，针口常规消毒，贴敷消毒纱布。

（2）简易埋线法：剪取长约1cm 0号羊肠线，浸泡消毒待用，选用8号注射针头作套管，28号2寸毫针作针芯，余操作同穿刺针埋线法。

（3）特制的埋线针埋线法：此法在皮肤消毒后，用2%利多卡因做浸润麻醉，取长

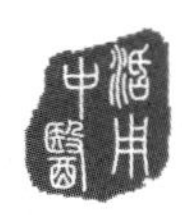

1cm 已消毒羊肠线，套在埋线针缺口，止血钳固定两端，左手持钳，右手持针，针尖缺口向下，与皮肤成 15°～40°方向刺入，进入皮内口，松开止血钳，右手继续进针，将羊肠线全部埋入皮下后再进 0.5cm 左右，随即出针，再以消毒干棉球按压针孔，贴敷无菌纱布。

（4）三角针埋线法：将羊肠线穿入皮肤缝合针，备用，用标记笔在距离选定穴位两侧 1～2cm 处做标记，消毒皮肤后，在标记点进行皮内麻醉，用止血钳钳住缝合针，在一侧标记点进针，根据需要进入皮下或肌层，沿穴位下方穿出对侧标记点，提起两端羊肠线，紧贴皮肤剪断线头，放松，轻轻揉按局部皮肤，使羊肠线完全进入穴位，贴敷无菌纱布 3～5d。每次可用 1～3 个穴位，一般 20～30d 埋线 1 次。

（5）切开埋线法：选定穴位，皮肤消毒后进行局部麻醉，使用手术刀尖切开皮肤 0.5～1cm，手持止血钳探及穴位肌层，触及敏感点，按揉数下，取 4～5 根长 0.5～1cm 的羊肠线埋于肌层内，后进行皮肤缝合，贴敷无菌纱布，5～7d 后拆线。

（6）切开结扎埋线法：消毒、麻醉、切开皮肤、探穴同前法，用持针钳夹住穿有羊肠线的皮肤缝合针从切口刺入，经过穴位深层从另一处穿出皮肤，再从穿出处刺入，经过穴位浅层至原切口处穿出，将两线头适当拉紧打结，并将结头埋入切口深处，缝合切口，贴敷无菌纱布，5～7d 拆线。

此法刺激性最强，常用于小儿脊髓灰质炎后遗症。一般 15～20d 治疗 1 次，每个疗程 7 次。

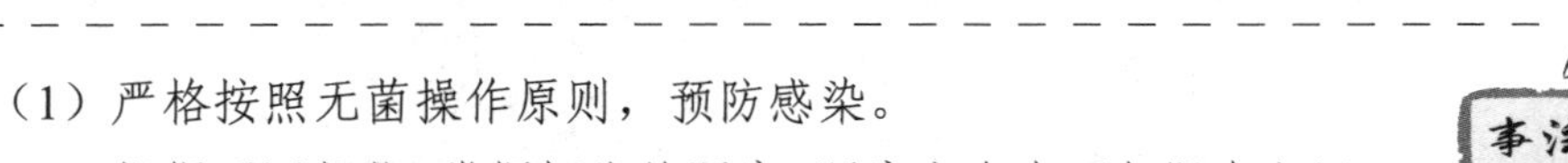

注意事项

（1）严格按照无菌操作原则，预防感染。

（2）根据不同部位，掌握埋线的深度，深度宜在皮下与肌肉之间，肌肉丰厚处可稍埋入肌层，羊肠线切记不可露出皮肤。

（3）操作时注意针感，掌握深度，切忌伤及内脏、大血管和神经干。

（4）选穴时应避开皮肤破溃、感染处；结核病活动期、严重心肺疾病、孕妇不宜进行治疗。

（5）羊肠线可浸泡于 75% 乙醇或用苯扎溴铵处理，临用时再用生理盐水浸泡。

（6）多次治疗如选择同一穴位，应稍偏离前次治疗点。

（7）术中、术后注意观察患者情况，有异常现象应及时处理。

① 正常反应：由于羊肠线的持续刺激，在 1～5d 内，局部皮肤或出现红、肿、热、痛及少许渗出液等反应。一般无须处理，无渗出液较多，可予换药处理。少数患者或出现发热（38℃左右）、白细胞升高等全身症状，但局部无感染现象，持续 2～4d 体温恢复正常，注意观察。

② 异常反应：如无菌操作不严格、伤口污染等原因，造成伤口污染，可在数天后出现局部皮肤红肿、疼痛加重，伴有发热，应予伤口消毒、抗感染等处理。

少数患者或可出现羊肠线过敏现象，局部皮肤瘙痒、红肿、皮疹、发热等，甚至线结反应、脂肪液化，应予取出羊肠线，抗过敏处理。如在操作中伤及神经，可出现神经分布区域疼痛、感觉异常、肌肉乏力等现象，应及时抽出羊肠线，并给予适当处理。

（李晶晶）

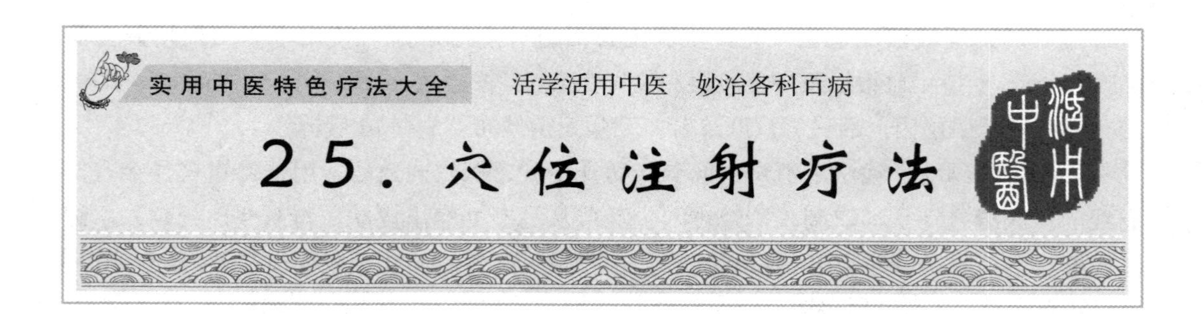

25. 穴位注射疗法

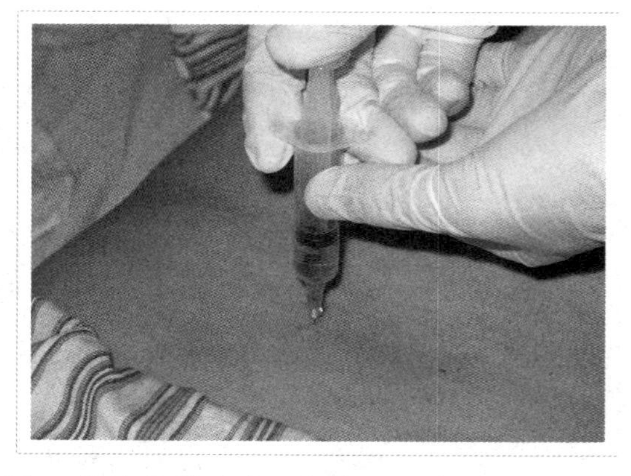

穴位注射疗法是指根据所患疾病，按照穴位的治疗作用和药物的药理性能，选用相应穴位（包括耳穴）和药物，并将药液注入穴位内，以充分发挥穴位和药物对疾病的综合效应，从而达到治疗疾病目的的一种疗法，又称“水针疗法”。

【适应证】

各种痛证如腰腿痛、坐骨神经病、颈肩背痛、扭挫伤、三叉神经痛、头痛、风湿性关节痛、胃痛、腹痛、泌尿系统结石疼痛等。其他各科疾病，如中风、实证、面瘫、失眠、高血压、眩晕、咳嗽、哮喘、泄泻、乳痈、肠痈、风疹、痤疮、胃病、中耳炎、鼻炎、痛经、不孕症、月经不调、崩漏、带下、小儿麻痹后遗症等。

【操作方法】

1. 选穴原则　穴位注射疗法所选配穴处方，是在分析病因病机、明确辨证立法的基础上，选择适当的腧穴、补泻方法组合而成的，是治病的关键步骤。选穴原则是临证选穴的基本法则，也是配穴的基础、前提和先决条件。一般有局部选穴、邻近选穴、远端选穴、辨证选穴、随证选穴五种方法。

（1）局部选穴：局部选穴就是围绕患病肢体、脏腑、组织、器官的局部进行选穴。

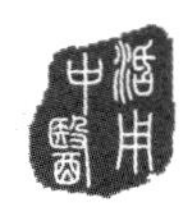

是根据每一个腧穴都能治疗局部病症这一作用原理而制定的一种基本选穴方法。体现了“腧穴所在，主治所及”的治疗规律，多用于治疗病变部位比较明确、比较局限的病症以及某些器质性病变。如面瘫选颊车或地仓等。

（2）邻近选穴：邻近选穴就是在距离病变部位比较接近的范围内选穴。如牙痛取太阳或上关，痔疮取次髎或秩边等。

（3）远端选穴：远端选穴即在距离病变部位较远的地方选穴。这种选穴方法紧密结合经脉的循行，体现了“经脉所过，主治所及”的治疗规律。特别适用于在四肢肘、膝关节以下选穴，用于治疗头面、五官、躯干、内脏病症。如：肚腹三里留，腰背委中求，头项寻列缺，面口合谷收。

（4）辨证选穴：临床上很多病症，如发热、晕厥、虚脱、癫狂、失眠、健忘、贫血等属于全身性病症，因无法辨位，不能应用上述按部位选穴的方法。此时，就必须根据病证的性质进行辨证分析，将病症归属于某一脏腑或经脉，然后按经选穴。例如失眠，若属心肾不交，归心、肾二经，在心、肾二经选穴；属心胆气虚者，又归心、胆二经，则在心、胆二经选穴；若属肝胃不和者，则归肝、胃二经，也就在肝、胃二经选穴。

（5）随证选穴：对于个别突出的症状，也可以随证选穴。如发热选大椎或曲池，恶心呕吐选中脘或内关等。一般每次 2 ～ 4 穴，不宜过多，以精为要。

2. 用具　消毒的注射器与注射针头。根据注射部位、深度和剂量的不同可分别选用 1ml、2ml、5ml、10ml、20ml 注射器以及 5 ～ 7 号普通注射针头。

3. 注射剂量　应根据药物说明书规定的剂量，不能过量。作小剂量注射时，可用原药物剂量的 1/5 ～ 1/2。一般以穴位部位来分，耳穴可注射 0.1ml，头面部可注射 0.3 ～ 0.5ml，四肢部可注射 1 ～ 2ml，胸背部可注射 0.5 ～ 1ml，腰臀部可注射 2 ～ 5ml 或 5% ～ 10% 葡萄糖 10 ～ 20ml。

穴位注射疗法的用药总量一般应少于常规用药的剂量。具体使用时，应根据疾病的性质，病情的轻、重、缓、急，患者的年龄、体质，注射的部位，药液的理化特性、浓度、治疗效果等各方面情况灵活掌握。一般情况下，头部、面部、耳部等处的用量较小。对组织刺激相对较小的药物，比如生理盐水、等渗葡萄糖注射液等，用药量可较大。而对组织刺激相对较大的药物，比如乙醇、高渗葡萄糖注射液等以及特异性药物，比如盐酸山莨菪碱（654-2）注射液、阿托品注射液、抗生素等，用量则要小，每次用量约为常规剂量的 1/20 ～ 1/6。用中药制成的注射液一般常用量为 1 ～ 5ml。具体来讲，对急重病患者、青年人、体强力壮者，用药量一般要大些；对于久病、慢性病、老年人、体弱力衰者来说，用药量一般要小些。另外，由于穴位注射的部位有其特殊性，不同于常规注射部位，所以，所用药物的浓度必须小于常规浓度，注射前，可用生理盐水或注射用水或其他溶剂稀释。

4. 操作程序

（1）认真核查所取的药品是否有误，仔细查看药品是否有变质、浑浊、沉淀、超期现象。一切正常后，方可供临床使用。

（2）根据所选穴位的多少及药物剂量的多少，选择相应的注射器和注射针头，抽取药液，排出空气后备用。

（3）嘱患者选择好舒适体位，该体位有利于穴位注射的施行。

（4）将所选穴位的部位充分暴露。取穴时，应避开瘢痕、大血管、重要神经干等。找准穴位后，做好标记，以利于正确注射，防止意外。

（5）注射时，局部皮肤严格常规消毒，用无痛快速注射法将针头迅速刺入皮下，然后将针头缓慢推进或进行上下提插，待患者出现酸、麻、胀等“得气”样感觉时，针管回抽一下，如无回血，即可将药液推入。一般疾病可用均匀、中等速度推入药液。少年、儿童、慢性病、体弱者用轻刺激手法，缓慢地将药液推入；身体壮实、急性病患者可用强刺激手法，快速将药液推入。如因治疗需要，一次注入较多药液时，可将针头由穴位深处，边注药，边退针，逐渐退至浅层。也可将针头更换几个不同方向注入药液，直至药液注完。

（6）注射结束后，将针头逐渐退至皮下，然后迅速将针头拔出，用消毒干棉球压迫针孔片刻，以防出血、溢液及术后感染的发生。

（7）注射结束后，让患者稍作休息，以观察有无不良反应发生。一切正常后，方可离开。

5. 疗程　一般情况下，每天或隔天治疗 1 次。如注射后患者反应强烈，也可间隔 2 ～ 3d 治疗 1 次。急重症患者每日治疗 1 ～ 2 次，慢性病、年老体虚患者可隔天注射治疗 1 次。也可将穴位分成几组，轮流进行注射，左右穴位也可交替使用。一般 7 ～ 10d 为 1 个疗程，中间休息 3 ～ 5d 后，再进行下一个疗程的治疗。

注意事项

（1）穴位注射疗法和针刺疗法一样，患者在过于疲劳、饥饿、饱食、精神过于紧张等情况下，不宜立即做穴位注射。对气血亏虚，体质衰弱或年老体弱的患者，在初次做穴位注射治疗时，最好采取卧位姿势，注射穴位不宜过多，刺激不宜过于强烈，注射药液不宜过浓或过多，宜尽量稀释或酌减，以免发生严重不良反应或晕针。

（2）严格执行无菌操作规程，防止感染发生。如因消毒不严，局部出现红、肿、热、痛现象，应及时做抗感染处理，防止炎症扩散。

（3）在做穴位注射治疗时，应对患者耐心说明本疗法的治疗特点和注射后的

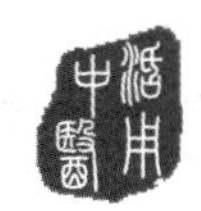

正常反应。穴位注射后，局部可有轻度不适，酸麻胀感，但正常反应一般不会超过一天时间，如做穴位注射后，不适感随时间延长而加剧，则应视为不良反应，即应根据具体病情，采取适当的治疗、补救措施。

（4）应避免直接将药物注射于主要神经干，如上肢内关穴位于前臂正中神经的上面，下肢环跳穴则位于坐骨神经经过处，阳陵泉穴附近则有腓总神经通过等。且用药量不宜过大，以免引起神经干损伤。

（5）做穴位注射治疗时，应尽可能选择对组织无刺激性或刺激性较小的药物。如用对组织刺激性较大的药物，如氯霉素、氯丙嗪、异丙嗪、氨茶碱、磺胺类药物时，应稀释或加盐酸普鲁卡因后使用。使用过程中，要注意间隔时间，以免造成因药物刺激致组织发生无菌性坏死的现象。

（6）尽量避免在手部进行穴位注射。因手部肌腱、神经构造复杂，功能多，且十分重要。局部注入刺激性较强的药物，极易导致肌腱、神经、肌肉萎缩。

（7）防止刺伤重要脏器。胸部穴位注射时，不宜直刺过深，以免引起气胸。躯干做穴位注射时，不宜刺入过深，防止刺伤内脏。背部和脊柱两侧做穴位注射时，针尖向脊柱方向斜刺，避免直刺过深，伤及肺脏，造成气胸。

（8）熟悉药物的性能、特点、药理作用、用量（包括常规用量及穴位注射用量）、不良反应、配伍禁忌、过敏反应以及药物的有效期，并注意检查所用药物有无沉淀、变质现象。

（9）做穴位注射时，药液不能注入血管内。另外，一般的药物不宜注入关节腔和髓腔内。

（10）月龄较小而体质又弱的婴儿、孕妇下腹部及腰骶部禁用此法。

（11）对某种药物有过敏者，禁用此药。有严重心脏病，严重出血性疾病以及过分敏感的患者，恶性肿瘤的局部，皮肤有瘢痕、溃烂的局部，都禁止做穴位注射。

（李晶晶）

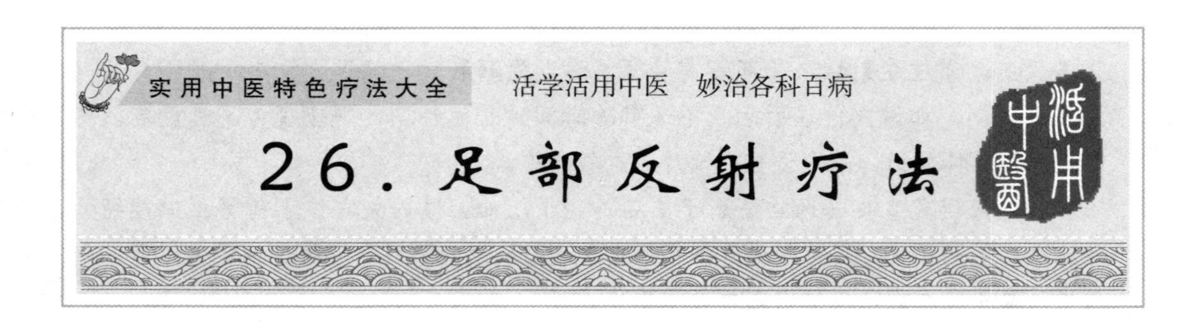

26. 足部反射疗法

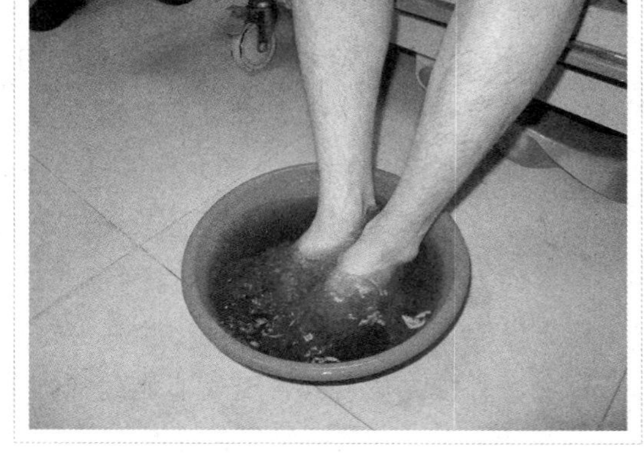

足部反射疗法简称足疗，是指运用手或者借助某些特定的工具，在人体足部相应的反射区上施以按、压、刮等手法，以调节人体各脏腑器官的生理功能，从而达到诊断疾病、治疗疾病、自我保健目的的一种疗法。

【适应证】

足部反射疗法适用于多种疾病。

1. 内科疾病　慢性支气管炎、支气管哮喘、高血压、冠心病、胃肠痉挛、胃炎、胃与十二指肠溃疡、胆囊炎、胆结石、痔疮、泌尿系统结石、糖尿病、肥胖病、甲状腺功能亢进症、三叉神经痛、神经衰弱、焦虑症等。

2. 妇科疾病　月经不调、痛经、功能性子宫出血、带下病、盆腔炎、更年期综合征、不孕症等。

3. 皮肤科疾病　如痤疮、黄褐斑、脂溢性脱发、湿疹、神经性皮炎、牛皮癣、斑秃等。

4. 骨伤、筋伤疾病　如急性软组织损伤（腰扭伤、踝关节扭伤）、肩周炎、颈椎病、慢性腰肌劳损、退行性关节炎、腰椎间盘突出症等。

5. 五官科疾病　老年性白内障、近视、急性咽喉炎、急性扁桃体炎、牙痛、慢性鼻炎、鼻窦炎、慢性咽炎、口疮、耳鸣、中耳炎等。

6. 男性疾病　遗精、阳痿、早泄、前列腺炎、前列腺肥大、睾丸炎、附睾炎、男子不孕症等。

7. 儿科疾病　厌食症、遗尿、惊风、小儿营养不良等。

【操作方法】

1. 按法　用手指或手掌面着力于治疗部位或反射区上，逐渐用力下按，按而留之，称为按法。

2. 揉法　用手指指腹、掌根或鱼际着力吸定于穴位或反射区上，做轻柔缓和的环旋

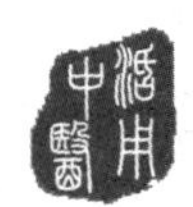

转动，带动该处的皮下组织，称为揉法。操作时用力要轻柔缓和，揉动幅度要由小到大，动作要有节奏，揉动力度要由小到大，再由大到小。

3. 推法　用手指、掌根或鱼际着力于一定部位上进行单方向的直线运动，称为推法。操作时用力宜深沉平稳，不可跳跃。

4. 夹法　拇指与示指或中指的第2节相夹于反射区部位作相对用力，称为夹法。操作时一般以拇指作为支撑和固定，以示指或中指做主动运动，运动方式相当于按法或推法。

5. 捏法　用拇指和其余的手指对合相对用力、挤压反射区，称为捏法。操作时用力要有节律，不可停滞，力量由轻至重，再由重逐渐减轻。

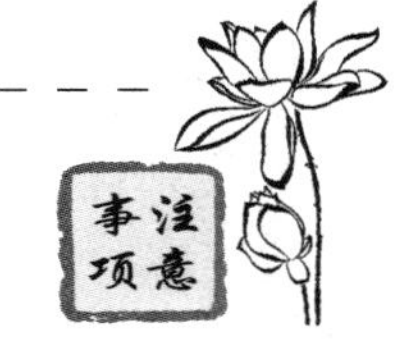

（1）饭后1h内，不宜进行足部按摩，否则会造成胃肠不适。

（2）足部按摩前，应检查心脏反射区，以确定对患者治疗时的用力标准。

（3）足部有外伤、疔疮、溃疡等皮肤破损情况时，应避开或另选相似或相关对称的同名反射区代替。

（4）如遇严重骨折、胃肠穿孔、大出血、肺结核活动期、心肌梗死急性期等患者，需待病情稳定后方可配合医师做辅助治疗。

（5）应避免在皮下组织少的部位施以重拨，以免造成肿胀。对小孩、老人，只用拇指、示指采用捏、按手法，禁止强刺激。

（6）女性妊娠期慎用本法，月经期间禁止按摩刺激生殖腺反射区。

（7）按摩后30min内须饮温开水（肾和心脏病患者可酌量少饮一些），以利于血液循环，并有一定的排毒作用。

（8）足部按摩后，要注意双足保温（尤其是冬天），双足不可在按摩后立即接触凉水、直接对着空调或风扇吹。

（周　鹏）

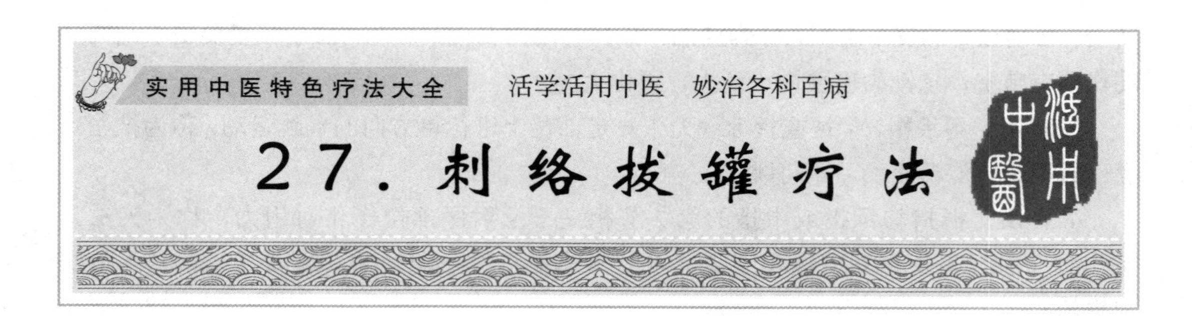

27. 刺络拔罐疗法

刺络拔罐疗法是在应吸拔部位皮肤消毒后，运用皮肤针叩刺或三棱针等针点刺出血后，再在局部拔上火罐，使之出血，以防治疾病的一种方法。

【适应证】

1. 内科疾病　气管炎、支气管哮喘、高血压、心脏病、消化性溃疡、胆囊炎、胆石症、慢性肾炎、血管神经性头痛、面神经麻痹、三叉神经痛、坐骨神经痛、肝炎、癔症、神经衰弱、精神分裂症、多发性神经炎、中风后遗症、痹痛、梦遗、梅尼埃综合征、痛风、中暑、高热、风湿性关节炎、流行性感冒。

2. 外科疾病　疖肿、乳腺炎、急性淋巴结（管）炎、肩关节周围炎、骨折后功能障碍、血栓闭塞性脉管炎、前列腺炎、踝关节扭伤、软组织扭挫伤、蛇咬伤、甲沟炎、银屑病、顽癣、黄褐斑、第3腰椎横突综合征。

3. 妇科疾病　痛经、不孕症。

4. 儿科疾病　儿童偏头痛、喘息型支气管炎、外伤性癫痫、食后泻、腮腺炎、惊厥、百日咳。

5. 五官科疾病　急性结膜炎、角膜炎、睑腺炎、耳鸣、耳聋、咽炎、扁桃体炎等。

【操作方法】

1. 皮肤常规消毒　右手握皮肤针针柄，以无名指、小指将针柄末端固定于小鱼际处，以拇指、中指夹持针柄，示指置于针柄中段上面，叩刺病变部位。或用三棱针点刺局部出血，刺络完毕，即在刺络部位拔罐，约5min后起罐。

2. 刺激强度　如选择皮肤针叩刺，叩刺刺激强度分轻刺、重刺和中刺三种，不论轻刺、重刺都应注意运用腕部弹力，使针尖刺到皮肤后，由于反作用力而使针弹起，可减轻叩刺时的疼痛。

（1）轻刺：用力较小，针尖接触皮肤的时间愈短愈好。临床常以患者无疼痛感，仅皮肤略有潮红为度。

（2）重刺：用力稍大，针尖接触皮肤的时间可稍长。患者稍觉疼痛，皮肤潮红，但无渗血为度。

（3）中刺：介于轻、重刺之间。

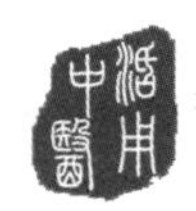

3. 刺激速度　速度要均匀，防止快慢不一、用力不均地乱刺。针尖起落要呈垂直方向，即将针垂直地刺下，垂直地提起，如此反复操作。不可将针尖斜着刺入和向后拖拉起针，这样会增加患者的疼痛。

【禁忌证】

局部皮肤有创伤及溃疡者，不宜使用本疗法。

注意事项

（1）注意检查针具，当发现针尖有钩毛或缺损、针锋参差不齐时，要及时更换。

（2）针具及针刺局部皮肤（包括穴位）均应消毒。针具一般用75%乙醇浸泡30min即可使用。重刺后，局部皮肤须用酒精棉球消毒，并应注意保持针刺局部清洁，以防感染。24h内不要沐浴。

（3）本疗法的疗程，一般视病情轻重和患者体质而定，通常隔天1次，临床多以1～3次为1个疗程。

（周　鹏）

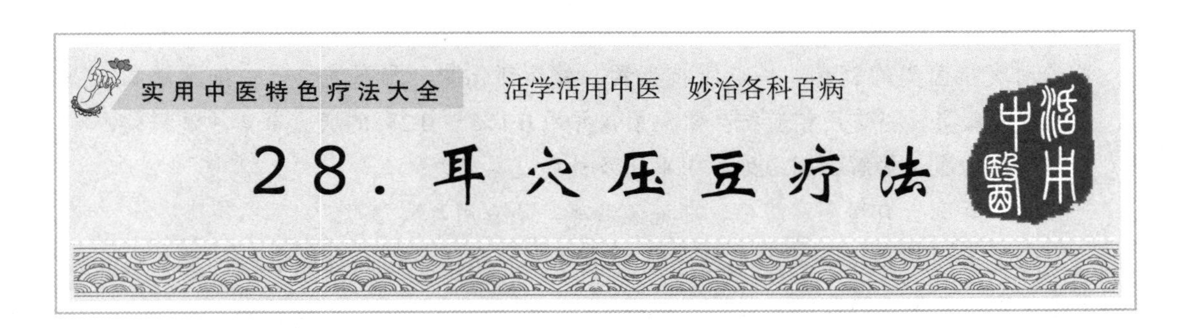

28. 耳穴压豆疗法

耳穴压豆疗法又称耳穴压丸疗法，是使用较硬的菜籽、王不留行子、磁珠、决明子等进行耳穴压贴的一种传统疗法。

【适应证】

耳穴压豆疗法对于治疗以下疾病有较好疗效。

1. 各种疼痛性疾病　头痛、三叉神经痛，肋间神经痛、带状疱疹、坐骨神经痛等神经性疼痛；扭伤、挫伤、落枕等外伤性疼痛等。

2. 各种炎症性疾病　如咽喉炎、扁桃体炎、腮腺炎、气管炎、肠炎、末梢神经炎等。

3. 功能紊乱性疾病　如眩晕症、神经衰弱、失眠、癔症、心律不齐、疲劳综合征、多汗症、胃肠功能紊乱、肥胖、月经不调、痛经、遗尿等。

4. 过敏与变态反应性疾病　过敏性鼻炎、哮喘、过敏性结肠炎、荨麻疹等。

5. 各种慢性疾病　腰腿痛、肩周炎、慢性胃炎、消化不良、肢体麻木等。

另外，耳穴压豆法还有保健、减肥、美容、治疗近视等功效。

【操作方法】

1. 备齐用物（治疗盘、菜籽 / 王不留行子 / 磁珠 / 决明子、乙醇、棉签、镊子、探棒、胶布等）。

2. 选择耳穴部位并探查耳穴。

3. 摆放体位，严格消毒。

4. 将用作埋压的物品（如菜籽、王不留行子、磁珠），贴附在所选耳穴部位，以小方块胶布固定，俗称“埋豆”。

5. 留埋期间，嘱患者用手定时按压，进行压迫刺激，以加强疗效，留埋一般 24h，够时间后直接撕掉胶布、去掉“豆”即可，可双耳交替治疗。

注意事项

（1）严格消毒，防止感染。耳廓暴露在外，结构特殊，血液循环较差，容易感染，且感染后易波及软骨，严重者可致软骨坏死、萎缩而导致耳廓畸变，故应重视预防。一旦感染，应立即采取相应措施，如局部红肿疼痛较轻，可涂 2.5%碘酒，每日 2～3 次；重者局部涂擦四黄膏或消炎抗菌类的软膏，并口服抗生素。如局部化脓，恶寒发热，白细胞增高，发生软骨膜炎，当选用相应抗生素注射，并用 0.1%～0.2%的庆大霉素冲洗患处，也可配合内服清热解毒剂，外敷中草药及外用艾条灸之。

（2）耳廓上有湿疹、溃疡、冻疮破溃等，不宜用耳穴治疗。

（3）有习惯性流产的孕妇禁用耳针治疗；妇女怀孕期间也应慎用，尤其不宜用于子宫、卵巢、内分泌、肾等穴。

（4）对年老体弱者、有严重器质性疾病者、高血压病者，治疗前应适当休息，治疗时手法要轻柔，刺激量不宜过大，以防意外。

（5）对肢体活动障碍及扭伤的患者，在留埋期间，应配合适量的肢体活动和功能锻炼，有助于提高疗效。

（周　鹏）

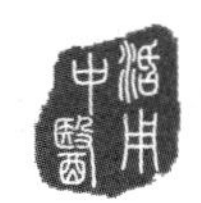

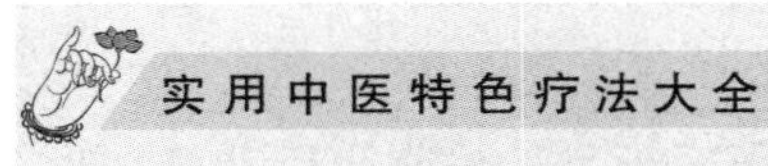

活学活用中医　妙治各科百病

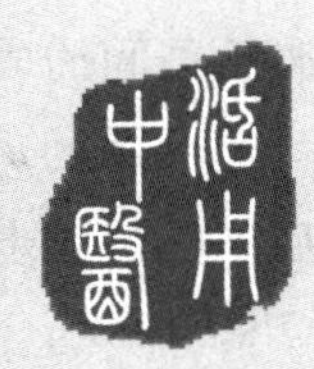

29. 刮痧疗法

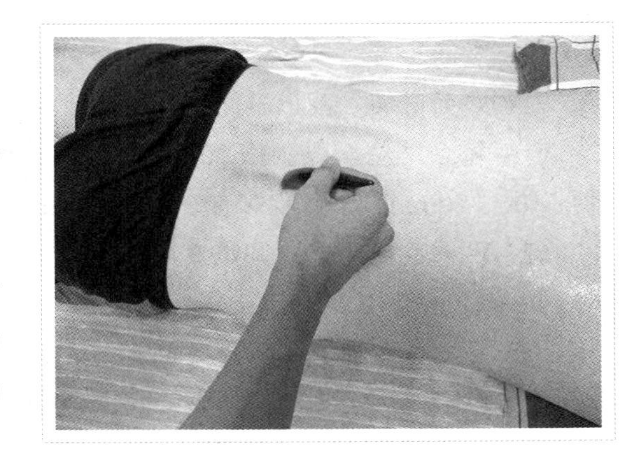

刮痧疗法，简单来说就是应用手指或各种边缘光滑的工具蘸上具有一定治疗作用的刮痧介质在人体表面特定部位反复进行刮、挤、揪、刺、捏、拍、挑等手法，使皮肤表面出现瘀血点、瘀血斑或点状出血，即所谓“出痧”从而达到治疗和预防疾病的目的的一种方法。刮痧疗法是一种物理疗法，属中医外治法之一，古代称为“戛法”。

【适应证】

刮痧疗法在临床应用十分广泛，经临床实践证明它可运用于内、外、妇、儿等各科。

1. 外感疾病　痧症（多发于夏秋季节，表现为微热形寒，头晕头痛、恶心呕吐、胸腹部或胀或痛，甚至上吐下泻、神志不清，多起病突然），感冒、伤风等外感而引起的其他内科疾病，兼有表证者，如胃肠型感冒，慢性支气管炎急性发作，上呼吸道感染等。

2. 内科疾病　脑血栓、脑软化、哮喘、胃痛、呕吐、腹痛、便秘、腹泻、失眠、头痛、眩晕、水肿、痹证、痨症、内伤发热及虚劳等病症。

3. 外科疾病　颈椎病、肩周炎、腰腿痛、急慢性扭伤及其他疼痛性疾病。

4. 妇科疾病　月经不调、痛经、带下病及妊娠期和产后病。

5. 儿科疾病　疳积、惊风、发热、消化不良、营养不良及假性近视等。

6. 其他　养颜美容、减肥保健等。运用刮痧可使皮肤的新陈代谢加强、皮肤的细胞得到充分的营养，毛孔自然收缩变小，皱纹消除或减少。

【操作方法】

1. 刮痧板的类型　椭圆形刮痧板、硬币、瓷器、瓷酒杯、有机玻璃纽扣、特质刮痧板等。

2. 刮痧介质　刮痧油、刮痧乳、液状石蜡等。

3. 握持刮痧板方法　一般为单手握板，将刮痧板放置掌心，一侧由拇指固定，另一侧由示指和中指固定，或由拇指以外的其余四指固定。刮痧时利用指力和腕力使刮痧板与皮肤之间约成 45° 为宜。

4. 刮痧的次序　选择刮痧部位顺序的总原则为先头面后手足，先胸腹后背腰，先上肢后下肢，逐步按顺序刮痧。

5. 刮痧的方向　总原则为由上向下，由内向外，单方向刮拭，尽可能拉长距离。胸部正中应由上向下，肋间则应由内向外；背部、腰部、腹部则应由上向下，逐步由内向外扩展。

6. 刮痧的补泻方法　刮痧时，刮痧板的力度（力量）小，刮拭速度慢，刮拭相对时间较长，为补法；反之，则为泻法。补法宜用于体弱多病、久病虚弱的虚症患者，或对疼痛敏感者等。

7. 刮痧的时间　刮痧时间包括每次治疗时间、刮痧间隔和疗程。

（1）每个部位一般刮拭 20 ～ 30 次，通常一个患者选 3 ～ 5 个部位；局部刮痧一般刮拭 10 ～ 20min，全身刮痧宜 20 ～ 30min。

（2）两次刮痧之间宜间隔 3 ～ 6d，或以皮肤上的痧退、手压皮肤无痛感为宜；若病情需要，或刮痧部位的痧斑未退，不宜在原部位进行刮拭，可另选其他相关部位进行刮拭。

8. 刮痧的程度（包括刮拭的力量强度和出痧程度）

（1）刮痧时用力要均匀，由轻到重，以能承受为度。

（2）一般刮至皮肤出现潮红、紫红色等颜色变化，或出现粟粒状、丘疹样斑点，或片状、条索状斑块等形态变化，并伴有局部热感或轻微疼痛。对一些不易出痧或出痧较少的患者，不可强求出痧。

（1）一定要先在施术部位涂抹一定量的介质后进行。这样不仅可以减少刮板与皮肤的摩擦，降低对皮肤的损害，而且更可以增强渗透力，加大治疗功效。

（2）在患者体表施术时，施术者应根据患者的自身和疾病的特点掌握力度和控制时间进行刮痧治疗。

① “实则重之，虚则轻之”，体质较强、病属实证、病情较重的患者用力稍重，时间稍长些，用泻法；体质虚弱，病属虚证、病情稍轻的患者用力则轻些，时间短些，用补法。

② 治疗操作时还要密切观察患者局部情况和注意询问患者的主观感受。

③ 对于某些血液疾病，传染性疾病、脏器严重受损等特殊情况的患者不应使用刮痧疗法，或在医生严格指导下进行。

（周　鹏）

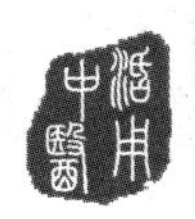

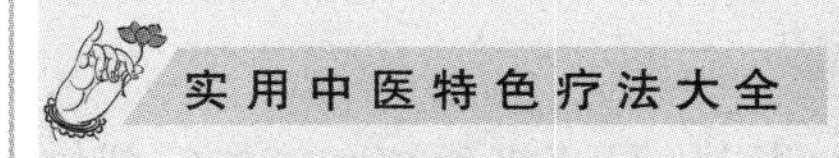

活学活用中医　妙治各科百病

30. 拔罐疗法

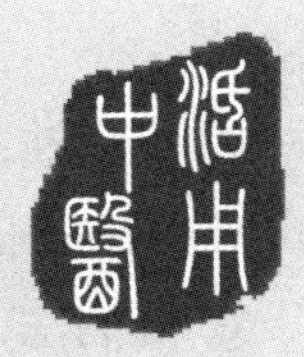

拔罐疗法是以罐为工具，用投火、闪火、水煮或抽气等手段排出罐内部分气体而产生负压，使罐口吸附于体表的治病方法，古称“角法”。

【适应证】

拔罐疗法具有通经活络、行气活血、消肿止痛、祛风散寒等作用，其适应范围较为广泛。

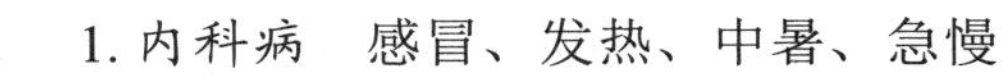

1. 内科病　感冒、发热、中暑、急慢性支气管炎、支气管哮喘、高血压病、面神经麻痹、头痛、三叉神经痛、神经衰弱、中风后遗症、呕吐、便秘、胃肠痉挛、慢性阑尾炎、慢性腹泻、慢性肝炎。

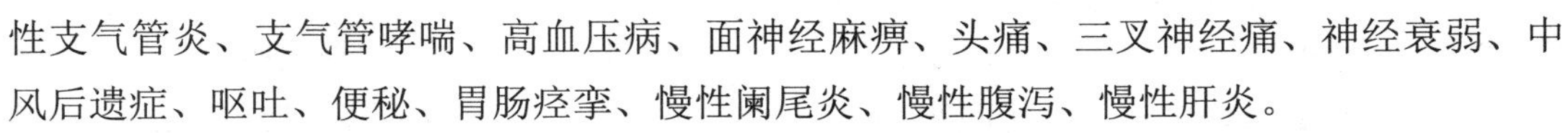

2. 妇科病　痛经、月经不调、闭经、带下、盆腔炎、功能性子宫出血、产后病症、更年期综合征、乳腺炎。

3. 儿科病　发热、厌食症、腹泻、消化不良、遗尿、百日咳、流行性腮腺炎。

4. 外科病　疖、疔、痈、丹毒、痔疮、脱肛、虫蛇咬伤。

5. 皮肤病　痤疮、湿疹、荨麻疹、神经性皮炎、皮肤瘙痒症、白癜风、带状疱疹、养颜美容。

6. 五官科　结膜炎、鼻炎、牙痛、口腔溃疡、慢性咽喉炎、扁桃体炎。

7. 其他　对腰背痛、腰肌劳损、退行性骨关节病、肩周炎、风湿性关节炎、类风湿关节炎、落枕、软组织劳损等有效。

【操作方法】

1. 拔罐方法

（1）火罐法：是用火在罐内燃烧、形成负压，使罐吸附在皮肤上，具体操作有以下几种。

① 闪火法：是用长纸条或用镊子夹酒精棉球一个、用火将纸条或酒精棉球点燃后，使火在罐内绕 1 ～ 3 圈（注意切勿将罐口烧热，以免烫伤皮肤）后，将火退出，迅速将

罐扣在应拔的部位，即可吸附在皮肤上。此法因罐内无火，比较安全，是最常用的拔罐方法。

② 投火法：是用易燃纸片或酒精棉球，点燃后，投入罐内，迅速将罐扣在应拔的部位，即可吸附在皮肤上，此法适宜于侧面横拔。

③ 滴酒法：是用 95% 乙醇或白酒，滴入罐内 1 ～ 3 滴（切勿滴酒过多，以免拔罐时流出，烧伤皮肤），沿罐内壁摇匀，用火点燃后，迅速将罐扣在应拔的部位。

④ 贴棉法：是用大小适宜的酒精棉一块，贴在罐内壁的下 1/3 处，用火将酒精棉点燃后，迅速扣在应拔的部位。

⑤ 架火法：即用不易燃烧、传热的物体，如瓶盖、小酒盅等（其直径要小于罐口），置于应拔部位，然后将 95% 酒精棉球置于瓶盖或酒盅内，用火将酒精棉球点燃后，将罐迅速扣上。

以上拔罐法，除闪火法外罐内均有火，故应注意勿灼伤皮肤。

（2）煮罐法：此法一般适用竹罐。即将竹罐倒置在沸水或药液之中，煮沸 1 ～ 2min，然后用镊子夹住罐底，颠倒提出水面，甩去水液，趁热按在皮肤上，即能吸住。这种方法所用的药液，可根据病情决定。

（3）抽气罐法：此法先将青、链霉素药瓶制成抽气罐，将罐紧扣在穴位上，用注射器将空气抽出，使之吸拔在选定的部位上，橡皮塞刺入瓶内，抽出空气，使其产生负压，即能吸住。或用抽气筒套在塑料杯罐活塞上，抽出空气，产生负压，使之吸住。

2. 起罐方法　起罐时，若罐吸附力过强时，切不可用力猛拔，以免擦伤皮肤。一般先用左手夹住火罐，右手拇指或示指从罐口旁边按压一下，使气体进入罐内，即可将罐起下。

3. 临床运用方法

（1）留罐：又称坐罐，即拔罐后将罐子吸拔留置于施术部位 10 ～ 15min，然后将罐取下。此法是常用的一种方法，一般疾病均可应用，而且单罐、多罐均可。

（2）走罐：亦称游走罐、推罐，即拔罐时先在所拔部位的皮肤或罐口上，涂一层凡士林等润滑油，再将罐拔住，然后，医者用右手握住罐子，向上、下或左、右需要拔的部位，往返推动，至所拔部位的皮肤红润、充血或瘀血时，将罐起下。此法用于面积较大，肌肉丰厚部位，如脊背、腰臀、大腿等部位的酸痛、麻木、风湿痹痛等症。

（3）闪罐：即将罐吸住后，立即起下，如此反复多次地拔住起下，起下拔住，直至皮肤潮红、充血或瘀血为度，多用于局部皮肤麻木、疼痛或功能减退等疾病。

（4）刺血（刺络）拔罐：即在应拔部位的皮肤消毒后，用三棱针点刺出血或用皮肤针叩刺后，再行拔罐，以加强刺血治疗的作用，多用于治疗各种筋膜炎、丹毒、扭伤、乳痈等。

（5）留针拔罐：简称针罐，即在针刺留针时，将罐拔在以针为中心的部位上 5 ～ 10min，

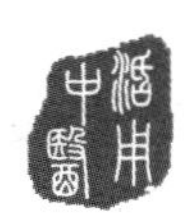

待皮肤潮红、充血或瘀血时，将罐起下，然后将针起出，此法能起到针罐配合的作用。

（6）药罐：此法是指先在抽气罐内盛贮一定的药液，常为罐子的1/2左右，常用的如生姜汁、辣椒液、风湿酒等，或根据需要配制、然后按抽气罐操作法，抽出空气，使罐吸附在皮肤上。

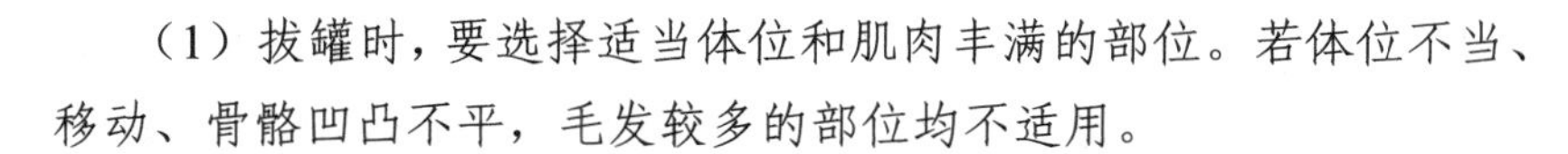

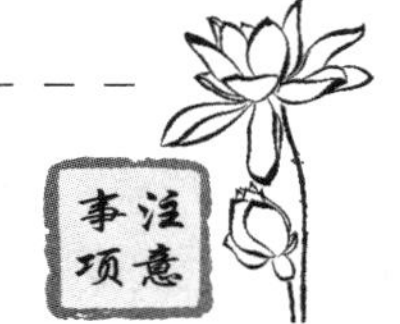

（1）拔罐时，要选择适当体位和肌肉丰满的部位。若体位不当、移动、骨骼凹凸不平，毛发较多的部位均不适用。

（2）拔罐时，要根据所拔部位的面积大小而选择大小适宜的罐。操作时必须迅速，才能使罐吸附有力。用火罐时应注意勿灼伤或烫伤皮肤。若烫伤或留罐时间太长而皮肤起水疱时，小者无须处理，仅敷以消毒纱布，防止擦破即可。水疱较大时，用消毒针将水放出，涂以0.5% PVP-I 消毒液或用消毒纱布包敷，以防感染。

（3）皮肤有过敏、溃疡、水肿及大血管分布部位、不宜拔罐。高热抽搐者，以及孕妇的腹部、腰骶部位，亦不宜拔罐。

（周　鹏）

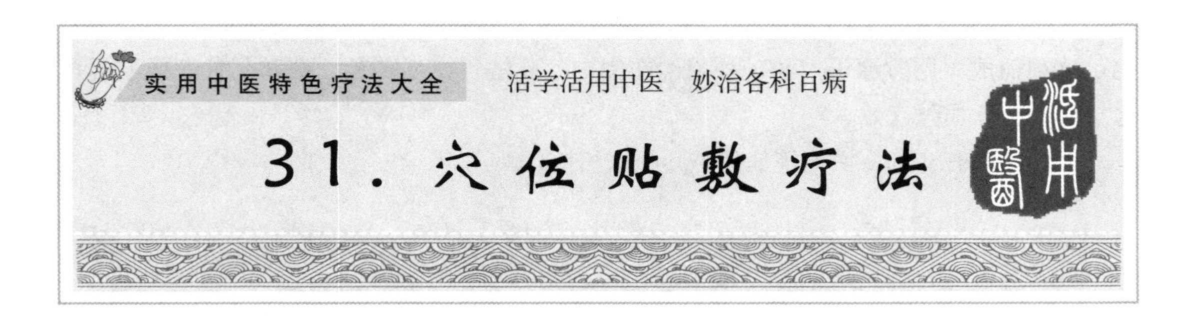

31. 穴位贴敷疗法

穴位贴敷疗法是以适当的药物制作成合适的剂型，将制作好的药剂贴敷于穴位上，通过穴位与药物的共同作用以防治疾病的一种方法。

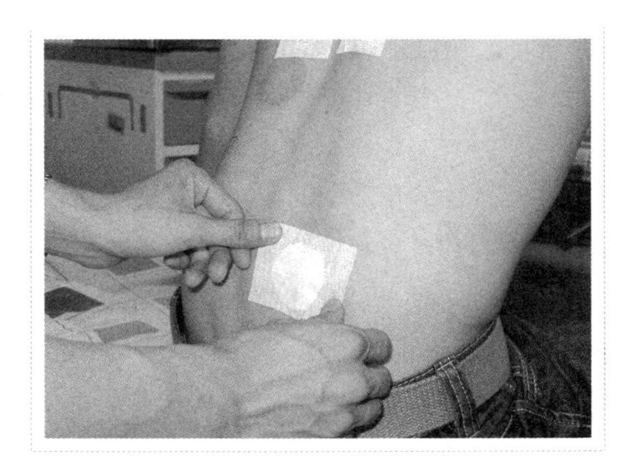

【适应证】

该疗法可用于内、外、妇、儿诸科疾病。

1. 内科　感冒、哮喘、咳嗽、疟疾、中风、高血压、痹证、失眠、胃痛、呕吐、呃逆、咯血、尿潴留等。

2. 外科　颈淋巴结结核、前列腺炎、腰椎间盘突出症、颈椎病等。

3. 妇科　痛经、乳腺增生、慢性盆腔炎、习惯性流产等。

4. 儿科　小儿泄泻、小儿疳积、小儿厌食症、小儿支气管炎等。

5. 五官科　口腔溃疡、过敏性鼻炎、近视、鼻窦炎、急性扁桃体炎等。

【操作方法】

1. 穴位及药物的选择　贴敷穴位的选择与针灸取穴基本相同，有局部取穴、循经取穴和随症取穴，但多用于背部、腹部、手心、足心等，如大椎、背俞穴、中脘、神阙、劳宫、涌泉等。根据辨证施治的原则选用不同的药物，可选单味药，也可用复方，单味药物做穴位贴敷治疗时有时具有其口服使用时不同的治疗作用，如吴茱萸贴敷涌泉可治口疮，但内服吴茱萸则不具有这方面的作用，这里发挥的是穴位的治疗作用。临床上，一般选用带有一定刺激性的药物，更宜发挥药物与穴位的双重作用。

2. 使用剂型的选择　穴位贴敷疗法使用的剂型很多，常用的有以下几种，可根据病情选择。

（1）丸剂：多由药物研末与赋型剂如姜汁、猪胆汁、蜂蜜等丸制而成。也可用圆形药物黏附药末而成，使用时用胶布粘贴固定于所选穴位即可。此法使用方便，但有一定的局限性。

（2）散剂：将多种药物研末混合而成。用时将药物撒于胶布中间，敷于穴位。此剂制作简便，疗效迅速，又可随意加减，亦能与其他赋型剂制成丸、饼、糊、膏等剂使用。

（3）糊剂：把药物研末拌匀过筛，用黏合剂（酒、醋、蛋清等）将药物调匀即成，也可捣制而成。用时涂于穴位，外用纱布固定。此法可延缓药效，缓和药性，或取鲜药之雄烈气味，加强疗效。

此外，尚有膏剂、饼剂等剂型，其制法相似。

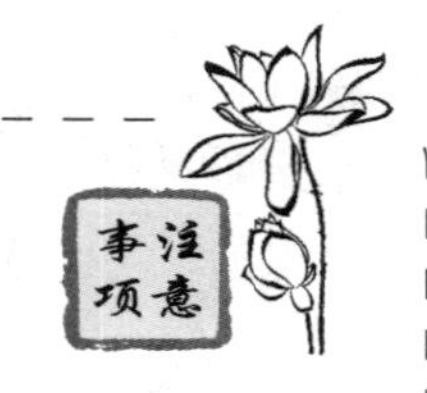

（1）贴敷时要根据所取穴位，分别采取不同姿势，既要患者舒适，又要利于治疗，使药物能贴敷牢固。常用的姿势有平卧、俯卧、侧卧、坐位等。

（2）工作环境要注意保暖，防止患者受凉，加重病情。

（3）贴敷部位及施治者双手要进行常规消毒，以防感染。贴药后，要进行很好的固定包扎。

（4）用药剂量要适当，治疗时要间断用药，一穴一般不可连续贴敷10次以上，以免刺激过久，损伤皮肤。有毒和强刺激性药物特别要注意。小儿皮肤娇嫩，故用量要小，时间宜短。

（5）贴敷前要详细询问病史。有皮肤过敏者，要严禁使用，可疑过敏史者，

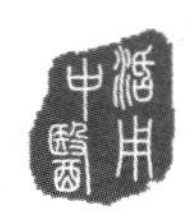

要先从小量开始，时间要短，以后逐渐增加药量和延长时间。

（6）严防有毒性及强烈刺激性药物误入口、鼻腔、眼内。对于眼部、乳头、阴部、阴囊部、会阴部，禁用贴敷疗法。对于面部、近心脏部以及大血管附近的穴位要慎用贴敷疗法。

（7）对孕妇、严重心脏病患者、精神病患者慎用贴敷疗法。

（8）一般疮疡已溃、已形成窦管、窦道或感染的皮肤局部不使用贴敷疗法。

（翟　亮）

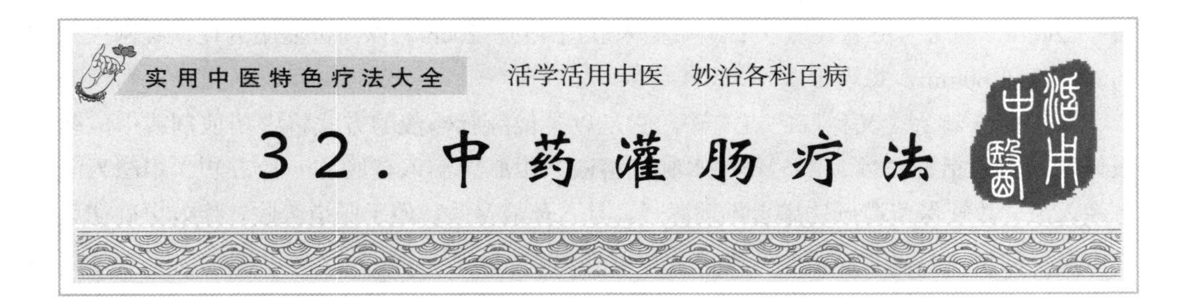

32. 中药灌肠疗法

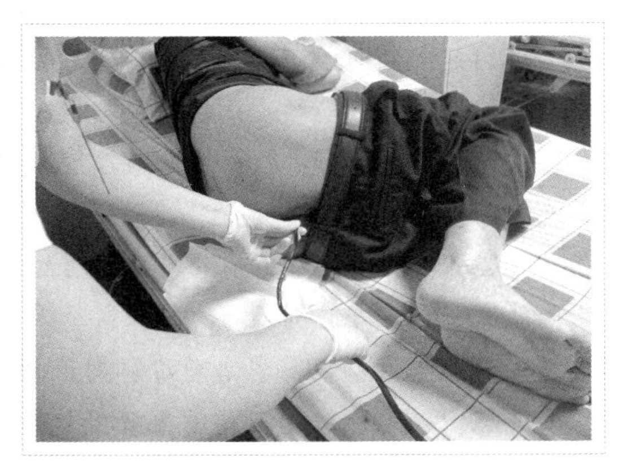

中药灌肠疗法是以中药药液或掺入散剂为灌肠剂，将灌肠剂借助灌肠筒等工具灌入患者的肠道里，以治疗疾病的一种方法。

【适应证】

可应用于局部及全身性疾病，如溃疡性结肠炎、尿毒症、麻痹性肠梗阻及支气管哮喘等疾病的治疗。本疗法不仅可以治疗结肠、直肠的局部病变，而且可以通过肠黏膜吸收治疗全身性疾病。其方法简便，吸收迅速，作用较快，还可以避免某些药物对胃黏膜的不良刺激。

【操作方法】

1. *不保留灌肠法*　按医嘱准备灌肠液，调节水温。治疗车准备好所需物品并推至床旁，向患者作解释，取得合作，并嘱排尿。关闭门窗，用屏风遮挡患者。协助患者左侧卧位，双膝屈曲，露出臀部，将橡皮布及治疗巾垫于臀下。如肛门括约肌失去控制能力者，可取仰卧位，臀下置放便盆。润滑肛管前端，放出少量液体以驱出管内气体，并以腕部试温是否适当，随即夹闭肛管。操作者左手分开患者两臀，露出肛门，嘱患者张口呼吸，右手将肛管轻轻旋转插入肛门 7 ～ 10cm。如插入时有抵抗感，可将肛管稍退出，再行前进。插入后以一手固定肛管，另一手抬高灌肠筒或将筒挂于输液架上，液面距床缘 40 ～ 60cm，松开止血钳，使液体徐徐灌入肠内。观察筒内液体灌入情况，如灌入受阻，可将肛管稍稍摇动，同时检查有无粪块堵塞。如患者感觉腹胀或有便意时，应将灌肠筒适当放低并嘱张口深呼吸，以减轻腹压。液体将流完时，夹闭橡胶管，用手纸裹住肛管轻轻拔出放入弯盘中，让患者平卧，嘱保留 5 ～ 10min 后排便。不能下床者应给予帮助便盆、手纸。便毕，取走便盆，整理床铺，开窗通风，帮助患者洗手。观察大便情况，必要时留取标本送检。洗净灌肠用物，并消毒备用。

2. *保留灌肠法*　使灌入的药液在肠道保留一段时间（一般在 30min 以上），起到肠道局部和全身治疗作用。取灌肠液，温度降至 37 ～ 38℃时，嘱患者取左侧卧位，臀部抬高 15 ～ 20cm，用大号肛管涂液状石蜡后插入肛门 15 ～ 20cm，以高位灌肠为佳，缓慢注入药液，保留 60min，每晚 1 次。

3. *直肠点滴法*　又称肛门点滴法，它是以类似静脉输液的方式将中药煎剂或中成药液体制剂（包括丸、散、膏、丹加水制成溶液）由肛门滴入直肠的一种方法。本法为渐进注入法，故较保留灌肠法患者不适感轻，且入药液量大，便于肠道吸收，疗效更确切。本法操作简便，只是将输液针头换成导尿管即可。

注意事项

（1）配制灌肠液时应避免选择对肠黏膜有腐蚀作用的药。

（2）灌肠液应根据病情保留一段时间，如某些患者不能保留，可采取头低足高侧卧位，灌肠液亦宜减少剂量。灌肠的时间一般以晚上临睡前为宜。

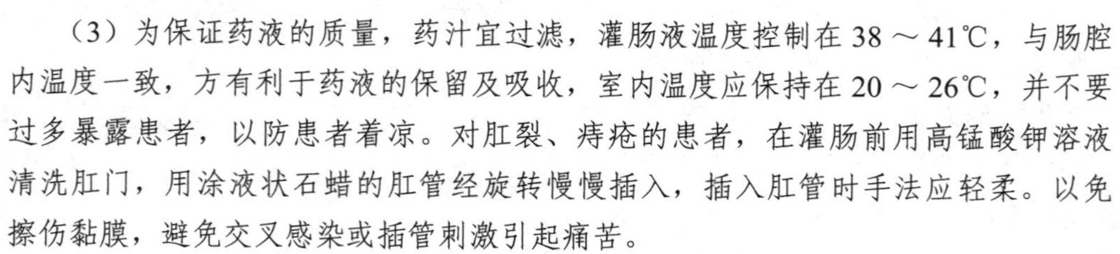

（3）为保证药液的质量，药汁宜过滤，灌肠液温度控制在 38 ～ 41℃，与肠腔内温度一致，方有利于药液的保留及吸收，室内温度应保持在 20 ～ 26℃，并不要过多暴露患者，以防患者着凉。对肛裂、痔疮的患者，在灌肠前用高锰酸钾溶液清洗肛门，用涂液状石蜡的肛管经旋转慢慢插入，插入肛管时手法应轻柔。以免擦伤黏膜，避免交叉感染或插管刺激引起痛苦。

（4）密切观察患者的面色、心率、血压、呼吸频率，有无烦躁不安、腹痛、恶心、出汗等症状。如患者在灌肠过程中出现腹痛、心慌，应立即停止灌肠，进行腹部热敷、按摩，嘱其深呼吸放松腹肌，以降低腹腔内压力，解除肠道痉挛，腹痛消失，继续完成灌肠治疗。

（5）在灌肠期间患者饮食宜清淡、易消化、富含蛋白质、维生素的食物，避免过饱过饥和偏饮偏食，指导患者勿食生、冷、油、腻、辛辣之物，并纠正不良

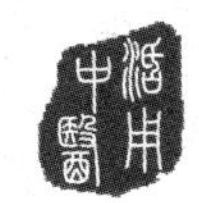

饮食习惯及行为，按时就餐，注意饮食卫生，保证灌肠有效。

（6）急腹症、妊娠早期、消化道出血禁用。肝性脑病患者禁用肥皂水灌肠，以减少氨的产生和吸收伤寒患者灌肠溶液量不得超过500ml，液面距离肛门不得超过30cm。

（翟　亮）

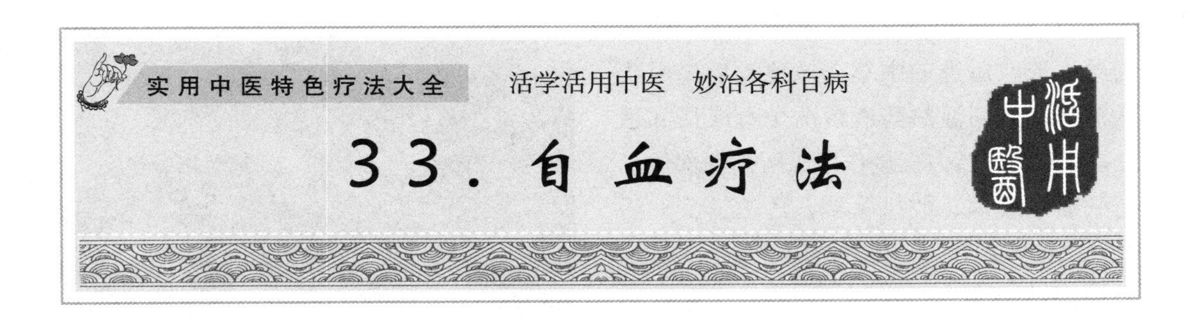

33. 自血疗法

自血疗法是一种非特异性刺激疗法，是抽取患者少量（约4ml）静脉血，再注入其自体穴位，是一种治疗疾病的独特疗法。

【适应证】

风湿、类风湿关节炎，银屑病，白癜风，慢性荨麻疹，全身皮肤瘙痒症，泛发性湿疹和皮炎，过敏性紫癜，某些慢性疾病，复发性疖肿和毛囊炎，青年痤疮等。

【操作方法】

常规消毒后，以注射器抽取静脉血2～4ml，迅速注射到所选穴位中，每穴位0.5～1ml，注射完毕后迅速拔出针头，用棉签压迫止血。

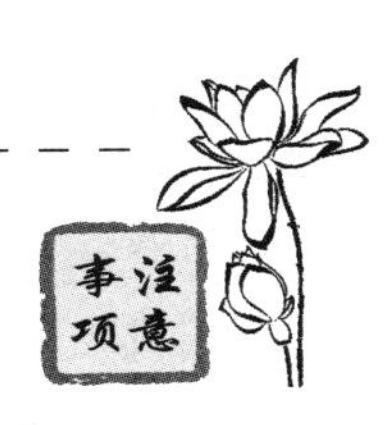

（1）进针要根据穴位的解剖特点进针，注意方向和深度。

（2）进针点要避开血管。

（3）严格遵守无菌操作，防止感染。

（4）让患者尽量采取舒适体位，防止晕针晕血。

（5）注射后7d内，多数患者有局部酸胀的感觉是正常的现象。

（翟　亮）

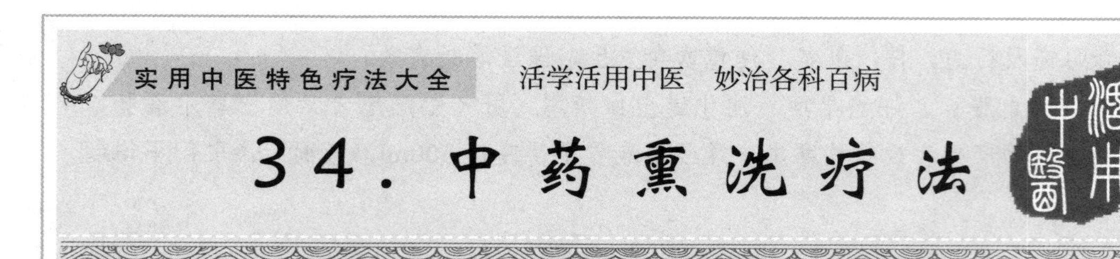

34. 中药熏洗疗法

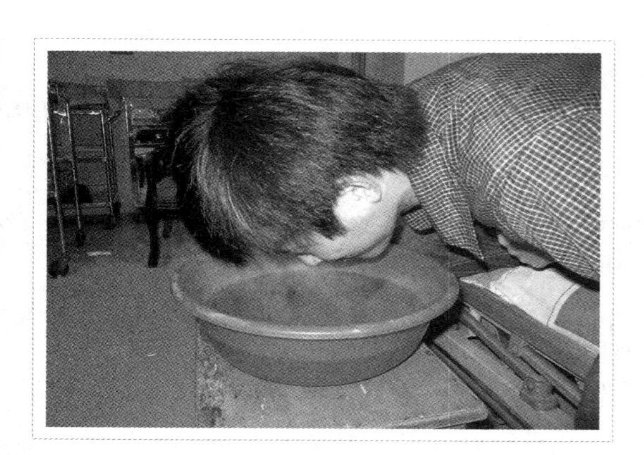

中药熏洗疗法是以中医学基本理论为指导，选取适当的中草药，煎煮后先用蒸汽熏蒸，再用温热药液敷洗全身或局部患处，借药力和热力直接作用于所熏洗部位，达到疏通腠理、散风除湿、透达筋骨、活血理气的作用。

【适应证】

中药熏洗疗法在临床上应用十分广泛，可运用于内、外、骨伤、皮肤、妇、儿、五官等各科疾病。

1. 内科疾病　感冒、支气管炎、哮喘、脑血管意外后遗症、糖尿病、面神经炎、关节炎、痛风等。

2. 外科疾病　疖、痈、疔疮、蜂窝织炎、压疮、丹毒、下肢慢性溃疡、骨髓炎、脉管炎、乳腺炎、痔疮、肛裂等。

3. 骨伤科疾病　软组织损伤、颈部扭挫伤、肩部扭挫伤、肘部扭挫伤、急性腰扭伤、踝关节扭伤、骨折、脱臼等。

4. 皮肤科疾病　湿疹、荨麻疹、痱子、皮肤瘙痒症、银屑病、痤疮、带状疱疹、扁平疣、寻常疣、腋臭、头癣、足癣、神经性皮炎、夏季皮炎、接触性皮炎、稻田性皮炎、脂溢性皮炎等。

5. 妇科疾病　外阴炎、阴道炎、子宫颈炎、宫颈糜烂、子宫脱垂、产后缺乳等疾病。

6. 儿科疾病　小儿腹泻、鹅口疮、疝气、阴茎包皮炎、鞘膜积液、硬皮症、湿疹、麻疹、水痘、腮腺炎等。

7. 五官科疾病　睑腺炎、泪囊炎、结膜炎、病毒性角膜炎、巩膜炎、沙眼、鼻炎、鼻窦炎、扁桃体炎、中耳炎、牙周病等。

另外，还可用于美肤、美容、美发等。

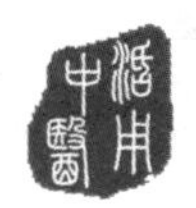

【操作方法】

中药熏洗疗法是利用不同药物加清水煎煮后（或点燃烟熏），分别运用熏、洗、浸、浴、渍等不同的操作方法来治疗疾病的方法。一般常用操作方法有以下几种。

1. 熏药法

（1）不同制剂熏疗法，又常分为烟气熏法和蒸汽熏法两种。

① 烟气熏法：即利用所取药物或研粗末，放置于火盆或火桶中；或将药物置于纸片上，卷成香烟状，点燃熄灭后而产生的烟气，对准某一特定部位（烟炷与部位应保持一定距离，过近会灼伤皮肤，过远又影响疗效）进行反复熏疗，以达到治疗作用。或将装有点燃药物的火盆（或火桶）置于室内，人离开后，关门闭窗熏之，一般以 15 ～ 30min 为宜。这种熏疗方法多用于消毒灭菌，以预防疾病为目的。

② 蒸汽熏法：即利用所取药物加适量清水煎煮沸后所产生的蒸汽熏蒸某一特定部位。操作方法有两种，一是取用一特殊容器，将所用药物置于容器中加清水煎煮沸，待冒出蒸汽后，对准施术部位，边煮边熏；二是取出药液，倒入盆内，趁热熏之。此法多与外洗法连续使用，即先熏后洗。

（2）不同部位熏疗法，一般又分为全身熏法和局部（如头面部、咽部、肛门、外阴或眼部、脐部、鼻部等）熏法。

① 全身熏洗法：按病症配制处方，加适量清水煎煮沸后，取出药液倒入浴盆、浴池等容器，外罩塑料薄膜或布单，患者头部外露，身体浸泡在药液中熏洗，每日熏洗 1 ～ 2 次。一般多先熏后洗，即待药温太烫时，进行熏疗，待药液温度不烫、适宜时，再淋洗、毛巾蘸洗、浸渍全身。熏洗次数及时间可视病情而定。时间一般为 15 ～ 30min，最长不超过 1h。

② 头面熏洗法：将药物煎液倒入消毒后的脸盆中，外罩布单，闭目，趁热熏蒸患部，待药液温度适宜后，沐发、洗头、洗面。一般为 30min，每日 2 次。

眼熏洗法：将取出药液过滤后倒入保温瓶中，先熏后冲洗患眼。洗眼时亦可用消毒纱布和药棉球浸药液，不断淋洗眼部，亦可用消毒眼杯，盛药液半杯，先俯首，使眼杯与眼窝缘紧紧贴住，然后仰首，并频频瞬目，进行眼浴。每次 20 ～ 30min，每日 2 ～ 3 次。

③ 手足熏洗法：煎煮药物后，将过滤后的药液倒入瓷盆或木桶内，外罩布单，将患病手足与容器封严，趁热熏蒸，然后待药液温度适宜后浸洗手足。根据患病部位不同调整药液量的多少。如洗足以药液浸没两足踝部为宜。洗足时可以用手摩擦双足的穴位，以增强刺激量。每次 15 ～ 30min，每日 1 ～ 3 次。

④ 坐浴熏洗法：将以药物加清水煎煮的药液取出倒入盆中，先熏蒸，待药液温度适宜后坐浴，浸洗肛门或阴部。每次 15 ～ 30min，每日 2 ～ 3 次。肛周脓肿已成脓者，则应先经手术切开引流后，再用此法熏洗。

2. 外洗法　将选定的药物，经煎煮沸后，取药液倒入盘中，待药液温度适宜，用手或毛巾浸透后擦洗全身或局部。此法可单独使用，但一般多与蒸汽熏法合并连续使用，即先熏后洗。外洗次数与时间可视病情和部位而定。一般每次 15 ～ 30min，每日 1 ～ 3 次。其适用范围、功用与蒸汽熏法大致相同。

3. *药浴法* 将药物置容器中，加入适量清水煎煮，煮沸后取出药液，倒入浴盆或浴桶、浴池中，待药液温度适宜后，入内浸浴，方法同洗浴。本法是熏洗的延续，即先熏后洗再坐浴，广泛用于临床各科疾病，尤为全身性疾病和肛门、外阴疾病常用。

4. *浸渍法* 浸，就是将患部（如四肢等）浸泡在药液中。一般每次浸泡 20 ～ 30min 为宜，可根据病情适当调整治疗时间。渍，就是外洗后，用消毒后棉花团或毛巾蘸药液趁热敷于患处（如头面、躯干等），以加强治疗效果。此法一般多在熏洗后进行，故亦是熏洗法的一种延续方法。

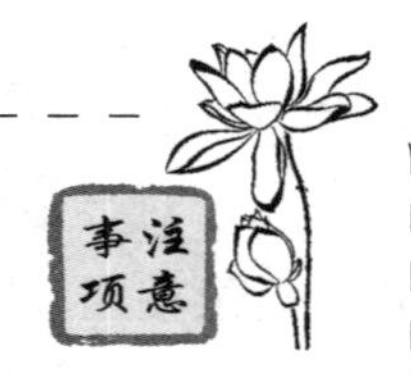

（1）煎药时，要将药液煮沸，有蒸汽产生。熏蒸时要掌握好药液与所熏部位的距离，使蒸汽热度适中为宜，过近易烫伤，过远则效果差。

（2）熏蒸时所熏部位一般要用塑料薄膜或布罩罩住，以防止蒸汽泄漏，使蒸汽能集中在所熏部位。

（3）熏蒸过程中，如果药液很快变凉，蒸汽消失，没有达到预定时间，可将药液重新加热，产生蒸汽后再继续熏蒸。

（4）浸洗时，药液温度要适中，一般为 45 ～ 60℃，不能过热和过凉。

（5）浸洗时，可配合摩搓所洗部位及穴位。浸洗时间不可太短或过长，一般浸洗 15 ～ 30min，在浸洗过程中，药液如中途过凉，可加热后继续再洗，或不断地添加少量开水。

（6）饭前饭后 30min 内不宜熏洗，空腹熏洗易发生低血糖、休克，过饱熏洗影响食物消化。

（7）熏洗时要注意保暖，避免受寒、吹风，洗浴完毕后应及时拭干皮肤。

（8）除了说明是内服药、洗眼药外，所有熏洗药液应防止溅入口、眼、鼻内。

（9）凡高热、大汗、高血压病（血压明显升高时）、主动脉瘤、冠心病、心功能不全及有出血倾向等患者禁用此法。对年老并患有心、肺、脑等疾病者，不宜单独洗浴，应有人助浴，且洗浴时间不宜过长。

（10）凡面部急性炎症渗出明显的皮肤病应慎用。

（11）凡眼部有新鲜出血和恶疮者禁用此法。

（周凌云）

下篇

常见疾病特色疗法

活用中医

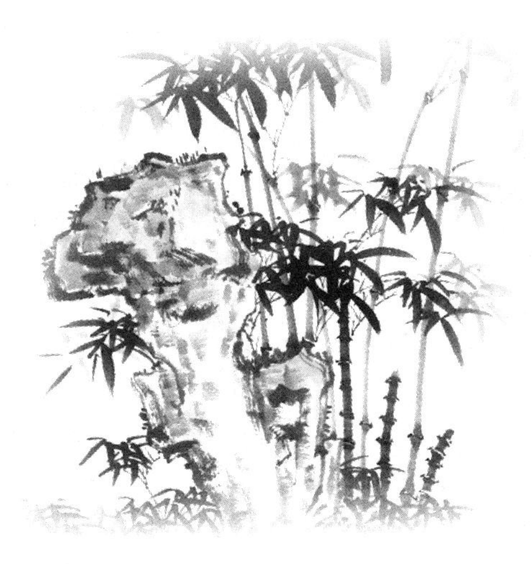

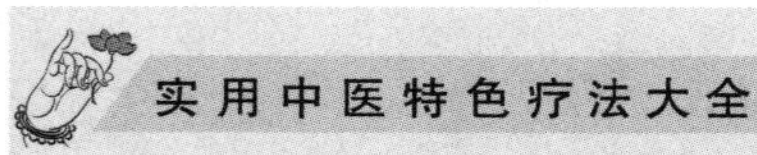

活学活用中医　妙治各科百病

内科疾病

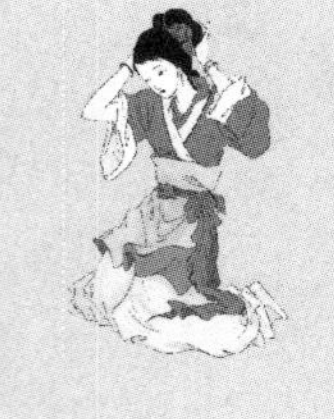

中药内服　毫针疗法　刮痧疗法　推拿疗法　…

1. 感　冒

［临床表现］初起一般多见鼻塞、流涕、喷嚏、声音嘶哑、恶寒，继则发热、咳嗽、咽痒或痛、头痛、身体不适等。病程一般 5 ～ 7d。

（一）中药内服

［药物］大青叶、板蓝根、黄芩、黄芪、陈皮、桔梗、赤芍、炒白术、生薏米、甘草。加减：咳嗽严重者加苦杏仁、前胡；有痰者加鱼腥草；鼻塞严重者加辛夷、白芷；咽部干燥、咽痛严重者加瓜蒌、玄参；全身乏力者加光木瓜、党参。

［用法］水煎服，每日 1 剂，分 2 次服。（《亚太传统医药》）

（二）毫针疗法

［取穴］主穴：合谷、大椎、风池、太阳、列缺、大杼、印堂。配穴：风寒型感冒配风门、肺俞；风热型感冒配曲池、外关、尺泽；暑湿型感冒配中脘、足三里、委中、支沟、阴陵泉；体虚感冒配足三里；高热配耳尖、中冲、少商、少泽点刺放血。

［操作］针刺用泻法，针刺得气后，每隔 5min 行针一次，留针 30min，或用电针治疗。（《时珍国医国药》）

（三）腹针疗法

［取穴］主穴：中脘、下脘、上风湿点、气海、关元。配穴：咽痛加下脘下；高热加少商刺血。

［操作］用 0.22mm×30mm 针针刺，采用同身寸法取穴，中脘、下脘、下脘下浅刺，上风湿点，加气海、关元深刺，留针 30min。（《新中医》）

（四）蜂针疗法

［取穴］主穴：后溪。配穴：大椎、关冲。

［操作］第一次根据男左女右取穴，以蜂针刺之，未愈，后取左右二穴刺之，佐以大椎刺络拔罐，高热者关冲点刺放血。（《蜜蜂杂志》）

（五）杵针疗法

◎风寒型

［取穴］主穴：风府八阵、身柱八阵。配穴：列缺、风池、风门、合谷。

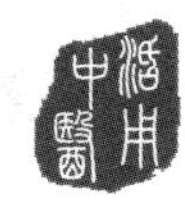

［操作］先取风府八阵用泻法依次使用点叩手法 4 ～ 7min，运转手法 6min，开阖手法一个循环；再取身柱八阵使用运转手法 4 ～ 7min，开阖手法一个循环，最后列缺等穴使用泻法点叩 3min。

◎风热型

［取穴］主穴：风府八阵、大椎八阵。配穴：曲池、合谷、鱼际、外关。

［操作］先取风府八阵用泻法依次使用点叩手法 4 ～ 7min，运转手法 6min，开阖手法一个循环；再取大椎八阵使用运转手法 4 ～ 7min，开阖手法一个循环，最后曲池等穴使用泻法点叩 3min。

◎暑湿型

［取穴］主穴：身柱八阵、大椎八阵。配穴：尺泽、大杼、阳陵泉、支沟。

［操作］先取大椎八阵用泻法依次使用点叩手法 4 ～ 7min，运转手法 6min，开阖手法一个循环；再取身柱八阵使用运转手法 4 ～ 7min，开阖手法一个循环，最后尺泽等穴使用泻法点叩 3min。

（六）取穴方法

1. 风府八阵　以风府为圆心，风府到后发际边缘的长度为半径画圆，从八方取八个点，即为外八阵；再以此圆的半径三等份，依次画圆，即为中八阵、内八阵。内、中、外八阵上的诸穴即为风府八阵。

2. 大椎八阵　以大椎为圆心，向左右旁开 3 寸为半径，余同风府八阵。

3. 身柱八阵　以身柱为圆心，以身柱至魄户的长度为半径，余同风府八阵。（《四川中医》）

（七）刮痧疗法

［取穴］背部膀胱经。

［操作］患者取俯卧位，暴露背部皮肤，用水牛角刮痧板刮痧。风寒型以姜汁（30ml 生姜汁＋ 70ml 水）为介质；风热型以薄荷液（薄荷 10g ＋开水 50ml 浸泡 10min 后取浸出液）为介质；寒包热型以大青叶液（泡制同薄荷液）为介质；暑湿型以藿香正气水为介质。逆经络方向刮痧，力量适中，出痧为度。（《医学理论与实践》）

（八）推拿疗法

［取穴］

1. 主穴　太阳、神庭、上星、百会、风池、大椎、肩井、列缺、合谷。

2. 配穴　风寒偏重者加支正；风热偏重者加外关、风府、曲池；暑湿偏重者加中脘、足三里、阴陵泉、支沟；头痛在两侧者加角孙穴或痛点穴，头痛在眉棱骨及前额者加攒竹、阳白、鱼腰；肩背酸楚痛甚者加肩外俞、肩中俞、肩髃；鼻塞声重者加迎香穴；咳嗽者加揉肺俞穴，较重者给予拔罐疗法。

［操作］患者采取正坐（最好用可调节高度的座椅），施术者立位。按照先后程序按揉太阳、神庭、上星、百会、风池（也可用拿法）、大椎（也可用擦法）、肩井（也可用

拿捏法）、肩外俞、肩中俞、肩髃、肺俞、曲池、外关、支沟、列缺、合谷、迎香等穴。对单穴施行推拿术时，以右手拇指按压住施术部位，右手四指自然弯曲或分开，左手扶住头部或其他部位，固定位置以便操作。对双穴施行推拿术时，双手拇指同时按压在施术部位上，其余四指自然分开或弯曲，顺时针方向按揉，动作要求柔和、有力、均匀、持久，从而达到“深透”，频率为每分钟 120 ～ 160 次。每穴按揉 2 ～ 6min，病情轻者，按揉时间相对较短；病情重者，按揉时间相对较长。操作时用力要轻而不浮，重而不滞。对主穴及所加穴施毕完推拿术后，以十指指腹或十指指甲（必须剪短而平整，光滑洁净，不能有污垢），从前发际插入后发际，用力适中，反复做 10 ～ 20 次，使整个头部被梳理过，以利于疏通经络，醒脑明目。推拿每日 1 次，3 次为 1 个疗程。（《中国现代药物应用》）

（九）耳针疗法

［取穴］主穴：感冒点、肺、气管。配穴：风寒配颈、枕、额、颞、膀胱、内外鼻；风热配耳尖、神门、交感、脾、胃、膀胱。

［操作］每次取全部主穴，配穴 3 ～ 5 个，用 0.5 寸短针针刺，每次留针 30min，每日 1 次，3d 为 1 个疗程。（《陕西中医》）

（十）拔罐疗法

［操作］患者俯卧位，暴露整个背部，背部涂热水或精油，从大椎两侧旁开 1.5 寸膀胱经处沿肩胛内缘行走罐，左右两侧交替进行 4 ～ 7 遍，背部发红或发紫为度（下同）。再从大杼穴开始直行走罐至肾俞，即为“介”字形走罐，后再从大椎直行走罐至命门。操作完后在大椎、风门、肺俞穴处留罐 10min，若伴全身酸楚乏力，留罐加脾俞和肾俞。（《中医药导报》）

（十一）艾灸疗法

［取穴］大椎、陶道、第 1 胸椎旁开 0.5 寸夹脊穴（1 对）、足三里。

［操作］取坐位，夹脊穴向脊柱方向针刺不宜过深，其他穴位垂直进针，平补平泻，针毕每穴均悬灸 4 ～ 8 壮，从根部点燃艾炷，使温热慢慢扩散，每日 1 次，5 次 1 个疗程。（《中国实用医药》）

（十二）穴位贴敷疗法

［取穴］天突、大椎、风门、肺俞。

［操作］麻黄、细辛、白芥子、肉桂按 2 ∶ 2 ∶ 2 ∶ 1 比例混合并打成细粉，再加入少量凡士林及热姜汁调成糊状，搓成黄豆大小的丸粒，并固定于小块胶布上。穴位皮肤常规消毒后，将上述药物贴敷于穴位，儿童每次贴 2 ～ 3h，14 岁及以上成年人每次贴 4 ～ 5h。（《北方药学》）

（十三）中药泡脚疗法

［操作］①风寒型感冒：选用生姜 8 ～ 10 片加水浸泡 1h，量以能没过脚踝为宜，煮沸泡脚用。②风热型感冒：选用桑叶、菊花、牛蒡子、连翘、桔梗各 10g，加水煮沸泡脚用。

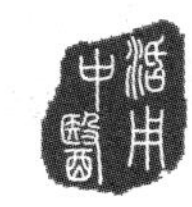

③暑湿型感冒：选用苏叶、杏仁、桔梗、炒枳壳、前胡、制香附、陈皮、荆芥、甘草各10g，加水煮沸泡脚用。（《中医中药》）

（周凌云）

附 1：感冒高热处理

◎保留灌肠疗法

【操作】将清开灵注射液 30 ～ 40ml 用 35℃的温开水稀释至 200ml。患者先排空大便，取左侧卧位，臀部抬高 10cm，用 100ml 注射器抽取 35℃的药液，连接 16 号一次性胶管，从肛门插入 25 ～ 30cm 后将药液缓慢注入。（《实用中医药杂志》）

◎刺络放血疗法

【操作】取大椎穴，常规消毒后，用三棱针点刺，挤压穴位使出血数滴，再以适宜大小的火罐采用闪火法拔罐，留罐时间约为 10min，出血量以 2 ～ 5ml 为宜，每天治疗 1 次，最长不超过 3d，嘱患者饮用大量白开水。（《浙江中医杂志》）

◎电针疗法

【操作】取大椎穴，选用 30 号 1.5 寸针灸针，针刺得气后，选用 G6805-1 韩氏穴位神经刺激仪，将输出线的小针夹一端夹在刺入大椎穴的针柄上，令患者手持另一端作为无关电极。刺激波形选用 2/100Hz 等幅疏密波。刺激强度以引起肌肉微微颤动，患者感觉舒适为宜（8 ～ 20mA）。针刺时间 20 分钟。（《中国中医药信息杂志》）

◎穴位注射疗法

【操作】取双侧曲池穴，局部常规消毒，用 2.5ml 注射器抽取柴胡注射液 2ml，用 6 号针头直刺曲池穴，有针感后双穴分别注入 1ml。（《河北中医》）

◎耳尖放血疗法

【操作】取仰卧位，用三棱针点刺双侧耳尖穴，挤出 3 ～ 5 滴血为宜。（《上海针灸杂志》）

◎中药熏洗疗法

【药物】水菖蒲 500g，五月艾 500g，假海芋 500g。

【用法】加水 15L 煮沸 15min 后，取药液加食盐 100g，溶解后趁热先熏头胸部后洗全身。熏洗后保暖休息，汗出时用干毛巾擦净。（《中国民间疗法》）

◎中药擦浴疗法

【用法】将艾叶 100g 放入少量开水中泡 2min 后加冷水 500ml 烧开后煮 2min，冷却至 38℃，加白酒（25℃左右）5ml，用 5cm×5cm 的纱布沾着艾叶水擦澡，在前额、腋窝、肘窝、手心、腹股沟、腘窝、足心涂擦至皮肤发红为度。（《中国现代药物应用》）

◎中药冲服

【用法】温开水冲服水牛角粉 1 次，12h 后再给 1 次。14 周岁以下患者 1 次冲服 1.5g，成人

患者1次冲服3.0g。(《华夏医学》)

附2：预防感冒方法

◎食醋熏蒸法

【用法】每日用食醋在室内熏蒸15～20min，能杀死或抑制居室病菌。

◎艾条熏蒸法

【用法】每次燃烧两支艾条，艾条固定于距地面20cm高的固定架自然燃烧，隔日1次，每次1h。(《中华医院感染学杂志》)

◎饮糖姜水法

【用法】以生姜、红糖各适量煮水代茶饮，能有效预防感冒。

◎按摩预防法

【操作】揉按风池、大椎、肩井、足三里，每个穴位10次，每日1次，预防感冒。(《家庭科技》)

◎中药足浴疗法

【操作】艾叶、菖蒲、藿香各30g，苍术、苏叶各20g，独活、羌活、生姜、川牛膝各15g，加清水2～3L浸泡30min，然后煎煮30 min，趁热将双足置于盆面上，用棉布罩覆盖好双足，以药水热气熏蒸双足，以汗出少许为宜。待水温稍降后，将双足浸入药水中浴足，每日早晚各熏洗1次，每次10～15min。(《家庭医药》)

◎三伏灸疗法

【药物】生白芥子、细辛、甘遂、延胡索各一份，烘干磨粉，用生姜汁调成稠膏状铺于平板上约0.5cm厚，切成每块约1.0cm×1.0cm大小的药饼备用，每个小药饼正中加入麝香少许。

【取穴】定喘、风门、肺俞；大椎、膻中、脾俞、厥阴俞；大杼、肾俞、膏肓俞；风门、肺俞、天突、大椎。

【操作】以上穴位按照顺序每伏贴一组，于初、中、末伏及加强伏各贴1次，每年夏天贴药共4次。将备用药饼用4cm×4cm的穴位贴敷胶布固定在穴位所在皮肤表面，每次贴药时间视年龄而定，12岁以下者贴2～4h，12岁以上者贴4～8h，在贴药期间如皮肤感觉特别疼痛者可提前取下。如局部水疱较大，应用消毒针头穿破水疱，排干，局部搽甲紫或涂抹黄金万红膏即可。治疗期间忌食生冷海鲜品及饮浓茶。(《中外医疗》)

（周凌云）

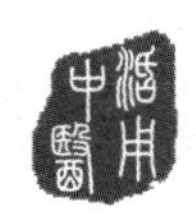

2. 慢性支气管炎

［临床表现］慢性支气管炎是指气管、支气管壁的慢性非特异性炎症。患者每年咳嗽、咯痰达 3 个月以上，连续 2 年或更长，且排除其他已知原因的慢性咳嗽，即可诊断为慢性支气管炎。本病属于中医学“咳嗽”“喘证”等范畴，为临床常见多发病，好发于中年群体，发病率随年龄的增长逐渐增高。

（一）中药内服

［药物］麻黄 10g，桂枝 10g，白芍 15g，干姜 10g，细辛 6g，紫苏子 10g，白芥子 10g，莱菔子 10g，五味子 10g，姜半夏 10g，炙甘草 6g，杏仁 6g。加减：咳嗽痰多加川贝 10g，橘红 10g；喘甚加地龙 10g；胸闷加葶苈子 10g；咽干咽痒加沙参 10g，僵蚕 10g；虚汗多加黄芪 30g，白术 12g，防风 10g。

［用法］每日 1 剂，水煎取汁 300ml，分早晚 2 次服，7d 为 1 个疗程，共 2 个疗程。（《中西医结合与祖国医学》）

（二）膏方疗法

［药物］陈皮 200g，清半夏 120g，黄芪 60g，白果 120g，炙麻黄 90 g，款冬花 120g，紫苏子 100g，黄芩 120g，甘草 100g，紫菀、桔梗、苦杏仁、石斛、五味子各 120g，菟丝子、桑寄生各 100g，大枣、白术各 120g，茯苓 150g，山药、当归各 120g，赤芍 100g，生熟地、黄精各 120g，山茱萸、槟榔、佛手、枳壳各 100g，鸡内金 120g，焦三仙各 100g，阿胶 150g，龟甲胶 100g，饴糖（糖尿病者用木糖醇）300g，黄酒 1 瓶（烊化胶类）。加减：乏力易汗黄芪用至 150g，痰多加瓜蒌 120 g，畏寒明显加肉桂 60g，肉苁蓉 120g。

［用法］经浸泡、提取、浓缩、收膏，最后用 6cm×7cm 大小的小包装袋分装。以每年冬至日服起，服至立春前结束，1 料膏方服 6 周左右。初为清晨 1 袋，如无不适，1 周后可早、晚各 1 袋，如服用期间有感冒发热、伤食腹泻及其他急性疾病期间停服。（《针灸临床杂志》）

（三）毫针疗法

［取穴］主穴：$T_{1\sim12}$ 夹脊穴，每次取 5 ～ 7 个（双侧取穴）。配穴：大椎、天突、列缺（双侧）、合谷（双侧）。痰湿侵肺配阴陵泉、丰隆；肝火犯肺配行间、鱼际；肺阴亏虚配膏肓、太溪。

［操作］局部皮肤常规消毒，选用规格为 0.35mm×（40 ～ 50mm）一次性针灸针，采用平补平泻法，针刺得气后，留针 20 ～ 30min，每天 1 次，一周为 1 个疗程，连续治疗 2 个疗程。（《辽宁中医杂志》）

（四）穴位贴敷疗法

［药物］丁香 1g，白芥子 5g，延胡索 10g，吴茱萸 2g，肉桂 2g，细辛 5g，甘遂 20g。将药物磨成细粉加入姜汁调匀，制成乳膏剂。

［取穴］主穴：天突、大椎、肺俞、定喘。配穴：丰隆、脾俞、足三里、肾俞、关元、气海、涌泉。

［操作］将乳膏剂直接涂抹在穴位表面，成 1cm×1cm 的薄层，每穴需药 0.5 ～ 1g，再用自粘性纱布固定，每次 4 ～ 6h，每日 1 次。(《内科》)

（五）穴位埋线疗法

［取穴］主穴：大椎、风门、肺俞、定喘、膻中、身柱。配穴：痰湿型加脾俞、丰隆；痰热型加外关、曲池；气虚型加气海、肾俞；以咳为主加孔最；喘为主加鱼际；血瘀明显加膈俞。

［操作］用注线法，用一次性埋线针，定喘穴向前下直刺进针 1 寸埋入线 1cm；背部腧穴从穴位外 0.5cm 进针，向脊柱方向斜刺，进针 8 分，埋线 1cm；膻中向上斜刺进针后，调整针尖向上平刺埋线 2cm；其他穴位常规操作，3 次为 1 个疗程，以后每年秋季、初冬再如上法治疗 1 个疗程，连续 3 年。(《中国中医药现代远程教育》)

（六）穴位注射疗法

［药物］醋酸曲安奈德 40mg（1 ml）、当归注射液 2 ml、麝香注射液 2 ml，共 5ml。

［取穴］天突或膻中、肺俞或定喘、曲池或足三里。

［操作］选取三组穴位共 5 个注射点注射，注射前先常规消毒局部皮肤，以 5 ml 注射器吸入药液混匀，使用 5 号针头，刺入穴位后捻转提插，患者有酸、麻、胀感后回抽针芯无血液、无气体，每穴推药 1 ml，每周 1 次，3 次为 1 个疗程，疗程之间休息 15d，共 3 个疗程。(《时珍国医国药》)

（七）子午流注天灸疗法

［药物］白芥子 30g，细辛 15g，甘遂 15g，吴茱萸 15g，延胡索 15g，五药研末，取适量，加少许生姜汁和水调成糊状密封备用。

［取穴］主穴：大椎、定喘、肺俞、心俞、膈俞、膏肓、神堂、大杼、风门、膻中、天突。配穴：痰多者加丰隆，肾虚者加肾俞，心功能不全者加心俞，脾虚体弱者加脾俞，足三里。

［操作］每次敷贴 5 ～ 6 个穴位。患者取坐位，充分暴露胸背部，用消毒棉签挑取少许药糊，将直径 1.5cm、厚 0.3cm 的药饼，敷贴所选穴位上，外用橡皮膏固定。于初伏、中伏、末伏天的 15 ～ 17 点进行穴位贴敷。(《齐鲁护理杂志》)

（八）拔罐疗法

［药物］生川乌 30g，生草乌 30g，洋金花 30g，生乳香 30g，生没药 30g，血竭 30g，红花 20g，细辛 15g，穿山甲 30g，桂枝 20g，麻黄 20g，威灵仙 20g，白芷 30g。

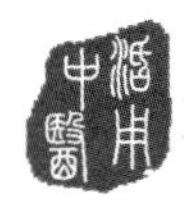

将上药浸泡于松节油、茶子油或麻油 10 斤，浸 30 ～ 50d 后当走罐介质。

［取穴］背部膀胱经。

［操作］将火罐用闪火法吸拔在背部，然后沿背部督脉、膀胱经第 1、2 侧线上下往返推移，火罐吸拔强度和走罐速度以患者耐受为度，直至所拔皮肤潮红、轻度充血为度；用干棉球将背部擦拭净。10d 治疗 1 次，3 次为 1 个疗程。（《湖北中医杂志》）

（九）耳穴贴压疗法

［取穴］主穴：肺、气管。配穴：神门、交感。

［操作］常规消毒耳穴部位，左手固定耳廓，右手用磁珠贴对准穴位贴压。以拇、示指对捏轻压磁珠 3min，至局部有热、麻、胀、痛等得气感。每次取单侧耳穴，隔日更换磁珠贴，并换另一侧耳穴，双耳交替做治疗，10d 为 1 个疗程。贴压期间，嘱患者每日自行按摩耳穴 2 ～ 3 次。按摩时，以按压为主，切勿揉搓，以免搓破皮肤，造成感染。（《中国当代医药》）

（十）耳穴刺络放血疗法

［取穴］耳尖穴或耳背静脉。

［操作］用左手拇指、示指在整个耳廓上做轻柔按摩，使其充血，严格消毒耳尖穴，提捏并固定耳廓，右手持采血针刺入耳尖穴 1 ～ 2mm，随即快速退针，轻柔挤按针孔，使其自然出血，放血数滴，血色由紫暗或深红色变为鲜红为准，完毕后再常规消毒针眼，最后用干棉球按压止血，次日选择最显露的耳背静脉以上法刺络放血，双耳交替。治疗 10d。（《内蒙古中医药》）

（十一）督灸疗法

［药物］鲜生姜，督灸粉（白芥子、附子、肉桂、冰片等）。新鲜生姜用打汁机打成姜泥，把渗出的姜汁留取备用，姜泥需现打现用。

［操作］向患者讲解治疗的目的以取得合作，患者取俯卧位，露出脊背，从而评估局部皮肤情况。施灸者先在患者督脉、膀胱经上推运三遍，手蘸姜汁在背部涂擦一遍，以防患者突遇凉的姜泥而感不适，之后再沿脊柱撒上一层督灸粉。将宽 10cm 长约 40cm 的桑皮纸覆盖在药粉的上面，桑皮纸的中央对准督脉。沿脊柱铺设姜泥从大椎一直铺至腰骶部，宽 6 ～ 8cm，厚度 1.5 ～ 2cm，两端用卷成条的卫生纸围起，以防姜汁溢出。把艾绒捏成三角形放到姜泥上，底宽 3 ～ 3.5cm，尖高 3 ～ 3.5cm，然后从头端到尾依次点燃。上、中、下三点，任其自然自灭，待燃尽无烟时稍停 3min，再在原艾灰的上面放第二遍，共灸 3 遍。第三遍燃尽后把余火压灭，用旧报纸折叠成宽 12 ～ 15cm 的长条覆盖在姜灰上，报纸上再用塑料薄膜盖上，而后盖上毛巾被，保温 20 ～ 30min。依次揭掉覆盖物，清除姜泥。全部结束后，让患者喝一杯热水。术后嘱勿受凉，远离空调、电风扇，勿饮冷水。灸后皮肤红润 4 ～ 6h 后慢慢起小水疱。第 2 天放掉水疱中的液体。灸痂一般 3 ～ 5d 脱落，20 ～ 30d 治疗 1 次，3 ～ 4 次为 1 个疗程。（《河南中医》）

（十二）中药灌肠疗法

［药物］半夏 15g，橘红 15g，茯苓 9g，炙甘草 5g，炒苏子 9g，炒莱菔子 9g，炒白芥子 6g，胆南星 10g。

［操作］将上药按常规方法水煎至 100ml，再将氯苯那敏 8mg 研面放进药液中，温度至 37℃左右，让患者在灌肠前 30min 先行排便，取侧卧位臀部抬高，用导尿管插入直肠 16 ～ 18cm，灌肠速度缓慢，10min 以上灌完药液，嘱患者卧床不动，尽量忍住，不要排出，以延长药液在肠道的时间。每日灌入 1 次，5 ～ 7d 为 1 个疗程。(《光明中医》)

（十三）针刀疗法

［取穴］$T_{7\sim10}$、$T_{11\sim12}$、$L_{2\sim5}$ 棘上韧带及棘间韧带和关节突，关节韧带，左侧第 5 ～ 9 肋腋中线部的胸腰筋膜，右侧第 5 ～ 9 肋腋中线部的胸腰筋膜，腹直肌起止点。

［操作］先用 1% 利多卡因在上述所选定施术点进行局麻，再进针刀。刀口线必须与患者下肢所在的纵轴方向保持一致，针刀体应与患者皮肤垂直，必须遵照针刀医学所规定的四步进针刀规程进针刀，针刀经过皮肤、皮下组织、筋膜，当针刀到达病变部位时，运用纵疏横剥或铲剥刀法，松解 2 ～ 3 刀，范围不超过 0.5cm。操作完成后，拔出针刀，并在施术部位的局部进行按压止血 3min，然后再用创可贴覆盖针刀口。(《中医外治杂志》)

（十四）药浴疗法

［药物］防风、白术、黄芪、山药、淫羊藿、肉桂、肉苁蓉。

［用法］上药按一定比例配制研末装袋，每袋 1000g，外用棉纱布包装成袋备用。用时将药末连同药袋一并置入约 5000ml 水中煎煮半小时，取汁，再将药汁置入消毒后的浴盆里，加入适量温水，水量以能使全身浸入为准。每周洗 6 次，每次用药 1 袋。首次治疗时间 20min，以后逐次增加时间，至 1h 为止，1 个月为 1 个疗程。(《湖北中医杂志》)

（十五）中药雾化吸入疗法

［药物］桔梗 10g，前胡 10g，川贝母 6g，胆南星 10g，半夏 10g，百部 10g，黄芩 10g，款冬花 10g，桑白皮 10g。加减：肾虚加熟地黄 15g，紫河车 30g；脾虚加黄芪 15g，山药 15g。

［用法］将上药放入 300ml 清水中浸泡 15min，煎煮 30min，将药液静置沉淀后，取上清液 40ml，每日雾化吸入 2 次，上、下午各 1 次，雾量为 2ml/min，每次 10 ～ 20min，10d 为 1 个疗程。(《当代护士》)

（十六）推拿疗法

［取穴］陶道、大椎、阿是穴。

［操作］用大拇指按揉陶道、大椎各 100 下；用拇指找出慢性支气管炎的阳性反应处，在第 1 胸椎至第 8 胸椎两侧及腰部检查出条索状物及压痛处，立即做好标记，用拇指和示指捏住针柄的末端，上下颤抖针头，利用针柄的弹性敲击皮肤，以皮肤微红为宜，每

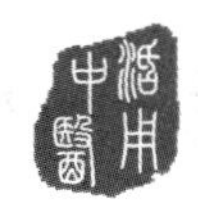

日 1 次，7 ～ 10d 为 1 个疗程，疗程之间可间隔 3 ～ 5d。（《中国农村卫生事业管理》）

（周凌云）

3. 支气管哮喘

［临床表现］支气管哮喘是一种气道慢性炎症性疾病，这种慢性炎症导致气道高反应性，常出现广泛多变的可逆性气流受限，并引起反复发作的喘息、气急、胸闷或咳嗽等。本病多属于中医学“哮病”范畴。

（一）中药内服

［药物］杏仁 10 ～ 15g，白果 8 ～ 12g，黄芪 20 ～ 30g，炙麻黄 10 ～ 12g，鱼腥草 25 ～ 30g，生石膏 25g 左右，地龙 12 ～ 15g，麦冬 15g，半夏 10g，丹参 20 ～ 25g，茯苓 25g，淫羊藿 10g，甘草 5 ～ 10g。加减：发热加黄芩、知母；咳嗽吐痰加贝母；食欲不振加焦三仙、莱菔子。

［用法］水煎服，每日 1 剂。（《临床医学研究与实践》）

（二）毫针疗法

［取穴］主穴：攒竹。配穴：寒痰阻肺配肺俞、风门；痰热壅肺配大椎、合谷；肝气上逆配丰隆、太冲；脾肺气虚配足三里、太渊；肾不纳气配气海、太溪。

［操作］常规消毒，攒竹穴用直径 0.30mm 的 1 寸毫针沿眶上切迹斜刺入 5mm，得气后行针 1min。实证施雀啄法，虚证施平补平泻法。配穴用 1.5 寸毫针，肺俞，风门，合谷，丰隆，太冲施提插泻法，大椎、太渊平补平泻，足三里、太溪施提插补法，气海施悬灸法。留针 30 min，艾条灸 15min。哮喘严重者留针后攒竹穴毫针用胶布固定，保留 24h，于第 2 天针刺时更换毫针。每日 1 次，10 次为 1 个疗程，共 3 个疗程。（《中国针灸》）

（三）天灸疗法

［药物］白芥子 40%，细辛 40%，甘遂 10%，延胡索 10%。共研细，用生姜汁调匀，加入凡士林，做成膏状备用。

［取穴］①肺俞、胃俞、志室、膻中；②风门、膏肓、脾俞、天突；③肾俞、定喘、心俞、中脘。背部俞穴均取双侧，1 次 1 组，3 组交替使用。

［操作］夏天三伏天入头伏期间将药物贴于穴位上，外用防过敏胶布固定。每次贴药 1h 以上至发疱，若患者感觉局部皮肤灼热疼痛或瘙痒难忍，可随时结束贴敷。若皮肤发疱后小者无须处理，大者用无菌注射器抽出液体，防止感染。10d 贴 1 次，治疗期间忌食生冷腥膻之品。（《湖南中医杂志》）

（四）穴位埋线疗法

［取穴］肺俞、膻中、定喘、足三里、丰隆。

［操作］皮肤常规消毒后用 1% 利多卡因在穴位处浸润麻醉，将 000 号医用羊肠线

（0.8～1.0cm）装入9号腰穿针（针芯尖端已磨平）前端内，根据穴位部位进针约1寸，行提插捻转得气后，边推针芯边退针管，使羊肠线埋入穴位皮肤下，线头不外露，消毒针孔，外敷无菌敷料，胶布固定24h。每2周治疗1次，共治疗2个月。（《实用心脑肺血管病杂志》）

（五）穴位注射疗法

［取穴］肺俞、膈俞、丰隆、定喘。

［操作］先取肺俞、膈俞，次日取丰隆、定喘。患者取坐位，局部消毒，用一次性5ml注射器抽取4ml黄芪注射液，肺俞、膈俞斜刺，定喘直刺，刺入约1.5cm，丰隆直刺约2.5cm，得气后回抽无血再注药，每穴1ml，拔针后无菌干棉签压迫针孔片刻。每日1次，10次1个疗程。（《辽宁中医药大学学报》）

（六）自血疗法

［取穴］主穴：定喘、大杼、风门、肺俞。配穴：足三里、脾俞、丰隆、肾俞、曲池。

［操作］每次选一对同名穴位，5次均为不同穴位，每一侧注射1～1.5ml自身静脉血，隔天注射1次。5次1个疗程，疗程中间隔10d，共治疗3个疗程。（《中国医药指南》）

（七）拔罐疗法

［操作］患者取俯伏坐位，大椎、肺俞、肾俞常规消毒，根据患者体型胖瘦选用直径1.5寸或2寸的玻璃火罐5个，用燃酒精棉球法在大椎、肺俞、肾俞行拔罐术。10～15min后，吸附部位产生瘀血现象且皮肤出现水疱时即可起罐。然后酒精棉球轻擦水疱（不要将水疱擦破）消毒，用消毒纱布覆盖，胶布固定。每5天治疗1次，5次为1个疗程，共治疗2～3个疗程。（《中国实用医药》）

（八）耳穴埋针疗法

［取穴］肺、下屏尖、神门、定喘。

［操作］患者取坐位，清洁耳廓内外，选定好穴位后，皮肤碘伏消毒，用镊子持无菌图钉型皮内针刺入相应穴位，最后用无纺布胶布块贴敷固定。留针期间勿接触水，留针7d，间隔3d治疗1次，3次1个疗程。（《实用医技杂志》）

（九）耳穴贴压疗法

［取穴］主穴：肺、定喘、气管、神门、肾上腺。配穴：喘点、脾、肾、三焦。

［操作］每次一耳，耳廓皮肤用75%酒精棉球消毒后，找准上述穴位，选贴5～6个穴位，至少3个主穴。压贴将磁珠对准固定，用手按压并稍加用力按摩片刻，按摩时手法要适中，使患者感到胀、微痛、热或微出汗为好。贴耳穴后，嘱患者每日按摩耳穴6次，每次每穴10次，每次使耳廓胀、痛、热感为宜。每3天更换1次，左右耳交替进行。20次为1个疗程。（《中医临床研究》）

（十）艾灸疗法

［取穴］主穴：定喘、膏肓俞、大椎、足三里。配穴：肺气亏虚加肺俞；脾气亏虚加

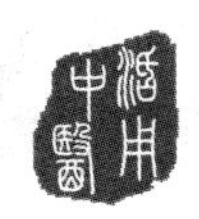

脾俞；肾气亏虚加肾俞、关元。

［操作］选用姜汁丰富的老姜（生姜），切成厚 0.5cm、直径 3 ～ 5cm 的薄片，用 7 号注射针头在其中央多处刺穿成孔，上置艾炷，放在上述穴位皮肤上施灸，当患者感到灼痛时，可将姜片稍提起，随后放下再灸，反复进行，每次灸 3 ～ 5 壮，以局部皮肤潮红为度。隔日治疗 1 次，每年三伏天治疗 15 次为 1 个疗程，连续治疗 3 个疗程。（《上海针灸杂志》）

（十一）中药灌肠疗法

［药物］紫苏子 30g，白芥子 30g，莱菔子 30g，麻黄 15g，地龙 30g，葶苈子 15g。

［用法］水煎 300ml 保留灌肠，连续 2 周。（《湖南中医杂志》）

（十二）足底反射 + 点穴疗法

［操作］用开水、盐、生姜、艾叶，蒸泡双脚 40 ～ 60min 后，采用足部反射法治疗，取甲状旁腺、肺、支气管、肾、输尿管、膀胱、尿道、上身淋巴腺、下身淋巴腺、胸等反射区。再取定喘、列缺、尺泽、膻中、合谷，实施点穴，用泻法。风寒者加风门、肺俞，并用生姜刮穴法；风热者加曲池、大椎、商阳；肝郁者加期门、隐白、太冲；痰盛者加中脘、丰隆；胸痛加中府；喘甚者加天突。（《双足与保健》）

（十三）中药雾化吸入疗法

［药物］冷哮用生麻黄 10g，杏仁 10g，甘草 5g；热哮用生麻黄 10g，杏仁 10g，生石膏 30g，甘草 5g。

［用法］分别水煎两次，再浓煎并反复过滤、沉淀，取液 50ml 装瓶备用，通过氧动力雾化吸入，每日 2 次，治疗 1 周。（《四川中医》）

（十四）推拿疗法

［操作］患者俯卧，医者立于其头前，用双手掌平推法，从大椎至长强，大杼至白环俞、附分至秩边各 10 ～ 15 次，再双手拇指叠加，按压 3 ～ 5 遍，然后双手掌揉 3 ～ 5 遍。后患者仰卧，医者立于其头前，用双手拇指从天突至鸠尾推 10 ～ 15 次，拇指点按膻中穴 3min，双手拇指同时按揉中府穴 3min。每日 1 次，12 次为 1 个疗程，疗程间隔 3 ～ 4d。（《中国中医急症》）

（十五）刮痧疗法

［操作］背部涂擦凡士林后，使用刮痧板刮背腰部，先刮督脉，由上而下轻刮至腰骶部，然后再刮膀胱经，手法稍重，均刮至出痧止；次刮前胸部，天突穴轻刮出痧，任脉由上而下刮，并刮每个肋间隙，出痧为宜；再刮双上肢肺经和大肠经由上向下刮至出痧；最后刮双下肢足三里至丰隆穴，由上向下刮，并强按压丰隆穴，出痧为止。（《中国民间疗法》）

（周凌云）

4. 慢性咳嗽

［临床表现］慢性咳嗽疾病是一种较为常见的多发性呼吸系统疾病，病情复杂且病程较长，症状严重时可对患者的日常生活、工作产生严重影响，明显降低患者的生活质量。中医学属于“咳嗽”“喘证”“肺胀”等范畴。

（一）中药内服

［药物］白前、紫菀各15g，五味子、法半夏、茯苓、桔梗、炙甘草、陈皮、干姜各10g，细辛3g。加减：恶寒者加黄芪、防风；咳嗽严重者加炙麻黄、苦杏仁；痰湿盛苔腻者加厚朴。

［用法］每天1剂，水煎，取200ml药汁分早晚2次服用。15d为1个疗程，连续治疗2个疗程。(《新中医》)

（二）中药膏方疗法

［药物］陈皮200g，清半夏120g，白果120g，炙麻黄90g，紫菀120g，款冬花120g，紫苏子100g，荆芥120g，防风120g，薄荷100g，辛夷100g，苍耳子100g，白芷100g，蜜百部120g，黄芩120g，甘草100g，桔梗120g，苦杏仁120g，前胡120g，石斛120g，五味子90g，菟丝子100g，桑寄生100g，生姜120g，大枣120g，黄芪60g，白术120g，茯苓150g，山药120g，当归120g，川芎100g，生、熟地黄各120g，黄精120g，槟榔100g，佛手100g，枳壳100g，鸡内金120g，焦三仙各100g，阿胶150g，龟甲胶100g，饴糖（糖尿病者用木糖醇）300g，黄酒500ml（烊化胶类）。加减：乏力易汗者黄芪用至150g，痰多者加瓜蒌120g，畏寒明显者加肉桂60g。

［用法］经浸泡、提取、浓缩、收膏，最后用6cm×7cm大小的小包装袋分装，1料膏方服1个月。初为清晨1袋，如无不适，1周后可早晚各1袋，服用期间如有感冒发热、伤食腹泻及其他急性疾病期间停服。(《中医药导报》)

（三）浮针疗法

［取穴］①针对气管旁的MTrP（肌筋膜触发点）：同侧上臂内侧前缘中央段；气管MTrP的下方或侧面1cm；胸骨柄上端，天突穴下方。②胸锁乳突肌上的MTrP周围1cm。③后颈诸肌的MTrP周围1cm。④剑突下上腹部中央MTrP下方或斜下方1cm。

［操作］用一次性浮针在MTrP周围的皮下疏松结缔组织层进行针刺，针尖指向MTrP，在皮下疏松结缔组织进行扫散，时间2min，50～200次，扫散完毕将浮针上的软管留置在皮下疏松结缔组织层，时间5～8h，2d治疗1次，连续治疗4次。(《中国针灸》)

（四）穴位埋线疗法

［取穴］天突、膻中。

［操作］患者仰卧位，穴位以碘伏常规消毒后，镊取长约1cm消毒羊肠线，放置在

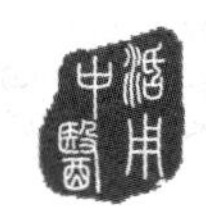

腰椎穿刺针针管的前端，后接针芯，左手拇、示指绷紧或捏起穴位部位皮肤，右手持针，刺入皮下；当出现针感后，边推针芯，边退针管，将羊肠线埋植在穴位的皮下，针孔处覆盖消毒纱布。每周埋线 1 次。（《河北中医》）

（五）天灸疗法

［药物］白芥子 800g，甘遂 200g，徐长卿 400g，细辛 800g，延胡索 800g，打成粉状，取适量，生姜汁约 9ml 调匀，每贴用药约 8g。

［取穴］主穴：①痰浊阻肺证取膻中、肺俞、定喘、膈俞、丰隆、中府；②痰热壅肺证取大椎、大杼、天突、膻中、风门、中府；③本虚标实证取肺俞、膈俞、脾俞、肾俞、膻中、丰隆、大椎。配穴：急性加重期取大椎、大杼、风门、中府；喘重者加定喘、外定喘穴；痰多者加丰隆；胸膈满闷者取膻中、中府、天突；稳定期取膻中、肺俞、脾俞、肾俞、膏肓俞。

［操作］每年三伏天治疗，分别在初伏、中伏、末伏、伏前加强、伏后加强各敷贴，1 次贴敷时间成人为 4 ～ 6h，儿童为 1 ～ 3h，当患者感觉发热或灼痛感不能耐受时，即可去掉穴贴。连续治疗 3 年。（《中医学报》）

（六）壮医药线点灸疗法

［取穴］主穴：大椎、定喘、肺俞。配穴：夜间多咳者加三阴交；咳痰多者加丰隆、太白；咽痒者加天井、曲池；咽痛者加少商、鱼际；抑郁心烦者加太冲。

［操作］药线选用原广西中医学院壮医研究所研制的药线（用壮药浸泡加工过的苎麻线）。18—50 岁用 2 号线（直径 0.7mm），51—65 岁用 1 号线（直径 1mm）。（《广西中医药》）

（七）温针灸疗法

［取穴］风门、肝俞、脾俞、肺俞、肾俞。

［操作］皮肤消毒后采用常规进针，平补平泻；后将长度约为 1.6cm 的药艾段置于风门、肺俞、脾俞、肾俞穴针尾，给予温针灸，每日 1 次，连续 10d。（《南京医科大学学报》）

（周凌云）

5. 支气管扩张症

［临床表现］支气管扩张症是由各种原因引起支气管树不可逆性扩张，导致反复发生化脓性感染的气道慢性炎症。临床表现为慢性咳嗽、咳大量脓痰、间断反复咯血，多数支扩患者的肺功能呈进行性下降，严重影响患者的生活质量。

（一）中药内服

◎急性期

［药物］黄芩 15g，桑白皮 15g，桔梗 10g，薏苡仁 30g，白及 15g，金荞麦 30g，桃

仁15g，山海螺30g。加减：兼喘者加射干、杏仁、厚朴；痰多者加半夏、制南星；津不足者加南沙参、北沙参、麦冬、芦根；咯血者加三七粉、蒲黄炭、血余炭。

［用法］每日1剂，水煎服。待咳嗽咳痰明显减轻、痰色转淡，舌苔由黄转白，可逐渐停用。此期疗程不大于4周。

◎缓解期

［药物］开金锁30g，麦冬15g，茯苓15g，生黄芪20g，白及15g，桔梗10g，薏苡仁30g，紫草15g。加减：肺脾气虚型酌加党参、白术、半夏；气阴两虚型酌加沙参、天冬、生地黄、芦根等。

［用法］此期以3个月为1个疗程，共治疗1～2个疗程。(《上海中医药杂志》)

（二）毫针疗法

［取穴］主穴：风门、肺俞、厥阴俞，或华盖、玉堂、膻中。配穴：痰湿犯肺加阴陵泉、公孙、丰隆；痰热壅肺加鱼际、合谷；脾肾阳虚加肾俞、脾俞、足三里等。

［操作］每日1次，用泻法，针刺以1寸为准，均平刺，留针15min。7d为1个疗程，共2个疗程。(《河南中医》)

（三）自血疗法

［取穴］主穴：定喘、肺俞、风门、大杼。配穴：肾俞、脾俞、足三里、曲池、丰隆。

［操作］每次选取1个穴位（取双侧），抽出患者2～3ml静脉血，每侧注射1～1.5ml自血，隔天注射1次，治疗5次为1个疗程，每疗程选取2个主穴、3个配穴，每次选取不同穴位。共治疗3个疗程，疗程之间间隔10d。(《新中医》)

（四）穴位注射疗法

［取穴］肺俞、孔最、列缺、鱼际、合谷、尺泽。

［操作］每次取4穴，循环选取上述穴位，常规消毒皮肤后，用2.5ml一次性注射器抽取双黄连注射液2ml分别在所取穴位处进针至患者有“针感”，回抽无血后注入药液0.5ml，拔针按压片刻，依次进行，每日1次，连续治疗10d。(《黑龙江中医药》)

（五）中药灌洗疗法

［药物］鱼腥草30g，金荞麦根30g，败酱草30g，黄芩15g，金银花15g，桔梗20g，白及20g。浓煎取汁沉淀取上清液高温加压消毒保温于37℃水浴中备用。

［用法］经B超定位确定穿刺点及脓肿深度，根据患者患病部位取适当体位，局部皮肤常规消毒后，戴手套，铺洞巾，以2%利多卡因自表皮至胸膜壁层逐层浸润麻醉，用手术刀片点破穿刺点表皮，用套管针经皮缓缓穿刺至B超确定的深度，缓缓拔出针芯。嘱助手预先将输液器墨菲管上方30cm处剪断，并根据脓腔大小剪2～4个侧孔，将有侧孔端的输液皮条经套管送入脓腔，轻轻拔出套管，穿刺部位常规消毒后覆盖开叉无菌纱布，胶布固定。然后用胶布将输液皮条固定于皮肤和衣服上。用50ml空针先抽出脓液（如较稠可注入少许生理盐水稀释），再抽取中药反复冲洗脓腔至抽出液变清，后将输液器与

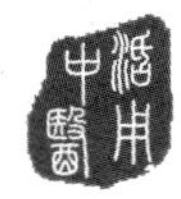

水封瓶以玻璃接管连接，行闭式引流。每日两次或多次。观察 2 ～ 5d，直至引流液变清变少拔管。（《江西中医药》）

（六）中药雾化吸入疗法

［药物］桔梗、黄芩、鱼腥草、侧柏叶按 2 ∶ 1 ∶ 2 ∶ 1 配制，采用水煎醇沉法制备，冷藏过滤后进行清滤，密封，灭菌后分装，每支 10ml，含生药 1g/ml。

［用法］用美国 Up-Draft 小容量喷雾器雾化吸入桔芩合剂（具体见上），每次 10ml，每日 2 次，采用 6 ～ 8L/min 氧气驱动，每次 15min，疗程 15 d，治疗全程遵循无菌操作规范。（《中国实验方剂学杂志》）

（周凌云）

6. 肺　炎

［临床表现］肺炎是指终末气道，肺泡和肺间质的炎症，临床表现主要有发热，咳嗽，咳痰，呼吸困难，肺部 X 线可见炎性浸润阴影，可伴胸痛或呼吸困难等。细菌性肺炎是最常见的肺炎，肺炎球菌引起的肺炎最为多见。为儿科常见、多发病，属于中医学“肺炎喘嗽病”范畴，其基本病机主要是外邪入侵、内伤饮食、肺气闭郁等。

（一）中药内服

［药物］黄芪 30g，太子参 15g，郁金 15g，黄芩 15g，杏仁 15g，桑白皮 15g，丹参 30g，当归 15g，苏木 15g，川芎 15g，川贝 10g。加减：咳嗽重加用紫菀、款冬花各 15g，喘重加用地龙 15g，蛤蚧 1 对，痰多加用陈皮 15g，葶苈子 15g，苏子 15g，偏于阴虚少痰加用寸冬 15g，沙参 15g，自汗重加用浮小麦 10g，盗汗加知母、黄柏各 10g，低热加用地骨皮 15g。

［用法］每日 1 剂，水煎服。（《当代医学》）

（二）针四缝疗法

［取穴］在两手第 2 至第 5 指掌侧，第 1、2 节横纹中央。

［操作］常规消毒后，用 26 号毫针快速刺入 1 ～ 2min 后出针，出血或挤出少许黄白色透明黏液，黏液尽量 1 次挤尽，一般 1 周 2 ～ 3 次为 1 个疗程。（《当代护士》）

（三）毫针疗法

［取穴］足三里（双）、上巨虚（双）、中脘、气海、天枢（双）。

［操作］取仰卧位，局部常规消毒后，采用 0.25mm×40.00mm 一次性无菌针灸针，进针后采用平补平泻法，得气之后留针 30min，每日 1 次，共治疗 5 次。（《中医学报》）

（四）中药封包疗法

［操作］艾绒 150g，干姜 15g，羌活 15g，吴茱萸 15g。将上药磨碎、过筛、微波加热及布袋封存，局部热敷肺俞和膻中各 10min，每日 2 次，7d 为 1 个疗程，第 2 个疗程开始每日 3 次。连续治疗 2 个疗程。（《中国中医药信息杂志》）

（五）穴位注射疗法

［药物］维丁胶性钙注射液（规格：1ml 含钙 0.5mg，维生素 D20.125mg），每次 1ml；异丙嗪注射液（规格：50mg/2ml），1mg/kg，最多每次 25mg。

［取位］肺俞。

［操作］每侧穴位用一半药量注射，每天 1 次，连用 3d 为 1 个疗程，隔 3d 后再予 1 个疗程治疗。（《新中医》）

（六）穴位贴敷疗法

［药物］薄荷 10g，枳实 12g，生半夏 6g，鱼腥草 30g，紫苏子 12g，枇杷叶 10g，大青叶 20g，黄芩 15g，藿香 12g，麻黄 6g。

［取穴］膻中、膏肓、肺俞及天突。

［操作］将上述药材加以研磨，并用凡士林进行调和制成药糊。将制好的取少量药糊均匀地涂抹于医用自用敷料上，根据病情需要贴于上述穴位。贴敷前用火罐进行拔吸再用姜蘸取白酒擦拭皮肤方可进行贴敷。每次贴敷 6 ～ 8h，每日 2 次，进行 1 个疗程（3d）的治疗。贴敷中如出现红肿、刺痛等症状及时撕下并妥善处理。

（七）拔罐疗法

［操作］患者取俯卧位，充分暴露背部皮肤，涂液状石蜡或白凡士林，依患者胖瘦程度选用直径 2.5 ～ 4.5cm 的玻璃火罐，用闪火法拔于左侧肺俞穴处，沿足太阳膀胱经循行路线向下推至脾俞穴处，再回拉至肺俞穴，如此重复 3 ～ 5 次，至走罐部位皮肤充血甚至出现瘀斑，将罐取下；右侧重复相同步骤。最后选用大小合适的罐以闪火法拔在背部肺区听诊水疱音密集处（阿是穴），留罐 3 ～ 5min 取下。隔日 1 次，疗程 6d。（《中国中西医结合儿科学》）

（八）耳穴贴压疗法

［取穴］咽喉、气管、肺、脾、肾、神门、皮质下、内分泌、脑干。

［操作］用小方胶布将中药王不留行子放于胶布中央，贴压于耳穴上，左右耳交替，3d 换 1 次。嘱患者每天按压耳穴 2 ～ 3 次，每次 2 ～ 3min。（《医学理论与实践》）

（九）艾灸疗法

［取穴］主穴：阿是穴（背部肩胛下区或腋下啰音最明显处）、百劳、膏肓、定喘、肺俞。配穴：脾虚湿滞型与肺脾气虚型加灸脾俞、肾俞、足三里、大肠俞；痰湿壅盛型加灸脾俞、膈俞；痰饮型加灸脾俞、肾俞、命门、风门。

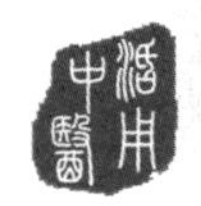

［操作］用艾条灸，每次灸 5min，每日 2 次。(《中医儿科杂志》)

（十）中药灌肠疗法

［操作］麻黄（炙）3 ～ 9g，大叶青 5 ～ 12g，小春花 6 ～ 12g，七叶一枝花 4 ～ 10g，钩藤 5 ～ 12g，连翘 5 ～ 12g，菖蒲 3 ～ 6g，杏仁 5 ～ 12g，桔梗 5 ～ 12g，甘草 3 ～ 6g，生大黄 7 ～ 10g，苏子 5 ～ 12g，瓜蒌子 10 ～ 20g，其用药剂量按年龄增减，每天 1 剂，由制剂室煎制至 100 ～ 400ml，按每日 5 ～ 10ml/kg，分 2 ～ 3 次保留灌肠。(《中医中药》)

（十一）中药雾化疗法

［药物］炙麻黄、杏仁、苏子、草劳子、白芥子、莱菔子、法半夏、茯苓、陈皮、车前子、干姜、甘草。各药剂量根据患儿体重而定。按中药常规煎法将药物煎好去渣装瓶备用。

［用法］雾化吸入器药杯中放入药液 40ml，患儿取端坐位，较小患儿可由家长抱着，进行雾化吸入，每日 2 次，每次 10 ～ 20min，每次雾化吸入后均予胸背部叩击，利于痰液咳出。及时擦净口鼻腔分泌物，必要时予以吸痰。(《中国医药指南》)

（十二）中药离子导入疗法

［操作］①大黄、黄柏、白芷、醋乳香、醋没药等研粉用蜂蜜调糊，做成直径 2 ～ 3cm、厚度 0.5cm 左右的药饼。②患者俯卧，暴露背部，上药纱布包好敷于双侧肺俞、膏肓及阿是穴，再将药物离子导入仪的电极板用湿布包好，阴极贴于膻中穴，阳极贴于药饼上，并用沙袋压紧。③接通离子导入仪，电流强度调制 5 ～ 10mA，刺激强度以患者感觉舒适为宜，每次 20min，每日 1 次，连用 3 ～ 5d。(《山西中医》)

（十三）推拿联合穴位贴敷疗法

［操作］①推拿：小天心 1min，一窝风 1min，补肾水 5min，揉二马 1min，揉板门 5min，逆运内八卦 1min，清肺经 5min，推四横纹 3min，小横纹 3min，清天河水 2min。鼻塞流涕加揉迎香 1min，头痛不适加开天门 1min，每日 4 次。②穴位贴敷：白芥子 500g，麻黄 500g，苦杏仁 500g，细辛 500g，研粉过筛，姜汁调糊，制成厚 0.5cm、半径 1.5cm 的圆形药饼，用 4cm×4cm 胶布固定，贴于双侧肺俞，膻中或天突穴，每天 1 次，半岁以内贴 2h，半岁至 1 岁贴 3h，1 岁以上贴 4h。(《中医外治杂志》)

（宁晓霞）

7. 慢性阻塞性肺疾病

［临床表现］慢性阻塞性肺疾病，简称慢阻肺，是一种具有气流阻塞特征的慢性支气管炎和（或）肺气肿。是以气流受限为特征的肺部疾病，并伴有肺对有害颗粒或气体的异常炎症反应。患者可有气促、咳嗽、咳痰等症状。多由慢性呼吸道疾病如慢性支气管炎、支气管扩张发展而来。其病因病机为本虚标实、虚实夹杂。

（一）中药内服

［药物］生大黄 7g，枳实 9g，厚朴 9g，百部 20g，黄芩 12g，陈皮 11g，丹参 16g，半夏 14g，茯苓 20g，甘草 7g。加减：痰多加胆南星 12g，浙贝母 14g；发热加鱼腥草 18g；水肿加车前子 20g。

［用法］水煎服，每日 1 剂，分 2 次服。(《中国医药指南》)

（二）毫针疗法

［取穴］肺俞、膻中、定喘、肾俞、脾俞、膏肓。

［操作］平补平泻法，得气后留针 20min，每日 1 次，共 30 次。(《辽宁中医药大学学报》)

（三）电针疗法

［取穴］膻中、乳根、关元、中脘、天枢、膺窗。配穴：外感加合谷；痰浊加丰隆。

［操作］上述穴位常规针刺，留针 30min，接 G6805-1A 电针仪，选连续波，频率 1.7Hz，不能耐受者适当调整强度及频率。每周 2 ～ 3 次，共治疗 14 次。(《上海针灸杂志》)

（四）雾化疗法

［药物］麻黄 10g，葶苈子 15g，桔梗 10g，旋覆花 15g，红花 15g，当归 15g，丹参 30g，鱼腥草 30g，白芥子 10g，党参 15g，南沙参 15g。

［用法］经煎药机煎煮后将药液无菌灌装成袋备用，用时取液用双层无菌脱脂纱布过滤去渣 3 次，将过滤好的无菌药液取 20ml 放入超声雾化器中雾化吸入，每次 10 ～ 15min，每日 2 次，治疗 14d。(《中医杂志》)

（五）拔罐疗法

［取穴］肺俞、脾俞、肾俞。

［操作］用 75% 乙醇常规无菌操作脊柱两侧皮肤，用中号火罐以闪火法将罐子吸附在相应穴位上，每次留罐 10min，每日 1 次，2 周为 1 个疗程，连续 2 个疗程。(《安徽中医学院学报》)

（六）推拿疗法

［操作］头面部及项部操作：①从头顶部到枕部用五指拿法，从枕部到项部用三指拿法。②推桥弓穴。③面部分法。④扫散法。躯干部操作：①横擦前胸部。②横擦肩背、腰部。③斜擦两肋。上肢操作：①直擦上肢。②拿上肢。③运肩关节，理手指，最后搓抖上肢。④重复头面部操作，加震百会、大椎、命门穴。按揉心俞、肺俞、脾俞、肾俞、命门，擦肾俞、命门。每次 20min，每周 5 次，共 8 周。(《中国临床康复》)

（七）穴位贴敷疗法

［药物］白芥子、甘遂、细辛、葶苈子、延胡索、洋金花、冰片等，按 2 ∶ 2 ∶ 2 ∶ 2 ∶ 2 ∶ 2 ∶ 1 比例研细过 120 目筛；以鲜姜汁适量调成泥膏密封备用。

［取穴］定喘、肺俞、脾俞、肾俞、华佗夹脊穴。

［操作］患者取坐位或俯卧位从上而下按摩上述穴位；待背部发热得气后，将药捏成

5g 丸，置于 6cm×4cm 大小胶布中心，取 6 块贴膏分别贴在双侧定喘、肺俞、脾俞，5 ～ 10min 后患者自觉贴穴部位发热，渐渐明显灼痛，根据情况一般 2 ～ 6h 取下药饼。治疗后 3d 忌冷饮、洗澡，每年三伏天治疗，每伏各治疗 1 次，共 3 次为 1 个疗程，一般观察 3 个疗程。（《中国中医急症》）

（八）穴位注射疗法

［药物］黄芪注射液 10ml。

［取穴］肺俞、肾俞、膏肓、足三里、丰隆。

［操作］采用 10ml 注射器抽取黄芪注射液，换皮试针头，背部腧穴与脊柱成 75° 进针 0.5 寸；足三里、丰隆垂直进针 1 寸；每次进针后回抽无血方可注射药液，注射时宜缓慢，同时询问患者有无得气感。每周 2 次，共 12 周。（《河北中医》）

（九）艾灸疗法

［取穴］主穴：肺俞、风门、膻中、定喘、膏肓、肾俞、足三里。配穴：列缺、尺泽、膻中、定喘。

［操作］每次取 2 ～ 3 个穴位，用艾条点燃后行回旋灸，每穴 10min，使穴位局部皮肤潮红，每日治疗 1 次。（《上海针灸杂志》）

（十）自血疗法

［取穴］主穴：大杼、风门、肺俞、足三里、丰隆。配穴：脾俞、肾俞。

［操作］严格消毒，每次抽患者 2 ～ 3ml 静脉血，每次选 1 对同名穴位（5 次穴位均不同，主穴与配穴相结合），5 次 1 个疗程，隔日 1 次，疗程间隔 10d，共 3 个疗程。（《中国医学创新》）

（十一）中药灌肠疗法

［药物］生大黄、厚朴、瓜蒌、葶苈子、茯苓、丹参、黄芪等煎取 500ml。

［用法］取上药液 150ml，加热至 30 ～ 40℃后盛于一次性灌肠袋内，灌肠袋连接 16 ～ 18 号的硅胶氧气管，准备好常规灌肠用物，取得患者配合后，嘱患者先排便后取左侧卧位，臀部抬高 10 ～ 15cm，先将尿管前端用液状石蜡润滑，排出气体，缓慢插入肛门 15 ～ 20cm，以达直肠上段以上，并用胶布固定于肛缘，以缓慢速度（60 ～ 70 滴 / min）滴入直肠以上部位，灌注完毕后，嘱患者静卧，使药液保留 1h 以上，注意观察患者有无不适，做好记录，每日灌肠 1 次，7d 为 1 个疗程。（《四川中医》）

（宁晓霞）

8. 慢性呼吸衰竭

［临床表现］呼吸衰竭是各种原因引起的肺通气和（或）换气功能严重障碍，以致不

能进行有效的气体交换，导致缺氧伴（或不伴）二氧化碳潴留，从而引起一系列生理功能和代谢紊乱的临床综合征。属于中医学“喘证”“痰饮”“肺胀”“心悸”“水肿”“惊厥”“闭证”“脱证”等范畴，属于本虚标实之证。

（一）中药内服

［药物］熟地黄 15g，山茱萸 15g，五味子 5g，枳实 16g，党参 16g，黄芩 16g，茯苓 15g，制附子 6g，肉桂 6g，杏仁 16g，大黄 16g，丹参 16g，沉香（后下）10g，黄芪 15g，麦冬 10g，白术 10g，陈皮 10g，甘草 6g，鱼腥草 16g，桃仁 13g，桔梗 13g，厚朴 10g，川芎 10g，姜半夏 12g，生姜 8g，蛤蚧 10g。

［用法］每日 1 剂，水煎取汁 200ml，分 2 次服用，连续服药 14d。30d 为 1 个疗程，治疗 3 个疗程。(《中国实验方剂学杂志》)

（二）毫针疗法

［取穴］列缺、尺泽、丰隆、太渊、太溪、足三里、肾俞、肺俞、脾俞、胃俞、大肠俞（均取双侧）、中脘。

［操作］患者充分暴露针刺穴位，常规针刺皮肤消毒，取 0.25mm×40mm 一次性毫针于选择穴位行平补平泻手法，得气后留针 25min，留针期间再行手法 1 次，每日 1 次，共治疗 2 周。(《河北中医》)

（三）中药灌肠疗法

［操作］大黄 12g，厚朴 24g，芒硝（冲服）6g，枳实 12g。每日 1 剂，加水 500ml 煎取 200ml，温度 36 ～ 38℃，高位保留灌肠，每日 2 次，每次 100ml，疗程 7d。(《中国中医急症》)

（四）中药雾化吸入疗法

［药物］杏仁 15g，地龙 10g，川贝母 15g，半夏 15g，瓜蒌 10g，黄芩 10g，荆芥 10g，细辛 5g，丹参 15g。

［用法］加水 500ml，煎至 100ml，将药液放入过滤布袋，过滤去渣反复过滤 3 次，取过滤后的药液约 20ml 放入超声雾化器中雾化吸入，每次持续 10min，每日 2 次。连续治疗 3 个月。(《中医药导报》)

（五）中频电刺激疗法

［操作］患者取舒适体位，将电极片贴于双侧定喘穴、肺俞、足三里、丰隆。选用全日康 J18B 型电脑中频治疗仪，选取功能性电刺激，每次 20min，早、晚各 1 次，7d 为 1 个疗程。(《中医药临床杂志》)

（宁晓霞）

9. 胸腔积液

［临床表现］胸腔积液是指液体不正常地积聚在胸膜腔内，压迫周围的肺组织，影响呼吸功能。属于中医学“痰饮”“悬饮”“支饮”等范畴，与水液代谢失调有关。

（一）中药内服

［药物］附子（先煎）60g，制川乌（先煎）9g，制草乌（先煎）9g，干姜 20g，桂枝 20g，川椒目 5g，泽泻 20g，龙葵 60g，海浮石 30g，海藻 15g，猫爪草 60g，胆南星 10g，丝瓜络 6g，壁虎 6g，肉桂 2g，麝香适量。加减：肺脾两虚、痰瘀互结加茯苓 30g，黄芪 60g，白术 20g；脾肾两虚、痰饮犯肺加巴戟天 12g，补骨脂 10g，茯苓 30g；阳虚湿困、饮停胸胁加黄芪 120g，猪苓 15g。

［用法］上方首煎留 150ml 左右，复煎 1 次留 100ml 左右，两次煎液兑匀，分早晚 2 次服，治疗 4 周。(《中国中医急症》)

（二）毫针疗法

［取穴］主穴：云门、期门、章门、京门、关元、中极、水道、归来。配穴：肺虚加肺俞、膻中；脾虚加足三里、阴陵泉；肾虚加肾俞、太溪。

［操作］患者取仰卧位，不能平卧的患者采用仰靠坐位，穴位局部皮肤和医者手指用乙醇常规消毒后，根据不同穴位需要选用 0.30mm×（40 ～ 50）mm 毫针进行针刺，云门、期门向外斜刺 0.5 ～ 0.8 寸，不可深刺，以免伤及内脏；章门、京门直刺 0.5 ～ 1.0 寸；针刺关元、中极、水道、归来等穴前，先令患者排空小便，关元、中极直刺或向下斜刺 1.0 ～ 1.5 寸，水道、归来直刺或向内下斜刺 1.0 ～ 1.5 寸，使针感下传至会阴有尿意为佳。各穴得气后施以平补平泻法，留针 30min，其间每 10min 行针 1 次。隔日 1 次，每星期治疗 3 次，4 周为 1 个疗程。(《上海针灸杂志》)

（三）穴位贴敷疗法

［药物］大戟、甘遂、芫花、牵牛子、小茴香、冰片等，粉碎后过 100 目筛，密封备用。

［用法］每次取 20g，用蜂蜜适量调成膏状，摊于 5cm×5cm 专用纱布上，局部用安尔碘消毒后贴敷神阙穴，胶布固定。另取 50g，以蜂蜜适量调成膏状，摊于 10cm×10cm 专用纱布上，局部清洗后贴敷右侧日月、期门穴部位，胶布固定，24h 换药 1 次，30d 为 1 个疗程。(《中医学报》)

（四）艾灸疗法

［取穴］百会、大椎、肺俞、膏肓、肾俞、脾俞、中脘、神阙、关元、水分、水道、温溜、足三里。

［操作］施灸时先用细辛 6g，生黄芪 10g，龙葵 10g，肉桂 3g，川椒目 10g，桂枝 10g 研细末，取少许酒调，敷在要灸的穴位上，然后将艾条的一端点燃，对准应灸的腧

穴部位，距皮肤（酒调药末）2～3cm施灸。使患者局部有温热感而无灼痛为宜，一般每穴灸10～20min为度，然后在下一穴位上用酒调药末敷药，继续施灸，依此类推。背部穴位和腹部穴位如上法每天交替施灸，但神阙穴每天必灸。（《中国中医急症》）

（宁晓霞）

10. 睡眠呼吸暂停综合征

［临床表现］睡眠呼吸暂停综合征，也称阻塞性睡眠呼吸暂停低通气综合征，是一种病因不明的睡眠呼吸疾病，临床表现有夜间睡眠打鼾伴呼吸暂停和白天嗜睡。由于呼吸暂停引起反复发作的夜间低氧和高碳酸血症，可导致高血压、冠心病、糖尿病和脑血管疾病等并发症及交通事故，甚至出现夜间猝死。属于中医学的“鼾病”“鼾证”“鼾眠证”等，属于本虚标实之证，痰浊是其基本病理因素。

（一）中药内服

［药物］桔梗30g，甘草10g，穿山甲（研面冲服）10g，海浮石30g，杏仁10g，皂角刺5g，生地黄30g，棉芪10g，枳壳30g，升麻9g，柴胡9g，桃仁13g。加减：偏于脾虚者加党参10g，土白术10g，茯苓10g；痰浊偏盛者加礞石30g，天竺黄15g；瘀血偏重者加红花10g，当归30g，地龙12g。

［用法］每日1剂，水煎两次兑匀，分3次温服。（《四川中医》）

（二）穴位埋线疗法

［取穴］廉泉、孔最、膻中、中脘、足三里、阴陵泉、丰隆、脾俞。

［操作］羊肠线长度依患者体型而定，3～10mm，用无菌镊子把羊肠线装入9号羊肠线无菌埋线针中，进针深度和角度同毫针刺，快速进针，待患者有酸麻沉重胀感时，缓推针芯将羊肠线植入，缓慢退针，按压针孔片刻，以创可贴贴敷。2周1次，共治疗3次。（《甘肃中医学院》）

（三）耳穴贴压疗法

［取穴］神门、交感、皮质下、肺、脾、肾。

［操作］耳廓局部用75%乙醇常规消毒后，医生以左手固定耳廓，右手用镊子夹取粘有王不留行药子的0.4cm×0.4cm胶布贴在耳穴上，并用手按压，使之固定。耳穴部位有酸、疼、胀、热感则穴位准确，每天按压3～5次，每次每穴按压10～20下，两耳交替治疗，治疗1个月。（《陕西中医》）

（宁晓霞）

11. 高血压病

［临床表现］高血压是一种以体循环动脉压升高为主要特点的临床综合征，动脉压的持续升高可导致靶器官如心脏、肾脏、脑和血管的损害，并伴有全身代谢性改变。症状可有头晕、头痛、颈项板紧、疲劳、心悸等，病程后期心脑肾等靶器官受损或有并发症时可出现相应的症状。随着经济水平的不断发展和人们饮食习惯的改变导致了我国高血压病的患病率逐年增高，目前我国的高血压患者数已达到 2 亿多。中医学认为高血压属于“眩晕”范畴，本病多因脏腑失和、气血失运所致。

（一）中药内服

［药物］天麻 12g，钩藤 10g，石决明 20g，牡蛎 30g，牛膝 10g。

［用法］每日 1 剂，分 2 次口服。4 周为 1 个疗程。（《中国中药杂志》）

（二）针灸疗法

［取穴］主穴：风池、曲池、太溪、太冲、三阴交。配穴：肝火亢盛配行间、侠溪；阴虚阳亢配肝俞、复溜；痰湿壅盛配丰隆、阴陵泉；阴阳两虚配关元、肾俞。

［操作］根据患者辨证分型，将主穴、配穴分为两组，交替使用。使用 0. 30mm×40mm 无菌不锈钢针灸针进行针刺，留针 30min，每隔 10min 行针 1 次。每日针刺 1 次，1 周为 1 个疗程，每疗程间隔 2d，共治疗 4 个疗程。（《针刺研究》）

（三）艾灸疗法

［取穴］百会、内关、关元、双侧足三里、双侧涌泉。

［操作］选用 DAJ-10 型多功能艾灸仪进行灸法治疗，施灸材料选用艾绒，每次 30min，温度 40 ～ 50℃，每日 1 次，10d 为 1 个疗程。（《辽宁中医杂志》）

（四）电针疗法

［取穴］曲池。

［操作］选用 0.30mm×40mm 健卫仕牌一次性无菌毫针进行针刺。双侧曲池穴局部常规消毒后，针尖与局部皮肤成 90° 夹角刺入 25 ～ 30mm，得气后连接在 G9805 低频电子脉冲治疗仪的一端输出电极上，另一端输出在曲池与阳溪连线曲池穴下 5 寸处接一皮肤电极（非穴位），输出等幅连续波，刺激强度 12mA，频率 20Hz，留针 10min，每日 1 次，连续治疗 15d 为 1 个疗程，共治疗 1 个疗程。（《中国针灸》）

（五）刺血疗法

［取穴］行间。

［操作］手指轻揉按摩穴位数分钟，用碘伏和乙醇消毒后，用一次性注射针头对准施术部位，快速刺入 3 ～ 6mm，随即出针，轻按针孔周围，使其自然出血。出血量依病情而定，一般放血 0.5 ～ 1ml，然后用棉球按压针孔周围，每次单穴放血，交替进行，每 2d 放血 1 次，

每穴放血 5 次，共 10 次为 1 个疗程。（《江西中医药》）

（六）耳穴贴压结合耳尖放血

［取穴］主穴：耳迷根（双）、内分泌、神门、降压点、降压沟。配穴：肝火亢盛型加肝、心；肝阳上亢型加肝、肾、心、神门；痰浊壅盛型加脾、心、神门。

［操作］对患者进行耳尖放血后，根据患者辨证分型，选择相应的配穴进行耳穴贴压。耳尖放血：耳尖部先加以轻微按摩，促使局部充血，然后对局部皮肤和操作者双手进行常规消毒。放血时，将患者一侧耳廓对折，操作者左手提捏耳尖部皮肤，右手持一次性采血针对准耳尖穴快速刺入耳尖 1 ～ 2mm，随即挤压出血，一般以 5 ～ 7 滴为宜，用酒精棉球拭净。耳穴贴压：用酒精棉将患者耳廓擦拭一遍，待干后取王不留行子 7 粒，把医用胶布剪成 0.6cm2 的小方块 7 片，再将王不留行子分别黏附在小块胶布的中间贴于相应穴位，每穴按压至有胀、麻、痛感为好。其中交感、耳背沟重压刺激，每天用手指持续按压 5min。3d 后再贴压另一侧耳穴，14d 为 1 个疗程，每疗程间隔 5d。（《浙江中医杂志》）

（七）灸脐疗法

［药物］芪香散：生黄芪、杜仲、益母草、桑寄生、首乌藤、茯神、栀子、黄芩各 9g，田七、五味子、川牛膝、天麻、钩藤各 12g。将药物混合，进行超微粉碎，取药末备用；麝香 1g。

［取穴］神阙穴。

［操作］先以温开水调面粉成圆圈状（长约 12cm，粗约 2cm），面圈的中间孔应与患者脐孔大小一致（直径约 1.5cm）备用。令患者仰卧位，充分暴露脐部，用 75% 乙醇在脐局部常规消毒后，将面圈绕脐一周，取少许麝香（如小米粒大）置于脐内，然后取自制芪香散药末适量（8 ～ 10g）填满脐孔，用艾炷（直径约 2cm，高约 2cm）置于药末上，连续施灸 10 壮，约 2h。灸后用医用胶布封固脐中药末，2d 后自行揭下，并用温开水清洗脐部。每周治疗 2 次，连续治疗 1 个月为 1 个疗程。（《四川中医》）

（八）穴位埋线疗法

［取穴］太冲、肝俞、血压点。

［操作］线针内置入长为 1.0cm 羊肠线，常规皮肤消毒，左手固定相应腧穴，右手持针快速刺入皮下，得气后将羊肠线推入腧穴内。20d 治疗 1 次，2 次为 1 个疗程。（《中国中医基础医学杂志》）

（九）平衡针疗法

［取穴］主穴取降压穴（定位：在足弓划“十字”，“十字”交点即为此穴），伴头痛取头痛穴（定位：足背第 1、2 趾骨结合之前凹陷中）。

［操作］常规消毒后，采用 0.30mm×40mm 毫针进行针刺，降压穴直刺 1 寸，头痛穴与皮肤成 15° ～ 45° 斜刺 1.5 ～ 2 寸，患者局部出现酸、麻、胀感后即可出针。（《上

海针灸杂志》）

（十）药浴疗法

［药物］钩藤 30g，夏枯草 15g，牛膝 20g，茺蔚子 15g，海风藤 10g，络石藤 10g，桑寄生 10g。

［用法］以上中药纱布包裹，浸入温水中早晚各 1 次泡脚，每次 30 ～ 40min，4 周为 1 个疗程。（《中国老年学杂志》）

（十一）眼针疗法

［取穴］主穴：脾区、胃区。［脾区：位于瞳孔内下方，相当于时钟 6：45 ～ 8：15（左眼）和 3：45 ～ 5：15（右眼）时针区间，左右对称。胃区：位于瞳孔内下方，相当于时钟 7：30 ～ 8：15（左眼）和 4：30 ～ 3：45（右眼）时针区间，左右对称。）配穴：肝火亢盛加肝区，阴虚阳亢、阴阳两虚加肝区、肾区。（肝区：位于瞳孔外方偏上，相当于时钟 2：15 ～ 3：00（左眼）和 9：45 ～ 9：00（右眼）时针区间，左右对称。肾区：位于瞳孔上方偏内侧，相当于时钟 11：15 ～ 12：00（左眼）和 12：45 ～ 12：00（右眼）时针区间，左右对称。］

［操作］采用华佗牌 0.25mm×13mm 不锈钢毫针。常规消毒，以左手指按压眼球，使眼眶皮肤绷紧，右手持针在距眼眶 2mm 处眼睑相应穴位处，按取穴顺序沿皮横刺进针，不施手法，留针 30min 后起针。（《中医杂志》）

（十二）头针疗法

［取穴］第 1 组穴，头部双侧感觉区、晕听区。第 2 组穴，头部双侧平衡区。

［操作］两组穴位隔天选用。刺法：患者取坐位，选 0.4mm×40mm 毫针，穴位常规消毒后，快速横刺进针，针与头皮成 15° ～ 25° 夹角，进针深度在 20 ～ 30mm，每次留针 30min，每隔 5min 行针 1 次，频率为 180r/min。出针后不按压针孔，有时会有少量出血，每日针刺 1 次。（《辽宁中医杂志》）

（十三）火针结合正骨疗法

［操作］

1. 火针疗法操作　取双侧风池穴、大柱穴以及颈 2 至胸 1 夹脊穴、肩胛骨内缘，用华佗汉针 0.5mm×25.0mm 细火针操作。患者取俯卧位或坐位，碘伏消毒针刺部位，医者将火针在燃烧的酒精棉球外焰处加热至针体红透，垂直对准穴位快速进针，快速出针，用消毒棉签按压出血点。进针深浅根据患者的胖瘦和刺入部位进行调整。火针治疗隔日治疗 1 次，5 次为 1 个疗程。注意：治疗当日不可以洗澡。

2. 正骨法操作　定点旋转复位法。以棘突偏向左侧为例，患者坐在靠背椅上，全身放松，两腿自然屈曲，颈部前屈 10° ～ 15° 。术者站在患者背后，右手拇指按在偏歪的棘突左旁。左侧肘关节半屈，托在患者的下颌部。左手张开按在患者的枕后部。俯身用胸部抵住患者头部固定，嘱患者颈部放松。缓慢地向上用力将患者头部托起，并同时向左侧旋转。至最大限度时，再快速加力向左侧旋转约100°，同时右手拇指顺势向右顶推偏歪棘突。即可感到颈椎棘突弹动回位并出现一声或数声弹响。将患者头部缓慢回复中立位，拿捏按摩颈肩部肌肉韧带等软组织，使其放松、平复。(《中国医药导报》)

(十四)推拿疗法

[取穴]印堂、神庭、攒竹、太阳。

[操作]推法，从印堂至神庭24次，分推法从攒竹至太阳24次，头顶五指拿法，由前向后10次，扫散头颞部每侧30次，早、晚各1次。(《时珍国医国药》)

(十五)足反射疗法

[主反射区]头部区，垂体区，小脑及脑干区，内耳迷路区，肾上腺区，生殖腺区(足底部)。加减：肝火亢盛加肝区、胆区；阴虚阳亢加肾区、肝区；痰湿壅盛加脾区、降结肠区；阴阳两虚加心区、肾区；便秘者加降结肠区、乙状结肠及直肠区；心悸失眠者加心区、失眠点；痔疮者加肛门区；颈椎病者加颈椎区、颈项区。

[操作]①患者取俯卧位，双足暴露稍垫高，以舒适便于操作为度，医者坐于足前方，双手各持改良圆针，用椭圆体端有序地捶击或叩击双足底，尽量覆盖足底各个部位，力度先轻后重，以患者能耐受为度，操作要有节奏感和适当的频率，时间约10min；②用钝圆锥体端在呈圆形或方形的主反射区和配区点按法或按揉法，呈长方形的或不规则的条状反射区均用推擦法，每区操作1～3min，力度先轻后重，以患者能耐受为度；③取俯卧位，用中段圆柱体推擦双足底约5min。每日1次，每次治疗约40min，10次为1个疗程，期间休息2d，共治疗3个疗程。(《浙江中医杂志》)

(十六)穴位注射

[取穴]肾俞。

[操作]以2ml注射器5号针头，于肾俞穴位注射川芎嗪10mg/次(0.5ml)，注射时，针头进入肾俞穴后，先行捻转提插，患者有针感后，回抽无血液及气泡，缓慢注入药液，每日1次，7次为1个疗程。(《中国实用医药》)

(十七)刮痧疗法

[部位]督脉，足太阳膀胱经，手阳明大肠经，足阳明胃经的一定区域。主穴：太阳、百会、风池、印堂、大椎、肝俞、心俞、肾俞、曲池、手三里、足三里、丰隆。

[操作]

1. 刮痧方法　①头部：用弧线刮法刮拭头两侧太阳到风池部位，头正中部印堂到百会部位，百会到风池部位；②背部：用直线刮法刮拭督脉大椎到腰阳关部位及相应足太阳膀胱经第一侧线循行部位；③四肢：用直线刮法刮拭上肢曲池至手三里部位，下肢足三里至丰隆部位。每个部位各刮拭20下，并在主穴上进行点压刮拭，此为1遍。按照上述刮拭方法重复3遍之后，再对受试者的大椎、肝俞进行放痧治疗。

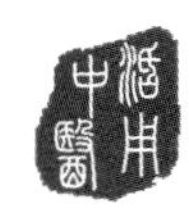

2. 放痧方法　受试者俯卧，常规消毒后用三棱针点刺已刮拭穴位数下，以皮肤表面微微出血并用抽气罐抽吸以助血液排出。每周治疗 1 次，共治疗 4 次为 1 个疗程。(《中国针灸》)

（金远林）

12. 糖尿病

[临床表现] 糖尿病是一组以高血糖为特征的代谢性疾病。临床主要表现有多饮、多尿、多食和消瘦。糖尿病属中医学“消渴病”范畴，中医学认为其发病主要有禀赋不足，过食肥胖，劳倦过度，七情所伤，外邪侵袭等因素所致，导致“虚”“热”“瘀”三个主要病理环节。

(一) 中药内服

[药物] 人参 10g，黄芪 30g，麦冬 20g，五味子 15g，沙参 20g，天花粉 20g，赤芍 15g，地龙 12g，川芎 15g。加减：血糖不降重用人参，加知母；眩晕头痛加天麻、夏枯草、钩藤；心烦失眠加远志、菖蒲；形寒肢冷加肉桂、附子；糖尿病视网膜病变加菊花、谷精草；糖尿病肾病蛋白尿加茯苓、山药。

[用法] 每天 1 剂，15d 为 1 个疗程，休息 3d，继续下 1 个疗程。(《时珍国医国药》)

(二) 毫针疗法

[取穴] 太溪、神门、太冲、太白、太渊、肝俞、肾俞、脾俞、三阴交、合谷、足三里、丰隆、血海、膈俞、胰俞。

[操作] 患者先取仰卧位，穴位皮肤常规消毒后，选用汉医牌一次性针灸针 (0.30mm×40mm 或 0.30mm×50mm) 针刺，进针得气后，太溪、神门、太白、太渊、三阴交、足三里行提插捻转补法，太冲、合谷、血海、丰隆穴行提插捻转平补平泻法，患者有酸麻胀重感觉为度，留针 30min，期间每 10min 行针 1 次。(《中国针灸》)

(三) 电针疗法

[取穴] 脾俞、胃俞、大肠俞、胰俞、足三里、三阴交、上巨虚、丰隆、内庭、中脘、天枢 (上穴除中脘外，均取双侧)。

[操作] 两组各穴常规消毒后，选用汉医牌一次性针灸针 (0.3mm×40mm) 针刺，进针得气后行平补平泻手法，患者有酸麻胀痛感觉，留针 30min，其间每 10min 行针 1 次。将 G6805 型电针仪 (青岛鑫升实业有限公司)，用导线分别连接同侧的上巨虚 - 内庭 (双侧)、天枢 - 天枢 (双侧)、足三里 - 丰隆 (双侧)，正极在上，负极在下，选用连续波，频率为 5Hz，电流强度以患者能耐受为度，留针时间为 30min。治疗隔日 1 次，12 次为 1 个疗程，共治疗 3 个疗程。(《中医杂志》)

（四）耳穴压豆

［取穴］主穴：胃、脾、胰、饥点、渴点、内分泌。配穴：①胃热炽盛型，加便秘点、大肠；②胃热滞脾型，加三焦；③气阴两虚型，加肾、膀胱。

［操作］耳穴埋王不留行子，胶布固定，嘱患者每日三餐前自行按压，以患者耐受为度，3d 更换 1 次，两耳交替治疗。（《中医杂志》）

（五）腹针治疗

［取穴］引气归元（中脘、下脘、气海、关元），腹四关（滑肉门、外陵），天枢、大横、气穴、上风湿点、太乙、水道，取穴皆为双侧。

［操作］患者取仰卧位，充分暴露腹部，依照薄氏腹针取穴定位标准，用直尺在腹部量出所需穴位位置。测量之后，用 75% 乙醇常规皮肤消毒后，用 0.18mm×40mm 一次性针灸针按针灸选穴顺序进针，进针时要避开毛孔、血管，进针后只捻转不提插或轻捻转慢提插。留针并使用 TDP 红光灯照射腹部 30min，起针时按进针顺序起针，用干棉球按压穴位以防出血。隔日治疗 1 次，每周治疗 3 次，共治疗 3 周。（《中国针灸》）

（六）穴位贴敷

［取穴］双天枢、双涌泉、双神阙、双足三里。

［操作］中药组成：大黄木香汤加减，选用冰片、木香和大黄（1 ∶ 2 ∶ 10，单位：g），加用凡士林适量，使用液状石蜡将其搅拌均匀，团成约 2cm×2cm 大小的药饼。贴敷上述穴位，7d 为 1 个疗程。（《中国药房》）

（七）穴位注射

［取穴］每次选择一侧足三里和对侧三阴交两穴，交叉选用。

［操作］两穴每次均注射丹参注射液 1ml，以 5ml 注射器 6 号针头，垂直进针，上下轻轻提插数次，待局部有得气感后，抽无回血，快速推注药物 1ml。每日治疗 1 次，2 周为 1 个疗程。（《上海针灸杂志》）

（八）穴位埋线

［取穴］脾俞、胃脘下俞、肝俞、肾俞、足三里。

［操作］常规消毒后，医生戴无菌手套，使用 7 号无菌针灸穴位埋线针（高冠牌），将一根 4-0 号可吸收性外科缝线（山东博达医疗有限公司）放入套管针的前端，后接针芯，用一手拇指和示指固定拟进针穴位，另一只手持针刺入穴位。根据患者肌肉丰厚程度刺入 0.5 ～ 1cm，施以适当提插捻转手法，当出现酸胀感后，边推针芯，边退针管，将线埋植在穴位的肌肉或皮下组织内。起针后用无菌干棉球（签）按压针孔止血。每 15d 埋线 1 次，3 个月为 1 个疗程，共完成 6 次埋线。女性经期不做治疗，治疗时间顺延。（《中国针灸》）

（九）拔罐疗法

［取穴］腹部中脘、双侧大横、天枢、关元、脾俞、三焦俞。

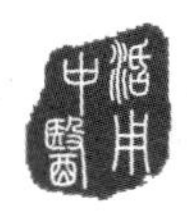

［操作］采用中号玻璃火罐，用闪火法拔罐治疗，留罐 20min，隔日 1 次。（《四川中医》）

（十）足疗法

［取穴］足底胰腺反射区，小腿胰腺反射区，手部胰腺反射区。

［操作］首先用加入食盐和生姜的热水蒸泡双足，然后进行全足按摩，推、捏、揉足底胰腺反射区及小腿胰腺反射区（亦称内侧坐骨神经反射区）；同时点按、捏揉手部胰腺反射区（又称血糖点）。每次 30min，每天 1 次。（《中国康复医学杂志》）

（十一）温灸治疗

［取穴］关元、气海、中极、三阴交、阴陵泉、足三里、肾俞、脾俞。

［操作］将温灸器里的艾绒点燃，将棉布垫在施灸部位，然后将热的温灸器放在穴位上，当穴位略感觉灼热时可继续加放垫布，始终保持被灸的穴位处于有温热感觉而无烧灼感，以皮肤稍有红晕为度，随时注意温度变化防止烫伤。每穴灸治 30min，每天取 4 个穴位进行治疗，以上各穴交替使用，施灸时先灸背部，再灸腹部及四肢，体位为俯卧及仰卧位，14d 为 1 个疗程。（《时珍国医国药》）

（十二）脊柱调衡疗法

［操作］对全脊椎各节段病变者，应先以 $T_{6\sim10}$ 为重点，亦可全脊治疗同时进行。第 1 个疗程采用调衡方法，治疗时可选用：①全脊或局部的正脊治疗；②隔日牵引下肢 1 次，左右交替 3 次，持续牵引 8min；③全脊热疗。3 ～ 5 次后若脊柱错位较重可加正骨手法。使用脊柱调衡疗法治疗，每日 1 次，每次 20min，20 次为 1 个疗程。（《吉林大学学报》）

（金远林）

13. 糖尿病视网膜病变

［临床表现］糖尿病视网膜病变是由于糖尿病引起视网膜毛细血管壁损伤。临床主要表现有视网膜微血管瘤、视网膜出血、渗出物、静脉改变等。中医眼科将本病归入“暴盲”“视瞻昏渺”“云雾移睛”等病中。中医学认为，精血津液等属阴。目能视，有赖于精血津液的滋养，阴虚日久必致目失所养。而目居上位，为人之上窍，精血津液等需依赖阳气之温煦、固摄和推动作用，方能上输于目。阴阳互根，阴虚甚，可损及阳气。阳气亏虚，则必加重目窍失养，最终导致糖尿病性视网膜病变的发生发展。

（一）中药内服

［药物］①补肾固本法：狗脊 10g，川断 10g，女贞子 30g，旱莲草 30g；②益气养阴法：北黄芪 15g，地黄 15g，地骨皮 15g；③疏肝理气法：柴胡 10g，白芍 15 g，薄荷 10g，郁金 10g；④清热生津法：石膏 30g，知母 10g，葛根 30g，连翘 15g；如腑实便

结，通腑泄热法：大黄 5g，枳实 10g，火麻仁 15g；⑤养心安神法：首乌藤 30g，远志 10g，酸枣仁 15g；⑥清营凉血法：牡丹皮 15g，麦冬 15g，玄参 10g，赤芍 15g；⑦清热化湿法：苍术 10g，黄柏 10g，薏苡仁 30g，车前草 30g，绵茵陈 15g；如兼有湿盛困脾：茯苓 12g，炒白术 10g，法半夏 10g，神曲 15g；腹胀加莱菔子 10g，枳壳 10g，川厚朴 10g；胸闷加瓜蒌皮 15g，薤白 10g；⑧活血化瘀法：丹参 15g，三棱 10g，莪术 10g，泽兰 15g。

［用法］根据患者辨证情况在 8 个药串中进行选择与随机搭配，如肾阴虚患者选择①、②进行组合。严格控制每剂药材和煎药的标准，每次中药加水 800ml，煎至 200ml，翻煎 1 次。将 2 次中药混匀，早、晚餐前 20min 口服。(《中国实验方剂学杂志》)

(二) 毫针疗法

［取穴］双侧睛明、球后、瞳子髎、风池、视区、足三里、血海、阴陵泉、三阴交、太溪、太冲穴。

［操作］采用苏州医疗用品厂有限公司出品的 0.30mm×40mm 一次性毫针。睛明，嘱患者闭目，医者押手轻轻固定眼球，于眶缘和眼球之间缓慢直刺 0.5 ~ 1 寸。球后，针刺方向沿眶下缘从外下向内上，向视神经方向刺 0.5 ~ 1 寸。瞳子髎，平刺 0.3 ~ 0.5 寸。风池，毫针向对侧眼球方向斜刺 0.5 ~ 0.8 寸。视区，平行于前后正中线，向前后正中线后点方向平刺 0.5 ~ 0.8 寸。足三里、血海、阴陵泉、三阴交、太溪、太冲等穴直刺 0.5 ~ 0.8 寸，行平补平泻。(《上海针灸杂志》)

(三) 腹针疗法

［取穴］中脘、下脘、关元、气海、滑肉门、外陵。

［操作］每天 1 次，连续 7d，之后每周 2 次，4 周为 1 个疗程，连续 3 个疗程。(《山西中医》)

(四) 耳穴贴压疗法

［取位］肝、脾、内分泌、耳迷走神经反射点、眼、屏间前、屏间后等。

［操作］每周 3 次，两耳交替贴压，以 2 周为 1 个疗程，持续治疗 12 个疗程。(《陕西中医》)

(五) 中药离子导入疗法

［药物］生黄芪 25g，党参、生地黄、当归各 15g，茯苓、白术、赤芍各 12g，川芎、升麻、柴胡、桔梗、甘草、桃仁各 10g，红花 6g。

［用法］将上药水煎成剂，利用西安华亚电子公司生产的 SZS-31 型透入交闪多功能增视仪实施中药离子透入法治疗。(《陕西中医》)

(六) 穴位按摩疗法

［取位］三阴交、足三里、睛明、丝竹空、四白。

［操作］每次指压按摩 10min，每天 3 次，在指压过程中，注意把握按压的力度、频次。三阴交和足三里是降糖的特效穴。女性经期、孕期禁按三阴交，有引发流产的危险，

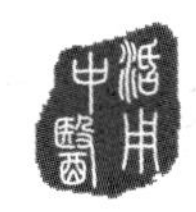

严禁按摩。（《糖尿病新世界》）

（七）穴位贴敷疗法

［取穴］攒竹、睛明、阳白、丝竹空、太阳、瞳子髎。

［操作］嘱患者用清水清洗脸部尤其是眼周，有皮肤破损、过敏、外伤者禁用，以医用敷贴修剪成 1.5cm×1cm 大小，取适量以丹参、郁金、牛膝、地龙制成的膏剂均匀涂抹于敷贴中央，面积约 0.6cm×0.6cm，即制成药物敷贴。于上述穴位处固定决明子一粒，再以药物敷贴覆盖其上，粘贴固定，指导患者自行用双手无名指按压穴位贴敷处，间断 2h 左右，起到刺激穴位、中药渗透入穴的作用，每日 1 次。（《护士进修杂志》）

（金远林）

14. 糖尿病周围神经病变

［临床表现］糖尿病周围神经病变是糖尿病最常见的慢性并发症之一，是一组以感觉和自主神经症状为主要临床表现的周围神经病。临床主要表现有四肢对称性疼痛和感觉异常，便秘、腹胀、疼痛、出汗。本病属于中医学“痹证”“脉痹”的范畴。中医学认为，糖尿病周围神经病变主要由于素体阴虚，复因病久失治，饮食不节，情志失调，劳欲过度等因素所致，其病机主要为阴虚血瘀。

（一）中药内服

［药物］桂枝 10g，白芍 15g，麻黄 5g，白术 15g，知母 15g，防风 10g，熟附子（先煎）10 ～ 15g，干姜 10g，甘草 10g，鸡血藤 30g，丹参 15g。加减：气阴两虚证者加黄芪 30g，天花粉 15g；兼肝肾阴虚者加熟地黄 30g，枸杞子 15g。

［用法］上方用水适量，水煎 2 次各 30min，各煎取 200ml，早、晚分服。（《中药材》）

（二）毫针疗法

［取穴］主穴：太溪、三阴交、足三里。辅穴：曲池、合谷、阳陵泉、阿是穴等。

［操作］患者仰卧位，常规消毒，选用安迪牌毫针（0.35mm×40mm）直刺，得气后快速小幅度提插行针，平补平泻，以针刺部位出现明显酸麻重胀感为佳，持续行针 1min。（《中华中医药杂志》）

（三）电针疗法

［取穴］足三里、三阴交、阳陵泉、合谷、曲池、脾俞、肾俞、太溪。

［操作］选用毫针，根据不同腧穴的肌肉厚薄，针刺 1 ～ 1.5 寸，要求患者酸麻胀感明显。然后选择四肢穴位，接 XS-998B 型电针仪，每次 2 穴，交替使用，选疏密波，频率为 2Hz—10Hz—100Hz 循环，强度以患者能耐受为度，留针 30min。（《南京中医药大学学报》）

（四）穴位注射

［取穴］足三里、三阴交、阳陵泉、承山（均双侧）。

［操作］药物选用川芎嗪、丹参或红花注射液，每穴注射药液 0.5ml，隔日 1 次。（《四川中医》）

（五）穴位埋线

［取穴］足三里、丰隆、三阴交、肾俞、肝俞、胰俞、曲池、气海及关元。

［操作］穴位局部常规消毒后，将 75% 医用乙醇浸泡 24h 的 0 号羊肠线剪成 2cm 段，用无菌镊夹取后穿入一次性埋线针。然后将一次性埋线针刺入穴位，有明显酸胀感后注入羊肠线，缓慢退出埋线针。患者埋线部位 3d 内不浸水，并在埋线穴位处进行按压，每日 2 次，每次 5 ～ 10min。20d 埋线 1 次，共 3 次。（《中国针灸》）

（六）穴位贴敷

［取穴］病变在上肢：取穴曲池、手三里、列缺；病变在下肢：取穴足三里、三阴交、丰隆。

［操作］当归、桃仁、红花各 10g，鸡血藤 30g，威灵仙、海风藤、海桐皮、络石藤、五加皮、桂枝各 15g。上味中药研磨成末，拌消炎止痛膏呈膏状，贴于穴位。（《现代预防医学》）

（七）穴位磁热治疗

［取穴］中脘、命门、三焦俞、太溪、复溜、双侧足三里和三阴交。

［操作］采用的 Tz 型天行健糖尿病治疗仪［康纳健康产业有效公司生产。批号：豫食药监械（准）字 2009 第 2260367 号］，通过低频脉冲刺激上述诸穴，每次治疗 20 min，每天 1 次，7d 为 1 个疗程。（《中国现代医学杂志》）

（八）中药足浴

［药物］生川乌 15g，生草乌 15g，当归 15g，伸筋草 30g，透骨草 30g，川芎 15g，丹参 30g，鸡血藤 30g，威灵仙 15g，川牛膝 10g，木瓜 30g 等。

［用法］将上药水煎 2000 ～ 3000ml，放入 XP-V 型多功能药物溶解器，选择合适温度，恒温浸泡双足 45min，每日 1 次。（《辽宁中医杂志》）

（金远林）

15. 高脂血症

［临床表现］高脂血症也叫高脂蛋白血症，是由脂质代谢紊乱所导致的血浆中一种或几种脂质（如胆固醇、三酰甘油、低密度脂蛋白）高于正常的病症。该病可在相当长时间无症状，可导致黄色瘤、动脉粥样硬化和心脑血管等疾病。高脂血症在中医无明确病名，散见于痰饮、肥胖、心悸、胸痹、眩晕、中风、消渴等病症。中医学认为，本病外因是

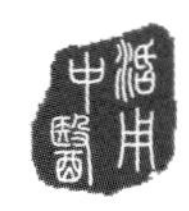

过肥甘厚味，内因是脏腑功能失调；病机特点为痰、瘀、虚交杂的本虚标实之证，病变脏腑涉及心脾肝肾，尤其强调肝脾肾三脏功能失调。

（一）中药内服

［药物］茯苓 30g，神曲 10g，淫羊藿 15g，何首乌 30g，泽泻 10g，薏苡仁 30g，生大黄 6g，田七粉（冲服）6g，竹茹 10g，丝瓜络 15g，北山楂 30g，荷叶边 10g。加减：痰湿盛者，脘腹胀满加厚朴、陈皮；肝气郁结、急躁易怒者加柴胡、香附；气滞血瘀、胸胁刺痛加郁金、丹参。

［用法］水煎服，每日 1 剂，分 2 次服。（《时珍国医国药》）

（二）针刺疗法

［取穴］主穴：第 1 组取内关、足三里、三阴交、丰隆穴，第 2 组取中脘、梁丘、天枢穴。配穴：肝阳上亢者加肝俞、风池、百会、曲池；痰浊内阻者加脾俞、阴陵泉；气虚血瘀者加膻中、气海、血海、膈俞；肝肾阴虚者加肝俞、太冲、肾俞、太溪、照海。

［操作］穴位常规消毒，选用 0.30mm×（25 ～ 75）mm 一次性毫针。行指切法快速进针，得气后施补泻手法，肝阳上亢者用泻法；痰浊内阻者用平补平泻法；气虚血瘀者用补法；肝肾阴虚者用补法。再接 G6805 治疗仪，选用连续波，强度以患者耐受为度，留针 20min。每日治疗 1 次，10 次为 1 个疗程，休息 1 星期后，行第 2 个疗程，两组主穴交替使用，共治疗 3 个月。（《上海针灸杂志》）

（三）艾灸疗法

［取穴］主穴：足三里、神阙、三阴交。配穴：气虚痰阻型加丰隆，阴虚阳亢型加太溪，脾肾阳虚型加关元。

［操作］用纯艾条施灸，并用温灸盒辅助以保证上述穴位同时施灸。固定温灸盒，保证温灸盒中央对准穴位中央，松紧度以能接受且盒子不会移动为度，点燃艾条，插入艾盒，距离以患者感到温热舒适、无灼痛为度，每穴艾灸 10min，中间弹灰 1 次，保证温度相对恒定。隔日 1 次，每周 3 次。（《中医杂志》）

（四）电针疗法

［取穴］丰隆。

［操作］皮肤常规消毒后，用直径 0.25mm、长 40mm 毫针，直刺 15 ～ 40mm，提插捻转得气后，接 LH202H 型韩氏穴位神经刺激仪（HANS）。电针参数为：高三酰甘油者，频率 AM50Hz（AM: 调幅）、强度 1mA，留针 20min，每周 2 次；高胆固醇血症者，频率 AM100Hz、强度 1mA，留针 30min，隔日 1 次，每周 3 次；低密度脂蛋白偏高者，强度以患者舒适耐受为度，余同高胆固醇血症；混合型者选相应方案交替使用，每周 3 次。5 周为 1 个疗程，疗程间休息 1 周，治疗 2 个疗程。（《中国针灸》）

（五）刺血疗法

［取穴］肺俞、厥阴俞、心俞、肝俞、脾俞、肾俞。

[操作] 嘱患者平卧，并暴露背部，选取一组背俞穴，局部常规消毒，选用三棱针进行点刺，出血后在针眼上方拔罐，放出一定量的血，留罐。再选择一组背俞穴作为辅助穴位，亦拔罐，视皮肤耐受程度留罐 10 ～ 15 min 后起罐。每周 1 次，6 次为 1 个疗程。(《针灸临床杂志》)

(六) 耳穴贴压配合食疗

[取穴] 肝、脾、肾、内分泌、神门。

[操作] 以王不留行子贴敷上述诸穴，每日自行按压 3 次，每次每穴按压 60s。隔日换贴 1 次，两耳交替，7d 为 1 个疗程，共治疗 8 个疗程。

[食疗] 生山楂 9g，丹参 9g，何首乌 9g，泽泻 9g，绞股蓝 9g，荷叶 5g 洗净备用，决明子 9g 包煎，同煎数分钟即可，代茶饮，一次饮完后再加水冲泡，直至无味弃之，共 56d。(《上海针灸杂志》)

(七) 隔药饼灸疗法

[药物] 选用莪术、茵陈、山楂等中药，碾极细末，以黄酒调和成直径为 20 mm，厚 6mm 的中药饼。

[取穴] 神阙、大赫、足三里。

[操作] 患者仰卧于治疗床上，将药饼置于穴位上，上置 1.5cm 艾段，从底部点燃。若患者感觉温度过高，不能承受，操作者将药饼和艾炷上下轻移，保持在药饼在穴位上或附近（不离该经，上下移动），燃尽后，按上法再行施治 1 次，每周治疗 5 次，20 次为 1 个疗程。(《河北中医》)

(八) 穴位埋线疗法

[取穴] 主穴：第一组，足三里、三阴交、丰隆穴；第二组，内关、脾俞、胃俞（两组交替使用）。配穴：痰浊阻遏证加中脘、天枢；脾肾阳虚证加关元、气海。

[操作] 局部常规严格消毒，采用一次性 8 号注射针头作套管，用 30 号毫针剪去针尖作针芯，取 3/0 号羊肠线置入针管前端，快速进针皮下 0.5 ～ 1 寸后缓缓边推针芯边退针管，将羊肠线留置穴内，覆盖消毒纱布，胶布固定，12h 之内禁沐浴。每 2 周埋线 1 次，每 2 周为 1 个疗程，共 3 个疗程。(《辽宁中医杂志》)

(九) 腹针配合中药

[药物] 自拟祛浊活血方：陈皮 15g，半夏 10g，苍术 10g，丹参 20g，制何首乌 15g，山楂 15g，决明子 15g，茯苓 15g，荷叶 10g，生甘草 6g。水煎取液 300ml，每日 1 剂，分 2 次服，早、晚各 1 次。(《上海针灸杂志》)

[取穴] 中脘、下脘、气海、关元、滑肉门、外陵、大横、太乙、天枢。

[操作] 中脘、双侧大横深刺，下脘、气海、关元、双侧滑肉门及天枢中刺，双侧外陵、太乙浅刺，采用毫针（0.18mm×40mm）刺法，留针 30min。

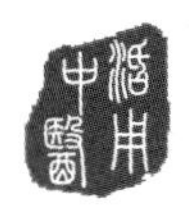
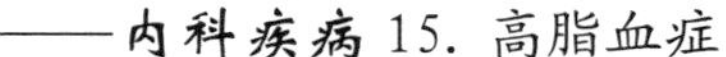

（十）熏蒸疗法

［药物］荷叶 15g，泽泻 20g，昆布 10g，山楂 10g，车前子 15g，海藻 20g。

［操作］加水煎煮约 30 min，煎煮成两袋中药（每袋 200ml），每次熏蒸时将煎煮好的两袋中药放入熏蒸机的放药口，治疗 8 周（每隔 2d 治疗 1 次），每次 15 ～ 20min，熏蒸温度 40 ～ 45℃。（《中国循证心血管医学杂志》）

（十一）穴位注射疗法

［药物］注射灯盏细辛注射液。

［取穴］双侧足三里。

［操作］常规消毒穴位处皮肤，用一次性 6 号针直刺入穴位，进针约 2/3，有针感时提插回抽无血后注入药液，此时患者有酸胀感。每次每穴注射 5ml，隔日 1 次，20 次为 1 个疗程。（《上海针灸杂志》）

（十二）自血疗法

［取穴］双侧足三里、丰隆为一组，双侧膈俞、肝俞为一组，两组交替使用。

［针具］一次性无菌注射器，5ml 针管 6 号针头。

［操作］首先进行穴位定位及常规消毒，然后在肘静脉常规消毒后抽取静脉血 4ml，出针由助手用消毒干棉签压住针眼，然后迅速将注射器针头刺入穴位，得气后，回抽无血，注入血液 1ml，出针后用干棉签按压穴位。每周治疗 3 次， 4 周 1 个疗程，两个疗程之间间隔 1 周。（《陕西中医》）

（十三）针刀疗法

［取穴］主穴：双侧膏肓俞、天枢、大横、水分、阴交。配穴：轻度肥胖，配外陵、足三里、关元、丰隆；中度肥胖，配外关、大陵、大巨、上巨虚；重度肥胖，配梁门、中脘、太冲、三阴交。

［操作］①定点：每次取 8 个穴位左右用甲紫定点，碘伏皮肤消毒，固定好体位。②以 4 号针刀用快速进针刀法垂直皮肤进针刀，针刀达脂肪层和肌肉层之间行轻微纵行或横行摆动，术者觉针刀沉紧时做十字切割，随即按压针柄，腹背部脂肪丰满区可行大回旋环切 2 次，四肢部浅表位只行“十字”切摆，后即拔出针刀，外敷创可贴按压 5 min。③针刀整体减肥达到理想或标准体质量后还存有下巴、上臂、上腹、下腹、腰腹、大腿、胸部、胸背部肥胖者可进行局部减肥。每 4 天治疗 1 次，6 次为 1 个疗程，疗程间隔 6 ～ 10d；2 ～ 3 个疗程左右进入体质量下掉平坦期，此时停止治疗，休息 1 个月后进入下一阶段治疗。（《中国针灸》）

（十四）健身气功八段锦

［方法］首先学习八段锦功架的基本动作和技术，掌握后按计划训练，每次清晨训练前均做常规的热身活动。初期进行高姿势训练，然后降低身体姿势，逐步规范动作训练。每次练习 50 ～ 60min，5 ～ 7 次 / 周，坚持练习 18 个月。（《山东体育学院学报》）

（十五）温针配合耳针

［取穴］脾俞、中脘、肾俞、中极、太白、丰隆、太溪、飞扬、三阴交、关元、命门、阴陵泉。

［操作］首先取仰卧位，常规消毒局部皮肤，选用 0.30mm×40mm 或 0.30mm×50mm 汉医牌一次性针灸针，四肢穴位直刺 8 ～ 10mm，腹部穴位直刺 10 ～ 15mm，进针后行提插捻转平补平泻手法，得气后留针 30min，期间每 10min 行针 1 次。然后，起针后嘱患者俯卧位，常规消毒背部穴，背部穴位向脊柱方向斜刺 10 ～ 12mm，留针 30min。其中中脘、中极、关元、脾俞、肾俞、命门穴在针刺同时行温针灸，将长 1.5cm、直径 1cm 的艾炷钻小孔后固定于针柄，下垫纸板，以免烫伤。针灸治疗隔日 1 次，持续治疗 3 个月。

［耳针取穴］脾、肾、膀胱、三焦、内分泌、内生殖器、交感、肾上腺、皮质下。

［操作］每次取单侧耳穴，皮肤消毒后用消毒持针器分别将消毒的揿针刺入单侧选取的耳穴，用胶布固定，留针 3 天，两耳交替进行。留埋期间，每日饭前半小时自行用手按压各穴，每次每穴按压 1 ～ 3min，自行按压以轻刺激为宜，持续治疗 3 个月。（《中国针灸》）

（郑景予）

16. 稳定型心绞痛

［临床表现］稳定型心绞痛是在冠状动脉狭窄的基础上，由于心肌负荷的增加引起心肌急剧的、暂时的缺血与缺氧的临床综合征。其特点为阵发性的前胸压榨性疼痛感觉，主要位于胸骨后部，可放射至心前区和左上肢尺侧，常发生于劳力负荷增加时，持续数分钟，休息或用硝酸酯制剂后消失。本症患者男性多于女性，多数患者在 40 岁以上，劳累、情绪激动、饱食、受寒、急性循环衰竭等为常见的诱因。中医学认为该病属于“胸痹心痛”“真心痛”等病证范畴，结合中医学的经典理论和现代研究，基本病机为心脉痹阻，病机特点为正虚邪实，标本错杂。

（一）中药内服

［药物］北沙参 15g，生地黄 10 ～ 15g，当归 15g，枸杞子 15g，郁金 15g，赤芍 15g，葛根 15g，全蝎 10g，细辛 3 ～ 6g。加减：心悸、失眠明显者加火麻仁 15 ～ 30g，生龙齿 15g；胸痛甚者加降香 10g，三七粉（冲服）3g；大便干结者加火麻仁 15 ～ 30g，肉苁蓉 30g；头晕、耳鸣明显者加菊花 10g，钩藤 30g；兼气短、乏力者加黄芪 15 ～ 30g，党参 15g；胃纳欠佳者加砂仁 6 ～ 10g，生山楂 15g。

［用法］加水煎煮，分 2 次温服，每日 1 剂，15d 为 1 个疗程。（《四川中医》）

（二）针刺疗法

［取穴］神门、内关、曲池、心俞、膈俞、厥阴俞。

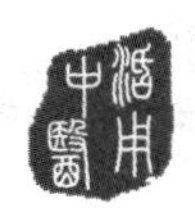

［操作］选择毫针刺法，直刺或斜刺，穴位进行皮肤消毒，再行针刺治疗，行补虚泻实法，当患者出现酸、麻、胀、痛感即得气后留针 30min，每日 1 次。4 周为 1 个疗程。（《针刺研究》）

（三）隔附子饼灸疗法

［取穴］神阙、膻中、内关。

［操作］将附子研细末，以黄酒、少量蜂蜜调和成厚约 0.3cm 的饼状，中间用针刺 5 个直径约为 2mm 的小孔，上置底面直径为 2cm、高为 2.5cm 的锥状艾炷，每次每穴灸 5 壮，以局部皮肤出现红晕为宜，避免灼伤。若附子饼被艾炷烧焦，可以更换后再灸。每日 1 次，10d 为 1 个疗程。（《上海针灸杂志》）

（四）电针疗法

［取穴］双侧内关、膻中、神门、三阴交、血海、足三里、关元。

［操作］针刺得气后，接电针治疗仪，使用连续波，刺激强度以患者能耐受为度，每日 1 次，10d 为 1 个疗程。（《湖北中医药大学学报》）

（五）温针疗法

［取穴］主穴：厥阴俞、心俞、膈俞、膻中、内关。配穴：心血瘀阻证，加血海、地机；痰浊壅塞证，加丰隆、阴陵泉；气阴两虚证，加气海、三阴交；心肾阴虚证，加肾俞、关元、太溪。

［操作］患者取俯卧位或侧卧位，用 0.30mm×40mm 毫针，视体质直刺 1 ～ 1.5cm，得气后行平补平泻手法，至局部麻胀或胀痛感，在所有穴位施以温针灸，用自制艾绒帽灶温针灸（艾绒帽灶形如金字塔状，长约 2cm，宽约 1cm，底部有眼，可以套戴在针柄上，每灶燃烧 20min 左右），25min 后结束。每日 1 次，每周治疗 6 次，10d 为 1 个疗程，休息 2d 再进入下 1 个疗程。1 个月后治疗改为每周 1 次，连续治疗 1 年。（《实用中医药杂志》）

（六）穴位注射

［取穴］内关、厥阴俞、足三里。

［操作］常规皮肤消毒后，用 5 ml 注射器 0.5 mm 注射针头抽取丹参注射液 4ml，内关穴直刺 0.5cm，在无触电感、无强烈放射感、回抽无血时缓慢注入 1 ml，出针后用干棉球按压 1min；在厥阴俞直刺后向脊柱方向斜刺 1.5cm，在局部有酸胀感、回抽无血时缓慢注入 1ml，出针后用干棉球按压 1min；在足三里直刺约 2.5cm，在无触电感、无强烈放射感、回抽无血时缓慢注入 2 ml，出针后干棉球按压 1 min；每天治疗 1 次，10 次为 1 个疗程，疗程间隔 2d，共治疗 2 个疗程。（《浙江中医杂志》）

（七）针罐结合疗法

［取穴］膻中、巨阙、双侧内关、心俞、膈俞、背部压痛点。

［操作］常规消毒后，内关直刺 0.5 ～ 0.8 寸，心俞，膈俞针刺斜向脊柱方向，进针 1 ～ 1.2

寸，膻中穴平刺 0.5 ～ 0.8 寸，得气后诸穴留针 30min；留针期间每 10min 行针 1 次，每天 1 次。拔罐操作：针刺出针后，3cm 口径玻璃罐用闪罐法在心俞、膈俞、膻中、巨阙穴及背部压痛点闪罐多次，致局部温热后，留罐 10min，每天 1 次。治疗 10 次为 1 个疗程，共治疗 3 个疗程。（《四川中医》）

（八）穴位埋线疗法

［取穴］内关。

［操作］常规消毒后，把内置有 2/0 号医用羊肠线（长 0.8cm）的埋线针快速刺入内关穴，提插得气后将线植入穴内，迅速拔针。每周治疗 1 次，3 周为 1 个疗程，共治疗 2 个疗程。（《中国中医基础医学杂志》）

（九）穴位磁疗疗法

［取穴］双侧内关、双侧心俞、膻中。

［操作］将直径为 2.5cm，厚 0.4cm 的磁片用胶布贴在穴位上。每 3 天换 1 次。共治疗 4 周。（《广东医学》）

（十）平衡针疗法

［取穴］胸痛穴（位于前臂背侧尺、桡骨之间，腕关节与肘关节连线的下 1/3 处）。

［操作］患者取平卧位，常规消毒穴位皮肤后，选用 0.30mm×50mm 一次性无菌针灸针，用酒精棉球固定针体下端，依据平衡针的针刺方法，向上斜刺进针 40 ～ 50mm，采用上下提插针刺手法，快速进针，以针刺前臂背侧皮神经或骨间背侧神经出现的酸、麻、胀等针感为主，获得针感后立即出针，针刺时间在 3s 以内，即时起效。（《上海针灸杂志》）

（十一）穴位敷贴疗法

［药物］川芎 3g，冰片 1g，硝酸甘油 1 片。

［取穴］膻中、足三里、心俞、气海。

［操作］将诸药共研细末，制成黄豆大丸剂，备用。贴敷时先用医用酒精在穴位处消毒，然后取药丸各 1 粒，分别贴敷于上述穴位中，用胶布固定即可。每日贴敷 1 次，贴敷疗程为 1 个月。（《中华中医药学刊》）

（十二）指针疗法

［取穴］双侧内关穴。

［操作］按患者双侧内关穴，使有酸胀感或麻感，并持续 2min，每天 2 次，1 个月为 1 个疗程。（《中国医药导报》）

（十三）头针疗法

［反射区］选胸腔区、血管舒缩区。

［操作］以 28 号 2 寸针灸针常规消毒后刺入，用 KWD-8081 脉冲针灸治疗仪、选疏

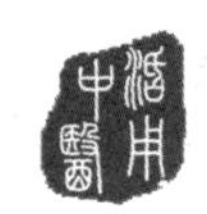

密波频率刺激 20min 留针 10min，每日 1 次，10 次为 1 个疗程。(《山西中医》)

（郑景予）

17. 心律失常

[临床表现] 心律失常是由于心脏内冲动的形成和传导的异常而使心脏的活动规律发生紊乱的疾病。轻症或慢性患者可无症状或仅有心悸不适，乏力，重者可气短，头晕，心前区不适，甚至可致心衰。检查心跳的节律不规整，心电图检查可特异性的显示病变的种类。本病在中医里属于“心悸”“怔忡”“晕厥”等范畴，其病位主要在心，证候特点虚实相兼，以虚为主，多兼夹有痰浊、瘀血等有形实邪，可表现出如“心悸、胸闷、气短”等症状。

(一) 中药内服

[药物] 砂仁 15g，紫豆蔻 15g，白花蛇舌草 15g，半枝莲 10g，丹参 10g，川芎 15g，全蝎 6g，甘松 10g。

[用法] 水煎取汁 400ml，每次 200ml，每日 2 次口服，每日 1 剂，1 个疗程为 4 周。(《中国中医急症》)

(二) 针刺疗法

◎窦性心律失常

[取穴] 双侧内关。

[操作] 患者平卧位，常规消毒皮肤后，予 0.32mm×40mm 毫针由内关斜向间使方向刺入 10～30mm，提插捻转，使其产生酸麻重胀之得气感，留针 30min，每隔 10min 行针 1 次，用平补平泻法。每日治疗 1 次，10d 为 1 个疗程。(《中国中医急症》)

◎期前收缩

[取穴] 主穴：双侧内关、左侧太渊。配穴：膻中、神门。

[操作]患者取仰卧位，针刺取双侧内关穴，直刺 1.0 寸，捻转行针 30s，使患者有酸胀感，每隔 10min 行针 1 次，取左太渊穴，斜刺 0.3 寸，针尖的方向指向身体近侧，捻转行针 30s，使患者有酸胀感，每隔 10min 行针 1 次。可配合膻中、神门。每日治疗 1 次，时间 30min，7d 为 1 个疗程。(《中国中医急症》)

◎心动过缓性心律失常

[取穴] 主穴取内关、郄门、神门。配穴：气血亏虚者加足三里、脾俞、膈俞；气滞血瘀者加太冲；寒凝血瘀者加血海；胸痛加心俞、巨阙；脾虚湿盛者加脾俞、胃俞、三焦俞；痰浊壅盛者加肺俞、太白。

[操作] 患者取平卧体位，常规消毒皮肤后，选用 0.32mm×40mm 毫针垂直刺入穴位 10～30mm，行平补平泻法，得气后留针 20min，阳虚者加温针灸。每日 1 次，10 次

为1个疗程，疗程间隔5～7d，连续治疗2～4个疗程。(《中国针灸》)

◎房颤

［取穴］主穴：内关。配穴：人中、大陵、郄门。

［操作］取双侧内关穴，用10mm针直刺至患者产生酸、胀、麻感。若快速型心房纤颤，采用大提插捻转泻法，加大陵穴、郄门穴；若缓慢型心房纤颤，采用捻转补法，加人中穴，时间1～3min，留针15min，根据患者情况刺激量和手法略有变化。(《福建医药杂志》)

(三) 针刺配合隔姜灸疗法

［取穴］主穴：内关、心俞、厥阴俞、膈俞、公孙、脾俞、足三里、间使、神门、通里。伴胸闷、气短者加膻中、巨阙。

［操作］①针刺内关：行提插捻转手法，先泻后补，留针15min；隔姜灸：将主穴分为两组，每组4～5个穴位，切取厚约2mm的生姜4～5片，在中心用针穿刺数孔，放于穴位之上，上置底面直径约1cm的圆锥形艾炷施灸，每穴3～5壮，以皮肤潮红为度，注意勿烫伤皮肤，两组穴位交替使用。治疗每日1次，10次为1个疗程，疗程间休息5d。针刺时注意避开血管神经。治疗2～4个疗程。(《中国针灸》)

(四) 腹针疗法

用于快速性心律失常。

［取穴］主穴：中脘、下脘、气海、关元、阴都(左)、商曲(左)。配穴：肾虚加气旁(双)、气海下；火热偏盛加水道(双)；痰湿偏盛及心悸易惊、心脾两虚加大横(双)。

［操作］常规消毒后，采用薄氏腹针专用套管针进行针刺，取穴严格按腹针穴位定位，进针后不行补泻手法。留针20min，隔天治疗1次，每周3次，共治疗4周。(《上海针灸杂志》)

(五) 穴位注射疗法

［药物］当归注射液：取当归500g加入95%乙醇共2次，使药液(250ml)含醇量达80%，除醇调pH至8.0，过滤后加热除尽NH_3，加入药用NaCl 4.5g及蒸馏水至500ml，反复冷热处理，过滤压盖100℃流通蒸汽加热得当归注射液浓度为生药1g/ml，pH7.0)，4℃保存。

［取穴］双侧内关、神门。

［操作］用一次性3ml注射器抽取当归注射液2ml，再将所选双侧内关穴，神门穴严格消毒，然后进行针刺，均匀提插，捻转数下，患者有针感上传之感觉后，回抽无血时将药物注入2ml，依次在所选穴位针刺注射。(《辽宁中医杂志》)

(六) 耳穴疗法

［取穴］心、交感、神门、枕、皮质下。加减：因器质性疾病导致心律失常者，加小肠、耳迷根；合并神经衰弱者，加肾；合并内分泌紊乱者，加内分泌；合并高血压者，加耳背沟。

［操作］采用0.40mm×15mm毫针，在所取耳穴处找到敏感点针刺，针刺深度，刺

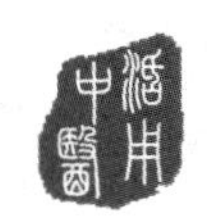

入耳软骨而不刺透。每天治疗 1 次，每次 1 侧耳穴，两耳交替。10 次为 1 个疗程。心律恢复正常后，改用耳穴压丸法，巩固疗效。(《云南中医中药杂志》)

(七) 针刀疗法

适用于颈性心律失常。

[取穴] 阿是穴（每次在棘突旁或棘突上选择 2 ～ 4 个压痛点及软组织硬节)、心俞、厥阴俞、内关、足三里。每次取 3 ～ 6 穴。

[操作] 用 4 号小针刀进针，华佗夹脊穴、心俞、厥阴俞斜刺向脊柱，其他穴位直刺，操作中遇到硬结时用提插手法，令患者产生强烈的针感，以向胸部放射的针感为佳，不留针，针毕，用颈部仰卧位牵扳法矫正椎体移位或微小关节错位，恢复正常解剖位置。2 ～ 3d 治疗 1 次，7 次为 1 个疗程。(《上海针灸杂志》)

(八) 推拿疗法

[操作] ①掌推法：患者俯卧，胸前垫一软枕，两上肢置于身旁，自然放松。医者位于患者左侧，右手掌根部按压在患椎棘突，左手放于右手背上，嘱患者作深吸气，在呼气末时，医者手掌与脊柱成 45° 方向向前下方推按，听到“咯”声时，手法告毕。②按揉捏脊法：沿竖脊肌及椎旁用拇指向内向下按摩，然后用两手掌呈纵行向上推挤，其余四指提挤耸起皮肤，旋转提挤，顺延向下。③膝顶法：此法适用于胸椎上段后关节紊乱。患者端坐低凳上，双手自然垂放，医者双手自患者两肩外侧环抱上胸，双手掌在患者胸骨上端指交叉处相握，嘱患者略后仰背靠医者右膝前，头置于医者右肩，医者上身略前俯，右肩顶住患椎棘突，在患者深吸气后呼气时，双手用力往后下方压，右膝同时往上顶推，听到“咯”的一声，手法告毕。④穴位按压法：取足太阳膀胱经的大杼穴，按压 60 次，肺俞、心俞、膈俞、脾俞等穴，按压 30 次。治疗两周后进行疗效评定。(《湖北中医杂志》)

(九) 穴位埋线疗法

[取穴] 主穴：神门（双)、内关（双)。配穴：心虚胆怯加胆俞；心脾两虚加足三里；阴虚火旺加三阴交；心血瘀阻加膈俞；水气凌心加阴陵泉；心阳虚弱加心俞。

[操作] 穴位皮肤常规消毒后，将专用埋线装入一次性、直径 1mm 的微创埋线针管内。左手拇、示指绷紧或提起进针部位皮肤，右手持针，迅速刺入皮下，穴位进针捻转得气后，边推针芯边退针管，使线埋入皮下肌层，线头不得外露，立即用干棉球压迫针孔片刻，外敷无菌敷料，胶布固定。每 10 天治疗 1 次，治疗 1 次为 1 个疗程，共 3 个疗程。(《中西医结合心脑血管病杂志》)

(十) 穴位贴敷结合中药疗法

[药物] 黄芪 30g，丹参 15g，三七 15g，西洋参 10g，根据病情需要酌情加减，每日 2 次，加水煎服。(《亚太传统医药》)

[取穴] 双侧内关、心俞。

[操作] 将中药吴茱萸制成粉末，放于干燥的玻璃瓶内，取适量粉末与醋调制，将调

好的药物2g置于3cm×2cm纱布上，贴于内关、心俞两穴位上，保持8h，每日1次。

（郑景予）

18. 慢性心力衰竭

［临床表现］慢性心力衰竭是由各种心脏病不断加重，在心功能逐渐失去代偿能力的基础上缓慢发展而来的心力衰竭。左心衰竭的临床特点主要是由于左心房和（或）右心室衰竭引起肺瘀血，肺水肿；而右心衰竭的临床特点是由于右心房和（或）右心室衰竭引起体循环静脉瘀血和水钠潴留。本病可归属于中医学“心悸”“喘证”“水肿”“痰饮”等范畴。中医学认为本病病因是心病日久，阳气虚衰，运血无力，致气滞血瘀，心脉不畅，血瘀水停。

（一）中药内服

［药物］党参20g，黄芪20g，三七9g，丹参12g，益母草30g，玉竹9g，炙甘草6g。

［用法］上药加水400ml，煎取150ml，分3次温服，每天1剂。（《时珍国医国药》）

（二）毫针疗法

［取穴］双侧内关、心俞、肝俞、肾俞。

［操作］使用华佗牌0.30mm×40mm毫针，内关、肾俞直刺30mm，心俞、肝俞向脊柱方向斜刺25mm，均施予小幅度高频率捻转补法，得气后留针30min。两组患者均治疗4周。（《亚太传统医药》）

（三）穴位贴敷

［取穴］心俞、厥阴俞、肾俞、巨阙、内关、膻中、关元、足三里。

［操作］选川乌20g，肉桂20g，细辛10g，干姜20g，丹参10g，牡丹皮15g，泽泻15g，茯苓15g，打成粉末备用。患者取仰卧位，用新鲜的生姜汁将上述药物粉末调成糊状，贴于所选穴位上，每次贴4～6h，每周贴1次。（《浙江中医药大学学报》）

（四）隔姜灸法

［操作］患者取仰卧位，切2片薄鲜姜片，用三棱针穿孔备用。将切好的鲜姜片置于肚脐（即神阙穴），取做好的艾炷，每次灸9壮，灸3壮换一次姜片，每天1次。2周为1个疗程。（《浙江中医药大学学报》）

（五）艾灸疗法

［取穴］双侧肺俞、心俞。

［操作］采用艾条温和灸，每穴灸治20min，每日1次，共灸治4周。（《上海针灸杂志》）

（六）三伏天灸

［操作］白芥子360g，延胡索360g，甘遂120g，细辛240g，肉桂240g，红花240g，

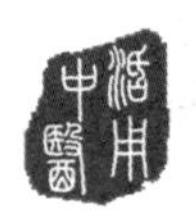

黄芪 360g。诸药共研成粉，过 120 目筛。另备好鲜生姜汁。于夏季头、中、末三伏期间，每次取药末 3g 用生姜汁调成膏状，捏成饼状，置于特制胶布中央，贴敷在肺俞、心俞、脾俞、肾俞、足三里、天枢、定喘、内关等穴位上固定好，每次维持 3 ～ 6h，每 10 天贴 1 次。

［注意事项］贴敷期间贴药处避免挤压，一般 3 ～ 6h 后可将药物自行除去，切忌贴药时间过长，如贴药后局部灼热难受，可提前除去。贴药当日禁食生冷、寒凉、辛辣之物，忌食海鲜、鹅、鸭等，用温水洗澡，忌入冰室。连续治疗三伏。(《中医研究》)

（七）耳穴压豆

［取穴］心、肺、脾、肾、小肠、三焦、内分泌。

［操作］用王不留行子贴压于耳穴上，每次选穴 3 ～ 5 个，每次按压 1 ～ 2min，每天按压 3 ～ 4 次，每 3 ～ 5 天更换药籽和穴位。疗程为 24 周。(《中西医结合心脑血管病杂志》)

（郑景予）

19. 心脏神经官能症

［临床表现］心脏神经官能症又称神经血循环衰弱，是由植物性神经平衡失调所引起的一种心血管功能性疾病。本病主要表现为心悸、胸闷、胸痛、气短、乏力等。同时出现一系列神经衰弱的症状。国外报道其患病率为 25% ～ 35%。本病属中医学“心悸”范畴。汉代张仲景《金匮要略》中有：“动即为惊，弱则为悸”的记载，认为前者是因惊而跳动，后者是因虚而心悸。本病多由素体气虚、长期劳累、情志不畅或病后失养等原因伤及心脾。

（一）中药内服

［药物］①肝郁气滞型：多表现为心悸、气短、困乏、噩梦等，过度劳累或精神创伤会使病情加重。处方：柴胡 8g，柏子仁 5g，栀子 6g，陈皮 8g，白芍 8g，川芎 6g，青皮 7g。②心阳不振型：多表现为乏力、多梦、记忆衰减、面容失色。处方：龙骨 15g，甘草 6g，黄芪 13g，白术 6g，远志 9g，当归 12g。③心肾阴虚型：多表现为胸痛、盗汗、腰酸、耳鸣等。处方：天冬 7g，枸杞子 13g，山茱萸 8g，麦冬 5g，沙参 8g。

［用法］水煎服，每日 1 剂，早、晚各 1 次，1 个疗程为 8 周。(《中医临床研究》)

（二）电针疗法

［取穴］百会、神庭、内关、足三里、太冲、三阴交。

［操作］百会及神庭采用头皮针法，内关、足三里、太冲和三阴交穴常规针刺，诸穴针刺得气后均接 G6805-2 型电针仪，疏密波，频率 0.83 ～ 1.67Hz，强度以能耐受为度。一般留针 20 ～ 30 min，平补平泻手法，每周治疗 6 次，4 周为 1 个疗程，治疗 2 个疗程。

(《针灸临床杂志》)

(三)长圆针疗法

[长圆针]中国中医科学院针灸研究所经筋研究室主任薛立功教授研制、北京华夏针刀医疗器械厂生产的长圆针，针身直径 1.0mm，末端有斜行偏刃，针身长 50mm，针柄长 40mm、直径 5mm。

[操作]①令患者俯卧于治疗床上，触诊患者颈、胸椎(主要是颈 1 至胸 7 节段)棘上韧带及其两侧软组织，点块状或条索样结节且有明显压痛即为结筋病灶点，用紫碘标记。②用 2% 碘配在标记点由内向外消毒后用 75% 医用酒精脱碘。③用 0.5% 利多卡因在病灶点做逐层麻醉。④手持一次性长圆针，注意针刃方向和针尾指示标识方向，缓慢用力逐层探至结筋病灶点处，行长圆针关刺法、恢刺法。关刺法：直刺到结筋病灶点表层，左右方向刮拨，使表层粘连松解。恢刺法：直刺入结筋病灶点粘连组织深面，再针尖向上，挑拨结筋病灶点周边粘连，以松筋解结。⑤出针后如果出血可用无菌纱布压迫，并在针孔处拔罐 5 ～ 10min 以拔出瘀血。(《医学研究与教育》)

(四)艾灸疗法

[取穴]厥阴俞至膈俞段(双侧)。

[操作]患者取侧卧位或俯卧位，点燃 2 支清艾条，在所取范围往返温和熏灸，艾条与穴位距离以患者能耐受为度，施灸结束时灸处皮肤应潮红，患者自觉有股温暖之气由背部向胸部(心脏)透散者良。每次约 30min，每日 1 次，10d 为 1 个疗程，疗程间休息 7d，共治疗 2 个月。(《中国中医急症》)

(五)耳针加体针疗法

[耳针取穴]主穴：神门、交感心、皮质下。配穴：内分泌、肝、缘中。每次 2 ～ 3 穴，主配穴交替使用。

[操作]强刺激，发作期用毫针、电耳针，应用 G6805-1 型电针仪，电压 6V，频率 50Hz。留针 20min，隔日 1 次，10 次为 1 个疗程，平时采用耳穴贴压，每周换 1 次，1 个月为 1 个疗程。

[体针取穴]主穴：心俞、神门、内关、大陵。配穴：气血不足配膈俞、足三里、脾俞；失眠多梦配三阴交、安眠穴、通里；头痛眩晕配风池、曲池、太阳、厥阴俞；大便秘结配天枢、大横、支沟。

[操作]捻转进针，平补平泻，留针 20min，隔日 1 次，10 次为 1 个疗程，疗程间休息 5d。共治疗 2 个月。

(六)推拿疗法

[操作]背部施以擦法、按法、揉法、㨰法为主，患者卧位，用㨰法在患者胸椎两侧的膀胱经及督脉经循行路线治疗 5min，寻找背部阿是穴，按法 1min，按揉心俞、厥阴俞、脾俞、身柱、灵台、神堂各 1min，施擦法于督脉及两侧膀胱经背部循行部位，以热透为度，

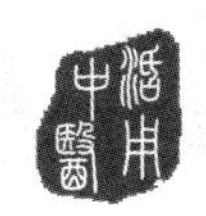

并可根据辨证选穴按揉针刺疗法所选穴位。以上两种治疗方法，每日 1 次，15 次为 1 个疗程，间隔 3d 后进行下 1 个疗程。（《浙江中医杂志》）

（七）足穴疗法

［取穴］主穴：双侧心脏、肝脏、大脑、肾脏等。配穴：心血不足者配足穴胃、脾脏；气虚血瘀者配足穴胰腺、肺；血瘀痰阻者配足穴胆囊、膀胱；阴虚火旺者，配足穴腹腔神经丛。

［操作］患者仰卧，并对足穴皮肤进行消毒，选用 0.33mm 毫针，针刺方法为自刺 8 ～ 10mm 深（需根据穴位而定），用捻转法中的平补平泻手法。在穴位得气后，取针灸治疗仪进行连续波，频率为 100/min，电流强度控制在患者忍受范围内，留针 15min，每日 1 次，治疗 15d。（《中医临床研究》）

（周凌云）

20. 肥胖症

［临床表现］肥胖症是指人体脂肪堆积过多，以致体重增加并超过标准体重 20% 或体重指数＞ 24 者。肥胖者的特征是身材外形显得矮胖、浑圆，脸部上窄下宽，双下颏，颈粗短，胸圆，肋间隙不显，双乳因皮下脂肪厚而增大。中医学认为，肥胖是由于饮食不节、七情内伤、久卧久坐、先天禀赋、体质差异、年老体衰等原因导致肺、脾、肝胆、肾功能失调，水谷精微不能正常化生，水液代谢异常，从而致使膏脂水湿痰瘀积于体内，发于肌肤腠理，而为肥胖。

（一）中药内服

［药物］党参 10g，茯苓 15g，白术 15g，扁豆 10g，山药 15g，薏苡仁 10g，陈皮 15g，砂仁 6g，黄芪 15g，木香 6g，槟榔 10g，黄连 6g，莲子肉 8g，甘草 6g，大枣 5 枚。

［用法］每日 1 剂，分 2 次水煎，每次取汁 200ml，于早晚餐之间服用。（《中国医学工程》）

（二）毫针疗法

［取穴］天枢、关元、三阴交、丰隆、足三里。配穴：胃肠腑热型配曲池、上巨虚、内庭；脾虚湿盛型配阴陵泉、气海、脾俞；脾肾阳虚型配命门、脾俞、肾俞。

［操作］令患者取仰卧位，穴位局部皮肤常规消毒后，用毫针刺入，提插捻转得气后，取 2 组主穴接通 G6805-2 型电针治疗仪，选择疏密波波型，频率为 50 ～ 100 Hz，强度以患者能耐受为度，留针期间行针 2 ～ 3 次，每次 2 ～ 3min，每次留针 30min。前 5d 每天治疗 1 次，5d 后隔日治疗 1 次，1 个月为 1 个疗程。（《中国针灸》）

（三）艾灸疗法

［取穴］水分、神阙、天枢、阴交、关元、滑肉门、水道、足三里。辨证取穴或局部肥胖处取穴。

［操作］应用 DAF-23 型多功能艾灸仪，将灸头固定在穴位上，仪器直接设置为温灸，根据患者耐热情况调节温度。灸后以穴处潮红为宜。每日 1 次，所选穴位同时施灸，时间 30min，30d 为 1 个疗程。一般治疗 3 个疗程。(《中国针灸》)

（四）温针灸疗法

［取穴］主穴：三阴交、丰隆、足三里、中极、中脘、血海、天枢、水分、合谷、内关、水道、气海。配穴：脾肾阳虚型加命门、肾俞、关元、太溪、脾俞、复溜、手三里、归来；肺脾气虚型加膏肓、脾俞、列缺、肺俞、膻中、阴陵泉、尺泽；脾虚湿阻型加气海俞、腹结、胃俞、脾俞、阴陵泉、大横、公孙。

［操作］选用长 40 ～ 75mm、直径 0.28 ～ 0.32mm 的毫针，然后再按照患者不同的肥胖程度分别针刺，最深 50mm，最浅 20mm。行平补平泻法，得气后，各证型均选 3 ～ 4 对腧穴，给予温针灸治疗。即艾炷裹住毫针针柄，或者剪取 1.5 ～ 2cm 长的艾段套住针柄点燃，每次每穴 2 ～ 3 壮。其他穴位每 10min 行针 1 次，行针后留针 40min，隔日 1 次，1 个疗程为 15 次。注意在女性月经期间针灸暂停。(《中国中医基础医学杂志》)

（五）穴位埋线

［取穴］主穴：曲池、中脘、天枢、气海、阴陵泉、三阴交、阿是穴。配穴：胃火亢盛者加合谷、内庭；脾虚湿盛加水分、丰隆、公孙；肺脾气虚者加肺俞、脾俞、足三里；肝郁气滞加肝俞、太冲；肾虚者加肾俞、太溪；腹部肥胖明显加大横、带脉、水分、水道。

［操作］选定穴位，常规皮肤消毒，术者戴手套，铺洞巾，在需埋线的穴位用 2% 利多卡因进行局部麻醉，取 1 段 1 ～ 2cm 已消毒的羊肠线，放置在埋线针管前端，然后接针芯，左手固定穴位皮肤，右手持针刺入已选好的穴位，当出现针感后，边推针芯，边退针管，将羊肠线埋植在穴位下皮组织或肌层内，针孔处覆盖消毒纱布。15d 治疗 1 次，1 次为 1 个疗程，共治疗 3 个疗程。(《中医外治杂志》)

（六）穴位贴敷

［操作］将三棱、莪术、大黄、冰片四药按 3 ∶ 3 ∶ 3 ∶ 1 比例研成粉末，加甘油调成膏状，制成大小约 1.5cm×1.5cm、厚度约 0.3cm 的药贴，敷于中脘、关元、气海、天枢、水道、大横，用胶布固定，保留 6 ～ 8h 后由患者自行取下。每日 1 次。(《中国针灸》)

（七）皮部针疗法

［取穴］主穴 1 组：中脘、关元、气海、滑肉门、天枢、大横、带脉、合谷、足三里、三阴交。主穴 2 组：肺俞、膈俞、肝俞、胆俞、脾俞、胃俞、三焦俞、肾俞、大肠俞、关元俞。配穴：①肺脾气虚，加列缺、太白等；②胃热湿阻，加上巨虚、曲池等；③脾虚湿阻，加太白、阴陵泉等；④肝郁气滞，加太冲、期门等；⑤脾肾阳虚，加太白、命门等；⑥肝肾阴虚，加太溪、复溜等。

［操作］两组主穴交替使用，所有腧穴均直刺或斜刺 0.3 ～ 0.5 寸入皮下组织中，留针 20min，其间行针 1 ～ 2 次，轻捻转不提插。(《西南军医》)

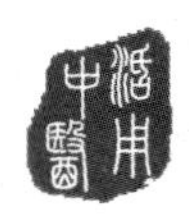

（八）耳穴贴压

［取穴］一组：兴奋点、丘脑、肾、肺、胃、相应部位（发生肥胖的主要部位）。二组：额、饥点、三焦、大肠、脾、相应部位。

［操作］上两组穴位交替使用，每次一组，双耳贴压。选用适当大小的胶布，中间粘磁珠，对准穴位用示指、拇指捏住耳垂前后捻压至酸沉麻木或疼痛烧灼为得气。保持磁珠贴压 3 ～ 4d。每周 2 次，周一取一组穴，周四取二组穴。贴压后，嘱患者每日自行按压 3 次，以有痛感为度，15 次为 1 个疗程。（《山西中医》）

（九）火罐

［取穴］关元、天枢、水道、外陵、大横、水分。

［操作］根据肥胖的不同程度选取中号或大号火罐进行操作。用闪火法对上述穴位反复快速闪罐，约 20min，直至皮肤潮红。（《陕西中医》）

（十）腹部按摩

［操作］医者用手掌心紧贴患者腹部，沿顺时针及逆时针方向分别轻柔按摩 10min，均匀着力，使患者腹部微微变红发热。此法每周 3 次，2 个月为 1 个疗程。（《中医药临床杂志》）

（十一）中药涂擦结合中频治疗

［操作］桂枝茯苓液（桂枝 15g，茯苓 30g，牡丹皮 15g，桃仁 15g，赤芍 30g），用水 400ml，在自动煎药机煎至 100ml 密封包装备用。治疗时用药液涂抹在患者腹部 5min，并用药液浸湿垫布，放在腹部皮肤与 K824 型电脑中频治疗仪的电极之间，开机治疗 30min，每日 1 次或隔日 1 次，15 次为 1 个疗程。（《实用医学杂志》）

（周凌云）

21. 脑卒中（急性期）

［临床表现］脑卒中是一种严重威胁人类健康和生命的常见疾病，又称中风、脑血管意外，是由于缺血或出血引起的急性局部、短暂或持久性的脑损害，通常指包括脑出血、脑梗死、蛛网膜下腔出血在内的一组疾病。临床以突然昏仆、半身不遂、口舌歪斜、言语謇涩或不语、偏身麻木为主症。中医学属于“中风病”范畴。

◆ 急性出血性脑卒中

（一）中药内服

［药物］半夏 15g，茯苓 15g，陈皮 15g，甘草 10g，胆南星 12g，枳实 12g，厚朴 10g，竹茹 12g，代赭石 18g，生地黄 20g，大黄 10g，芒硝 10g。

［用法］每日 1 剂，分 2 次水煎服，每次 150ml；病重者每日 3 次，必要时鼻饲或者

保留灌肠。连续 14d。(《中国医药》)

(二) 毫针疗法

[取穴] 头针:顶颞前斜线、顶颞后斜线。体针:肩髃、臂臑、曲池、外关、合谷(健患同治);血海、梁丘、足三里、三阴交、太冲(健患同治)。

[操作] 毫针刺:补健侧泻患侧,每日 1 次,每次留针 30min,10 次为 1 个疗程(《北方药学》)

(三) 直肠滴注

[操作] 冰黄液(内含黄连、大黄、牛黄、菖蒲、冰片等)直肠滴注,每 100ml 含生药 56g,灭菌封装于 100ml 无菌瓶中,每日 2 次,每次 100ml。使用时先将冰黄液加温至 38℃左右,接一次性输液器,剪去针头,接小号橡皮导管,导管上涂以少量液状石蜡,按灌肠常规,令患者左侧卧位,将导管插入肛门内 10cm 左右,予以点滴,每分钟以 30 ~ 60 滴为宜。如大便次数多于 4 ~ 6 次 / 天者,剂量减半,依此调整用量,以保证腑气通畅(每日大便 1 ~ 3 次)为度。(《中医药导报》)

◆ 急性缺血性脑卒中

(一) 中药内服

[药物] 川芎 20g,丹参 20g,红花 10g,牛膝 20g,地龙 10g,益母草 15g,桃仁 10g,泽泻 15g,胆南星 10g,天竺黄 10g。加减:肝阳上亢者加天麻 15g,钩藤(后下)30g,石决明(先煎)20g;热盛者加黄芩 10g,栀子 10g;腑实者加大黄 10g,芒硝 10g;气虚者加黄芪 30g,党参 10g;阴虚者加生地黄 20g,白芍 20g,玄参 10g;心悸者加麦冬 15g,五味子 10g。

[用法] 水煎,每日 1 剂,每剂煎取 400ml,分 2 ~ 3 次口服。(《中国中医急症》)

(二) 电针疗法

[取穴] 百会、太阳(双)。

[操作] 采用 1.5 寸 30 号毫针,针尖与头皮成约 30° 夹角,自百会穴向太阳穴方向递进透刺,行捻转手法,频率 200r/min,捻转 2min/(针 • 次)。每日 1 次,每次留针 8h。(《中国科技信息》)

(三) 头针

[取穴] 患肢对侧的顶颞前后斜线(神聪至悬厘,百会至曲鬓)。

[操作] 治疗时局部常规消毒,将前后斜线分为 3 等份,用 1.5 寸毫针依次沿该线透刺 3 针,针尖与头皮成约 30° 夹角,当针尖抵达帽状腱膜下层,指下阻力减少时,使针与头皮平行,刺入 1.0 ~ 1.5 寸,然后以 200r/min 的频率快速连续捻转,持续时间 2 ~ 3min,头针捻转时须配合主动或被动肢体活动。头部针刺后马上行患侧肢体针灸,取穴臂臑、曲池、手三里、外关、合谷、环跳、阳陵泉、足三里、三阴交、解溪、昆仑垂直刺入,

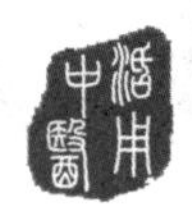

针刺深度以得气为度，施以平补平泻手法。均留针 20 ～ 30min，每隔 10min 重复捻转 1 次。（《中国中医基础医学杂志》）

（四）埋针

［取穴］运动障碍取对侧运动区，感觉障碍取对侧感觉区，言语不利取双侧语言区。

［操作］使用回形针 2 ～ 4 支，埋入选定穴中，每日接声电仪 3 次，每次 30min，2d 后取针，休息 1d 后重复埋针。（《北京中医杂志》）

（五）刺血疗法

［取穴］双侧手十二井穴、十宣穴、耳尖及耳背静脉。

［操作］每次取 4 ～ 6 个穴位，每组 1 ～ 2 个。以三棱针，针具及局部穴位消毒后点刺穴位出血，放血 2 ～ 3 滴，每日治疗 1 次，连续治疗 7d。（《上海针灸杂志》）

（黄汝成）

22. 脑卒中（恢复期）

（一）中药内服

［药物］黄芪 45g，党参、茯苓各 15g，桃仁、当归、水蛭、半夏、胆南星、枳实、石菖蒲、地龙、桂枝各 10g，红花 6g。加减：兼肾阳虚者，加淫羊藿、制附片；气虚较重者黄芪用量可渐加至 120g；肝阳偏亢用石决明、黄芩、白芍；肝肾阴虚者，加龟板、生地黄、熟地黄、白芍；痰热偏盛者，去黄芪、党参，加瓜蒌、黄芩；关节僵硬强直者，加白芍、木瓜、伸筋草；小便失禁者，加乌药、益智仁、山茱萸。

［用法］每日 1 剂，水煎，分 2 次服。（《实用中医药杂志》）

（二）靳三针疗法

［取穴］颞三针（耳尖直上发际上二寸为第 1 针，在第 1 针水平向前后各旁开 1 寸为第 2、第 3 针），手三针（合谷、曲池、外关），足三针（足三里、三阴交、太冲），运动区（极泉、尺泽、内关、血海、阴陵泉、环跳、风市）。配穴：失语加舌三针（以拇指 1、2 指骨间横纹平贴于下颌前缘，拇指尖处为第 1 针，其左右各旁开 1 寸为第 2、第 3 针）。

［操作］每次治疗交替采用上述 15 穴，行提插捻转，平补平泻，每隔 10min 运针 1 次，每次治疗 30min，每日治疗 1 次，每星期治疗 5d，休息 2d，继续下 1 周的治疗。（《上海针灸杂志》）

（三）醒脑开窍针法

［取穴］主穴：内关、人中、三阴交、极泉、尺泽、委中。配穴：手指握固加合谷透三间，吞咽障碍加风池、完骨、翳风；语言不利加上廉泉、金津、玉液放血，足内翻加丘墟透照海。

［操作］先刺双侧内关，直刺 0.5 ～ 1 寸，采用捻转提插结合泻法，施手法 1min 继刺人中，

向鼻中隔方向斜刺 0.3 ～ 0.5 寸，用重雀啄法，至眼球湿润或流泪为度，再刺三阴交，沿胫骨内侧缘与皮肤成 45° 斜刺，进针 1 ～ 1.5 寸，用提插补法，使患侧下肢抽动 3 次为度，极泉原穴沿经下移 1 寸，避开腋毛，直刺 1 ～ 1.5 寸，用提插泻法，以患侧上肢抽动 3 次为度；尺泽，屈肘成 120° 。直刺 1 寸，用提插泻法，使患者前臂、手指抽动 3 次为度；委中，仰卧盘腿抬高取穴，直刺 0.5 ～ 1 寸，施提插泻法，使患侧下肢抽动 3 次为度。风池、完骨、翳风均针向喉结，进针 2 ～ 2.5 寸采用小幅度高频率捻转补法，每穴施手法 1min，合谷针向三间穴，进针 1 ～ 1.5 寸，采用提插泻法，使患者第 2 手指抽动或五指自然伸展为度；上廉泉针向舌根 1.5 ～ 2 寸，用提插泻法金津、玉液用三棱针点刺放血，出血 1 ～ 2ml。丘墟透照海穴 1.5 ～ 2 寸，局部酸胀为度。治疗时间每日针 2 次，每周治疗 5d。(《针灸临床杂志》)

（四）眼针疗法

［取穴］双侧上焦区、下焦区、肝区、肾区。

［操作］采用华佗牌 31 号 0.5 寸不锈钢毫针，在距眼眶内缘 2mm 处眼睑相应穴位上横刺，进针深度（12±2）mm，不施手法，留针 30min，每天 1 次，14d 为 1 个疗程。(《中华中医药学刊》)

（五）火针疗法

［取穴］主穴：四神聪、曲池、合谷、中脘、天枢、丰隆、太冲。配穴：上肢不遂加条口；下肢不遂加环跳；足内翻加悬钟、丘墟，强痉加火针；颤抖难自止加少海、条口、合谷、太冲；麻木者，十二井穴放血；失语加通里、照海、哑门；头痛加合谷、太冲；饮水返呛，吞咽困难加天突、内关；牙关紧闭加下关、地仓、颊车；舌强语謇或伸舌歪斜者，金津、玉液放血；舌体萎缩或卷缩加风府、风池、哑门；流涎加丝竹空；大便秘结加支沟、丰隆、天枢；小便癃闭加关元、气海；大、小便自遗，灸神阙。

［操作］四神聪、曲池、合谷、中脘、天枢、丰隆、太冲采用微通法治疗，穴取患侧为主，平补平泻，留针 30min，每日治疗 1 次。恢复期用温通法，四神聪、曲池、合谷、中脘、天枢、丰隆、太冲均采用细火针点刺，进针后速出针，不留针，整个过程只需要 0.1s 的时间。随后采用微通法治疗，穴取患侧为主，平补平泻，留针 30min，每日治疗 1 次。(《中国针灸》)

（六）中药熏洗疗法

［药物］当归 20g，红花 20g，桃仁 20g，桂枝 20g，伸筋草 30g，木瓜 20g，透骨草 30g, 艾叶 10g。

［用法］取上药置于煎煮容器，加水浸泡 30min，煎沸 15 ～ 30min，去药渣，药液倒入盆内。患处置于上方，覆以毛巾，先用蒸汽熏蒸 15min，待药液温度适宜时，用毛巾吸取药液置于患处温度降至 40℃，将患肢放入药液内浸泡 15min，至患处皮肤潮红为度，每日 2 次。(《中医杂志》)

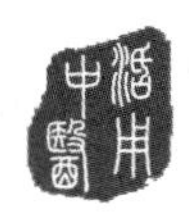

（七）穴位敷贴疗法

［药物］阳气不足型，黄芪 10g，巴戟天 10g，鹿茸 3g，淫羊藿 10g，附子 10g，丁香 6g，花椒 6g；痰阻经络型，药用白芥子 15g，细辛 6g，延胡索 10g，甘遂 3g；瘀阻经络型，药用麝香 3g，冰片 6g，丹参 10g，血竭 10g，水蛭 10g，乳香 10g，花椒 6g，豆蔻 10g。

［用法］将上述中药按照以上剂量配齐，粉碎过 80 目筛，按 1 份药、4 份凡士林比例制成软膏。根据患者证型选取药膏，将神阙穴常规消毒后，将药膏贴在神阙穴上，用纱布固定，每天不少于 4h，隔天更换 1 次，1 个月为 1 个疗程。（《中国针灸》）

（八）推拿疗法

［操作］①坐位：头面部，患肢对侧头皮施一指禅推法，约 5min；太阳，迎香，地仓，牵正穴施揉法，约 3min 百会，印堂，风池施点按法，约 5min。②仰卧位上肢，从上往下施拿法，约 2min 肌肉放松后施接法，约 5min，肩关节，肘关节，腕关节，指间关节运动法，约 3min，最后施抖法、拍法，下肢从上往下施拿法，约 2min，肌肉放松后施揉法，约 5min，髋关节，膝关节，踝关节，趾间关节活动法，约 3min 最后施拍法。③侧卧位，患肢在上，在患者后背，腰部，臀部，下肢后外侧施技法，约 10min，再在上述部位施拍法，约 2min，结束。每日 1 次，10 次为 1 个疗程，3d 后第 2 个疗程。（《针灸临床杂志》）

（黄汝成）

23. 脑卒中（后遗症期）

（一）靳三针疗法

［取穴］患侧颞三针，上肢挛三针（极泉、尺泽、内关），下肢挛三针（鼠蹊、阴陵泉、三阴交），手足痉挛缓解后则取穴；手三针（曲池、外关、合谷），足三针（伏兔、足三里、太冲）。配穴：失语加舌三针（上廉泉、左右旁廉泉）；口角歪斜加口三针（地仓、迎香、承浆）；腕关节严重痉挛加腕三针（阳溪、阳池、大陵）；踝关节内翻加踝三针（太溪、昆仑、解溪）；上下肢痉挛无法伸展加开三针（人中、涌泉、中冲）；指（趾）水肿加八邪，八风辨证配穴；肝阳暴亢取双侧太冲；风痰阻络或痰热腑实取双侧丰隆；气虚血瘀取双侧足三里；阴虚风动取双侧太溪。（《辽宁中医杂志》）

（二）项针加腹针疗法

［取穴］项针为风府、风池、天柱、百劳、大椎；腹针为中脘、关元、滑肉门、天枢、外陵。

［操作］穴位局部常规消毒，采用直径 0.30mm、长 50 ～ 60mm 华佗牌毫针，垂直刺入，针刺深度以得气为度，施以平补平泻，留针 30min，每日 2 次。（《中国针灸》）

（三）夹脊穴电针疗法

［取穴］颈$_{2\sim7}$夹脊穴，腰$_{1\sim5}$夹脊穴，均取患侧。

［操作］选用30号1.5寸毫针，直刺0.8～1寸，得气后接G6805-1型电针治疗仪，用密波（高频）治疗10min后改疏密波20min。（《光明中医》）

（四）刺经筋结点疗法

［取穴］上肢选取。患侧上肢取手阳明经循行所过的位于肩、肘、腕的经筋结点，即成结点（肩稍后0.5寸，三角肌起点），肘上结点（肘尖上1寸，肱三头肌止点），肘下结点（肱骨外上髁下1寸，指伸肌起点），腕结点（腕背横纹上2寸，尺骨与桡骨之间），指结点（拇指结点第1、2掌骨间，当第2掌骨中点处。第2～5指结点在手背，第2～5指指蹼缘后方）。下肢取足阳明经，足少阳，足厥阴，足少阴经循行所过的位于股外侧、膝外侧、外踝的经筋结点，即髋结点（髀关内0.5寸，缝匠肌起始处），膝上结点（髌骨内上缘1.5寸，股四头肌内侧头的隆起处），膝下结点（腓骨小头前下方，腓骨长肌和腓骨短肌起点），足结点（昆仑上1寸，腓骨短肌）。

［操作］连接电针。正极连接肢体近端，负极连接肢体远端，采用疏波，时间每次30min，强度以患者能耐受并能看到肌肉跳动为度，每日针刺2次。（《中医药学报》）

（五）温针疗法

［取穴］上肢取尺泽、曲池、手三里、内关、合谷，下肢取环跳、风市、血海、阳陵泉、丘墟、太冲。

［操作］均取患侧穴位，30号1.5～2.5寸不锈钢毫针直刺0.5～1.5寸得气后采用平补平泻手法捻转1～3min剪取1.5～2cm长的市售药艾条，点燃后套置于针柄尾部，燃端向下，患部皮肤铺阻燃物以防火灰掉落烫伤。每次每穴灸30min，艾灸强度以患者能耐受为度，每日治疗1次，10次为1个疗程。（《中国中医药信息杂志》）

（六）火针疗法

［取穴］曲垣、秉风、天宗、肘髎、天井、阳溪、阳池、后溪、曲池、四渎、外八邪，根据不同部位的症状选取不同的穴位组合。

［操作］以点刺为主，要求快、红、准。快指进针、出针迅速，不留针。红指烧得针体透红。准，指进针方向准确，深浅适宜。隔日1次。（《内蒙古中医药》）

（七）穴位注射疗法

［取穴］患肢上天泉（天泉上2寸，腋纹直上1寸，胸大肌上缘）、上尺泽（尺泽上2寸，肱二头肌腱外侧缘）、上郄门（郄门上2寸，两筋之间）。

［操作］局部常规消毒，垂直进针，上天泉、上尺泽35mm，上都门25mm，达到深度回抽无血，注入香丹注射液。药量上天泉、上尺泽各3ml，上郄门2ml，然后边退针边注药，继续注药1～2ml，剩1/3深度时拔针。每周注射3次，20次为1个疗程。（《中国康复理论与实践》）

（八）中药熏蒸疗法

［药物］制草乌、红花、苏木、艾叶、透骨草、伸筋草、白芍、木瓜、乳香、没药各30g，制川乌、桑寄生、杜仲、川断、桑枝各60g。

［用法］加水1000ml，浸泡6～8h，放入熏蒸器的熏气锅中，药液离治疗部位15～25cm为宜，熏蒸患者头部及偏瘫肢体痉挛侧，以患者耐受为度，注意避免皮肤烫伤。每次30～40min，每天1次，10d为1个疗程，连续治疗3个疗程，疗程间隔3～4d。（《浙江中医杂志》）

（九）中药热敷疗法

［药物］路路通、透骨草、伸筋草各30g，桑枝、虎杖、川乌、草乌各20g，桂枝、艾叶、红花各15g。

［用法］将上述药物装入纱布袋后，放入锅中，加水约3000ml，浸泡1h后大火煮沸，将毛巾投入中药锅中文火续煮30min，降温至适当温度时，将毛巾拧半干，敷在患侧肢体上，外以橡胶单包裹，保留30min，期间更换毛巾2次。每日热敷1次，15d为1个疗程。（《护理与康复》）

（十）中药熨烫疗法

［药物］肉桂10g，透骨草10g，威灵仙10g，独活10g，当归10g，续断10g，小茴香10g，川芎10g，红花10g，丹参30g。

［用法］将上述药物混装在一个长20cm、宽12cm的小布袋内，用缝线封口。将中药包（首次使用的药包需先用清水浸泡30min）熏煮20min后取出，待药包表面温度降至45～50℃，用干净治疗巾包裹，对患肢所选穴位（曲池、手三里、合谷、环跳、委中、丰隆、三阴交）进行循环推熨，用力均匀，开始时用力轻、速度稍快，随着药包温度的降低，用力增强，同时速度减慢，药包表面温度降至42℃时，如上肢痉挛严重者将药包置于肩髃穴，下肢痉挛严重者将药包置于环跳穴，同时配合神灯照射30min，每次治疗时间不少于40min。（《护理学杂志》）

（十一）穴位埋线疗法

［取穴］手三里、臂臑、肩贞，每次选1个穴位，交替进行。

［操作］局部皮肤常规消毒后，选用0～5号医用羊肠线2～3cm，用镊子将其穿入7号注射针头管中，以1.5寸针灸针为针芯，针尖朝穴位快速沿皮横刺进针，然后缓慢退针，边退针边向前推针芯，待针灸针尖有落空感时拔针，用干棉球按压针孔1min。（《湖南中医杂志》）

（十二）推拿疗法

［操作］平衡阴阳推拿法。①针对患者上肢阴经循行的部位（即上肢屈肌分布的部位，痉挛优势侧）以疏通经络、放松肌痉缩为治则，手法以㨰法，按揉为主，将患者上肢放在外旋、伸肘、伸腕、伸指位置并固定，沿手厥阴经循行路线，先做轻柔的揉法和㨰法，

后慢慢加重手法刺激量，直到患者肌腹部有酸胀感为度并持续 3 ～ 5min，操作中手法要避开肌腱和关节的部位过多做手法，以免加重痉挛。②针对患者上肢阳经循行的部位（即上肢屈肌分布的部位，痉挛劣势侧）以重手法激发精气为主。将患者上肢放在内旋、伸肘、伸腕位置并固定，沿手少阳经路线先自上而下做快速擦法 2min，再由轻到重做弹拨手法 3 遍，如此反复 3 ～ 5 次，治疗时间 30min。(《中国实用神经疾病杂志》)

（黄汝成）

24. 脑卒中失语

（一）中药内服

［药物］羌活 6g，羚羊角粉 0.8g，土鳖虫 6g，生姜 6g，竹沥 10ml，防风 6g，肉桂 6g，熟附子 6g，王不留行 9g，生地黄 15g，鸡血藤 12g，路路通 6g，生蒲黄粉 4.5g。加减：后期可加补益脑髓之品，桑椹 15g，何首乌 15g，胡桃肉 9g，五味子 9g。

［用法］水煎服，每日 1 剂，分 2 次服。(《中国医刊》)

（二）醒脑开窍针法

［取穴］主穴：人中、内关、三阴交、前廉泉。配穴：配合头部所示病灶在同侧头皮最近距离的垂直投射区的周边为围刺部位。

［操作］患者取仰卧位或侧卧位，局部常规消毒，持 30 号 1.5 寸毫针，人中穴与皮肤成 45°，针尖指向鼻中隔方向，进针 0.2 ～ 0.3 寸，用雀啄式手法，以眼球湿润或流泪为度。双侧内关穴进针 0.5 ～ 1.0 寸，捻转提插泻法 1min，以手指麻木为度。双侧三阴交穴与胫骨成 45° 夹角进针 1.0 ～ 1.5 寸，刺向胫骨后缘，提插补法，以下肢抽动 3 次为度。前廉泉前正中线上，颏后 1.0 寸，上颌弓中央凹陷中取穴，进针 1.5 寸，针尖刺向舌根方向，行提插泻法 4 次，使舌部酸、胀、麻木，不留针。围刺部位以 30 号 1.5 寸不锈钢毫针 4 ～ 8 个，与头皮成 30° 夹角快速进针刺入帽状腱膜下向病灶处，刺 0.5 ～ 1.0 寸，围刺方向皆向投影区的中心，得气后以 180 ～ 200r/min 的频率捻转 1min，留针 30min，中间行针 2 次。(《中国社区医生》)

（三）靳三针疗法

［取穴］主穴：舌三针。第 1 针为上廉泉，在颌下正中一寸舌骨与下颌缘之间的凹陷中，第 2 针、第 3 针分别在上廉泉旁开 0.8 寸。配穴：上肢偏瘫，配极泉、尺泽、内关，下肢偏瘫，配委中、阴交。

［操作］针刺舌三针时，患者取仰卧位，统一选用 40mm 长度的毫针，75% 乙醇常规局部消毒，单手快速进针，针尖向舌根方向成 45° ～ 60° 斜刺入 25 ～ 35mm，在得气的基础上行提插捻转手法 20s，使患者舌根有酸麻胀痛感并发出声音为佳，留针 30min，每转 1 次，每次捻转 20s，平补平泻手法，出针后鼓励患者尽可能大声说话，针刺肢体穴

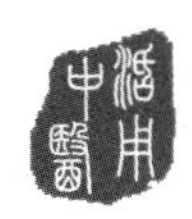

位时，采取直刺，针刺深度为 25 ～ 35mm，提插捻转，以患者得气为度，留针 30min，每 10min 捻转 1 次，平补平泻，每周连续治疗 5d，休息 2d，每两周为 1 个疗程。（《针灸临床杂志》）

（四）颈三针疗法

［取穴］主穴：廉泉、哑门、风池。配穴：内关、照海。

［操作］患者先取仰卧位，首针廉泉穴，仰头取穴，向舌根斜刺 1.5 寸，提插捻转泻法 1min 后出针再取侧卧位，针风池穴，针尖向咽喉方向斜刺 1.5 ～ 2 寸，捻转泻法 1min 后出针，针哑门穴，注意针刺的方向及深度，一般针尖向喉部斜刺 0.8 寸为宜，提插捻转泻法 1min 后出针。以上 3 穴均要求针感传到咽喉部，出针后嘱患者进行吞咽及发声练习，配穴行平补平泻手法，留针 20min，同时配合舌面点刺，按前中后 3 线分左中右各 3 针点共为九点逐一点刺，出血最佳。每日 1 次，10 次为 1 个疗程，疗程间休息 2d，治疗 3 个疗程。（《天津中医》）

（五）舌针疗法

［取穴］舌部。

［操作］治疗前让患者用高锰酸钾溶液漱口，舌部按前中后 3 线分左中右 3 点共 9 个区，在每个区，逐一快速点刺，以出血最佳（量约 2ml）。不留针。以上各穴起针后按压针孔，每日 1 次，6 次为 1 个疗程，中间休息 1d，治疗 5 个疗程。（《中华中医药学刊》）

（六）穴位埋线疗法

［取穴］百会穴，配言语一区、二区、三区。

［操作］将所选穴周围头皮上毛发剪掉，局部常规消毒，20% 盐酸普鲁卡因局部麻醉，每穴用一根 0 号医用羊肠线 1.5cm，用 9 号腰穿针将线埋入皮下，拔针后用酒精棉球覆盖针眼，胶布固定 1 ～ 2d 即可。每月治疗 1 次，6 次为 1 个疗程。（《中国医药学报》）

（七）穴位注射疗法

［取穴］上廉泉、心俞（双）。

［操作］注射器吸入复方甲钴铵注射液（甲钴铵注射液 0.5mg+ 当归注射液 2ml），6 号针头刺入穴位，行针至出现针感，每穴注入混合液 1ml，局部有酸困感，穴位注射每 3 天一次。(《针灸临床杂志》)

（八）放血疗法

［取穴］主穴：金津、玉液。配穴：偏瘫上肢取肩髃、曲池、合谷，下肢取髀关、足三里、三阴交。

［操作］取 5 号注射长针头，点刺金津、玉液，以出血为度。一周 3 次，配穴以华佗牌 30 号 1.5 寸不锈钢毫针针刺，每穴用平补平泻法施术 2min 后留针 30min。

（黄汝成）

25. 脑卒中吞咽障碍

（一）项五针疗法

［取穴］哑门、天柱、治呛（天柱下1寸）。

［操作］患者取半卧位，选用华佗牌0.30mm×40mm毫针，垂直进针，进针深度均为15mm左右，得气后以每分钟120次的频率捻转1min，以局部有酸麻胀感为度，针刺过程中配合吞咽功能训练，行针过程中嘱患者做吞咽动作，开始时可进行空吞咽，逐渐过渡到饮水和吞咽软食。留针30min，每隔15min行针1次，共行针3次。（《中国针灸》）

（二）舌三针疗法

［取穴］上廉泉穴及其左右各旁开1寸（同身寸）。

［操作］患者取仰卧位，常规75%乙醇局部消毒后，单手快速进针，上廉泉穴为第1针，针尖朝舌根方向进针，深约1.5寸，第2、3针针尖向舌根方向成45°～60°，深约1.5寸，在得气的基础上深约1.0寸范围内进行上下提插捻转，以局部感觉腹胀，或向舌根，咽喉部扩散为宜。（《中医药导报》）

（三）醒脑开窍针疗法

［取穴］内关、水沟、三阴交、风池、翳风、完骨、咽后壁、廉泉。

［操作］首次治疗先针刺内关，水沟，先刺双侧内关，直刺13～25mm，采用提插捻转泻法，施手法1min继刺水沟，向鼻中隔方向斜刺8～13mm，采用雀啄泻法，以流泪或眼球湿润为度，以后可每2～3d治疗1次，刺三阴交，双侧直刺13～40mm，行捻转补法1min；风池穴针向喉结，震颤进针60～75mm，施小幅度高频率捻转补法1min，以咽喉麻胀为宜，翳风、完骨两穴之操作同风池。疑核缺血性损伤所致延髓麻痹者，在上方案基础上加咽后壁点刺廉泉，廉泉穴向舌根方向刺入40mm，捻转泻法1min，每天1次，15d为1个疗程。（《中国针灸》）

（四）穴位埋线疗法

［取穴］双侧心俞、肝俞、脾俞、肾俞。

［操作］穴位常规消毒，用一次性埋线针，将3-0号羊肠线1.5cm。放入针头内，后接针芯，右手持针，左手拇、示指绷紧或提起穴位皮肤，根据患者的胖瘦将针刺入到所需深度，左右转针体，当出现针感后，边推针芯，边退出针管，将羊肠线埋置在穴位的皮下组织或肌层（羊肠线不能露出皮肤）内，针头将出皮肤时用棉球压迫针尖部位片刻出针，然后消毒针孔及周边。（《中医药导报》）

（五）穴位注射疗法

［取穴］双侧风池。

［操作］常规消毒后，抽取丹香冠心注射液4ml，针尖朝向喉结方向刺入1.0～1.5cm，

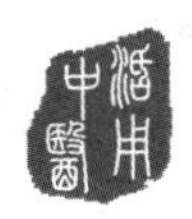

回抽无血液后，每侧缓慢推入药物 1 ～ 2ml，有明显酸胀感为度，每日上午治疗 1 次。（《中国康复》）

（六）放血疗法

［操作］金津、玉液两穴用舌钳夹住舌上体或令患者自行舌上翻，暴露出两穴用三棱针点刺放血，放血量 2 ～ 3ml，刺后盐水漱口，隔日 1 次或 3d 治疗 1 次。（《辽宁中医杂志》）

（七）耳穴贴压疗法

［取穴］神门、肝、肾、胃、贲门、咽喉、皮质下等穴。

［操作］常规消毒后，将备好的粘有王不留行子药粒的 0.5cm×0.5cm 活血止痛膏固定于耳穴上，嘱以患者按压耳穴，似有针刺感，每日按压 5 ～ 6 次，按至耳朵发热为止。3d 治疗 1 次，两耳交替贴压，10 次为 1 个疗程。（《中医药临床杂志》）

（八）中药冰棒刺激疗法

［操作］患者取坐位或半坐卧位，嘱患者张开嘴，以前咽弓为中心将中药冰棒（取桔梗 10g，川贝母 10g，冰片 10g，薄荷 10g 按常规煎汁，将汁液装入 2cm×2cm×1cm 的塑料盒后放冰箱冷冻制成冰棒）触及后腭弓、软腭、腭弓、咽后壁及舌后根 5 个部位进行涂抹刺激，依次涂擦 5 个部位为 1 轮，1 轮换 1 次冰棒，共 6 轮，上、下午各 1 次，在空腹或餐后 2h 进行，涂擦刺激 30 下 / 次，15 ～ 20min/ 次，30d 为 1 个疗程。对严重呛咳的患者于留置胃管鼻饲状态下行中药冰棒咽部冷刺激。（《护理学杂志》）

（黄汝成）

26. 特发性面神经麻痹

［临床表现］特发性面神经麻痹又称面神经炎，是指位于茎乳突孔内的面神经发生非化脓性炎症，导致面肌瘫痪。主要表现为一侧面部表情肌突然瘫痪，同侧前额皱纹消失，眼裂扩大，鼻唇沟变浅，面部被牵向健侧为主要特征。发病率高达 42.5/10 万。该病中医学属“口僻”“口眼㖞斜”范畴。

（一）中药内服

［药物］秦艽 12g，川芎 12g，当归 12g，白芍 15 g，细辛 4g，羌活 9g，防风 9 g，黄芩 15g，石膏 20g，白芷 10g，白术 15g，生地黄 20g，熟地黄 20g，白茯苓 15g，独活 10g，白附子 3g，僵蚕 3g，全蝎 3g。加减：若见呕逆痰盛、苔腻、脉滑者，可去生地黄，加半夏、天南星、橘红以祛痰燥湿；体质虚弱者，加党参、黄芪以扶正祛邪。

［用法］1 剂 / 天，水煎 2 次，分早、晚 2 次服，10d 为 1 个疗程。（《中国实用神经疾病杂志》）

（二）药蜡疗法

［药物］将白附子 100g，生黄芪 100g，全蝎 50g，川芎 80g，马钱子 20g 共研细末备用。然后取适量医用石蜡放入恒温蜡疗机中完全溶化，加入上述中药散剂，充分混合均匀。

［用法］患者取仰卧位，用天然毛料制成的毛刷（宽度 3 ～ 4cm）浸沾中药蜡液在患侧眉上穴区，四白穴区，耳前穴区，面颊穴区迅速而均匀地反复涂刷，使蜡液在皮肤表面冷却凝成一薄层蜡膜，逐渐将蜡加厚涂 2 ～ 3 次，直至蜡层厚度达 1 ～ 2cm，用塑料布及棉垫包裹保温，治疗结束后用毛巾擦掉治疗部位所出的汗液。去除蜡膜时，用小木棒在冷却凝固的蜡块中央割开一条线，用棉棒轻轻在膜边移动，使蜡膜与皮肤分开，先移除大块面膜，再用另一干净的毛刷轻柔刷拭残留的蜡渣即可。疗程：每日 1 次，每次 40 min。（《中国针灸》）

（三）平衡针疗法

［操作］面瘫穴，平刺，进针 1.5 ～ 2 寸，一步到位针刺手法，以放射性针感出现的局部酸、麻、胀为主，不留针。偏瘫穴，向太阳穴方向斜刺，进针 1.5 ～ 2 寸，一步到位或滞针针刺手法，以强化性针感出现的局部酸、麻、胀为主，可留针。明目穴，斜刺，进针 1 ～ 1.5 寸，以局部性针感出现的局部酸、麻、胀为主，或向面部放射，不留针。鼻炎穴，平刺，进针 1 ～ 1.5 寸，以局部性针感出现的局部酸、麻、胀为主，不留针。疗程：每日 1 次，10d 为 1 个疗程，治疗 3 个疗程。（《四川中医》）

（四）穴位贴敷疗法

［药物］白附子、白僵蚕、全蝎各 250g，加香油（或豆油，花生油）1000g，用文火煎枯除渣，加凡士林 250g，搅拌均匀，冷却备用。

［取穴］主穴：患侧颊车、承浆、四白、阳白、地仓、合谷；配穴：患侧翳风、大椎、太阳。

［操作］一般选两个穴和一个配穴，配穴视病情加减。外敷方法：用药匙将药物均匀涂抹耳穴纸上，直接贴敷于选取的穴位上，每日可按压穴位 3 次，每次 30 下，3d 换 1 次药。（《贵阳中医学院学报》）

（五）埋线疗法

［取穴］主穴：患侧攒竹、鱼腰、太阳、悬颅、地仓、颊车、颧髎、迎香、牵正、下关、风池、双侧合谷、足三里。配穴：伴面肌痉挛者加阳陵泉；眼闭不全，眼裂较宽者，远端配穴取患侧光明。

［用具］采用一次性 7 号鼻窦穿刺针作套管，用 0.35mm×75mm 毫针剪去尖头作针芯，经高压灭菌后使用。

［操作］将 4-0 号合成可吸收聚乙交酯 - 丙交酯（PGLA）线剪成 1 ～ 3cm 置于针管前端，选取上穴后常规消毒，右手持针管快速刺入皮下，攒竹透鱼腰、太阳透悬颅、地仓透颊车、

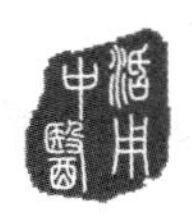

颧髎透迎香、牵正透下关，风池向鼻尖方向透刺，深度依所刺穴位而定，待患者针下有胀感时，右手推针芯，左手退针管，当针芯推尽后，快速拔出针管，线植入穴位内。出针后按压针孔防出血，用碘伏消毒针眼，用创可贴外贴，1d 后可去掉。疗程：10d 治疗 1 次，3 次为 1 个疗程。（《中国针灸》）

（六）放血拔罐疗法

［操作］在面瘫急性期（发病 2 ～ 15d 内），用梅花针在翳风穴叩刺，以皮肤微红、有稀疏均匀的少量出血点为度；再在该穴拔火罐 3 ～ 5 min，以穴位处有少量血液渗出为度。疗程：隔日 1 次，治疗 3 次。（《中国针灸》）

（七）分期针灸疗法

［操作］①发展期：取健侧穴位，四白、巨髎、地仓、颊车、牵正、阳白、鱼腰、合谷。操作：针下得气后，将针轻轻提至皮下，然后分段缓缓刺至应针深度，待气复至，左手拇指、示指紧持针柄，意在拇指向前固定不动，聚精会神，以意领气，气至针体，以待热感微微出汗驱邪外泄。②静止期：取患侧穴位同上。针法以类似提气法为主；进针后紧提慢按，待气至后再左右捻转穴位透刺。选阳白透鱼腰和四白透地仓为一组，地仓透颊车和牵正透颊车为一组。③恢复期和后遗症期：取患侧阳白透鱼腰，攒竹透鱼腰，四白透地仓，牵正透颊车。足三里、阳陵泉直刺 40mm，面部透穴以搓针手法：待针下沉紧涩，再逆着病变部位向透针相反方向快速、轻柔、弹性的牵拉 1min。（《河南中医》）

（黄汝成）

27. 三叉神经痛

［临床表现］三叉神经痛又称痛性抽搐，属于中医学“头痛”“头风病”范畴。临床表现为三叉神经分布区内短暂的反复发作性疼痛，尤其以面颊、上下颌及舌部多见，疼痛剧烈，呈电击样、针刺样、刀割样或撕裂样，突发突止，间歇期完全正常。国内发病率 52.2/10 万。

（一）中药内服

［药物］大黄（后下）9g，芒硝（冲服）15g，栀子 9g，黄芩 9g，薄荷 6g，连翘 12g，竹叶 6g，白芷 9g，生甘草 6g，白蜜少许。根据病情辨证加减：头痛较剧者，加川芎、延胡索以祛风活血止痛；口苦胁疼者，加柴胡、郁金以解郁理气清热；满腹胀者，加枳实、厚朴、全瓜蒌等以通腑消积导滞。

［用法］水煎服，每日 1 剂，每日 2 次温服。（《光明中医》）

（二）穴位注射疗法

［取穴］主穴：翳风、对侧合谷。配穴：上颌神经分支疼痛加患侧下关、颧髎、迎香、

巨髎；下颌神经分支疼痛加患侧下关、地仓、颊车、承浆；眼支疼痛加鱼腰、阳白、太阳、攒竹。

［操作］患者端坐位，用无菌棉签蘸取安尔碘，按无菌操作原则自取穴中心向外旋转涂擦 5cm×5cm 区域，不留空隙。术者用前臂带动腕部力量将针头迅速刺入穴位处皮肤，得气后回抽针芯，无回血后即可注入利多卡因注射液。头面部用 1ml 注射器，每穴 0.5ml，合谷穴用 5ml 注射器注 2ml。出针时用无菌棉签压于穴位旁，快速将针拔出，干棉球按压针孔止血。嘱患者舒适体位休息 10min 方可离开。疗程：间隔 7d 治疗 1 次，连续治疗 3 次。（《中国针灸》）

（三）穴位埋线疗法

［取穴］主穴：下关、合谷、风池、内庭。配穴：若第 1 支疼痛者则选取患侧的阳白、丝竹空，第 2 支疼痛选取患侧的颧髎、迎香、巨髎，第 3 支疼痛取颊车、承浆。

［用具］使用一次性无菌注射针头（规格 0.6mm×32mm）、自制针芯（用 1.5 寸毫针将针尖磨平）及可吸收性外科缝线（医用羊肠线 B40 号）。

［操作］患者取合适体位，常规消毒后，用消毒镊子将羊肠线剪成 0.5 ～ 1.0cm 长的小段，将针芯套入一次性无菌注射针头前端内，针芯退出一部分，用镊子将剪好的羊肠线纳入注射针头内。左手绷紧穴位皮肤，右手持注射针头将注射针头快速刺入穴位，得气后，用针芯将羊肠线送入穴中。拔出埋线注射针头，用棉球压，消毒片刻。疗程：每 7d 治疗 1 次，3 次为 1 个疗程。（《辽宁中医杂志》）

（四）热敏灸疗法

［操作］热敏化腧穴探查：检测室保持安静，室内温度保持在 20 ～ 25℃，患者选择舒适、充分暴露病位的体位，采用特制精艾绒艾条（22mm×120mm），用点燃的纯艾条在患者下关、四白、承浆、风池、鱼腰高发热敏穴区域，距离皮肤 3cm 左右施行温和灸，当患者感受到艾热发生透热、扩热、传热和非热觉中的 1 种或 1 种以上感觉时，即为发生腧穴热敏现象，该探查穴区为热敏腧穴。热敏化腧穴悬灸操作：分别在上述热敏穴上实施艾条温和悬灸，每日 2 次，每次艾灸时间以热敏灸感消失为度，共治疗 5d，第 6 天开始每日 1 次，连续治疗 25 次，共治疗 35 次（共 30d）。（《南京中医药大学学报》）

（五）关刺扳机点疗法

［取穴］以下颌关节扳机点为主，即在下关穴附近寻找阳性点（压痛点、条索状物或结节）；远端配穴为合谷、外关、太冲、内庭。

［操作］患者取仰卧位或侧卧位，常规消毒后，押手寻找压痛点、条索状物或结节并轻按之，刺手用直径 0.3mm×40mm 一次性针灸针垂直刺入 25mm，再向各个方向提插，待患者出现较强的酸胀感、牵掣痛感，并向半侧颜面部扩散时留针；再以此针为中心多刺几针，针尖方向均指向阳性点，每针间距 2 ～ 3mm，共刺 3 ～ 5 针；若结节或条索

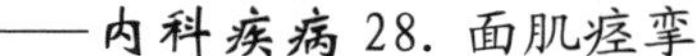
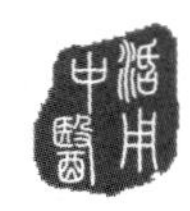

面积较大，可刺入 6 ～ 7 针；远端穴位采用常规直刺法，行平补平泻，留针 30min。疗程：每天 1 次，5 次为 1 个疗程，休息 2d，继续下 1 个疗程，共治疗 2 个疗程。（《中国针灸》）

（六）微针疗法

［取穴］足三里。

［操作］患者取仰卧位，足三里穴常规消毒后，针尖先刺入皮肤，然后迅速垂直针刺入小腿外侧骨间膜上，待患者有酸胀感或电击感向上传导为佳，退至浅层，此时用手指按住针柄，针尖向其病所，手执针尾，如摇船稽状，慢慢摆动针尾，均匀自然，反复左右摇摆 3 次，或三九二十七次，若疗效不佳者，还可行九九归一式。行针时，以针尖斜向病所，探刺以寻找最佳针刺感应，然后向两边慢慢摆动针尾，以加强感应传导。然后将针缓缓拔出，急闭针孔。留针 15 ～ 20min。疗程：每日 1 次，10 次为 1 个疗程，共计治疗 3 个疗程。（《长春中医药大学学报》）

（黄汝成）

28. 面肌痉挛

［临床表现］面肌痉挛又称面肌抽搐，属中医学“瘛疭”范畴。表现为面神经所支配的肌肉发作性、无痛性、阵挛性收缩。病程初期多为一侧眼轮匝肌阵发性不自主的抽搐，逐渐缓慢扩展至一侧面部的其他面肌。

（一）中药内服

［药物］附子 10g，白芍 15g，茯苓 15g，白术 12g，防风 6g，生黄芪 30g，柴胡 6g，麦冬 10g，五味子 10g，炙甘草 10g，当归 12g，土鳖虫 9g。

［用法］每日 1 剂，水煎服，每日 2 次。（《中国实验方剂学杂志》）

（二）耳穴疗法

［取穴］耳穴取神门、皮质下、心、肝、肾、交感、面颊区等。

［操作］患者取坐位，耳穴皮肤先消毒后，以左手固定耳廓，右手用镊子持已消毒的揿针压入上述耳穴，胶布固定，每次 4 ～ 5 穴。每穴每日按压 1 ～ 2min，每 2 天更换 1 次，两耳交替进行。疗程：10d 为 1 个疗程，疗程间休息 2 ～ 3d，治疗 4 个疗程。（《上海针灸杂志》）

（三）放血疗法

［取穴］主穴：患侧太阳、颧髎、尺泽穴。配穴：太阴型，双侧脾俞、足三里；少阴型，双侧肾俞、太溪；厥阴型，双侧肝俞、太冲。

［操作］皮肤消毒后以小号三棱针在所选穴位上快速点刺，待血流停止，每穴拔罐 2 ～ 5min 后起罐，清理血迹。疗程：3 次为 1 个疗程，疗程间休息 1 周，共 3 个疗程。（《上

海针灸杂志》）

（四）火针疗法

［取穴］如眼睑跳动取太阳、承泣、四白；口角跳动取地仓、迎香、颧髎、下关、颊车等穴。

［操作］患者取卧位，选用 30 号 1 寸毫针，酒精灯将针烧红至变白后迅速点刺痉挛局部阿是穴及相应经穴。进针深度约 1 分许，速进速出不留针。据病情轻重确定取穴数量，一般点刺 5 ～ 10 个穴，隔日针 1 次。在运用火针的同时，还可根据辨证配合毫针取穴，标本同治。常可选用神庭、神门、三阴交等安神镇静之穴，颜面局部常规选取太阳、下关、四白、颧髎、地仓、迎香、下关、颊车、风池、翳风等穴。根据病情每次选取 5 ～ 6 个穴、留针 20min。疗程：一般初发者 1 ～ 2 次即可获愈，久病者以 6 次为 1 个疗程。疗程间休息 3d。（《北京中医药》）

（五）巨刺疗法

［取穴］主穴：健侧颧髎、地仓、下关，远端取穴双侧合谷、太冲。配穴：风寒型，取大椎、风池；气血虚弱型，取百会、血海、气海、足三里；虚风内动型，取双侧风池、肝俞、肾俞。

［操作］根据虚实，进针得气后，施以提插、捻转补泻手法，激发经气循经感传达于病所，留针 20 ～ 30min。疗程：每日 1 次，10 次为 1 个疗程，共治疗 3 个疗程。（《光明中医》）

（六）热敏灸疗法

［取穴］穴位热敏化以面部，前臂及小腿外侧为高发区，多出现在翳风、下关、颊车、手三里、阳陵泉等区域。

［操作］根据上述穴位出现热敏化的不同，按下述步骤分别依序进行回旋、雀啄、往返、温和灸四步法施灸操作。先行回旋灸 1 min 以温热局部气血，继以雀啄灸 1min 加强敏化，循经往返灸 1min 激发经气，再施以温和灸发动感传，开通经络。翳风穴单点温和灸，患者自觉热感透至深部且扩散至整个面部，灸至感传消失为止；下关、颊车穴单点温和灸，患者自觉热感透至深部并扩散至整个面部，灸至感传完全消失；手三里、阳陵泉穴单点温和灸，部分患者的感传可直接到达面部，如感传仍不能上至面部，再取一支点燃的艾条旋转感传所达部位的近心端点，进行温和灸，依次接力使感传到达面部，最后将两支艾条分别固定于手三里、面部，或阳陵泉、面部进行温和灸，灸至感传完全消失为止。疗程：每日 1 次，10 次为 1 个疗程。（《上海针灸杂志》）

（七）头皮针疗法

［取穴］选面肌痉挛对侧运动区、感觉区，风池穴。

［操作］用头皮针进针时向前斜刺入帽状腱膜 0.5 寸，用拇示指捻转至酸胀感，每隔 5 min 转 1 次，共 4 次。风池穴进针时针尖向对侧下颌方向，进针以产生酸胀感为度。疗

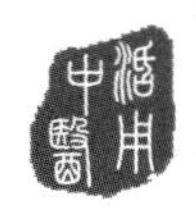

程：每日 1 次，10 次为 1 个疗程。(《中医杂志》)

(八) 腕踝针疗法

[取穴] 在病变面肌同侧的上、下肢各选择 3 个进针点，分别称为上 1、上 2、上 3、下 1、下 2、下 3。其中在手掌面腕横纹上两横指处由尺侧至桡侧分别为：上 1 在小指侧的尺骨缘前方，用拇指端按压觉凹陷处，上 2 内关穴处，上 3 靠桡动脉外侧；内踝高点上三横指处由跟腱内侧起向前分别为：下 1 靠跟腱内缘，下 2 内侧面中央，靠胫骨后缘，下 3 胫骨前缘向内 1cm 处。

[操作] 选定进针点，常规消毒，针与皮肤成 30°，针贴近皮肤表面，快速进入皮下。若患者有酸、胀、麻、沉感觉，说明针体进入过深至筋膜下层，必须调整至皮下浅层。留针 30min，病情重或病程长者可延长 1 到数小时。留针期间不捻转提插。疗程：隔日 1 次，10 次为 1 个疗程。间隔 2 到 3d 进行下 1 个疗程。(《针灸临床杂志》)

(九) 穴位注射疗法

[取穴] 以眼睑肌痉挛为主者用第 1 组，穴位取承泣、球后、丝竹空、上明、上睛明；以颧面肌痉挛为主者用第 2 组，穴位取下关、颧髎、迎香、巨髎、四白；以口轮匝肌痉挛为主者用第 3 组，穴位取地仓、口禾髎、兑端、承浆、夹承浆；全面肌痉挛者取 3 组穴位。

[操作] 药物采用注射用 A 型肉毒毒素，使用时以 0.9% 氯化钠注射液稀释成所需浓度 2.5U/0.1ml，然后用皮试针头、针筒 (5 号针头、1ml 针筒)，抽取稀释液，用提捏进针法针刺所取腧穴，深达皮下肌肉，回抽无血，每个腧穴缓慢注入 0.1ml 稀释液，然后压迫数分钟以防出血。疗程：每个患者只治疗 1 次，1 次为 1 个疗程。(《上海针灸杂志》)

(十) 针刀疗法

[操作] 在乳突下与下颌骨髁状突做一连线，在连线中点处进针刀，针体与针刀刺入点平面垂直，针刀线与身体纵轴平行刺入 1 ～ 1.5cm，沿面神经干走行纵行剥离 2 ～ 3 刀。眼轮匝肌痉挛重者加以下两点：①在面部眉毛的正中点，或眶上缘中点正对瞳孔处入针刀，刀口线与眼轮匝肌纤维平行，刺入后调转刀口，向眉两旁垂直切断部分纤维；②用同身拇指标 (掌侧向外) 水平放在眼下；拇指掌侧指关节横纹垂直正对瞳孔，横纹上端在眼眶下缘中点，横纹下端即眶下孔凹陷处即为进针刀点 (此为眶下神经起始部)，刀口线与身体横轴平行，针体与针刀刺入点皮肤垂直，刺入 0.2 ～ 0.3 寸，先纵行再横行剥离 2 ～ 3 刀。面口肌痉挛重者可加以下两点：①仰靠位或仰卧位，在双侧鼻翼外缘中点平齐的鼻唇沟向内侧一点，用针刀向内上方刺入，刀口线与鼻翼线平行，刺入 0.5 ～ 1 寸，先纵行再横行剥离 2 ～ 3 刀；②在下颌部，下唇的下方，颏唇沟中央的凹陷处左右旁开 1 寸处，刀口线与口轮匝肌的肌纤维平行，刺入 0.3 ～ 0.5 寸，调转刀口垂直剥离 2 ～ 3 刀。(《针灸临床杂志》)

(黄汝成)

29. 偏头痛

［临床表现］偏头痛即血管神经性头痛，是颅内外血管舒缩功能障碍引起的反复发作的一侧性头痛。属于中医学“头痛”“头风病”范畴。临床以发作性中重度、搏动样头痛为主要表现，可伴有恶心、呕吐，光、声刺激或日常活动均可加重头痛。人群中患病率为 5% ～ 10%，常有遗传背景。

（一）腹针疗法

［取穴及操作］中脘中刺，阴都浅刺（患侧），留针 20 ～ 30min。随症加减：伴有外感症状加双上风湿点（中刺）；伴脾虚痰症状加气海（深刺）、双大横（深刺）；伴气滞血瘀症状加气海（深刺）、关元（深刺）、双滑肉门（中刺）。（《辽宁中医杂志》）

（二）磁珠耳穴疗法

［取穴］主穴：神门、皮质下、内分泌、心、肾、耳尖。加减：前额痛加胃、额；偏头痛加胆、颞；后头痛加膀胱、枕；头顶痛加肝、顶；血瘀加耳中；热证加耳尖放血；神经衰弱加垂前。

［操作］耳廓皮肤用 75% 酒精棉球消毒后，找准上述穴位，将磁珠对准固定，用手按压并稍加用力按摩片刻，按摩时手法要适中，使患者感到胀、微痛、热或微出汗为宜。嘱患者每日按摩耳穴 6 次，每次每穴 18 次。（《上海针灸杂志》）

（三）刺络放血疗法

［取穴］取患侧耳背静脉，配穴取天井、委中、阳陵泉或其周围暴怒曲张的毛细血管，以上穴位根据情况选取之一。

［操作］穴位常规消毒后，戴无菌手套，用三棱针对准穴位或曲张的静脉快速点刺，让血自然流出，如果出血较少时可用手挤压周围组织以使血流出。隔日 1 次，5 次为 1 个疗程。（《上海针灸杂志》）

（四）耳尖放血疗法

［操作］术者首先对患者的耳尖部进行揉搓，直到耳朵开始出现充血的现象，然后找出耳尖穴所在的位置，在进行消毒后迅速扎针，挤出适量血后用无菌棉球进行止血，最后对伤口进行再一次的消毒，每日 1 次。14d 为 1 个疗程。（《河南中医》）

（五）刺络拔罐疗法

［取穴］膈俞穴（双侧结节部位，第 7 胸椎棘突下旁开 1.5 寸）。

［操作］采用三棱针点刺法，然后用中号火罐拔在刺血部位。20min 后取罐，用消毒脱脂棉按压擦干血迹。放血量到自然出血停止。疗程为每周 2 次，每次间隔 2d，2 次为 1 个疗程，共 4 个疗程。（《长春中医药大学学报》）

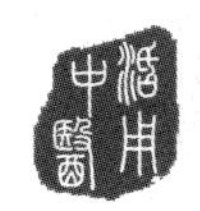

（六）推拿疗法

［取穴］阳白、本神、头临泣、正营、承灵、角孙、率谷、天冲、浮白、头窍阴、风池。

［操作］受术者仰卧位，术者坐于受术者身体一侧，单手拇指螺纹面置于施术部位，余指置于相应位置以助力。腕关节悬屈，拇指和前臂部主动施力，进行节律性按压揉动，力度适中，深透平和，以患者感觉穴位处轻微胀痛能忍受为度，每穴 1min，每天治疗 1 次，连续治疗 30d。（《辽宁中医杂志》）

（七）舌针疗法

［取穴］肝穴（沿舌面前后正中线向后 1.5 寸，旁开 0.8 寸），脾穴（沿舌面前后正中线向后 1 寸，旁开 0.4 寸），肾穴（沿舌面前后正中线向后 1.6 寸，旁开 0.4 寸）。

［操作］针刺前，先给予患者 1/5000 高锰酸钾液漱口，以清洁口腔。让患者自然伸舌于口外，常规消毒舌面各穴，选用 28 号 1 ～ 1.5 寸毫针，在选定穴位上快速浅刺 1 ～ 2 分，向逆时针方向大弧度捻转 12 次，以出血 3 ～ 5 滴为佳，然后出针。每天 1 次，5d 为 1 个疗程，疗程间休息 2d，治疗 4 个疗程。（《辽宁中医杂志》）

（八）松针点灸疗法

［取穴］主穴：风池、百会、太阳、率谷、攒竹、丝竹空、阳陵泉、外关、阿是穴。配穴：肝阳上亢加太冲、三阴交、涌泉；痰热上扰加足三里、中脘、合谷；气血亏虚加脾俞、足三里、血海；瘀阻脑络加合谷、血海、曲池。

［操作］患者取坐位，采用经 75% 乙醇浸泡过的南洋松叶，首先取 6 ～ 15 支，右手拇、示、中 3 指捏住成束，如同抓住一支毛笔，将松针前头整齐（如笔尖一头），点燃，快速点灸风池、率谷及阿是穴，每穴点灸 2 次，为泻法；然后，取 2 ～ 5 支，按相同方法点灸其余穴位，每穴点灸 3 ～ 4 次，为补法。（《中国针灸》）

（九）穴位埋线疗法

［取穴］取风池、百会、太阳、合谷、太冲、阿是穴（均为双侧，百会、阿是穴除外）。加减：寒湿头痛者，加后溪穴；气滞血瘀型，加血海穴；肝阳上亢型，加侠溪穴。

［操作］常规消毒后，用 2% 利多卡因局部麻醉，医者右手持针，针头顶压于所埋穴位，左手将一段已消毒的 0 号羊肠线套于埋线进针尖端的凹槽内，然后用左手拇指绷紧穴位皮肤，右手持续缓慢进针，针尖缺口向下以 15° ～ 40° 刺入，直至肠线头完全埋入皮下，再进针 0.5cm，将肠线埋于穴内肌层，随后出针，针孔用碘伏再次消毒，外敷无菌纱布。15 ～ 20d 埋线 1 次，3 次为 1 个疗程，埋线 5d 内嘱患者切勿洗澡，以避免针孔感染。（《陕西中医》）

（十）针刺疗法

［取穴］取阿是穴、百会、本神、率谷、风池、太阳、列缺。

［操作］常规消毒后，阿是穴、百会、本神、率谷用毫针平刺 20 ～ 25mm，得气后

行快速捻转泻法1min；风池、太阳穴用毫针直刺20～25mm，行提插捻转平补平泻法，使针感向痛点放射；列缺用毫针向上沿手臂平刺13～25mm，使针感沿上肢向上传导。每日治疗1次，均留针30min，留针期间每隔10min行针1次，每次行针持续2min。每周治疗6次，连续治疗4周。(《针刺研究》)

（江　舟）

30. 紧张型头痛

［临床表现］紧张型头痛，又称为肌收缩性头痛。一种头部的紧束、受压或钝痛感，更典型的是具有束带感。属于中医学“头痛”“头风病”范畴。临床表现为头重感、戴帽感和束带样紧箍感的头部疼痛，易反复发作，影响患者日常生活和工作。其全球患病率为38%，约占头痛患者的70%～80%。

（一）中药内服

［药物］蜈蚣1条，全蝎5g，蝉蜕6g，川芎10g，牛膝10g，防风10g，荆芥10g，赤芍10g，天麻10g，钩藤15g，鸡血藤20g。加减：若肝血虚者，可加当归，白芍各10g；若肝阳亢盛者，可加石决明，代赭石各30g；肝气郁结者，加柴胡6g；肝肾阴虚者，加桑寄生15g，山药20g。

［用法］水煎服，每日1剂。疗程：14d为1个疗程，停服7d进行下1个疗程，共治疗3个疗程。(《浙江中医杂志》)

（二）梅花针疗法

［取穴］足太阳膀胱经、督脉。

［操作］患者取正坐位或俯卧位，叩刺头皮区常规消毒，循所选经脉头部循行部位呈伞状叩刺，施以中等力度手法，即患者有轻度痛感，局部皮肤有潮红，用双手挤压出微量渗血。疗程：第1周每日治疗1次，治疗6次，休息1d，第2、第3周隔日1次，共治疗3周。(《黑龙江中医药大学学报》)

（三）刺血疗法

［取穴］阿是穴、百会。

［操作］先在针刺部位按摩，使局部充血，常规消毒后，右手持已消毒的三棱针，以拇、示二指捏住针柄，中指端紧靠针身下端，留出针尖0.1～0.2寸，对准已消毒过的部位迅速刺入，刺入后立即出针，轻轻挤压针孔周围，使出血数滴，留置1min后，以消毒棉球按压针孔，总出血量在5～10ml。疗程：2次/周，7d为1个疗程，连续治疗4个疗程。(《中医药导报》)

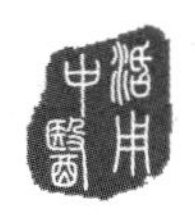

（四）微针疗法

［取穴］阿是穴、完骨、风池、天柱、率谷、太阳、百会、印堂、上星、四神聪、合谷、内关和太冲穴。

［操作］患者取坐位，阿是穴取颅底胸锁乳突肌、颈部肌肉压痛点明显处。常规穴位消毒，采用规格为 0.32mm×40mm 毫针，头部穴位采用平刺法，颅底肌和肢体穴位采用直刺法，针刺头部穴位时，要求针感明显，针感能向整个头部放射为佳，留针 30min。留针期间如果患者感觉电针刺激强度减弱，可适当调节强度。疗程：每日电针 1 次，10 次为 1 个疗程，共治疗 2 个疗程。（《针灸临床杂志》）

（五）透刺疗法

［取穴］主穴：患侧丝竹空、率谷、百会、前顶、太冲、涌泉。配穴：肝阳上亢，加丘墟（双）、阳陵泉（双）；痰浊上扰，加中脘、丰隆（双）；瘀阻脑络，加合谷（双）、膈俞（双）；气血亏虚，加足三里（双）、三阴交（双）；肝肾阴虚，加肝俞（双）、肾俞（双）。

［操作］采用透刺法。患者侧卧位，取病侧丝竹空透率谷穴，以 3 寸针灸针从丝竹空穴沿头皮刺向率谷穴，针刺 2 ～ 3 寸，达到浅筋膜层，不提插，得气后施平补平泻捻转手法，使针感扩散到整个颞部；同样方法，自百会穴向前顶穴透刺。取双侧太冲穴，以 3 寸针灸针向涌泉穴方向直刺，针刺 1 ～ 1.5 寸（不能刺穿足底），得气后施平补平泻提插捻转手法。得气后留针 30min。疗程：每日 1 次。5 次 / 周，5 次为 1 个疗程，疗程间休息 2d，共治疗 4 周。（《中国医药指南》）

（六）药棒叩击疗法

［操作］医者左手持外用药液，右手持棒，一边向患者项背部喷涂药液，一边用药棒叩击。叩击频率约每分钟 120 次。叩击力度以患者局部肌肉放松状态下能耐受为度，叩击时间 10 ～ 15min，使局部皮肤潮红或患者感觉局部发热为度。药棒叩击后用场效应仪治疗 20min。药液配制：川乌、草乌、乳香、没药、细辛等 10 味中药经白酒浸泡 1 个月后，取汁外用。疗程：隔天治疗 1 次，共治疗 10 次。（《上海中医药杂志》）

（七）针刀疗法

［部位］将枕外隆突与 C_2 棘突连线的中点与患侧颞骨乳突的尖做一连线，将此连线分为二等份，在中内 1/3 及中外 1/3 交界处的区域内寻找压痛、硬结或条索作为进针点。

［操作］患者取俯卧位，头部尽量前屈。术区按手术要求备皮剃毛，常规消毒，铺巾，医者戴一次性帽子、口罩和无菌手套。选用汉章牌 4 号针刀。定点针刀垂直于颈项部皮肤，刀口线与脊柱纵轴平行，快速刺入皮下组织，缓慢深入到治疗部位，在小结节、条索样物及压痛点处切割 3 ～ 4 下即可，出针按压，无菌纱布或创可贴外敷治疗点。疗程：7d 治疗 1 次，1 次为 1 个疗程。（《上海针灸杂志》）

（江　舟）

31. 丛集性头痛

［临床表现］丛集性头痛是指在某个时期内突然出现的一系列剧烈头痛，一般无前兆。疼痛多见于一侧眼眶或额颞部，可伴同侧眼结膜充血、流泪、眼睑水肿或鼻塞、流涕，或伴 Horner 征。头痛多为非搏动性剧痛，患者坐立不安，疼痛难忍。属于中医学“头痛”“头风病”范畴。

（一）中药内服

［药物］桃仁 12g，红花 9g，川芎 18g，赤芍 12g，生姜 15g，大枣 5 枚，细辛 9g，石菖蒲 6g，全蝎 6g，葱白 9g，黄酒 50ml。加减：肝阳上亢者加生龙骨 15g，生牡蛎 15g，石决明 30g；痰浊上扰者加法半夏 9g，天麻 12g，白术 15g，胆南星 9g；瘀阻脑络者加白僵蚕 9g，地龙 12g；气血亏虚者加当归 15g，熟地黄 12g，白芍 15g；肝肾阴虚者加熟地黄 24g，山药 12g，山茱萸 12g。

［用法］每日 1 剂，水煎 3 次，取汁约 600ml，分 3 次分服。疗程：15d 为 1 个疗程。（《河南中医》）

（二）微针疗法

［取穴］主穴：百会、四神聪、上星、率谷、印堂、阳白、太阳、头维、风池。配穴：痛在太阳经，加后溪、申脉、昆仑；痛在阳明经，加合谷、内庭；痛在少阳经，加外关、侠溪、足临泣；痛在厥阴经，加太冲。

［操作］常规消毒，百会、四神聪、上星、头维、率谷平刺 0.5 ～ 1 寸，行平补平泻；印堂、阳白提捏进针，针尖向下平刺 0.5 ～ 0.8 寸，使针感向眼眶部传导；太阳向后下方斜刺 0.3 ～ 0.5 寸；风池穴向鼻尖斜刺 0.8 ～ 1.2 寸，行提插泻法；余穴行捻转泻法，得气后留针 50min。疗程：每日 1 次，7 次为 1 个疗程，治疗 2 个疗程。（《上海针灸杂志》）

（三）循经透刺疗法

［取穴］多取眶周，头颞部为主。眶周选穴：攒竹、鱼腰、丝竹空。眶上：阳白。头颞部：率谷、太阳。眶下：承泣、四白。头部：百会、上星，为近端取穴。合谷、后溪、内关、外关、三阴交、悬钟为远端取穴。

［操作］常规消毒皮肤，取 28 号毫针，取患侧太阳透刺率骨，攒竹透刺丝竹空，百会透刺上星，承泣透刺四白，阳白透刺鱼腰。针体均应刺到肌层，不能太浅行于皮下，也不能太深直达肌肉下层。针体方向与肌肉纤维走行成 30° 夹角，进针 1 ～ 4 寸，留针 30min，每 10 分钟行捻转手法。疗程：每日 1 次，10 次为 1 个疗程。（《当代医学》）

（四）隔蒜灸合微针疗法

［操作］①选取新鲜独头蒜，将其切成厚 0.3 ～ 0.4cm 的蒜片，用细针于中间穿刺数孔，放置于阳白，太阳穴（患侧），在其上置约杏仁大小的艾炷，点燃后施灸，每穴灸 2 壮。

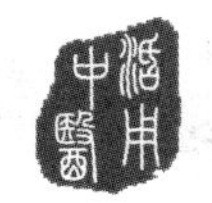

如感觉局部发烫可来回挪动蒜片，以患者能忍受为度，保持局部不起疱，以免烫伤。待患者感到温热感消失时更换艾炷，不必更换蒜片。②针刺：主穴：近取阳白、太阳、风池；远取合谷、太冲取双侧；阳白、太阳取患侧。常规皮肤消毒，用平补平泻法，针刺得气后，留针 30min。艾灸与针刺可同时进行。疗程：每日 1 次，10 次为 1 个疗程。共治疗 3 个疗程。（《北京中医药大学学报》）

（江 舟）

32. 颈性眩晕

［临床表现］颈性眩晕是指由于颈部病变引起椎动脉供血不足所致的眩晕。主要表现为自觉头晕、视物旋转或平衡失调，同时伴有恶心欲呕、耳鸣、视物不清等症状，甚者发生猝倒，但不伴有意识障碍。发病率约为 8%。该病中医学属“头晕”“眩晕”范畴。

（一）中药内服

［药物］半夏 15g，陈皮 9g，茯苓 15g，甘草 6g，枳实 10g，竹茹 9g，黄连 3g，泽泻 12g，白术 12g，生姜 6g，红枣 6g。加减：口苦心烦加栀子；晕则旋转甚者加天麻；耳鸣重听者加石菖蒲；呕吐频繁者加代赭石。

［用法］每日 1 剂，水煎 2 次，取液 300ml，分两次服，连服 1 周为 1 个疗程，共治疗 2 个疗程。（《时珍国医国药》）

（二）微针疗法

［取穴］额中线、人迎（双）、风池（双）。

［操作］嘱患者坐位。额中线：常规消毒，自神庭穴向印堂方向将针尖与头皮成 15° ～ 30° 夹角快速将针刺入皮下，当针尖抵达帽状腱膜下层疏松组织时，指下阻力减小，使针体平卧与头皮平行刺入 30mm 左右，稍作捻转。人迎穴：嘱患者坐位，平甲状软骨上缘，胸锁乳突肌前缘动脉搏动处找准人迎穴，严格消毒，医生用左手示指或拇指将颈总动脉轻轻推向外侧，避开颈总动脉，用毫针快速刺入 10mm，患者自觉局部有胀感，嘱患者尽量不要说话。风池穴：常规消毒，用毫针快速刺入，针尖对准鼻尖方向，捻转进针 25 ～ 30mm。以上诸穴得气后留针 30min。疗程：每日 1 次，10 次为 1 个疗程，共治疗 2 个疗程。（《辽宁中医杂志》）

（三）腹针疗法

［取穴］君（主穴）：引气归元（中脘、下脘、气海、关元）；臣（次穴）：双侧商曲、双侧气穴（关元旁开 5 分）。佐：滑肉门、气旁、上脘上、建里；伴肩部酸痛加同侧滑肉门；伴有自主神经症状（心悸、汗出等）加双侧气旁（气海旁开 5 分）。

［操作］患者取仰卧位，常规消毒，取 0.25mm×40mm 规格的毫针轻缓刺入，行轻

捻转的手法，其中中脘、气海、关元、气旁、气穴深刺（达地部），调理脏腑之气；下脘、滑肉门中刺（达人部），调运经脉之气；商曲、下脘上、建里浅刺（达天部），以达刺至病所。疗程：留针 30min，每天 1 次，10 次为 1 个疗程，中间休息 2d，观察治疗 2 个疗程。（《辽宁中医杂志》）

（四）刺络疗法

［定位］位于督脉上，巅顶百会穴附近头皮松软充血处，或从印堂穴开始沿督脉往后点按至头顶部凹陷处即是。

［操作］患者取坐位或仰卧位。常规消毒后左手拇指、示指舒张分开穴位处头皮，使头皮绷紧，右手持大号三棱针迅速点刺 5 ～ 7 下，然后双手示指、拇指从穴位周围向点刺处挤压使针刺处尽量多出血，出血量以挤压后针孔处不再出血或很少出血为度。疗程：每隔 1 ～ 2d 治疗 1 次，5 次为 1 个疗程。（《中国针灸》）

（五）温针灸疗法

［取穴］主穴：风池、完骨、天柱、$C_{4\sim7}$ 夹脊穴、列缺、晕听区、百会。配穴：气血不足型，加足三里、关元、气海；肝郁气滞型，加太冲；肾精亏虚型，加太溪、肾俞；痰浊中阻型，加丰隆、阴陵泉。

［操作］风池、完骨、天柱、百会、足三里、太溪用捻转补法，捻转以得气为度；气海、肾俞用提插补法；风池及 $C_{4\sim7}$ 夹脊穴温针灸，捻转得气后在针柄上加艾炷温针灸，每穴连灸 30min，百会雀啄灸，每次 10min；列缺、太冲、血海、丰隆、阴陵泉用捻转泻法；晕听区连续两针刺入皮下，深度达帽状腱膜，捻转手法 1min。疗程：每日 1 次，留针 30min，10d 为 1 个疗程。（《中医杂志》）

（六）推拿疗法

［操作］第一步“理筋平衡法”：蠲痹祛邪，疏经活血，缓解动力平衡失调。①第一法：揉法。患者取端坐位，术者分别用指揉、鱼肌揉或掌揉法着力于颈后部，分别沿项正中线、颈项夹脊、胸锁乳突肌后缘，至背部第 12 胸椎水平，反复操作 3 遍。②第二法：㨰法。采用㨰法沿上背部膀胱经区域和肩胛骨的周围、两侧肩关节及上臂前后缘反复操作 3 ～ 5 遍。③第三法：拿法。用拿法分别于颈项部、肩井、手三阳经、手三阴经反复拿捏 3 ～ 5 遍，弹拨极泉穴 3 ～ 5 次。

第二步“整骨平衡法”：舒筋正骨，理气散结，缓解静力平衡失调。①第四法：提法。患者取端坐位，术者左手掌托患者下颌部，右手拇指及示指扶住其枕骨（风池穴处），轻轻向上提颈 6s，然后放松 3s，重复 3 次。②第五法：转法。在提颈下，使患者头部前屈 30°、后伸 30°，重复 3 次；左转 30°，右转 30°，左侧倾 30°，右侧倾 30° 重复 3 次。③第六法：扳法。以左侧为例，术者立于患者左侧后方，左手掌托患者下颌部，右手扶住患者头顶部。嘱患者头部先向左侧旋转，当旋转至有固定感时，嘱患者最大限度低头。术者两手协同用劲，将患者下颌斜向左后上方做一个突发性的有控制的快速扳动，随即

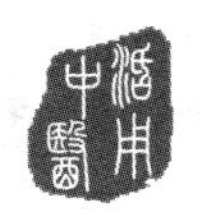

松手。然后进行右侧操作，方法与左侧相反。

第三步“通络平衡法”：理筋通督，调和气血，恢复脊柱平衡。①第七法：捏法。术者用示指及拇指指腹捻压、牵拉对耳轮的上、中、下三部，每部按压 3 ～ 30s，以患者耐受为度。②第八法：抖法。术者用双手握住患者上肢的远端轻轻地用力作连续的小幅度上下快速抖动，抖动幅度要小，频率要快，要求患者肌肉充分放松配合，重复 3 次。③第九法：摩法。术者用右手掌心分别轻摩患者命门，大椎，脑户，百会诸穴，以有热感为度。(《中医杂志》)

（七）雷火神针疗法

［取穴］主穴：百会或百会三角区（以百会穴为中心做一个等边三角形，百会到 3 个顶点的距离为 1cm，每个顶点为 1 个灸点，其中下顶点在督脉上）、风池、大椎、印堂、头维、涌泉。配穴：根据不同的辨证分型选取太阳、足三里、三阴交、丰隆、肝俞、肾俞、脾俞、胃俞等穴。

［用具］雷火神针的制作：处方为艾绒 50g，细辛 15g，羌活 5g，独活 5g，沉香 5g，檀香末 10g，人工麝香 5g，桂枝 5g。除上等无杂质艾绒外，其余药物均烘干，粉碎过 80 目筛，瓶贮备用。制作：取 15cm×10cm 见方宣纸，卷成一规格为直径约 0.6cm、长约 12cm 的圆形小棒，以普通香糊粘合，一头收边粘合成盲端，另一端留口作入药口，风干备用。按比例先把艾绒铺于工作台上，均匀掺入已制好的药末，并使其充分混合，分次装入预先制好的纸筒中，每加药一次均需用小圆棒杵实，以免施灸时灸火脱落发生意外，留空 1 ～ 1.5cm 加香糊粘紧，便制成雷火神针。成形雷火神针重 2.5 ～ 2.8g。

［操作］患者取坐位或卧位。医者用执笔式手持雷火神针并点燃，即可施灸。涌泉可直接灸，其余穴位可选用长宽为 5cm×3cm 层普通棉布做隔物灸。泻法重按（点）持续 0.2 ～ 0.5s，如百会或百会三角区、涌泉等；补法点到即止，不需留按。疗程：4d 治疗 1 次，每次每穴按灸 1 次，3 次为 1 个疗程。(《中国针灸》)

（八）针刀疗法

［取穴］风池穴，枕下项线中外 1/3 的枕下缘处（2 个点），枕下缘的阿是穴（一二个点）。

［操作］患者取俯卧位，常规消毒，操作者戴医用口罩、手术帽、无菌手套，铺无菌洞巾，用 2% 盐酸利多卡因注射液在需要行针刀治疗的标记点进行逐层浸润麻醉。局部麻醉起效后，针刀沿与身体纵轴垂直的方向进刀，进刀时避开重要的血管和神经，先于皮下 0.3 ～ 0.6cm 的筋膜和浅层肌行米字形切割松解 4 刀以松解局部的粘连、钙化等，接着向鼻尖方向深刺 1 ～ 1.5 寸（按骨度分寸定位法测量）或刺至骨面，刀口纵行剥离松解二三刀，再斜行 60° 切割二三刀后出刀，手持无菌纱块按压止血。术后予以输液贴外敷，保持干洁 12h。嘱患者休息 30min，观察病情，无不适后方能离开。疗程：每 3 天

治疗 1 次，5 次为 1 个疗程，治疗 1 个疗程。(《中国针灸》)

（江　舟）

33. 带状疱疹后神经痛

[临床表现] 带状疱疹后神经痛是感染急性带状疱疹后，出现的一种神经病理性疼痛综合征。表现为受损区域皮肤疼痛有针刺或烧灼感，且疼痛程度剧烈，患者深受困扰。该病与发病年龄有关，小于 40 岁患者很少发生，60 岁以上患者发生率为 50%，70 岁以上患者发生率为 75%。

(一) 中药内服

[药物] 炒柴胡 15g，天花粉 12g，山甲珠 9g，桃仁 9g，大黄 12g，当归尾 12g，甘草 6g。加减：血热加生地黄、紫草，血瘀加丹参、赤芍，气滞加延胡索、川楝子，痛剧酌加搜风通络止痛剂全蝎、蜈蚣。

[用法] 每日 1 剂，水煎分 2 ～ 3 次服。(《中国社区医师》)

(二) 刺血拔罐疗法

[操作] 取局部阿是穴，以 75% 乙醇或安尔碘常规消毒，左手舒张皮肤，右手以一次性使用无菌注射针快速多次点刺患处，每针间隔 1.0cm 左右，深度为 3 ～ 5 mm，每个罐口面积内点刺 5 ～ 7 针，用负压拔罐器迅速抽吸拔罐，视病患面积不同每次拔 3 ～ 6 罐，待出血量超过 3ml 且血液未凝固时释放疼痛最显著处罐体负压，小心倾斜罐体，用吸管吸取 3ml 血液注入试管待检，然后再次拔罐，留罐 15 ～ 20 min，总出血量 10 ～ 20ml 后起罐。疗程：隔日 1 次，8 次为 1 个疗程。(《中国针灸》)

(三) 埋线疗法

[操作] 在疼痛部位常规消毒铺单，羊肠线取出后用生理盐水冲洗，穿入三角针待用；选择最痛点 5 ～ 6 处，垂直于神经走行方向用 0.5% 利多卡因局部麻醉，用三角针将羊肠线穿入皮下组织，将皮肤外羊肠线剪断，组织内埋入羊肠线约 4cm，用无菌纱布覆盖，创口 1 周内不能接触水。30d 左右可重复埋线治疗。(《现代中西医结合杂志》)

(四) 梅花针疗法

[操作] 发生于躯干部者，常规消毒后先用梅花针叩刺脊柱两侧督脉、足太阳膀胱经 1 ～ 2 遍，每针间距 1cm，由上而下叩打，对异常部位重点刺激 20 ～ 30 下，然后对患部及其周围做局部刺激，沿神经分布方向叩刺，对疼痛最明显部位重点刺激，采用正刺法，每个刺激部位以 20 ～ 40 下 / 次为宜。发生于头面及四肢者，根据病位取脊柱两侧经脉相对应的一段，沿经脉循行路线叩刺，再对患部及其周围做局部刺激。病损范围内相对应的经穴表面及疼痛最明显处做重点刺激。采用正刺法，每个刺激部位以每次 20 ～ 40

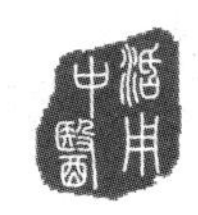

下为宜。疗程：隔日 1 次治疗，每次治疗约 20min，5 次为 1 个疗程。(《中国中西医结合外科杂志》)

(五) 推拿疗法

[操作] 疼痛部位于上肢的患者，取坐位，医者用一手固定患者头部用一指禅法推颈椎两侧的膀胱经位，从风池到大椎左右各 3 遍，并在阿是穴或有结节处重复施术，然后再用拿法，从风池到大椎 3 遍，用颈部斜扳法拿施于颈部左右各 1 次，再拔伸牵引颈部，或配合颈椎牵引器牵引颈部，嘱患者尽量少低头。疼痛位于躯干及位于下肢的，患者取俯卧位，根据神经痛所在的区域找到支配疼痛区域的神经根部，用一指禅推法施与其神经根部的位置，用擦法施治于神经根附近膀胱经，约 3min，双手叠放于此神经根所对应的脊椎棘突上，用掌根有节奏地向下按压 20 次，力量由轻逐渐加重，同时嘱患者张口呼吸不要屏气神经根同位于胸椎附近者，嘱患者端坐，用扩胸牵引扳法施于胸椎。神经根位于腰椎附近者，用腰部斜扳法施于腰部治疗，每日 1 次或隔日 1 次均可。(《陕西中医》)

(六) 微针疗法

[取穴] 循经远取为主，辅以局部取穴。

[操作] 病变在头部取患侧风池、攒竹、四白、下关、曲池、合谷、外关，同时患处围刺，针尖向围圈斜刺。病变在胸胁背部取其肋间同侧的夹脊穴，患侧曲池、支沟、合谷、阳陵泉、太冲，疼痛较显著取阿是穴；同时患处疱疹分布带围刺，针尖向围圈中心斜刺。病变在腰腹背部取同侧相应夹脊穴；同时取患侧足三里、血海、三阴交，疼痛较严重者取阿是穴；同时患处疱疹分布带围刺，针尖向围圈中心斜刺，针用提插泻法得气后留针 45 ～ 60min，皮损处麻木不温者将红外线神灯照于患处上方。(《辽宁中医杂志》)

(江　舟)

34. 肋间神经痛

[临床表现] 肋间神经痛是胸神经根由于不同原因的损害产生的压迫、刺激而出现的以胸部肋间或腹部疼痛的综合征。中医学属“胁痛”范畴，主要表现为一个或几个肋间部位从背部沿肋间向胸腹前壁放射，咳嗽、深呼吸或打喷嚏往往使疼痛加重，其疼痛性质多为刺痛或灼痛，有沿肋间神经放射的特点。

(一) 中药内服

[药物] 柴胡、枳实、芍药、甘草各 6g。加减：气滞明显者加佛手、青皮各 10g；瘀血明显者加乳香、没药各 10g，延胡索 8g；痰稠难咯者加胆南星、川贝母各 l0g；胃气上逆者加旋覆花（包煎）15g；气血亏虚者加黄芪 10g，当归 12g；肝阴不足者加沙参 10g，麦冬 15g；胸阳不振者加瓜蒌 15g，薤白 10g；脾胃虚寒加吴茱萸 5g。

［用法］每日 1 剂，水煎取 400 ml，每日服 2 次，每次服 200ml，疗程 7d 为 1 个疗程，连服 2 个疗程。（《浙江中医杂志》）

（二）刺血拔罐疗法

［取穴］取局部阿是穴。

［操作］常规消毒，左手舒张皮肤，右手以一次性使用无菌注射针快速多次点刺患处，每针间隔 1.0cm 左右，深度为 3 ～ 5mm，每个罐口面积内点刺 5 ～ 7 针，用负压拔罐器迅速抽吸拔罐，视病患面积不同每次拔 3 ～ 6 罐，待出血量超过 3ml 且血液未凝固时释放疼痛最显著处罐体负压，小心倾斜罐体，用吸管吸取 3ml 血液注入试管待检，然后再次拔罐，留罐 15 ～ 20 min，总出血量 10 ～ 20ml 后起罐。疗程：隔日 1 次，8 次为 1 个疗程。（《中国针灸》）

（三）运动针法

［取穴］患侧外关、阳陵泉穴。

［操作］外关穴直刺约 2cm，针尖稍偏向近心端；阳陵泉穴直刺约 4.5cm，针尖稍偏向近心端。刺入穴位后先行中强刺激约 10s，后协助患者被动活动患侧肩关节（活动范围达到最大，主要是向上牵拉），如此反复 3 次后留针 30min，每 15 分钟行针 1 次。留针期间嘱患者尽量活动患侧肩关节，多做平常引起疼痛的动作，每个动作要求做到最大耐受。疗程：每日 1 次，7 次为 1 个疗程，疗程间休息 2d。（《上海针灸杂志》）

（四）正骨疗法

［操作］局部先行点按揉等手法 3 ～ 5min，使局部肌肉放松，之后让患者侧卧床上，患侧在上，使位于上面的下肢的膝、髓关节屈曲 80°，医者一手扶持肩部前侧，另一手扶持臀部两手用力方向相反，力量相等，推拉侧扳，当遇到阻力时突然用力，常可听到“咯”的响声，手法完成。注意：扳时用力要缓和，患者要全身放松，随后局部用扫散法或揉法结束治疗。疗程：隔天治疗 1 次，以后可隔 3d 治疗 1 次，7d 为 1 个疗程。（《中医研究》）

（五）中药热敷疗法

［药物］醋炒青皮、山栀子各 50g，蒲公英（鲜者倍之）50g，生甘草 20g。加减：若痛甚于胀者，加红花、桃仁各 20g，若胀甚于痛者，加防风 30g，枳壳 20g。

［操作］用法将上药水煎二次，约合溶液 2500ml，滤渣取汁，浸毛巾浸透挤尽水，趁热敷于患处，以局部皮肤能忍受为度，药液尽量保持在 40 ～ 50℃，使肌表易于吸收，以增强热敷效用。每晚一次，每次 30min 左右，敷后避风。病情轻者，1 ～ 3 次即愈，若病久邪深，络脉不通，应多敷数次直至痊愈。（《新中医》）

（六）微针疗法

［取穴］华佗夹脊穴为主。取病变相应节段双侧胸夹脊穴（当胸椎棘突下两侧，后正中线旁开 0.5 寸），沿病变肋间排刺，患侧丘墟。

［操作］令患者取俯卧位，双腋下可垫枕。病变相应节段双侧胸夹脊穴自刺 0.3～1.3 寸，

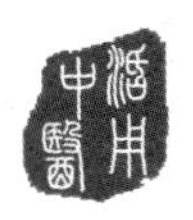

患者有抽、麻、酸、胀感即为得气，得气后施捻转手法。病变肋间排刺采用平刺进针 0.3 ～ 1 寸，针尖向背部。患侧丘墟直刺 0.3 ～ 0.8 寸反复捻转结合提插强刺激。双侧胸夹脊穴接针灸治疗仪，用疏波，电流强度以患者能耐受为度，电针每次 15min，留针 30min 左右。疗程：每日 1 次，6d 为 1 个疗程，疗程间隔 1d 后，进行下 1 个疗程。（《内蒙古中医药》）

（江 舟）

35. 枕大神经痛

［临床表现］枕大神经痛为枕大神经分布范围内（后枕部）阵发性或持续性疼痛，也可在持续痛基础上阵发性加剧。临床表现为一侧或两侧后枕部或兼含项部的针刺样、刀割样或烧灼样疼痛，痛时患者不敢转头，头颈部有时处于伸直状态。该病属中医学“头痛”“项痛”范畴。

（一）针刺疗法

［取穴］风池、承灵、悬钟、阿是穴。

［操作］患者取正坐位，用 0.30mm 不锈钢毫针先针风池，针尖向鼻尖方向刺入 25 ～ 30 mm，施以提插捻转泻法，得气后留针，承灵针尖向下沿皮刺向风池，施以捻转泻法，局部胀麻即可。用拇指按压痛点取阿是穴，刺入帽状腱膜下捻转泻法。悬钟，远端取穴，得气后施捻转泻法。诸穴共留针 30min。疗程：每天治疗 1 次，10d 为 1 个疗程。（《中国针灸》）

（二）挑刺疗法

［取穴］患者取端坐位，在患侧耳后用挑治针针柄端点按寻找压痛点，该点多位于患侧枕骨粗隆与乳突连线近枕骨粗隆端，压之易诱发或加重疼痛，并向周围放射。

［操作］压痛点局部常规消毒，医者左手拇指放在压痛点两侧固定皮肤，右手持挑治针，将针尖迅速刺入皮下 1 ～ 2mm，用针尖在皮下轻划 3 ～ 5 次，然后将针身倾斜并将针尖轻轻挑起，挑断少许皮下纤维组织并使之少量出血。疗程：每 3 天治疗 1 次，共挑治 5 次。（《江苏中医药》）

（三）穴位注射疗法

［取穴］患者取坐位，头向前屈 10° ～ 20° ，稍偏向健侧，在乳突下缘至枕外粗隆连线中点内侧处，可触及一凹陷，压之易诱发或加重疼痛，并向四周放射。术者用拇指甲深压，以疼痛明显点为注射穴位。药物为野木瓜注射液（广东和平制药厂生产）2ml、地塞米松 2mg，2% 利多卡因 2ml 混合液。

［操作］局部常规消毒，用一次性 5ml 注射器接 6 号针头，在压痕处（即阿是穴）向同侧眼眶方向稍向上进针，刺入 2 ～ 3mm 时，针头有突破感时，患者述枕后部有酸胀感，

有时可沿神经分布放射，抽无回血，即可推混合药液 2 ～ 3ml，无效或效果差者 7d 后再治疗 1 次。(《中医外治杂志》)

（四）针刀疗法

［部位］① 第 2 颈椎棘突与颞骨乳突尖连线的中点处。② 穿出斜方肌点：在枕外隆凸与乳突连线的内 1/3 与中 1/3 的交界处。

［操作］患者取坐位，低头，使之置于患者手臂处。在上述两处找压痛点，B 点有压痛点则在 B 点治疗，如 A 点有压痛点则于 A 点治疗。取一次性 1 ～ 4 号小针刀，局部消毒后，医者双手戴无菌手套，用左手拇指压住压痛点，针刀沿拇指指甲边缘，垂直于骨面，刀口线与脊柱平行，快速进针，缓缓刺入，到达骨面后，做纵向切割，在痛点两侧做横向切割，在骨面上横向摆动，觉针下松动后出针，压迫止血；再用手法弹拉伸斜方肌、头半棘肌。注意头颈部保暖，以防复发。(《中医外治杂志》)

（五）温针疗法

［取穴］取双侧风池穴。

［操作］患者坐位，穴区常规消毒，选用 28 号 2 寸长毫针，针尖刺向对侧眼球，针入 0.8 ～ 1 寸。施捻转泻法，得气后在针柄上套置一段约 2cm 长的艾条施灸，根据病情轻重和病员耐受程度，施灸 2 ～ 3 壮，灸完出针时再用捻转泻法行针 1 次。施灸点燃艾条时可用小硬纸片护住头发，病员感觉太烫时可用剪有小缝的硬纸片暂时挂在针身上，以防烫伤。疗程：每日 1 次，7 次为 1 个疗程，1 个疗程结束后间隔 2d 行第 2 个疗程。(《实用中医药杂志》)

（六）推拿疗法

［取穴］风池、风府、天柱、肩井、天宗、太阳穴、角孙、玉枕、阿是穴（均为双侧取穴)。

［操作］①松解颈项及枕部软组织。患者坐位，医者立于后侧。一是拿捏颈项枕及肩背部两侧肌肉。二是用拇指的螺纹面从风府穴按揉至大椎穴。三是弹拨按揉颈项枕两侧肌肉，重点在患侧。四是拿肩井、按天宗、点揉肩外俞。②徒手拔伸牵引以改善椎动脉的血液循环，并拉伸放松局部肌紧张。患者坐位、医者站立于一侧，一手托住患者下颌，一手拇、示二指抵压其两侧风池穴，同时用力将患者头部向前上方拔伸牵引并缓缓转其头部。③点穴以通络止痛，用拇指或中指的螺纹面依次点按揉天柱、风池、玉枕、角孙、太阳穴、阿是穴等穴位。最后以扫散法施于患者头两侧颞部并在肩背部施拍打、掌击法结束治疗。疗程：以上手法每日 1 次，操作时间依据病情而定，一般每次 20min，10 次为 1 个疗程。(《实用中医内科杂志》)

（七）刺血疗法

［取穴］取患侧天柱、风池。

［操作］常规消毒后，天柱穴沿皮平刺入皮肤后，针尖朝风池穴透刺，行强刺激手法。风池穴进针后，针尖向鼻尖方向深刺 1.2 寸，持续捻转使酸胀感扩散至枕部，或向同侧

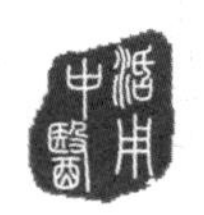

头角放射为佳。每隔 5min 重复手法 1 次，留针 20 min。针刺结束后进行刺血疗法，取天柱穴。常规皮肤消毒，用三棱针点刺出血 1ml 后消毒。疗程：每日治疗 1 次，5 次为 1 个疗程。(《上海针灸杂志》)

(八) 艾灸疗法

[取穴] 百会、天柱。

[操作] 用剪刀将百会穴部位的头发剪掉约 2cm×2cm，常规消毒，将黄豆大艾炷隔姜施灸百会、天炷穴上，从炷顶点燃。待燃至无烟时，持厚纸片迅速将艾炷压熄。压时用力由轻到重，此时患者顿觉有热力从头皮渗入脑内的舒适感或顿觉有热力渗入后颈部的舒适感。疗程：一般 1 次施灸 15 壮，隔天 1 次。(《辽宁中医药杂志》)

(江　舟)

36. 脊髓空洞症

[临床表现] 脊髓空洞症是一种慢性进行性脊髓变性疾病，病变多位于颈髓，亦可累及延髓。临床上主要以感觉障碍、运动障碍、神经营养性障碍为特征性表现。该病属中医学“痿病”范畴，认为本病多由肾虚体弱所致。

(一) 中药内服疗法

[药物] 黄柏 15g，砂仁 6g，天冬 6g，生地黄 15g，熟地 15g，党参 15g，木瓜 15g，川牛膝 15g，桑寄生 15g，杜仲 15g，僵蚕 12g，法半夏 15g，生甘草 6g，龟甲 15g，锁阳 12g，白芍 9g。

[用法] 水煎至 200ml，早晚分服，每日 1 剂，14 剂为 1 个疗程，共治疗 2 个疗程。(《中医研究》)

(二) 毫针疗法

[取穴] 前顶、颈部华佗夹脊穴、后溪、申脉、阳陵泉、悬钟、风池、肩髃、肩髎、肩贞、臂臑、手三里、外关、合谷。

[操作] 用毫针刺前顶透百会，捻转补法；颈夹脊穴向脊柱斜刺 1.5 寸，捻转补法；后溪直刺 1.5 寸，捻转补法；申脉向后平刺 0.5 寸，捻转补法；阳陵泉直刺 3 寸，捻转补法；悬钟穴直刺 1.5 寸，捻转补法；风池向对侧口角斜刺 1.2 寸，捻转泻法；肩髃、肩髎、臂臑向三角肌方向斜刺 3 寸，捻转补法；肩贞直刺 3 寸，捻转补法；手三里、外关直刺 1.5 寸，捻转补法；合谷直刺 1.5 寸，捻转泻法。诸穴得气后每隔 15min 行针 1 次，留针 30min，15 次为 1 个疗程，共治疗 2 个疗程。(《湖南中医杂志》)

(周　鹏)

37. 急性脊髓炎

[临床表现] 急性脊髓炎又称急性横贯性脊髓炎，是指各种感染后引起自身免疫反应所致的急性横贯性脊髓炎性病变，是临床上最常见的一种脊髓炎，以病损平面以下肢体瘫痪、传导性感觉障碍和尿便障碍为特征。该病中医学称之为“中风病”“痿病”。中医学认为，其病因多为感受外邪、肝肾亏虚、痰火内扰等。

（一）中药内服疗法

[药物] 黄芪 15g，黄连 10g，苍术 10g，五味子 10g，党参 10g，升麻 5g，泽泻 10g，陈皮 10g，茯苓 15g，生地黄 10g，沉香 10g，黄柏 5g，炙甘草 5g。

[用法] 每日 1 剂，用水煎至 300ml，早晚分服，10 剂为 1 个疗程，共治疗 2 个疗程。（《中医杂志》）

（二）毫针疗法

[取穴] 督脉上病灶上、下椎间隙各取 1 穴，病灶上夹脊穴、病灶下夹脊穴。

[操作] ①选择督脉两穴，夹脊四穴。以毫针刺入，督脉两穴缓缓进针至蛛网膜下腔，夹脊四穴直刺 0.5 寸。②督脉两穴接通电针仪，同侧夹脊穴上下接通电针仪，上方接正极下方接负极，电针仪的输出波形选用疏密波，输出强度以患者能耐受为度。刺激时间 15 ～ 20min，每日 1 次，15 次为 1 个疗程，共治疗 2 个疗程。（《针灸临床杂志》）

（周　鹏）

38. 脊髓亚急性联合变性

[临床表现] 脊髓亚急性联合变性是一种由于维生素 B_{12} 摄入、吸收、结合、转运或代谢障碍导致体内含量不足而引起的中枢和周围神经系统变性的疾病。临床表现为双下肢深感觉缺失、感觉性共济失调、痉挛性瘫痪及周围性神经病变等，常伴有贫血的临床征象。该病属中医学“痿病”“痹病”“颤病”范畴，多由阴虚风动、气血亏虚、肝肾亏虚等病因致病。

中药内服疗法

[药物] 炙黄芪 40g，当归 15g，桂枝 10g，杭白芍 20g，生姜 10g，大枣 10g，白术 10g，枳实 15g，炒麦芽 30g，阿胶 15g，鹿角胶 10g，鸡血藤 15g，石菖蒲 15g，细辛 6g，甘草 6g。

[用法] 水煎至 200ml，早晚分服，每日 1 剂，15 剂为 1 个疗程，共治疗 6 个疗程。（《西南国防医药》）

（周　鹏）

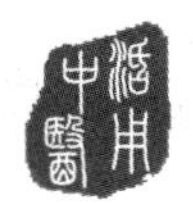

39. 脊髓蛛网膜炎

［临床表现］脊髓蛛网膜炎是因蛛网膜增厚与脊髓、脊神经根粘连，或形成囊肿阻塞脊髓腔，导致脊髓功能障碍的疾病。临床表现呈多样性，可为单发或多发的神经根痛，感觉障碍多双侧不对称，运动障碍为不对称的单瘫、截瘫或四肢瘫。该病属中医学“痿病”“痹病”范畴，中医学认为病因病机多为先天不足、气血痰凝。

（一）中药内服疗法

［药物］熟地 10g，龟板胶 10g，黄柏 10g，知母 10g，锁阳 10g，牛膝 10g，杜仲 10g，白芍 10g，陈皮 10g，巴戟天 10g，川芎 10g，赤芍 10g，丹参 10g，红花 10g，鸡血藤 10g，甘草 5g。

［用法］水煎至 200ml，早晚分服，每日 1 剂，10 剂为 1 个疗程，共治疗 3 个疗程。（《针灸临床杂志》）

（二）毫针疗法

［取穴］伏兔、梁丘、足三里、解溪、三阴交、膀胱俞、中极、尺泽、肺俞、中脘、内庭。

［操作］毫针进针后行泻法，留针 30min。每日 1 次，7 次为 1 个疗程，共治疗 4 个疗程。（《广东微量元素科学》）

（周　鹏）

40. 急性炎症性脱髓鞘性多发性神经病

［临床表现］急性炎症性脱髓鞘性多发性神经病，又称吉兰 - 巴雷综合征，是一种自身免疫介导的周围神经病，常累及脑神经。患者呈急性或亚急性发病，临床上表现为进行性上升性对称性麻痹、四肢软瘫，以及不同程度的感觉障碍。多数患者可完全恢复，少数严重者可引起致死性呼吸麻痹和双侧面瘫。该病属中医学“痿病”范畴，多由外感邪气、痰火内扰、痰湿内蕴等因素致病。

（一）中药内服疗法

［药物］炙黄芪 60g，丹参 12g，茯苓 12g，山药 30g，枸杞子 30g，薏苡仁 15g，木瓜 6g，玉竹 10g，山茱萸 12g，肉苁蓉 12g，当归 6g，甘草 5g，天冬 10g，麦冬 10g，白芍 6g。

［用法］水煎至 300ml，早晚分服，每日 1 剂，10 剂为 1 个疗程，共治疗 4 个疗程。（《北京中医药大学学报》）

（二）毫针疗法

［取穴］大椎、陶道、身柱、筋缩、肾俞、手三里、外关、合谷、髀关、伏兔、足三

里、阳陵泉、太溪、太冲。

[操作] ①大椎、陶道、身柱、筋缩、肾俞点刺不留针。②手三里、外关、合谷、髀关、伏兔、足三里、阳陵泉、太溪、太冲左右交叉，轮流使用。针刺手法以捻转补法为主，留针 30min。每周治疗 3 次，12 次为 1 个疗程，共治疗 6 个疗程。(《中国针灸》)

(陈小波)

41. 小舞蹈病

[临床表现] 小舞蹈病是风湿热在神经系统的常见表现，被认为是由 A 组 β 溶血性链球菌感染引起的自身免疫反应所致。本病多见于儿童和青少年，其临床特征为舞蹈样动作、肌张力降低、肌力减退，或伴有精神症状。该病属中医学"颤病""狂病"范畴，中医学认为本病病位在肝肾，病机多为肝阳化风，肝肾亏虚。

(一) 中药内服疗法

[药物] 羚羊骨 15g，水牛角 24g，桑枝 30g，忍冬藤 18g，白茅根 24g，全虫 6g，蜈蚣 2 条，地龙 12g，防己 12g，薏苡仁 30g，生石膏 24g。

[用法] 用水煎至 300ml，早晚分服，每日 1 剂，7d 为 1 个疗程，共治疗 4 个疗程。(《中国疗养医学》)

(二) 电针疗法

[取穴] 四神聪、印堂、地仓、合谷、足三里。

[操作] 用毫针进针后，用电针治疗仪选疏密波加电刺激，留针 20min，每日 1 次，10 次为 1 个疗程，共治疗 3 个疗程。(《四川中医》)

(陈小波)

42. 亨廷顿舞蹈病

[临床表现] 亨廷顿舞蹈病又称慢性进行性舞蹈病、大舞蹈病，是一种罕见的常染色体显性遗传病。患者一般在中年发病，出现运动、认知和精神方面的症状。该病临床症状复杂多变，患者病情呈进行性恶化，通常在发病 15 ～ 20 年后死亡。本病起病隐匿，进展缓慢，以舞蹈样动作伴进行性认知、精神功能障碍终至痴呆为主要特征。亨廷顿舞蹈病属于中医学"颤病"范畴，病因多为气血阴阳亏虚，筋脉失于濡养，复因风、火、痰、瘀而致病。

(一) 中药内服疗法

[药物] 龟甲 30g，白芍 20g，天冬 20g，玄参 20g，代赭石 25g，生龙骨 30g，生牡

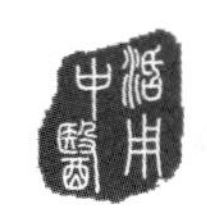

蛎 30g，牛膝 30g，僵蚕 10g，地龙 30g，天麻 20g，白术 20g，半夏 10g，石决明 30g，当归 20g，胆南星 10g，钩藤 30g，山茱萸 20g，防风 10g。

［用法］每日 1 剂，水煎至 200ml，早晚各服 1 次，10 剂为 1 个疗程，共治疗 3 个疗程。（《中医研究》）

（二）毫针疗法

［取穴］膻中、中脘、气海、足三里、血海、外关。

［操作］膻中向上斜刺 0.2 ～ 0.5 寸，施小幅度高频率捻转补法；中脘直刺 1.5 寸，施小幅度高频率捻转补法；气海直刺 0.8 ～ 1 寸，施小幅度高频率捻转补法；血海直刺 1 ～ 1.5 寸，施大幅度低频率捻转泻法；足三里直刺 0.5 ～ 1 寸，施小幅度高频率捻转补法；外关直刺 0.5 ～ 1 寸，施平补平泻捻转手法，留针 30min。每日 1 次，7 次为 1 个疗程，共治疗 2 个疗程。（《云南中医中药杂志》）

（陈小波）

43. 肝豆状核变性

［临床表现］肝豆状核变性是一种常染色体隐性遗传的铜代谢障碍性疾病，以铜代谢障碍引起的肝硬化、基底节损害为主的脑变性疾病为特点。临床上以神经和精神症状、肝脏异常、角膜 K-F 环为主要症状。本病好发于青少年，男性比女性稍多。中医学认为该病与先天不足、肝失所养、心胆气虚相关。

中药内服疗法

［药物］大黄 6g，黄连 6g，姜黄 10g，莪术 10g，泽泻 20g，半枝莲 20g，穿心莲 20g，党参 20g，萆薢 20g。

［用法］水煎至 200ml，早晚分服。每日 1 剂，6 剂为 1 个疗程，共治疗 5 个疗程。（《湖北中医药大学学报》）

（陈小波）

44. 抽动秽语综合征

［临床表现］抽动秽语综合征是指以不自主的突然地多发性抽动，以及在抽动的同时伴有暴发性发声和秽语为主要表现的抽动障碍的临床疾病。该病发病机制不明，纹状体多巴胺能活动过度或多巴胺受体超敏可能与其有关。本病属中医学“惊风病”范畴，由禀赋不足、阴虚风动、痰火内扰等病机发而为病。

（一）中药内服疗法

［药物］白术、生龙骨、生牡蛎各15g，白芍、益智仁各20g，陈皮、龟甲各10g，防风8g。

［用法］每日1剂，用水煎至200ml，早晚分服，15d为1个疗程，共治疗6个疗程。（《新中医》）

（二）电针疗法

［取穴］百会、风池、神庭、合谷、太冲、舞蹈震颤控制区。

［操作］①百会穴、舞蹈震颤控制区平刺0.5～0.8寸；风池穴向鼻尖斜刺0.8～1.0寸；余穴均采用直刺。施以平补平泻法，针下得气施快速捻转手法。②在舞蹈震颤控制区和风池穴接通电针仪，选疏密波刺激强度以患儿耐受为度。留针30min，每日1次，20次为1个疗程，共治疗3个疗程。（《中医药学报》）

（陈小波）

45. 癫痫

［临床表现］癫痫是多种原因导致的脑部神经元高度同步化异常放电的临床综合征，临床表现具有发作性、短暂性、重复性和刻板性的特点。异常放电神经元的位置不同及异常电波的范围差异，导致发作形式不一，可表现为感觉、运动、意识、精神、行为、自主神经功能障碍等。癫痫的病因复杂多样，包括遗传因素、脑部疾病、全身或系统性疾病等。该病中医学称为“痫病”，其多由禀赋不足、痰湿内蕴、肝肾亏虚、气滞血瘀、痰火内扰所致。

（一）中药内服疗法

［药物］天麻15g，全虫8g，蜈蚣5g，制南星12g，白芍20g，当归20g，枣仁3g，炙甘草8g。

［用法］用水煎至200ml，早晚分服，每日1剂，10剂为1个疗程，共治疗4个疗程。（《当代医学》）

（二）毫针疗法

［取穴］神庭、百会、大椎、至阳、筋缩、腰阳关、鸠尾、神门、心俞、肝俞、肾俞、间使、足三里、三阴交、丰隆。病程长者加太冲，大发作加涌泉。

［操作］患者卧位，全身放松，毫针进针后施以中等强度刺激，据证虚实情况而施用补泻手法，进针后小幅度捻转，至局部酸胀感，留针30min，每日1次，12次为1个疗程，共治疗5个疗程。（《医学信息》）

（三）耳穴压豆疗法

［取穴］耳穴癫痫点、脑干、皮质下、脑、神门、枕、肝、肾。

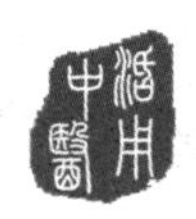

［操作］①用耳穴探棒进行探查，找出阳性反应点。②以酒精棉球轻擦消毒，左手手指托持耳廓，右手用镊子夹取割好的方块胶布，中心粘上准备好的药豆，对准穴位紧贴压其上，并轻轻揉按 1 ～ 2min。③每次以贴压 5 ～ 7 穴为宜，两耳同时贴药豆治疗，每日按压 3 ～ 5 次，隔 1 ～ 3d 换 1 次，10 次为 1 个疗程，共治疗 2 个疗程。（《光明中医》）

（陈小波）

46. 重症肌无力

［临床表现］重症肌无力是一种神经 - 肌肉接头传递功能障碍的获得性自身免疫性疾病。主要由于神经 - 肌肉接头突触后膜上乙酰胆碱受体受损引起。临床主要表现为部分或全身骨骼肌无力和极易疲劳，活动后症状加重，经休息和胆碱酯酶抑制药治疗后症状减轻。该病属中医学“痿病”范畴，中医学认为重症肌无力的病机为脾胃虚损，水谷饮食则不能化生精微，气血化生无源，五脏六腑、四肢百窍由此得不到水谷精微物质濡养，故可见四肢无力、全身乏力甚或肌肉萎缩等症状。

（一）中药内服疗法

［药物］黄芪 15g，党参 10g，当归 10g，陈皮 6g，白术 10g，升麻 3g，柴胡 3g，炙甘草 5g。

［用法］用水煎至 150ml，早晚分服，每日 1 剂，10 剂为 1 个疗程，共治疗 3 个疗程。（《甘肃中医》）

（二）毫针疗法

［取穴］风池、合谷、攒竹下、阳白、百会、足三里、光明、复溜、三阴交。

［操作］①左手拇指或示指切按风池，右手将针刺入穴内；②得气后左手加重压力，右手拇指用力向前连续捻按 9 次，使针下沉紧，针尖拉着有感应的部位连续小幅度重插轻提 9 次，拇指再向前连续捻按 9 次；③针尖顶着有感应的部位推努守气，使针下沉紧，同时押手施以关闭法，以促使针感传至病所，产生热感，守气 1 min，缓慢出针，按压针孔；④余穴用毫针刺入 15 ～ 20mm，施以捻转平补平泻法，不行针；除风池外其他穴位留针 30min。每天 1 次，10 次为 1 个疗程，共治疗 2 个疗程。（《中国针灸》）

（三）艾炷灸法

［取穴］百会、膻中、丝竹空、阳白、攒竹、太阳。

［操作］每穴用艾炷灸 3 ～ 5 壮，以施灸局部皮肤潮红为度，隔日 1 次，15 次为 1 个疗程，共治疗 2 个疗程。（《针灸临床杂志》）

（陈小波）

47. 周期性麻痹

[临床表现] 周期性麻痹也称为周期性瘫痪，是指一组以反复发作性的骨骼肌迟缓性瘫痪为主要表现的疾病，根据血清钾浓度的变化分为低钾型、正常血钾型和高钾型三种。临床上以低钾型周期性占绝大多数。该病属中医学“痿病”范畴，其病多因气血亏虚、感受湿邪所致。

（一）中药内服疗法

[药物] 黄芪 300g，炒白术 240g，砂仁 120g，当归 200g，薏苡仁 600g，山楂 300g，防风 120g，怀牛膝 300g。

[用法] 上述药物共研细末，炼蜜为丸，每次服 9g，每日 3 次，30d 为 1 个疗程，共治疗 3 个疗程。(《中国中医急症》)

（二）毫针疗法

[取穴] 肝俞、肾俞、悬钟、阳陵泉、足三里、涌泉。

[操作] 肝俞、肾俞、悬钟、阳陵泉、足三里用毫针直刺 1 寸，涌泉穴直刺 0.5 寸，使用红外线治疗仪照射 30min。每日 1 次，7 次为 1 个疗程，共治疗 1 个疗程。(《河北中医》)

（陈小波）

48. 进行性肌营养不良症

[临床表现] 进行性肌营养不良症是一组遗传性肌肉变性疾病，临床特征主要为缓慢进行性加重的对称性肌肉无力和萎缩，无感觉障碍。遗传方式主要为常染色体显性、隐性和 X 连锁隐性遗传。该病属中医学“痿病”范畴，其病多为禀赋不足、肾气亏虚、气血亏虚所致。

（一）中药内服疗法

[药物] 玉竹、生地黄、熟地黄、山茱萸、杜仲、千年健、生薏苡仁、炒薏苡仁各 15g，狗脊、肉苁蓉、鸡血藤、活血藤、补骨脂、淫羊藿、仙茅各 12g。

[用法] 用水煎至 200ml，早晚各服一次，每日 1 剂，10 剂为 1 个疗程，共治疗 4 个疗程。(《中医药临床杂志》)

（二）毫针疗法

[取穴] 百会、大椎、阳陵泉、悬钟、三阴交、肾俞、足三里、丰隆、太溪、太冲。

[操作] 百会用毫针平刺 0.8 寸，大椎、阳陵泉、悬钟、三阴交、肾俞、足三里、丰隆、太溪、太冲用毫针直刺 1 寸，每 10 分钟行针 1 次，留针 30min。每日 1 次，10 次为 1 个

疗程，共治疗 3 个疗程。(《针灸临床杂志》)

（陈小波）

49. 雷诺病

［临床表现］雷诺病是一种遇冷或情绪紧张后，以阵发性肢端小动脉强烈收缩引起肢端缺血改变为特征的疾病，又称肢端血管痉挛症。主要表现为肢端皮肤由苍白变为青紫，而后转为潮红，多伴有局部感觉异常，多见于青年女性。该病属中医学“痹病”范畴，认为本病发病与阳虚、气虚、瘀血、痰凝等因素相关。

（一）中药内服疗法

［药物］当归 15g，白芍 15g，细辛 3g，桂枝 10g，通草 10g，大枣 10g，甘草 5g。

［用法］用水煎至 150ml，早晚分服，14 剂为 1 个疗程，共治疗 2 个疗程。(《新中医》)

（二）毫针疗法

［取穴］合谷、八邪、阳池、内关、曲池、足三里、阳陵泉、太冲、太溪、三阴交、百会、风池、血海。

［操作］毫针针刺各穴，施以平补平泻法，各穴以有酸胀麻感最佳，留针 20 ～ 30min，每日 1 次，14 次为 1 个疗程，共治疗 1 个疗程。(《河南中医》)

（陈小波）

50. 抑郁症

［临床表现］抑郁症又称抑郁障碍，以显著而持久的心境低落为主要临床特征，是心境障碍的主要类型。临床可见心境低落与其处境不相称，情绪的消沉可以从闷闷不乐到悲痛欲绝，自卑抑郁，甚至悲观厌世，可有自杀企图或行为；甚至发生木僵；部分病例有明显的焦虑和运动性激越；严重者可出现幻觉、妄想等精神病性症状。抑郁症属中医学“郁病”范畴，病因主要为肝气郁结、气滞痰郁、心脾两虚等。

（一）中药内服疗法

［药物］赤芍 20g，桃仁 10g，香附 25g，炒苏子 30g，青皮 10g，陈皮 10g，柴胡 25g，菖蒲 24g，远志 20g，大腹皮 30g，冰片 3g。

［用法］每日 1 剂，用水煎至 300ml，分三次口服，每次 100ml，14d 为 1 个疗程，共治疗 2 个疗程。(《中国中医基础医学杂志》)

（二）毫针疗法

［取穴］第一组：百会、劳宫（双）、涌泉（双）。第二组：人中、合谷（双）、太冲（双）。

［操作］两组穴交替使用。进针后选用电针治疗仪连接针柄，以连续波电刺激30min。每日1次，7次为1个疗程，共治疗3个疗程。(《浙江实用医学》)

（三）温针灸疗法

［取穴］肺、心、肝、脾、肾俞所对应夹脊穴，均取双侧。

［操作］常规消毒直刺进针，手法刺激得气后大幅度、快频率捻转，使针感上下传导。取用艾炷套在针柄上，施行温针灸，每穴每次施灸2段，待针冷却后起针。隔日1次，6次为1个疗程，共治疗3个疗程。(《中医杂志》)

（四）耳穴压豆疗法

［取穴］脑点、脑干、皮质下、交感神经、内分泌、脾、胃、肾上腺及神门。

［操作］局部消毒后在相应穴位粘上一粒王不留行子，嘱患者每日按压5～7遍，每穴每次按压120～150次，以患者感觉酸、胀、痛，但能忍受为度。2～3d换豆一次，7次为1个疗程，共治疗2个疗程。(《中医学报》)

（陈小波）

51. 睡眠障碍

［临床表现］睡眠障碍是睡眠量不正常、睡眠中出现异常行为、睡眠和觉醒正常节律性交替紊乱为临床表现的疾病，可由多种因素引起，常与躯体疾病相关，包括睡眠失调和异态睡眠。研究指出成年人出现睡眠障碍的比例高达30%。该病中医学称之为“不寐病”，多由心胆气虚、心肾不交、痰火扰心等因素致病。

（一）中药内服疗法

［药物］黄连15g，法半夏12g，陈皮12g，茯苓12g，枳实10g，竹茹10g，酸枣仁15g，合欢花10g，首乌藤30g，甘草6g。加减：惊悸不安加珍珠母30g，琥珀（碾末送服）3g。加减：伴急躁易怒、目赤口苦者，加栀子、龙胆草各15g；伴多梦易惊、胆怯心悸者，加龙骨、茯神各20g，头重胸闷痰多、苔黄厚腻者加石菖蒲、远志各15g。

［用法］每日1剂，用水煎至300ml，早晚分服，7剂为1个疗程，共治疗4个疗程。(《云南中医中药杂志》)

（二）中药浴足疗法

［药物］牛膝30g，当归30g，白芍30g，熟地30g，黄芪30g，桂枝20g，合欢花30g，石菖蒲30g，首乌藤30g，五味子20g，酸枣仁30g，远志30g，冰片15g，薄荷15g。

［用法］每日1剂，用水煎至1000ml，临睡前将双脚浸没于温热中药中，浸泡30min。7次为1个疗程，共治疗4个疗程。(《浙江中西医结合杂志》)

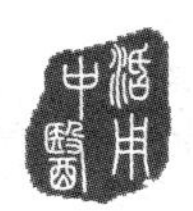

（三）毫针针刺疗法

［取穴］百会、神庭、四神聪、安眠、神门、内关。

［操作］百会、四神聪、神庭沿头皮平刺 0.8 寸，安眠、神门、内关直刺 0.8 寸。每日 1 次，10 次为 1 个疗程，共治疗 3 个疗程。（《陕西中医》）

（四）拔罐疗法

［取穴］背部督脉腧穴、膀胱经腧穴。

［操作］患者取俯卧位，用凡士林软膏涂擦患者背部，采用崔字牌 3 号玻璃罐，用闪火法在背部拔罐，在督脉经大椎 - 腰俞、膀胱经第一侧线大杼至白环俞、膀胱经第二侧线附分至秩边上施以缓慢柔和的往返走罐，在肩井、肝俞重走或坐罐，以皮肤潮红、患者能耐受、感到舒适为度，每次 10min，每周 1 次，6 次为 1 个疗程，共治疗 1 个疗程。（《中国疗养医学》）

（五）艾灸疗法

［取穴］心俞、肾俞。

［操作］将艾条一端点燃，对准心俞、肾俞，距离皮肤 2 ～ 3cm 处行灸法，使局部有温热感而无灼痛为宜，每穴 30min，至皮肤红晕为度。每日 1 次，10 次为 1 个疗程，共治疗 3 个疗程。（《中国民间疗法》）

（六）穴位埋线疗法

［取穴］心俞、脾俞、内关、足三里、三阴交，均双侧取穴。

［用具］羊肠线（规格：4-0）、一次性注射针头（规格：0.7×30TWLB）、一次性平头针灸针（规格：0.40mm×50mm）、消毒碘酒棉签、消毒弯盘和血管钳。

［操作］患者仰卧位，穴位常规消毒后，医者用平头针灸针插入注射针头，使针头露出注射针头少许备用，用血管钳夹取长 1.5 ～ 2.0cm 的羊肠线一段放入注射针头内，右手持注射针对准穴位快速竖直刺入，待得气后略退少许，左手持平头针灸针把放入注射针头内的羊肠线推入穴位后快速拔出，并用消毒干棉花球按压穴位片刻即可，之后采用同样方法在每个穴位埋入羊肠线一段。心俞和脾俞采用俯卧位，斜刺。疗程：每 10 天埋线 1 次，3 次为 1 个疗程。（《中华中医药学刊》）

（七）枢经推拿疗法

［操作］①选取头部颞侧足少阳胆经循行路线（阳白至风池段）进行扫散法 5 min，患者仰卧位，术者坐于患者头部前方，双手拇指固定于患者百会穴处，其余四指指端快速地来回推抹头颞部的足少阳胆经循行路线。②按揉阳白、本神、头临泣、正营、承灵、率谷、天冲、浮白、头窍阴、风池，每穴 1min，患者仰卧位，术者坐于患者身体一侧，单手拇指螺纹面置于施术部位，余指置于相应位置以助力。腕关节悬屈，拇指和前臂部主动施力，进行节律性按压揉动，以患者感觉穴位处轻微胀痛能忍受为度。疗程：每天 1 次，连续治疗 30d。（《中国针灸》）

（八）刺络放血疗法

［取穴］肝俞、期门。

［操作］先用梅花针在肝经俞募穴肝俞，期门上分别进行叩刺，手法亦快亦强，以皮肤红润有渗血为度，后用中号火罐迅速拔在刺血部位，留罐约5min，出血3～5ml。疗程：隔2天放血1次，每周2次，连续治疗4周，共刺络放血8次。（《辽宁中医杂志》）

（九）扬刺疗法

［取穴］百会、三阴交。

［操作］常规消毒，应用1.0寸毫针直刺一针（百会进针约0 .2寸，三阴交进针0. 8寸）；然后再在百会前后左右各1.0寸处以1.0寸毫针15°斜刺一针，针尖朝向百会，深度为0.8寸；在三阴交穴上下左右各1.0寸处以1.0寸毫针30°斜刺一针，针尖朝向三阴交，深度为0.8寸。心脾两虚，加神门、阴陵泉，直刺0.8寸；肝胆火旺，加太冲直刺0.8寸；胆郁痰扰，加丰隆直刺1.2寸；心肾不交加照海直刺0.8寸。针刺得气后，分别在百会和三阴交四周的扬刺四针中任选两针接66805-2型电针仪的正负极，使用连续波，有刺激感即可，留针30min。疗程：每日1次，10次为1个疗程。（《中医杂志》）

（十）足部点穴疗法

［部位］足底反射区：取小脑反射区、甲状腺下叶反射区、大脑反射区。心脾两虚型加心反射区、胸腺反射区、脾反射区；心肾不交型加心反射区、胸腺反射区、肾反射区；肝阳上亢型加肝、胆反射区；脾胃不和型加脾反射区、胃反射区、十二指肠反射区。

［用具］木针是采用硬质木材为原料加工成“杵”样，长度为15cm，钝形针尖，杵体小端为直径4mm球面，大端为直径10 mm球面，为握持方便，中间镟出防滑花纹。

［操作］患者平卧，首先治疗左足。以木针先准确探寻出反射区内的敏感点，然后向反射区内的敏感点深处逐渐用力，由轻而重，至产生足够酸、麻、胀、痛的感觉即得气感。在得气的状况下再加大压力，称之为“泻法”，一般持续20s；如果在有得气感时就不再加大压力，维持针感，称之为“补法”，即维持针感的“持续压”，在针体垂直施术部位表面状态下，以0°～90°顺时针转木针再回位，反复操作。疗程：每个反射区按压5～15min，双足总时间45～60min，每天1次，30d为1个疗程。（《中国针灸》）

（十一）天灸疗法

［药物］天灸散（白芥子、细辛、甘遂、延胡索、黄连、肉桂等）。

［操作］磨粉并与姜汁调和成糊，用5cm透气胶布贴敷穴位，每个穴位用药体积约1cm3，失眠伴抑郁情况者贴敷膈俞、肝俞、胆俞、中脘、关元、涌泉，失眠不伴抑郁情况者贴心俞，脾俞，内关，中脘，关元，三阴交每次贴敷时间2～3h，患者自觉发热至难以忍受为度。每周贴2次，总共治疗4周。（《中华中医药杂志》）

（十二）腹针疗法

［取穴］主穴：中脘、下脘、气海、关元、气旁左、气穴左、商曲左。辨证加减：①

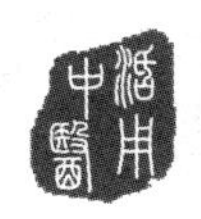

心脾两虚，加天枢（双）、上风湿点（左）；② 心胆气虚，加气穴（右）、下风湿点（右）；③ 阴虚火旺，加上风湿点（双）；④ 肝郁化火，加上风湿点（右）、下风湿点（右）；⑤ 痰热内扰，加四关穴、大横。以上根据辨证加的穴位均为中刺。

［针具］采用薄氏腹针专用针具（带套管），规格 0.22mm×40mm。

［操作］患者平卧位，进行常规消毒，尽量避开毛孔、血管，将 0.22mm×40mm 规格的毫针通过套管迅速进入腧穴皮下，中脘、下脘、气海、关元深刺，其余穴位均中刺，针尖抵达预计的深度后，用塑料筐盖在腹部（不能碰到针具），再盖上毛巾，留针 30min。（《辽宁中医杂志》）

（十三）平衡针疗法

［取穴］双侧失眠穴（位于前臂掌侧，腕横纹正中，即桡侧腕屈肌肌腱与掌长肌肌腱之间凹陷处）。

［操作］局部皮肤常规消毒，采用 0.25mm×25mm 一次性无菌毫针，直刺 15mm 左右，快速针刺，得气后行上下提插手法，至中指或示指出现麻木放射性针感后出针，不留针。疗程：每日 1 次，7 次为 1 个疗程，疗程间休息 3d，共治疗 2 个疗程。（《中国针灸》）

（陈小波）

52. 甲状腺功能减退症

［临床表现］甲状腺功能减退症简称“甲减”，是由甲状腺合成和分泌甲状腺素不足引起的疾病，以人体代谢率降低，生长发育阻滞为其特征。临床主要表现为黏液性水肿、毛发稀疏、脱落，性欲减退、全身疲乏、反应迟钝、少言懒语、低体温、畏寒怕冷、血压偏低、心率减慢等一系列全身代谢降低的临床症状和体征。中医学认为，甲减属于“虚劳”“水肿”“五迟”等病的范畴，发病多因先天不足，或后天失养，以致脾肾阳虚；或因手术、药物损伤，机体阳气受损，致脾肾阳气亏虚而发病。

（一）中药内服疗法

［药物］黄芪 30g，熟地 24g，丹参 18g，白术 15g，山药 15g，川芎 15g，茯苓 15g，淫羊藿 15g，熟附子 12g，肉苁蓉 12g，枸杞 12g，炙甘草 6g。

［用法］每日 1 剂，水煎服，2 次 / 天，早晚饭后 0.5 h 温服，连续治疗 2 个月。（《中华中医药学刊》）

（二）五十营针刺配合穴位注射疗法

［取穴］中脘、关元穴、太渊穴、合谷穴、足三里穴、三阴交穴、神门穴、大陵穴、太溪穴、太冲穴。

［操作］①针刺：针刺方法采用迎随补泻法，穴位顺序根据经气在十二经脉的

循环流注按顺序依次进针，留针时间为30min；经气在体内24h不断循环流注运行气血需50个循环周次；1个循环周次时间为28.48min。②穴位注射：常规消毒皮肤后，选用一次性无菌注射器和长五号针头，采用提插法进针直刺手三里和足三里穴，每个穴位分别注射1ml核酪注射液，10次为1个疗程，隔日1次。(《上海交通大学学报》)

（三）温针疗法

［取穴］天突、百会、关元、廉泉、太溪、足三里、三阴交、肾俞、脾俞、命门。

［操作］患者仰卧，常规消毒皮肤后取穴天突、百会、关元、廉泉、太溪、足三里、三阴交等，进针快速，得气后于患者关元穴针柄上套置长约2.0cm艾条点燃。待廉泉穴得气后取针，余穴留针20min。进针天突穴时针尖不能斜向两侧，刺入患者皮下0.2寸后沿着胸骨柄后斜向下方，以防止伤及患者气管。针刺完成后患者换俯卧位，常规局部皮肤消毒，针刺肾俞、脾俞、命门，待得气后于针柄上套置长约2.0cm艾条点燃，留针20min，当艾条燃尽针柄冷却后拔出留针。每天1次，连续治疗1个月。(《中华中医药学刊》)

（四）三伏天灸穴位贴敷疗法

［取穴］初伏：双肾俞、双脾俞、关元、双甲状腺；中伏：双三焦俞、双肝俞、气海；末伏：双足三里、双三阴交、双阳陵泉。

［操作］斑蝥、白芥子、附子、肉桂、雄黄、干姜、川椒等药物共研成极细的粉末，然后选用香油调制软膏贴敷使用。贴敷的时间在夏季三伏天期间进行治疗，以每年三伏天的“头伏”“中伏”“末伏”，第1天中午时分为佳，每次4～6h，连续贴敷3年为1个疗程。(《光明中医》)

（五）刮痧疗法

［操作］患者取坐位或俯卧位，以水牛角刮板蘸刮痧油刮拭，从枕骨经风府、哑门至后发际线。刮痧顺序是项丛刮1→项三线2→太阳3→肾俞4→骶丛5→膻中6→中脘7→天枢8→气海9→关元10→内关11→神门12→足三里13→悬中14→三阴交15→公孙16→太冲17，左右各30次，每3天治疗1次，5次为1个疗程，15次为1个疗程，共治疗3个疗程。(《中国民族医药杂志》)

（周凌云）

53. 甲状腺功能亢进症

［临床表现］甲状腺功能亢进症简称“甲亢”，是由于甲状腺素分泌过多所致的一组常见的内分泌疾病。临床表现为高代谢率症状，神经兴奋性增高，甲状腺弥漫性增大，常伴有不同程度的突眼等四大特征。本病属于中医学“瘿病”“心悸”等范畴，中医学认

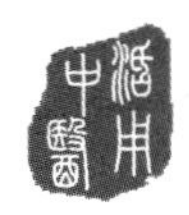

为病因本病上既有先天禀赋不足，又有后天调理失度，更有外邪侵袭而发病。

（一）中药内服疗法

［药物］青木香 15g，陈皮 10g，海带 15g，昆布 15g，海螵蛸 15g，海蛤粉 6g，半夏 6g，厚朴 10g。

［用法］水煎服，每日 1 剂，分 2 次服，10d 为 1 个疗程。（《中国地方病防治杂志》）

（二）毫针疗法

［取穴］中脘、气海、合谷、太冲、太渊、内关、间使、足三里、三阴交、神门、太溪、大陵、关元、神门、水突。

［操作］水突穴用斜刺，采用拇指后退为主的捻转泻法，肢体部穴位用迎随补泻法，顺着经气流注的方向结合拇指前进为主的捻法为补法，迎着经气流注的方向结合拇指后退为主的捻法为泻法，依次进针留针 30min。隔日 1 次，20 次为 1 个疗程，连续治疗 4 ～ 5 个疗程，每个疗程之间休息 1 周。（《中国地方病防治杂志》）

（三）针挑疗法

［取穴］①特定穴：脏腑外症为主要表现时，可按照俞募配穴法选择合适的穴位作为挑治点。②症状取穴：多食易饥，中脘、足三里；身热汗出，曲池、大椎；大便稀溏，天枢。③夹脊穴。④皮肤异常点：红斑、突出体表的毛囊点。

［操作］确定治疗点：根据病情和患者一般状态确立本次治疗的治疗点数量，一般每次 2 ～ 3 个，一般不超过 5 个，以少而精为选择原则。消毒后，术者位于患者右侧。术者左手拇、示二指固定住治疗点周围已消毒皮肤；右手拇、示二指夹持大号缝衣针针柄，针尖与皮肤成 30° 进针挑破治疗点，然后换口腔探针依次挑出其下白色纤维，直至挑尽。挑治过程中，遇颗粒样痰脂和组织液要一并清除。如遇白色纤维坚硬紧绷不易挑出，可使用探针勾住纤维后慢慢来回提拉拽出，然后以外科手术刀片切断。挑治结束后，再次依前法消毒治疗点一遍，再以适量云南白药粉剂外敷治疗点，最后以创可贴贴敷。一般每周挑治 1 次，3 次为 1 个疗程。（《中医中药》）

（四）耳穴压豆疗法

［取穴］内分泌、皮质下、脾、胃、肝、肾。

［操作］患者取坐位，持耳轮后上方，对称性取双耳内侧穴；消毒耳廓，镊子夹王不留行子贴敷在选用的耳穴上，指导患者每日自行按压 3 ～ 5 次，每次每穴 30 ～ 60s，3d 更换 1 次，双耳交替，3d 为 1 个疗程，连续 30 个疗程，贴穴过程中观察患者耳朵皮肤有无瘙痒情况。（《山东中医药大学学报》）

（五）艾灸疗法

［取穴］大杼、风门、肺俞、大椎、身柱、风池为主穴，根据病情结合辨证施治选用配穴。主配穴结合分为两组，两组交替使用。

［操作］分别采用麦粒灸、实按灸方法，每次每穴灸 7 ～ 10 壮，至局部皮肤红晕、

药气温热透达深部为度。每日或隔日 1 次，10 次为 1 个疗程。(《针灸临床杂志》)

(六) 灯心草灸疗法

［取穴］甲状腺凸点及周围 4 点，百会、廉泉、曲池、内关、足三里、天柱、攒竹、鱼腰、水突、膻中、合谷、大椎。突眼加丝竹空、睛明、风池、四白；心悸配神封；易饥、消瘦、多汗加三阴交。

［操作］事先将灯心草浸茶油后点燃，并慢慢向穴位移动，并稍停瞬间，待火焰略变大，则立即垂直点触于穴位上或部位上，随之发出清脆“啪”的爆碎声，火亦随之熄灭。每次灸 1 ～ 15 壮，每 2 天灸 1 次，15 次为 1 个疗程，治疗 4 个疗程。灸后部分皮肤表面有水疱，约 12h 自行消失。(《中国中医药信息杂志》)

(七) 中药外敷疗法

［操作］外敷中药组成：黄药子 30g，大黄 30g，全蝎 10g，僵蚕 10g，土鳖虫 10g，蚤休 15g，明矾 5g，蜈蚣 5 条共研细末，用醋酒各半调敷，保持温湿，每料药可用 3d，7 料为 1 个疗程。或者如意金黄散（天花粉、黄柏、大黄、天南星等）加蜜调匀外敷甲状腺部位，每料药可用 3d，7 料为 1 个疗程。(《光明中医》)

（周凌云）

54. 单纯性甲状腺肿

［临床表现］单纯性甲状腺肿俗称“粗脖子”“大脖子”或“瘿脖子”。是以缺碘为主的代偿性甲状腺肿大，青年女性多见，一般不伴有甲状腺功能异常。早期无明显临床症状，甲状腺轻、中度弥漫性肿大，质软，无压痛。极少数明显肿大者可出现压迫症状。中医传统医籍里统称甲状腺疾病为“瘿病”，认为该病多因肝郁火伏，以致激动肝火，或情志内伤，肝气郁结而引发。

(一) 中药内服疗法

［药物］夏枯草 30g，香附 10g，莱菔子 10g，浙贝母 15g，猫爪草 10g，山慈菇 15g，玄参 10g，青皮 15g，陈皮 15g，煅牡蛎 15g，党参 10g，黄芪 10g。气滞痰凝者加柴胡、白芍、郁金、枳壳；气阴两虚者加沙参、麦冬、五味子。

［用法］每日 1 剂，分早晚 2 次温服。(《中西医结合医学》)

(二) 温针围刺疗法

［操作］患处用 75% 乙醇或碘伏严格消毒，视囊肿大小用不同长度针灸针进行围刺，刺至囊中央，每次 4 ～ 6 根针，囊中央一根直刺，用温针灸；体质强壮、囊肿坚实者用泻法；体质虚弱、囊肿柔软松大者用平补平泻法。每次留针 30 ～ 40min，以 2 节艾燃尽为度，每节艾长 1.5 ～ 2cm。每星期针灸 5 次，10 次为 1 个疗程。(《上海针灸杂志》)

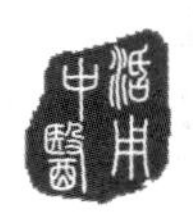

（三）浮针疗法

［针具］一次性浮针（由南京派福医学科技有限公司提供，规格：中号）。

［进针点］胸锁乳突肌 MTrp 进针点（简称进针点 1）：胸锁乳突肌胸骨头、锁骨头和锁骨在体表上构成三角形，该三角形在锁骨上的底边向下延伸 1 ～ 2cm 到锁骨下方，贴近锁骨从下向上，在浅筋膜层次进针。斜角肌 MTrp 进针点（简称进针点 2）：在斜方肌上段前缘与锁骨的夹角处，向颈根方向，在浅筋膜层次进针。

［操作］局部常规消毒，进针点 1 进针后针尖朝向胸锁乳突肌胸骨头和锁骨头夹角方向，进针点 2 进针后针尖朝向斜角肌体表投影方向，沿皮下针身刺入 4/5 后，以大拇指为支点做水平扫散动作，分别持续扫散 3min，同时配合相应再灌注动作。再灌注动作如下：进针点 1 扫散时嘱患者向针刺对侧旋转，进针点 2 扫散时嘱患者向针刺侧歪头，医者一手给予阻力，令患者主动拮抗医者力量，约为患者最大力量的 40% ～ 90%，医者同时另一手持浮针在浅筋膜行扫散动作。每次再灌注 10 ～ 15s，再灌注结束后间歇 15 ～ 20s，期间医者继续针下行扫散，之后继续如前行再灌注，每个进针点做 2 ～ 3 组再灌注。然后拔去针芯用胶布固定软套管，留针 20min 后拔去软套管，结束治疗。连续治疗 2d。（《中国针灸》）

（四）皮部浅刺疗法

［部位］取颈前病灶局部皮部即任脉与胃经皮部（上至廉泉，下至天突，左右至扶突穴），腹部肝经循行沿线急脉至章门节段皮部，脾经循行沿线腹结至腹哀节段皮部。肝郁气滞证，颈前皮部平补平泻，泻肝经补脾经皮部；痰气交阻证，颈前皮部施以泻法，泻肝经补脾经皮部；气血瘀结证，颈前皮部用泻法，肝脾经皮部平补平泻。

［操作］使用 2 寸毫针，与皮肤成 25° ～ 30° ，针刺深度为 2 ～ 3 分，每针间距为 1 寸，快速捻转进针，针下得气后，辨证施以捻转补泻手法，一般捻转度小、用力轻、频率慢、操作时间短者为补法；捻转角度大、用力重、频率快、操作时间长者为泻法。左转捻针时大指向前，示指向后转者为补；右捻转时示指向前，大拇指向后转者为泻；用力柔和，均匀捻转者为平补平泻。留针 30min。（《中医药临床杂志》）

（五）耳针疗法

［取穴］颈、内分泌、皮质下、脾、胃、肝、肾。

［操作］选取单侧耳穴，进行针刺，用耳穴探测仪（G-6805）在所定的耳穴范围内选取敏感点并定为针刺点。针刺前将针具和医生手指严格消毒，耳穴皮肤先用 2.5% 碘酊消毒，再用 75% 乙醇脱碘；用 0.35mm×13mm 毫针对准耳穴刺入，刺入 2 ～ 3 分深，以毫针能稳定而不摇摆为宜，轻轻捻转，促其得气，得气后留针 30min。每日 1 次，两耳交替进行。7d 为 1 个疗程，休息 3d 再进行下 1 个疗程，共治疗 3 个疗程。（《上海针灸杂志》）

(六)中药外敷疗法

[操作]海藻30g,昆布30g,夏枯草20g,浙贝母15g,三棱10g,莪术10g,乳香10g,没药10g,香附15g,川芎15g。共研磨成细末,加凡士林调成膏状,置密闭容器储存,用时取适量,平摊于纱布上,贴敷于颈前甲状腺处。可见光灯置于颈前约20cm处加热,30min后关掉可见光灯,取下纱布药贴进行。(《中国地方病防治杂志》)

(周凌云)

55. 桥本甲状腺炎

[临床表现]桥本甲状腺炎又称桥本病,即慢性淋巴细胞性甲状腺炎,多见于女性,目前认为本病与自体免疫有关。临床主要表现为甲状腺肿大,大多数为弥漫性病变,少数为局限性。典型的桥本甲状腺炎为甲状腺双侧叶对称性肿大,质地逐渐变韧、变硬,可伴有结节或腺瘤等疾病。常见于30—50岁中年女性,起病隐匿,病程发展缓慢。中医传统医籍里统称甲状腺疾病为"瘿病",认为这类疾病的发生,由于人体饮食失节、情志内伤等,造成阴阳失调、气血失平,气滞、血瘀、痰凝于颈项,形成甲状腺肿大,并出现相关的临床症状。

(一)中药内服疗法

[药物]黄芪85g,太子参20g,柴胡20g,陈皮20g,当归20g,白术20g,生牡蛎35g,夏枯草30g,制半夏10g,炙甘草10g。

[用法]每天1剂,水煎服。(《新中医》)

(二)毫针疗法

[取穴]内关、阳陵泉、合谷。

[操作]用1～1.5寸,直径0.32mm不锈钢毫针,匀速进出针,针刺手法以"泻实"为主,强刺激,每次留针30min,10min行针1次,出针后按压针孔以防出血,每日1次,7d为1个疗程。(《黑龙江中医药》)

(三)耳穴压豆疗法

[取穴]内分泌、皮质下、脾、胃、肝、肾。对称性取双耳内侧穴。

[操作]遵医嘱核对穴位,消毒耳廓,镊子夹王不留行子贴敷在选用的耳穴上。指导每日自行按压3～5次,每次每穴30～60s,3d更换1次,双耳交替,3d为1个疗程,治疗30个疗程。贴穴过程中观察患者耳朵皮肤有无瘙痒情况,每日督促按揉,做好情志疏导,使患者放松。(《江西中医学院学报》)

(四)隔附子饼灸疗法

[取穴]膻中、中脘、关元、大椎、肾俞、命门。

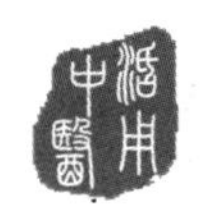

［操作］采用隔附子饼灸，每壮含纯艾绒2g，每次每穴灸3壮。两组穴位交替，轮流施灸，隔日治疗 1 次。（《上海针灸杂志》）

（五）中药外敷疗法

［操作］将凡士林加热熔化，放置，待凡士林冷至 50℃时，分次加入青黛细粉 30g，搅拌均匀，共制成 180g。在颈前甲状腺投射区域局部外敷青黛膏（含青黛 3g）18g，保持 30min，15min 后清水洗净。如出现局部皮肤过敏立即停用。每日 1 次，疗程 6 个月。（《中国中医药信息杂志》）

（周凌云）

56. 慢性胃炎

［临床表现］慢性胃炎是由幽门螺杆菌感染所引起的胃黏膜慢性炎症。临床可表现为无规律性上腹疼痛或胀满、早饱、嗳气、恶心等消化不良症状。幽门螺杆菌感染是最常见的病因。本病属中医学“胃痛”“痞满”等范畴，脾胃虚弱、饮食伤胃、情志失调均可导致本病。

（一）中药内服疗法

［药物］黄芪 9g，白芍 18g，桂枝 9g，炙甘草 6g，生姜 9g，大枣 9g，饴糖 30g。

［用法］上药煎成 200ml，口服，每日 2 次，100ml/ 次。（《中国中西医结合消化杂志》）

（二）针灸疗法

［取穴］取气海、关元、足三里（双）、三阴交（双）、天枢（双）。

［操作］患者取仰卧位，采用 0.25mm×40mm 毫针，诸穴均直刺，每次留针 30min。然后将点燃的艾条放入适当大小灸盒于中脘穴施灸，以患者自觉温热无烫灼感为度，每次 30min。每日 1 次。（《上海针灸杂志》）

（三）腹针配合艾灸神阙疗法

［取穴］中脘、下脘、气海、关元、天枢（双）、大横（双）、滑肉门（双）。

［操作］①患者排空膀胱，仰卧位，采用 0.25mm×40mm 不锈钢毫针，诸穴均直刺，施术轻缓，得气后行小幅度捻转补法不提插，每次留针 30min。②艾灸神阙：将点燃的艾条放入适当大小灸盒于神阙穴施灸，以患者自觉温热无烫灼感为度，每次 30min。以上治疗均隔日 1 次。（《河北中医药学报》）

（四）穴位按摩疗法

［取穴］内关、足三里、中脘。

［操作］以拇指指腹采用点按与按揉的方式，力度以患者感到酸、胀、麻、困为准，每穴按摩 5min。每天 1 次，两侧穴位交替进行，连续治疗 10d。（《湖南中医杂志》）

（五）雷火灸疗法

［取穴］巨阙、上脘、中脘、建里、下脘、水分及背部督俞、膈俞、脾俞、胃俞、三焦。

［操作］将点燃的雷火灸条放入3个恒温雷火灸盒，置于患者腹部巨阙、上脘、中脘、建里、下脘、水分及背部督俞、膈俞、脾俞、胃俞、三焦（腹部、背部交替），用一条大浴巾围灸盒的底部后，再用一条大浴巾盖在灸盒顶部并注意用浴巾固定灸盒，火头距施灸部位3～5cm进行大面积恒温灸，以患者感到皮肤温热舒适而不灼痛为度，无须刮灰，30min后取下，每日1次，14d为1个疗程。单日采用背部雷火灸，双日采用腹部雷火灸。（《广西中医药大学学报》）

（六）隔姜灸疗法

［取穴］中脘、双侧天枢、关元、神阙。

［操作］将新鲜生姜切成约0.5cm厚的薄片，姜片中心处用针刺数孔，上置艾炷，置于相应腧穴。艾绒燃尽之后待余热散尽再换1炷，一般每次灸10壮，以局部潮红为度。每天隔姜灸1次，10d为1个疗程，疗程间休息1d，共治疗2个疗程。（《广西中医药大学学报》）

（七）隔盐灸疗法

［操作］患者仰卧位，取神阙穴，先用75%乙醇消毒，然后取柴胡疏肝散数十粒，研碎，水适量调泥，填神阙穴，再外敷食盐少许，铺平成圆形，直径2～3cm，再用8cm×8cm胶布贴紧。每隔3d换药末1次，每天艾灸1次，每次酌灸3～6壮。灸后个别皮肤若起水疱，可用消毒针头刺破，外涂甲紫，防止感染。7d为1个疗程，治疗2～3个疗程。（《中医外治杂志》）

（八）温针灸疗法

［取穴］主穴：中脘、天枢（双）、气海、关元、足三里（双）。配穴：梁门、脾俞、胃俞、内关、上巨虚、下巨虚、三阴交、公孙，以上穴位均为双侧。主穴每次必取，配穴随症选取。

［操作］从主穴中每次选取2～3个穴位，直刺进针后中强度刺激，得气后将高约1.8cm的艾条段置于针柄上，每次灸2～3壮，约30min。温针灸时严防艾火脱落灼伤皮肤，预先用中心有一小缺口的圆形硬纸片置于针下穴位区。隔日治疗1次，10次为1个疗程，共治疗3个疗程。（《实用中医药杂志》）

（九）穴位埋线疗法

［取穴］主穴：胃俞、中脘、足三里。配穴：肝胃不和证加肝俞；脾胃虚弱证加脾俞；脾胃湿热证加三焦俞；胃阴不足证加三阴交；胃络瘀血证加膈俞。除中脘穴外均用双侧取穴。

［操作］穴位皮肤常规消毒，以利多卡因在穴位处分别作浸润麻醉，将00号羊肠线装入经消毒的9号腰穿针前端内，使羊肠线埋入穴位皮下，线头不得外露，消毒针孔，外敷无菌敷料，胶布固定24h。每2周治疗1次，共治疗3个月。（《中国康复医学杂志》）

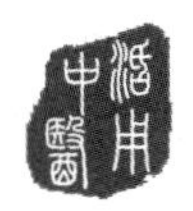

（十）穴位贴敷疗法

［取穴］双脾俞、双胃俞、双肾俞、双足三里、中脘、神阙。

［药物］干姜、花椒、肉桂、公丁香、大茴香、肉豆蔻、补骨脂、五味子、桂枝各 30g，另加吴茱萸、制附子各 10g。

［操作］上药打粉，混合调匀，加生姜汁调成糊状，分成 60 等份。上述外敷中药每份胶布固定贴敷于上述穴位，每穴贴 3h 后取下，每日 1 次，2 周为 1 个疗程。（《中国中西医结合消化杂志》）

（十一）穴位注射疗法

［取穴］肝俞、胃俞、足三里。

［药物］黄芪注射液、当归注射液 2ml/ 支。

［操作］用一次性注射器吸取上述药液各 4ml 摇匀，取穴进针，回抽无血后，即缓慢推入药液，每穴 2 ～ 3ml，左右交替，隔日 1 次。（《江苏中医药》）

（十二）拔罐疗法

［取穴］大椎穴、足太阳膀胱经两侧背俞穴。

［操作］患者取侧卧位，用真空抽气负压罐，于上述穴位拔罐 10 ～ 15min，起罐后休息 3 ～ 5min 后，再次重复操作，隔日 1 次。（《亚太传统医药》）

（十三）耳穴贴压疗法

［取穴］胃、肝、脾、交感、神门、内分泌。

［操作］使用乙醇消毒耳廓，并在各个穴位上粘贴一枚王不留行子，分别在耳廓正面和背面垂直按压耳穴，力度由轻到重，以耳部感受到酸、胀、麻、发热为主，两耳交替按压，每次 30s，每日 2 次，3 个月为 1 个疗程。（《中国当代医药》）

（傅诗书）

57. 消化性溃疡

［临床表现］消化性溃疡是胃黏膜在某种情况下被胃酸或胃蛋白酶消化而造成的溃疡，其深度达到或穿透黏膜肌层。临床表现以节律性、周期性上腹疼痛为主要症状，常伴有上腹饱胀后、嗳气、反酸、胃灼热等消化不良症状。本病属中医学“胃痛”范畴，饮食伤胃、肝气犯胃、脾胃虚弱是其主要病因。

（一）中药内服疗法

［药物］半夏 13g，黄芩 8g，黄连 7g，干姜 6g，三七粉（分吞）6g，海螵蛸粉（分吞）10g，党参 10g，炙甘草 10g，大枣 6 枚，砂仁 6g。加减：脾胃虚寒型加高良姜 10g，香附 10g；肝胃郁滞型加柴胡 10g，枳壳 10g；胃阴亏虚型加沙参 15g，麦冬 10g，

玉竹 10g；湿热蕴脾型加苍术 10g，薏苡仁 15g，厚朴 10g；伴出血加炒白及 15g，乌贼骨 15g。

[用法] 每日 1 剂，水煎取汁 400ml，早晚温服，2 周为 1 个疗程。(《光明中医》)

(二) 毫针疗法

[取穴] 主穴：脾俞、胃俞、中脘、足三里、内关。配穴：气滞不畅，配期门、行间、肝俞；气滞血瘀，配膈俞、三阴交；胃阴不足，配三阴交、太溪；脾胃虚寒者可加关元、气海。

[操作] 每次取主穴 2 ～ 3 穴，实证者施以较强刺激，虚证者手法宜轻，每周 5 次，休息 2d，每次留针 10 ～ 30min。(《中医药导报》)

(三) 电针疗法

[取穴] 足三里（双侧）、内关（双侧）、天枢（双侧）。

[操作] 患者取仰卧位，穴位皮肤常规消毒后，取 30 号 1.5 ～ 2.0 寸无菌不锈钢毫针，足三里、天枢直刺 1 ～ 2 寸，内关直刺 1 ～ 1.5 寸，有酸胀感觉后在双侧足三里、天枢加电针治疗仪，选用疏密波，频率 15Hz，每次电针 20min，每日 1 次，第 2 日，选择在双侧足三里、内关用电针，方法同前，两组穴位交替使用，10 次为 1 个疗程。(《成都中医药大学学报》)

(四) 芒针刺法

[取穴] 中脘穴。

[操作] 患者仰卧，暴露腹部，自然放松，取中脘穴，选直径 0.30mm、长 5 寸的芒针，常规消毒，采用夹持垂直进针、轻捻缓进手法（如果进针过程中针下阻力较大不可强行进针）。肥胖者进针 4 ～ 5 寸，消瘦者进针 3 ～ 4 寸。以患者自觉针感向胸背部、腹部放射，即为得气，得气后缓慢出针，不留针，每日 1 次，7d 为 1 个疗程，共 4 个疗程。(《实用中医药杂志》)

(五) 艾灸疗法

[操作] 患者仰卧，暴露腹部，取神阙穴（肚脐正中），选取单孔艾灸盒，皮筋固定至神阙穴上，点燃艾条后插入艾灸盒的孔里，以皮肤透热为度，30 ～ 40min。每日 1 次，7d 为 1 个疗程，共 4 个疗程。(《实用中医药杂志》)

(六) 隔药灸疗法

[取穴] 中脘、梁门（双）、足三里（双）。

[药物] 丹参、红花、当归、木香、黄连、檀香、冰片。

[操作] 上药研细粉密藏备用。每只药饼含药粉 2.5g，加黄酒 3ml 调拌成厚糊状，用药饼模具按压成直径 2.5cm、厚 0.5cm 大小。艾条截成高 17mm、重约 1.8g 艾炷进行隔药灸，每次每穴灸 3 壮。每日 1 次，12 次为 1 个疗程。(《上海针灸杂志》)

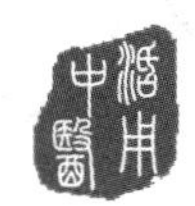

（七）隔姜灸疗法

［取穴］上脘、中脘、下脘。

［操作］隔姜灸把鲜生姜切成直径 2 ～ 3cm，厚约 0.2 ～ 0.3cm 的薄片，中间以针刺数孔后将姜片置于上脘、中脘、下脘穴位上，再将艾炷放在姜片上点燃施灸。当艾炷燃尽后，易炷再灸，直至灸完 9 壮，以皮肤红晕而不起疱为度。在施灸过程中，若患者感觉灼热不可忍耐时，可在姜片下再垫上新鲜的有孔姜片，10 次为 1 个疗程。（《成都中医药大学学报》）

（八）温针灸疗法

［取穴］中脘、天枢、气海及双侧足三里、肝俞、脾俞、胃俞、肾俞。

［操作］常规消毒后，采用 0.30mm×40mm 毫针进行针刺，得气后在针柄上接长 1 寸的艾炷，点燃后行温针治疗。每日 1 次，5d 为 1 个疗程，共治疗 8 个疗程，疗程间休息 2d。（《上海针灸杂志》）

（九）穴位注射疗法

［取穴］足三里、天枢、脾俞、胃俞。

［操作］每次取两穴，局部常规消毒，用 5 号注射器抽取丹参注射液 2ml，得气后回抽无回血，缓慢注射，每穴各注射 1ml，交替进行，每疗程 10d，共 2 个疗程。（《四川中医》）

（十）穴位按摩疗法

［取穴］中脘、气海、天枢、足三里、合谷、肝俞、胆俞。

［操作］嘱患者取仰卧位，在患者放松、呼吸均匀的情况下，右手掌放置在左胸部从内往外，从上到下，使用擦法按摩 3 ～ 5min，以胸胁部发热为好，后按揉内关、中脘、足三里等穴位；俯卧位，从上到下叠掌按揉两边膀胱经，并且点按揉脾俞，胃俞和胃脘痛处相对应的夹脊穴；然后从上到下推脊 4 ～ 5 次，并且拿揉肩井以调和气血 3 ～ 5min，每日 1 次，10d 为 1 个疗程。（《中国当代医药》）

（十一）穴位贴敷疗法

［取穴］中脘、天枢（双）、气海、关元、神阙。

［药物］高良姜、陈皮、香附、肉桂、厚朴以 6 ∶ 6 ∶ 10 ∶ 3 ∶ 6 的比例配用，将上述药物打磨成粉加蜂蜜、姜汁调和成糊状，搓成丸状备用。

［操作］仰卧位，取六个丸子，分别放在相应的穴位上用胶布固定，贴敷 4 ～ 6h，每日 1 次。（《内蒙古中医药》）

（十二）穴位埋线疗法

［取穴］双侧足三里、脾俞和中脘。

［操作］取穴，消毒，局部麻醉，进针，将线体留置在穴位中，线头不可暴露在皮肤外，退针时切忌太快，以免线体被带出，用棉球压迫针孔片刻，再用创可贴敷贴创口，并嘱患者防止创口感染，10d 埋线 1 次，埋线 30d 为 1 个疗程。（《天津中医药》）

（十三）耳穴压豆疗法

［取穴］肝、脾、胃、皮质下、神门、内分泌、交感、耳迷根。

［操作］单侧取穴，揉按耳穴压豆部位，20～30min，每日3次，5d后换另一侧耳廓取穴施治，15d为1个疗程，治疗3个疗程。（《实用医药杂志》）

（十四）刺络放血疗法

［取穴］胃俞、脾俞穴。

［操作］选择合适体位，暴露刺血部位，注意保暖。穴位定位后，用75%乙醇消毒穴位，然后用针头点刺穴位或穴位上的瘀络，待血液流出后，一手持火罐，另一手持弯钳夹95%酒精棉球点燃，深入罐内中下端，绕1～2周后迅速抽出，迅速将罐口扣在刺血部位（穴位上不动），待吸牢后撒手，将罐留置5～10min，待血液流出后即可出罐。每次每个穴位放血约2ml，每日1次，共治疗3d。（《中国中医急症》）

（十五）走罐配合放血疗法

［操作］患者俯卧，充分暴露背部，在患者背部均匀涂抹一层医用凡士林，选择2号玻璃罐，用闪火法拔罐，手推火罐在患者背部膀胱经第一侧线上，沿膀胱经走行方向上下滑动，力度以患者能够耐受为度，双侧分别滑动5～7次后起罐。在走罐路线上可以发现紫红色充血区为阳性反应点，多位于肝俞、胆俞、脾俞、胃俞、膈俞、肾俞等处，擦去凡士林，反应点上以75%的乙醇常规消毒后用三棱针点刺放血，于点刺处拔罐，留罐5～10min，每处放血量3～5ml。隔2d治疗1次，4周为1个疗程。（《包头医学》）

（傅诗书）

58. 功能性消化不良

［临床表现］功能性消化不良是指上腹居中或其周围区域的疼痛或不适，经检查可排除器质性疾病的一组症候群。临床主要表现为上腹部持续或反复发作出现疼痛，或饱胀、早饱、嗳气、恶心、干呕或食欲不振等不适。属中医学“胃痛”“呕吐”“痞满”等范畴，饮食不节、情志失调、脾胃虚弱，致中焦气机阻滞、升降失常可发为本病。

（一）中药内服疗法

［药物］枳实12g，厚朴12g，党参20g，白术12g，茯苓12g，半夏12g，麦芽12g，黄连6g，干姜10g，炙甘草3g。加减：肝气郁滞者，加柴胡10g，川芎8g，香附8g，延胡索8g；脾胃气虚者，加黄芪15g，太子参12g，陈皮9g；烧心反酸甚者，加乌贼骨及瓦楞子各15g。

［用法］每日1剂，分3次服用，每次200ml。治疗7d，间隔3d，为1个疗程，共治疗3个疗程。（《首都中医》）

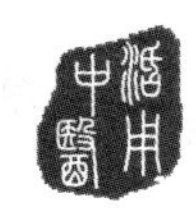

（二）毫针刺法

［取穴］主穴：中脘、天枢（双侧）、足三里（双侧）。配穴：肝气郁结证，配膻中、章门；脾胃气虚证，配脾俞、胃俞；肝气犯胃证，配期门、太冲；湿热滞胃证，配阴陵泉、内庭。

［操作］患者取卧位或坐位，常规消毒后，针身与皮肤成 15°～90°，进针深度 0.5～1.5 寸。针刺后提插捻转至得气，频率约每分钟 80 次，捻转幅度为 90°～120°，提插幅度为 2～3mm。留针 30min。每天针刺 1 次，6d 为 1 个疗程，疗程间休息 1d，共治疗 2 个疗程。（《中国中西医结合杂志》）

（三）腹针疗法

［取穴］中脘、下脘、气海、关元、双大横、双天枢。

［操作］患者取平卧位，暴露腹部，准确取穴后常规消毒，尽量避开毛孔、血管，将毫针通过套管迅速进入腧穴皮下，针尖抵达预计的深度后，用塑料筐盖在腹部（不能碰到针具），再盖上毛巾，留针 30min，每日 1 次，连续治疗 2 周。（《中西医结合研究》）

（四）芒针疗法

［取穴］主穴：中脘；配穴：双侧内关、足三里。

［操作］患者取仰卧位，均匀浅呼吸，双下肢稍屈曲，选 0.40mm×150mm 华佗牌芒针，中脘穴常规消毒后，用夹持进针法，垂直于皮肤，押手与刺手默契配合，徐徐捻转进针，当患者自觉有酸胀感向两胁肋或下腹部走窜时即为得气，得气后不予留针，徐徐捻转出针。内关穴直刺 0.5～1 寸，足三里穴直刺 1～1.5 寸，两穴均施平补平泻捻转手法，得气后留针 30min，留针期间不施行任何手法。每日治疗 1 次，连续治疗 2 周。

［注意事项］①患者近乎空腹状态下接受治疗，全程保持均匀浅呼吸。②进针过程中医者与患者尤应注意守神，如针下阻力较大或患者感觉痛苦时不可强行进针。③不管得气与否，医者若觉针下有动脉搏动感，应停止进针，以免损伤动脉，针刺入较深后切不可做大幅度提插动作。（《上海针灸杂志》）

（五）俞募指针疗法

［取穴］脾俞、胃俞、肝俞、胆俞、章门、中脘、期门、日月。

［操作］充分暴露治疗部位，操作医生立于患者的侧面或背面，自上而下施以按压法、掐掐法及揉搓法等手法点按穴位，频率为每分钟 120～160 次，力度以患者耐受为度。每日 1 次，每次 20min。（《中国中医急症》）

（六）温针灸疗法

［取穴］中脘、足三里、内关、三阴交。

［操作］患者仰卧，穴位常规消毒，提插捻转补法使之得气。其中中脘、足三里、三阴交三穴得气后，取 1.5～2cm 长的一段艾条，插在针柄上，从下端点燃，共灸两壮，直到艾条烧完为止，然后出针。足三里与三阴交交替施灸。每日 1 次，10 次为 1 个疗程，间隔 2～3d，进入下 1 个疗程。共治疗 3 个疗程。（《浙江中医杂志》）

（七）艾灸疗法

［取穴］中脘、神阙、天枢（双）、足三里（双）、肝俞（双）、脾俞（双）、膈俞（双）、三阴交（双）。

［操作］除神阙采用隔盐灸外，其余诸穴均采用温和灸。年轻体胖及背部穴位灸30min左右，老年人及形体消瘦者灸20min左右，每日1次，疗程为4周。（《湖北中医杂志》）

（八）雷火灸疗法

［取穴］中脘、足三里。

［操作］扭开灸盒，点燃艾炷顶端，将火头对准应灸部位，距离皮肤2～3cm，放入灸盒内，随时根据患者反应调节灸盒距离，灸至皮肤发红，深部组织发热为度；每日治疗1次，每次灸25min。7次为1个疗程，共2个疗程。（《中国中西医结合消化杂志》）

（九）隔姜灸疗法

［取穴］中脘、神阙。

［操作］患者仰卧位，在中脘和神阙穴各切厚约2分许的生姜1片，在中心处回针穿刺数孔，上置艾炷（将艾绒搓紧，捻成麦粒状或上尖下大的圆锥状），施灸时如感觉灼热不可忍受时，可将姜片向上提起，衬一些纸片或干棉花，放下再灸，直到局部皮肤潮红为止。每日1次，10d为1个疗程。（《中医临床研究》）

（十）穴位注射疗法

［取穴］中脘、双侧足三里。

［药物］黄芪注射液。

［操作］用5ml注射器，5号针头，吸取上述药液4ml，常规消毒穴位，用注射器快速进针刺入穴位，进针后回抽无血，即可缓缓推入药液，每次注入2ml，隔天1次，双侧轮流取穴，每周3次。2周为1个疗程，共治疗2个疗程。（《新中医》）

（十一）穴位埋线疗法

［取穴］中脘、天枢、足三里。配穴：肝胃不和证，加肝俞；脾胃虚弱证，加脾俞；脾胃湿热证，加三焦俞；胃阴不足证，加三阴交；胃络瘀血证，加膈俞（除中脘穴外均用双侧）。

［操作］穴位皮肤常规消毒，以1%利多卡因在穴位处分别做浸润麻醉。将00号铬制羊肠线装入经消毒的9号腰穿针前端内，腹部及背部的穴位在局部下方向上平刺，下肢穴位直刺，每个穴位进针1.0～1.2寸（膈俞斜刺0.5～0.8寸），行提插捻转得气后，边推针芯边退针管，使羊肠线埋入穴位皮下，线头不得外露，消毒针孔，外敷无菌敷料，胶布固定24h。每周治疗1次，共治疗3个月。（《甘肃中医》）

（十二）穴位贴敷疗法

［操作］将莱菔子、焦山楂、焦神曲、焦麦芽、佛手、干姜，按3∶2∶2∶2∶2∶2比例研磨为粉，烘干后加用适量蜂蜜调制成每丸重7g左右的深褐色药丸，压扁贴于中脘

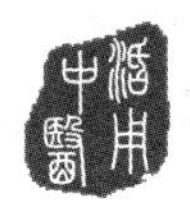

穴，以防脱敏胶布固定，6h 后揭下。隔日贴 1 次，每周治疗 3 次，2 周为 1 个疗程。（《中医外治杂志》）

（十三）刮痧疗法

［部位］取背俞功能带，即胸 1 棘突到骶 4 棘突下缘之间脊柱旁开 3 寸范围内的带状区域（包括督脉、夹脊穴及膀胱经第一、第二侧线），足三里（双），太冲（双）。

［操作］患者取俯伏坐位或俯卧位，暴露背部，常规消毒后，涂上适量的凡士林，接着用水牛角刮痧板先刮背俞功能带；然后刮双侧足三里，用平补平泻法；最后刮双侧太冲，用泻法。刺激强度由轻到重，刮至皮肤出现紫红色瘀点、瘀斑，且以患者能忍受为度。每个部位或穴位刮 15 ～ 20 次，时间以 20 ～ 25min 为宜，每周 1 次。刮痧后 1 ～ 3h 内不能用冷水洗脸及手足，适当饮温开水，注意休息。（《上海针灸杂志》）

（十四）中药足浴疗法

［药物］艾叶 15g，延胡索 20g，川芎 15g，香附 20g，合欢皮 20g，何首乌藤 30g，远志 15g，石菖蒲 15g。

［操作］上药煎成 500ml 药液，滤液备用，在洗面盆大小的盆子里倒入 2500 ～ 3000ml 温水，再倒入药液，患者取坐位，暴露双足至小腿中部，水温 40 ～ 50℃为宜，稍冷却后及时添加热水，睡前一次，每次约泡 30min。（《光明中医》）

（十五）推拿夹脊穴治疗

［取穴］$T_{6\sim12}$ 棘突旁夹脊穴。

［手法］点按法、揉法、摩法、擦法、推法。

［操作］患者取俯卧位，医者立于患者床右侧，用双手拇指交替在患者棘旁夹脊穴处自上而下逐个点揉，力量以患者自觉酸胀痛为佳，时间约 5min。之后用掌根沿背部棘旁依次采用摩法、擦法，以局部皮肤微红微热为度，时间约 3min，最后沿足太阳膀胱经方向自上而下采用掌推法推 10 次，时间约 2min。手法每日治疗 1 次，每周 3 ～ 4 次，每次间隔不超过 48h。（《中医学报》）

（十六）五音疗法

［操作］每天早 9 ～ 11 点（巳时）行五音治疗。受试者采取端坐位，保持安静休息 15min 后，进行治疗。根据不同的证型予以相应的音乐。①肝气郁结证：选用角调式音乐曲目《江南丝竹乐》；②脾胃气虚证：选用宫调式乐曲《秋湖月夜》；③肝气犯胃证：选择商调式乐曲《寒江残雪》；④湿热滞胃证：选择角调式乐曲《广陵散》；⑤寒热错杂证：选用宫调式乐曲《秋湖月夜》。每天 1 次，每次 24min，3 周为 1 个疗程。（《中国老年保健医学》）

（十七）整脊疗法

［操作］①准备：治疗组患者俯卧位，充分暴露颈胸段脊柱。医者用双手示中指自上颈部起沿颈胸椎棘突两侧缓慢向下滑行，找寻阳性反应点，先用点、按、揉、提、

拿等法充分放松颈肩背部肌群，掌推背部棘突两旁筋膜韧带肌群，接着用拇指弹拨、推按结节和条索状反应物。②旋转脊柱定点定位整复：如果患者小关节向右侧错位：患者俯卧位，全身放松，均匀呼吸，术者站于患者右侧，左手放于患者左侧膝盖上缘，提起患者左下肢向右侧提拉，提拉同时术者左下肢向右后跨转，带动身体向右后转。右手掌根放置患者右侧脊椎棘突旁，当左手提起左下肢同时作旋转斜扳动作，右手掌根由腰椎至胸椎一节一节地用力推向对侧，错位椎体棘突稍用力，多可闻及弹响声，压痛点明显减轻或消失；助手站于术者左侧，左手掌按压在患者左侧肩膀上，右手按压患者右侧腘窝上缘，保持患者俯卧姿势。左侧错位则术者站于患者左侧，操作同前。主要适用于下胸椎段的整复。③扩胸整复：患者端坐，双手交叉抱住枕部，两肘分开外展，医者站立其后，双手从患者腋下伸过，并压在患者的双手之上。术者胸部挺直抵住患者背部，在医者用两臂向后拉压患者两臂的同时，用力往上提拉，作扩胸旋转运动，连续 3 ～ 5 次，常可听到弹响声。主要适用于上、中胸椎段的整复。整脊疗法每周 2 次，每次 20min，疗程 4 周。(《山西中医》)

（十八）拔罐疗法

［操作］先予背部闪罐，直至皮肤发红，然后沿着太阳膀胱经走罐，最后在肝俞、胆俞、脾俞、胃俞、三焦俞、膈俞、中脘、神阙、天枢处留罐，每次拔罐 8 ～ 10 个，留罐 10min，每天 1 次。(《湖北中医药大学学报》)

（十九）针刺拔罐疗法

［取穴］主穴：肝俞、胆俞、脾俞、胃俞、华佗夹脊穴（$T_{9\sim12}$）。配穴：实证配中脘、天枢、内关、足三里、梁门、太冲；虚证配气海、足三里、公孙、中脘、天枢。

［操作］每次辨证选 5 ～ 10 个穴位，用 30 号 1.5 ～ 2.5 寸毫针，常规消毒，提插捻转进针以患者感到局部酸、麻、胀、重或针感放射到胃部、腹部为佳，行平补平泻手法，留针 30min，期间每隔 10min 行针 1 次。出针后行闪火法：选适合的玻璃火罐坐罐于针刺后的背部穴位上，留罐 10 ～ 20min，每次可拔 4 ～ 6 只火罐，每天 1 次，8 次为 1 个疗程，疗程间休息 2d，再行下 1 个疗程。共治 3 个疗程。(《新中医》)

（二十）耳穴压豆疗法

［取穴］肝、胃、脾、交感、神门、皮质下。

［操作］耳廓常规消毒，每次取一侧耳，将王不留行子贴在小方块胶布中，固定在穴位上，每日按压 4 次，每次压 1min，以加强刺激，每次按压能使耳廓感到热胀和微痛为度，2d 后更换另一侧耳，两侧耳交替取穴按压。(《陕西中医》)

（傅诗书）

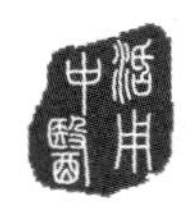

59. 胃食管反流病

［临床表现］胃食管反流病是指胃、十二指肠内容物反流入食管引起胃灼热、反酸、食管炎及食管外组织损伤等一系列临床症状的胃肠道疾病。临床主要以胃灼热、反酸、胸骨后灼痛为主要症状；可同时伴有口苦、上腹胀、恶心、纳呆、胃脘痛或不适、大便干或泄泻等临床症状。本病属中医学“吐酸”“胸痛”等病范畴。多因饮食不节、情志失调、外感六淫、脾胃虚弱等原因导致胃失和降、浊气上逆发为本病。

（一）中药内服疗法

［药物］法半夏、旋覆花、栀子、黄芩、醋柴胡、炒白芍、党参各 10g，干姜、陈皮各 9g，黄连、炙甘草各 6g，茯苓、炒白术、乌贼骨、煅瓦楞子各 15g，吴茱萸 5g。

［用法］每日取方 1 剂，加清水 1000ml，大火烧开后文火煎至 400ml，早晚餐后 1h 分服。（《四川中医》）

（二）毫针疗法

［取穴］主穴：中脘、内关、公孙、足三里、胃俞、脾俞、阳陵泉。配穴：太冲、胆俞、肝俞、气海、关元、膈俞、血海及三阴交。

［操作］常规深度进针，以高频小幅度捻转手法、中等刺激，以患者自觉局部酸胀且放射至上腹、胸背等部为宜。以泻法、平补平泻为主。间隔 1d 针灸 1 次，每次留针 20min。两组均以 1 周为 1 个疗程，连续治疗 4 周。（《四川中医》）

（三）腹针疗法

［取穴］主穴：中脘、关元、天枢（双）。配穴：胸痛、腹胀时取下脘、右上风湿点；纳差时取承满、梁门。

［操作］进针候气，行气，催气，留针 30min 起针。7d 为 1 个疗程，共治 4 个疗程。（《湖北中医杂志》）

（四）电针疗法

［取穴］内关、足三里、中脘、脾俞、胃俞。配穴：肝胃不和加太冲、肝俞、胆俞；脾胃湿热加阳陵泉、丰隆；肝胃不和兼脾胃湿热加太冲、肝俞、胆俞、阳陵泉、丰隆；脾胃虚弱加关元、三阴交。

［操作］进针得气后，接电针仪，强度以患者的耐受为度，留针 30min，每日 1 次，4 周为 1 个疗程。（《江苏中医药》）

（五）热敏灸疗法

［操作］探测足阳明胃经穴位，以及中脘、天枢两水平线间区域。手持点燃的艾条，在距离选定部位的 3cm 高度实施温和灸，当患者感到热感从皮肤表面向深层穿透或扩散、传热等时，即腧穴热敏化现象，该探测点即为热敏点。然后分别在热敏点上施行温和灸，

直至透热、扩热，甚至感传现象消失为一次施灸剂量。施灸时间一般以热敏穴的透热、扩热或传热现象消失为标准，时间 5 ～ 55min，每日 1 次，连续治疗 14d 为 1 个疗程。(《河南中医》)

(六) 火针疗法

[取穴] 第一组：心俞、督俞、膈俞、脾俞、胃俞等；第二组：上脘、中脘、下脘、天枢、章门等；第三组：足三里、阳陵泉、三阴交、太冲等；第四组：手三里、内关、合谷等。

[操作] 四组穴位交替使用。穴位皮肤局部消毒后用火针点刺，然后以毫针刺入后留针 30min，每日 1 次。以上治疗每周 3 次，9 次为 1 个疗程，共治疗 3 个疗程。(《世界中西医结合杂志》)

(七) 艾灸疗法

[取穴] 足三里、天枢、上巨虚、丰隆、下巨虚、手三里、合谷、关元、神阙、中脘(双侧穴位均取双侧)。

[操作] 以上穴位用艾条点燃后行回旋灸，每穴 5 ～ 10min，以使穴位感觉温热为标准，每日 1 次，共治疗 20d。(《河北中医》)

(八) 药穴指针疗法

[药物] 苏梗 30g，紫苏叶 10g，陈皮 12g，香附 10g，黄连 9g，吴茱萸 9g，肉桂 12g，旋覆花 12g，代赭石 30g，红花 12g，当归 20g，甘草 10g。将上述药物置于棕色密封瓶中，加入 50 度白酒 1000ml，浸制 48h 后取药液备用。

[取穴] 肝俞、胆俞、脾俞、胃俞；神道、灵台、至阳、足三里、内关。

[操作] 嘱患者双手抱枕俯卧治疗床上，操作者用适量棉絮缠指后，蘸少许药液涂抹于患者双侧足太阳膀胱经之肝俞、胆俞、脾俞、胃俞，督脉的神道、灵台、至阳，足三里、内关等穴位上，然后使用按揉、扪捏等推拿方法进行治疗，力度以患者能够耐受、局部皮肤潮红为度，每次 20 ～ 30min，每日 1 次，2 周为 1 个疗程。(《中医临床研究》)

(九) 穴位注射疗法

[取穴] 双侧足三里。

[操作] 用注射器针头抽取 50mg 维生素 B_6，常规穴位消毒，针刺得气后注入药物。每两天 1 次，1 个月为 1 个疗程。(《光明中医》)

(十) 穴位埋线疗法

[取穴] 双侧脾俞、胃俞、肝俞、胆俞、足三里。

[操作] 将羊肠线从针尖入口处穿入一次性注射器针头。准确定位，常规消毒局部皮肤，将注射针刺入穴位所需深度，出现针感后轻推针灸针，同时退出注射针，将肠线埋入穴位内，局部以无菌干棉球按压片刻即可，每周 1 次。(《河南中医》)

(十一) 穴位贴敷疗法

[取穴] 脾俞、胃俞、膈俞、三焦俞、天枢、足三里、气海。

［药物］八角 30g，两面针 30g，穿破石 30g，丁香 10g，吴茱萸 10g，肉桂 30g，香附 30g，沙姜 30g。

［操作］把上述药物粉碎后，过筛，加入鲜姜汁调和成膏状。每日换药 1 次，以 4 周为 1 个疗程。(《中国民族民间医药》)

（十二）走罐疗法

［操作］患者取俯卧位，充分暴露背部皮肤，于背部涂液状石蜡作为润滑剂，使用闪火法将火罐吸拔于背部皮肤，反复沿两侧膀胱经及督脉走罐（肝俞、脾俞、胃俞重点操作）。每次走罐时间为 5 ～ 10min 或以患者皮肤出现紫红色为度，每周走罐 1 次。(《河南中医》)

（十三）穴位按摩疗法

［操作］①患者仰卧，医者立于患者右侧，双拇指分推脊肋下 10 次，手掌揉胃部 5min，拇指揉任脉线 5min。手指横推胃部 10 次，拿、锁、额动胃部 5 次，以增强胃蠕动促进胃排空。②患者俯卧，医者立于患者左侧，手掌推脊部膀胱经线左右各 5 次，手掌揉膀胱经线左右各 3 次。揉压大椎穴及其周围。隔次分别揉脾俞、胃俞或肝俞、胆俞穴。以酸胀为度，并持续 2min。③患者仰卧，隔次分别揉压左右足三里、公孙或上巨虚、太冲。以上各穴每次均揉压 2min，揉压百会穴 2min。④患者端坐，揉压风府 2min。揉捏双侧肩部 2min，拇指压双侧内关 2min。(《中医杂志》)

（十四）耳穴压豆

［穴位］神门、皮质下、小肠、大肠、胃。

［操作］以 75% 乙醇对耳廓进行皮肤消毒，耳穴定位后予王不留行子贴压，用拇指、示指进行按压治疗，各穴位 1 ～ 2min，每 3 次，共治疗 10d。(《亚太医学》)

（傅诗书）

60. 慢性乙型病毒性肝炎

［临床表现］慢性乙型病毒性肝炎是由乙型肝炎病毒（HBV）感染引起的一种慢性传染病，其特征为肝细胞不同程度的炎症坏死。临床表现差别大，分轻中重三度，轻者无临床症候，中度则可见神疲乏力、恶心厌油，甚者呕吐、纳差，腹胀便溏，肝区疼痛，可见肝掌、蜘蛛痣。重者可见上述症状加重，或出现反复黄疸、腹水，肢体浮肿，甚至上消化道出血。本病属中医学“胁痛”“湿阻”等范畴，外感邪毒、情志抑郁、饮食伤脾或湿热蕴结，以致肝失条达，疏泄不利而发为本病。

（一）中药内服

［药物］柴胡 15g，黄芩 15g，半夏 9g，生姜 9g，炙甘草 9g，大枣 12 枚，党参 9g，芍药 12g，当归 12g，丹参 15g，郁金 10g，白术 10g，茯苓 20g。加减：胁痛严重者加枳

壳、川芎；瘀血严重者加桃仁；黄疸严重者加茵陈。

[用法] 上述药物水煎服每日 1 剂，煎取药液 400ml，分 2 次早晚温服。(《河南中医》)

(二) 电针疗法

[取穴] 主穴：大椎、膈俞、曲池、支沟、中脘、肝俞、胆俞、阳陵泉。配穴：气滞明显加太冲、行间，湿热较重加阴陵泉，兼有虚证加气海、关元、足三里。

[操作]电针刺激强度调至患者耐受值，一般选用连续波，输出频率每分钟 24 ～ 48 次。每日 1 次，每次 30min，2 周为 1 个疗程，平均治疗 2 ～ 3 个疗程。(《江苏中医药》)

(三) 温针灸疗法

[取穴] 主穴：中脘、气海、双侧足三里、双侧阳陵泉。配穴：双侧曲池、合谷、三阴交。

[操作] 采用 0.35mm×50mm 毫针直刺 30 ～ 40mm，得气后施平补平泻手法，留针 30 ～ 40min，每隔 10min 行针 1 次。取陈艾绒枣核大裹中脘、气海、双侧足三里、双侧阳陵泉（有腹水者加三阴交）针尾处点燃，依病情灸 5 ～ 7 壮，以知热、局部皮肤潮红为度。每日 1 次，15 次为 1 个疗程。休息 3 ～ 5d 继续第 2 个疗程。(《山西中医学院学报》)

(四) 蜂针疗法

[取穴] 主穴：肝俞、期门、脾俞、章门、大椎、至阳、膻中。配穴：阳陵泉、行间、足三里。

[操作]蜂针螯刺相关穴位，每隔 7d 治疗 1 次。每次治疗选择主穴 3 ～ 4 个，配穴 1 ～ 2 个，循环交替选择使用。治疗 1 年。(《新中医》)

(五) 艾灸疗法

[取穴] 肝俞、期门穴。

[操作] 嘱患者俯卧位，取双侧肝俞穴，采用温和灸法，治疗 20min；然后变仰卧位，取双侧期门穴，采用温和灸法，治疗 20min。每日 1 次，6 次为 1 个疗程，中间休息 1d，再进行下 1 个疗程。连续治疗 12 周。(《中医中药》)

(六) 梅花针叩刺拔罐疗法

[取穴] 肝俞、胆俞、足三里；脾俞、章门、期门。

[操作] 两组穴交替进行。常规消毒后，用梅花针叩刺出血，在穴位处闪火拔罐，每穴 3min。3 个月为 1 个疗程。(《山西中医》)

(七) 穴位注射疗法

[取穴] 双侧足三里。

[操作] 使用 2.5ml 一次性注射器抽取苦参素注射液 2ml，碘伏局部消毒后刺入穴位，进行提、插等手法，待得气后，回抽无血，缓慢注入苦参素注射液，每穴 1ml，每周 3 次，10 次为 1 个疗程，休息 3 ～ 5d 进行下 1 个疗程。(《中国中医药信息杂志》)

（八）穴位贴敷疗法

［取穴］日月、期门、章门。

［操作］中药处方为取柴胡、香附、吴茱萸、虎杖、甘遂、延胡索、细辛各等份，研成细粉，以新鲜姜汁调和制成膏状备用。选择右肋下各穴，在清洁皮肤后将药膏敷于穴位处的皮肤上，用医用胶布固定，敷药后去掉药膏，使皮肤休息 12h，每日 1 次。（《当代医药论丛》）

（九）穴位埋线疗法

［取穴］双侧足三里、肝俞。

［操作］患者合适体位，俞穴定位后，常规消毒。取出适当长度的医用羊肠线，放入针头内，快速破皮进入穴位。待患者局部得气（有酸、胀、麻感）后用无菌针芯推入羊肠线，然后出针，用消毒棉签局部压迫止血并用无菌创可贴外贴。每 14 天埋线 1 次，6 次为 1 个疗程。（《上海中医药大学学报》）

（十）穴位按摩疗法

［取穴］足三里、三阴交、太冲、期门、阳陵泉（均取双侧）。配穴：脾虚甚配中脘、脾俞；阴虚甚配太溪、肾俞；胁痛甚配支沟、悬钟；瘀血症甚配血海、膈俞等。

［操作］在每穴上用拇指指端先点按 100 次，后内旋、外旋揉动各 100 次，每穴约 3min。着力适中，以酸麻得气为度。每日 2 次，治疗 6 个月。（《实用中西医结合临床》）

（十一）穴位发疱疗法

［取穴］青黛 30g，甘遂 5g，明矾 10g，麝香 0.5g。

［操作］上药共研细粉装瓶备用。取紫皮独头蒜一枚捣烂后调入上药粉 0.5g 拌匀，装入酒杯内，然后将装好药的酒杯扣在上臂三角肌皮肤（臂臑穴）上固定，24h 后去除酒杯，局部起水疱，用灭菌竹签刺破水疱，流出淡黄色水，刮净黄水后纱布包扎，1d 换纱布 1 次不涂药物，待黄水流完局部干燥结痂愈合，去除纱布，1 个月 1 次，3 次为 1 个疗程。（《中原医刊》）

（十二）隔药灸脐法合贴敷治疗

［药物］苍术 30g，厚朴 30g，陈皮 30g，茵陈 30g。

［操作］上药研成粉混合均匀，取适量用温水调成膏状。清洁肚脐局部皮肤，然后放入药物，再用艾炷灸 20 ～ 30min 后用敷贴固定，每日 1 次，4 周为 1 个疗程。（《光明中医》）

（十三）中药熏蒸疗法

［药物］黄芪、白术、茯苓 30g，茵陈 50g，丹参、赤芍、地骨皮、半枝莲、胆南星各 20g，大黄 10g。

［操作］上药捣烂用纱布密封包好，置熏蒸机内，后躺熏蒸机，熏蒸 30min，每日 1 次。（《实用中医内科杂志》）

（十四）中药保留灌肠疗法

［药物］茵陈 60g，栀子 15g，生大黄 30g，黄芪 30g，白术 30g，当归 10g，丹参 20g，炙甘草 3g。

［操作］将上药水煎至 200ml，先予生理盐水 5000ml 通过结肠透析机清洗肠道，再给予中药煎剂高位保留灌肠，药液在结肠内保留 2h 以上，每日 1 次。两周 1 个疗程。（《临床肝胆杂志》）

（十五）全息经络刮痧疗法

［操作］全息六区头部：额旁 2 带（左侧），额顶带中部 1/3；上腹部：肝区、脾区背部：肝、脾体表投影区。全足底部：重点是肝区（涌泉穴近小指侧）。经络穴位背部：督脉 - 至阳至悬枢，膀胱经 - 双侧膈俞至三焦俞。胸部：任脉 - 中脘，肝经 - 期门、章门，胆经 - 日月。下肢：脾经 - 阴陵泉（双），胆经 - 阳陵泉（双），肝经 - 太冲（双）。上述经络行刮痧治疗。1 周 1 次，3 个月为 1 个疗程。（《延安大学学报》）

（十六）耳穴压豆疗法

［取穴］肺、皮质下、交感、小肠、大肠、胃、脾、胆。

［操作］在施治侧耳朵取穴，常规消毒，取王不留行子粘贴于上穴，按压穴位，2 ～ 5min/次，直至患者耳朵有发红、发热、胀、酸、麻及轻微的疼痛感觉停止，每日 3 ～ 5 次，王不留行子每 2 天更换 1 次，5d 为 1 个疗程，治疗 6 个疗程。（《中国老年学杂志》）

（傅诗书）

61. 脂肪肝

［临床表现］脂肪肝是以肝细胞内脂肪过度贮积和脂肪变性为特征的临床综合征。主要临床表现为乏力、食欲不振、右上腹隐痛、上腹胀闷，严重者可出现黄疸、恶心、呕吐，甚则可发生急性肝衰竭。我国成人发病率为 15% ～ 25%，近年有上升趋势。临床根据有无长期饮酒或短期内酗酒，可分为非乙醇性脂肪性肝病和乙醇性脂肪性肝病。本病属中医学“肝癖病”范畴，主要由肝失疏泄、脾失健运、痰浊淤积于肝而发病。

（一）中药内服疗法

［药物］柴胡 10g，黄芪 20g，丹参 12g，当归 12g，白芍 10g，茯苓 15g，白术 15g，党参 12g，夏枯草 6g，茵陈 12g，枳壳 10g，炒山楂 12g，炒鸡内金 15g。

［用法］水煎煮取 200ml，早晚 2 次饭后口服，30d 为 1 个疗程，共治疗 2 个疗程。（《上海针灸杂志》）

（二）针刺疗法

［取穴］第一组：关元、曲池、阴陵泉、丰隆、足三里、三阴交、合谷；第二组：肾

俞、天枢、太溪、太冲、内关。

［操作］常规消毒后，采用 0.35mm×40mm 毫针进行针刺，关元、足三里、肾俞用提插补法，三阴交、合谷、太冲、太溪用提插泻法，留针 30min，期间行针 2 次。以上两组穴位交替使用，每日 1 次，10 次为 1 个疗程，疗程间休息 3 ～ 5d，共治疗 6 个疗程。（《上海针灸杂志》）

（三）电针加艾灸疗法

［取穴］中脘、章门、天枢、水道、足三里、丰隆、三阴交、太冲、足临泣。

［操作］每次取上述穴位均双侧以 1.5 ～ 2.5 寸毫针刺入，针刺得气后，先采用补虚泻实的手法施治；后用电针仪采用脉冲电流留针 30min，再行艾条灸关元穴 15min；每日 1 次，15 次为 1 个疗程，共治疗 2 个疗程。加减：其脾虚者加公孙、商丘，用补法；肝肾亏虚者加太溪、照海、复溜，用补法;血瘀者加血海、地机，用泻法。（《针灸临床杂志》）

（四）穴位注射疗法

［取穴］足三里（双侧）。

［药物］凯西莱注射液。

［操作］常规消毒穴位，用 7 号针直刺入穴位，进针约 2/3，有针感时提插回抽无血后注入药液，此时患者有酸胀感。每次注射 2ml，每周 3 次，疗程 3 个月。（《中国针灸》）

（五）穴位贴敷疗法

［取穴］右侧章门、期门。

［操作］调脂方（主要成分丹参、三棱、莪术、泽泻、冰片、茯苓、白术），打成粉末状，使用时取适量白醋调成糊状，平摊在 5cm×5cm 穴位贴上，贴于右侧章门，期门两穴，2d 换药 1 次，3 次后休息 1d。（《吉林中医药》）

（六）穴位埋线疗法

［取穴］中脘、气海、天枢（双）、脾俞（双）。

［操作］将 4-0 号医用外科可吸收羊肠线剪成 1.0 ～ 1.2cm，放入盛有 75％乙醇容器中冲洗后待用。将一次性 7 号注射针的针头与佳晨牌 40mm×40mm 一次性平头针灸针套成穿刺针头样待用，用镊子将消毒好的肠线插入肌注针针头的坡面孔中，碘伏常规消毒患者穴位皮肤，快速刺入以上穴位 0.5 ～ 1.2cm，用针灸针从注射针头中将肠线推入皮下即可。2 周治疗 1 次，连续 12 周。（《实用医学杂志》）

（七）刺络放血疗法

［取穴］①足三里、阴陵泉；②委阳、阳陵泉；③丰隆、曲泉。

［操作］每次选取 1 组双侧共 4 个穴位施术。选用华佗牌大号三棱针 2.6mm×65mm，寻找穴位周围瘀阻脉络，于最明显处刺入 2 ～ 3mm，用烧杯盛取，记录出血量，4 个穴位总计出血量 150 ～ 200ml。刺激量：每 3 周 1 次，连续治疗 12 周。（《中华中医药杂志》）

（八）针罐疗法

［取穴］主穴：中脘、天枢、腹结、带脉、曲池、足三里、三阴交、太冲、丰隆。配穴：胃热湿阻加内庭、上巨虚；脾虚湿阻加脾俞、阴陵泉；肝郁气滞加血海、期门；阴虚内热加肝俞、肾俞、关元；脾肾两虚者加关元、太溪。

［操作］所有穴位直刺入 1 寸左右，平补平泻，以得气为度。针刺结束后，治疗组腹部拔罐，腹部以任脉、带脉、足阳明胃经、足太阴脾经、足厥阴肝经为主定罐，在四肢一些较为肥胖的部位也可局部拔罐。拔罐时间在 20 ～ 25min。（《中国美容医学》）

（九）揉腹部疗法

［操作］患者仰卧位，术者位于患者左侧，用拱手状双手的掌面重叠扣放在中脘穴上，使右手掌大鱼际重叠在左手拇指的背侧面，左手拇指悬空不接触腹部，通过腕关节婉转回环的绕动，使右手掌小鱼际的尺侧、小指的尺侧、小指的指面、无名指的指面、中指的指面、示指的指面，顺沿至左手示指的指面、中指的指面、无名指的指面、小指的指面、小指的尺侧、小鱼际的尺侧，直至左手掌腕部、右手掌腕部依次接触腹部，此为双掌揉法一次揉动的完整动作。而后，再顺沿至右手掌小鱼际的尺侧，周而复始地操作；并以中脘穴为圆心在腹部逆时针方向旋转揉动。揉动频率宜缓，20 ～ 30 次 / 分钟，治疗时间约 15min。每周治疗 5 次，共 12 周。（《辽宁中医杂志》）

（十）中药灌肠疗法

［药物］桑叶、菊花、夏枯草、怀牛膝各 10g，生山楂、丹参各 15g，决明子 20g。

［操作］利用 IMS-100A 型结肠途径治疗机，将凡士林润滑剂涂抹在患者肛门及探头上，注液管件插入肛门深度为 80cm 处，开机灌洗，水温控制在 37℃，时间控制在 30min。肠道清洗完毕，于高位结肠处，灌注桑明合剂（处方如上），浓缩煎制，灌封灭菌，临用前加温至 36 ～ 37℃。然后患者左侧卧位休息 30min，使药物充分吸收。每 5 天进行 1 次，12 次为 1 个疗程。（《现代中医药》）

（十一）耳穴压豆疗法

［取穴］主穴：肝、胆、脾、肾及饥点；配穴：可选胃、内分泌、三焦、交感、腹等。

［操作］耳穴消毒后，使用耳穴探针选择耳穴敏感点，将耳穴贴压材料粘贴并固定于所选耳穴上，定时给予中等强度（感觉局部有酸、麻、胀、痛为佳）按压刺激，每天按压 3 ～ 5 次，按压时间每次 5 ～ 10min，每次选取 5 ～ 8 穴，3 ～ 5d 更换 1 次，两耳交替进行，进行 8 周。（《广东医学》）

（傅诗书）

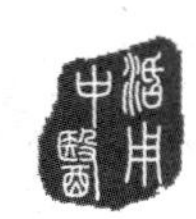

62. 肝硬化腹水

［临床表现］肝硬化是一种慢性、进行性、弥漫性肝病，临床以肝功能损害和门脉高压症为主要表现。腹水的出现往往标志着肝硬化从代偿期向失代偿期的转变。肝硬化腹水属中医学“臌胀”范畴，以“腹大如鼓”为特征。本病的形成与肝脾肾三脏密切相关，肝失疏泄、脾失运化、肾失气化导致气滞、血瘀、水阻交结于体内发为本病。流行病学调查发现，肝硬化患者出现腹水后每年的病死率会增加 15%。

（一）中药内服疗法

［药物］黄芪 100g，当归 10g，白术 10g，茵陈 30g，杏仁 10g，橘红 10g，茯苓 30g，赤芍 20g，白芍 10g，泽兰 30g，香附 10g，大腹皮 10g。加减：肝脾肿大者，加鸡内金 15g，生牡蛎 15g，马鞭草 15g；蛋白倒置，加鹿龟胶 7g，龟甲胶 7g；齿鼻出血者，加白茅根 30g，血余炭 10g；吐血便血、气短汗出者，加阿胶、三七粉、西洋参等。若湿热仍炽，伴有黄疸者，应先治其标，方中去黄芪，易茵陈 60g 为君，再辅以紫河车 10g，蒲公英 15g，羚羊粉 2g 等清热解毒。

［用法］上方水煎服，取汁 200ml，每日 1 剂，20d 为 1 个疗程。(《中医临床研究》)

（二）毫针疗法

［取穴］主穴：中脘透水分，水分透气海，气海透中极。配穴：肝俞、脾俞、肾俞、三焦俞、足三里、三阴交、复溜（均取双侧）。

［操作］针刺水分透气海，气海透中极时要求针感放射至前阴。针刺肝俞、脾俞、肾俞、三焦俞时针尖向脊柱方向斜刺 0.5 ～ 0.8 寸。足三里直刺 1 ～ 2 寸，三阴交直刺 1 ～ 1.5 寸，复溜直刺 0.6 ～ 1 寸。施以平补平泻针法，留针 30min。(《河北中医》)

（三）温针灸疗法

［取穴］中脘、天枢、气海。

［操作］患者仰卧，穴位常规消毒，针刺穴位行捻转手法，使局部有较强的酸、麻、胀感后停止行针。在针柄上插入 3cm 清艾炷，艾炷与皮肤之间隔以阻燃物及隔热板，以防过热灼伤皮肤。每穴 1 炷。每日 1 次。连续治疗 6d 后休息 1d。4 周为 1 个疗程。(《山东中医杂志》)

（四）艾灸疗法

［取穴］足三里、血海、阳陵泉、阴陵泉。

［操作］患者平卧位，取艾条 2 支各分为三段，长短大致相同，将艾条放进艾灸箱并置于上穴，治疗过程中以患者感温热度为准，每日 1 次，10d 为 1 个疗程。(《中国实用医药》)

（五）脐部中药外敷疗法

［药物］茯苓皮 1.6g，猪苓 3g，白术 1.6g，香附 1.6g，五加皮 1.6g，蒲公英 1.6g，

车前子 1.6g，泽泻 1.6g，泽兰 1.6g，大腹皮 1.6g。

［操作］上述诸药共研成细末，用水调成糊状，贴敷在神阙穴上，以纱布固定，3d 换药 1 次，15d 为 1 个疗程。(《辽宁中医药大学学报》)

（六）隔姜灸疗法

［取穴］神阙、关元、水分、气海、天枢。

［操作］选取新鲜生姜一块，沿生姜纤维纹理切成厚约 0.5cm 的薄片，中间用三棱针穿刺数孔，然后将姜片放置在相应的腧穴部位，施灸时将艾炷放在姜片上点燃。当患者出现局部灼痛感时，略略提起姜片或更换艾炷继续施灸。每次灸 5 壮，以局部皮肤潮红不起疱为度。(《河南中医药大学》)

（七）穴位注射疗法

［取穴］三阴交、足三里、肾俞。

［操作］取 5ml 无菌注射器、7 号针头，吸取呋塞米 20 ～ 40mg，取上述任一穴位（交替使用），常规消毒皮肤，进针头至 2/3，患者有酸、麻、胀重感，抽无回血后，缓慢注入药液后，缓慢拔针至皮下时快速拔针。隔日 1 次。(《生物磁学》)

（八）穴位按摩疗法

［取穴］双侧肝俞、胆俞、期门、合谷、太冲、百会。

［操作］操作时患者取舒适的体位，全身放松，用拇指或示指在相应穴位上施以点、按、揉等按摩手法，每个穴位先点按半分钟，再顺时针按揉 3min。按摩时动作要协调、有连贯性、快慢一致，手法力度要持久、有力、均匀、柔和深透，以局部有酸麻胀痛感为佳。每次 30min，每天 1 次。(《中国当代医药》)

（九）中药离子导入疗法

［操作］将黄芪 30g，当归 20g，僵蚕 20g，赤芍 30g，旱莲草 30g，牡蛎 30g，丹参 30g，茵陈 30g，水煎取汁 100ml。取章门、期门穴行离子导入。每日 1 次，每次 30min，30d 为 1 个疗程。(《湖北中医杂志》)

（十）中药灌肠疗法

［药物］大黄、桃仁各 10g，葶苈子、白术各 15g，泽泻、汉防己、川牛膝、大腹皮、槟榔各 30g。

［操作］上方水煎 2 次，取汁 200ml，待药液冷却至 40℃灌肠。中药灌肠仪调节至 30 ～ 40 滴 /min，保留 40min 以上，每天 1 次，2 周为 1 个疗程。(《山西中医》)

（十一）瑶药药浴疗法

［药物］鸢尾花（瑶语：剪刀镐）、白花羊牯柴（瑶语）、油麻树根（瑶语）、白背风、四方藤、满山香、红九牛、卷柏、山野椒各 30 ～ 50g。

［操作］将上方药物用大不锈钢锅煮沸 20 ～ 30min，滤取药液置浴盆内，放至适宜温度。药液量一般为 20 ～ 25kg，以使药液恰能淹没浴者肩头（取坐姿）为宜。洗浴温度控制

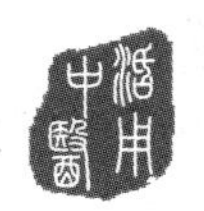

在 38 ～ 45℃为宜，根据浴者耐受程度及季节变化提高或降低，以能让皮肤发红，全身发热、汗出为宜，温度不够时添加热液，洗浴时间一般为 20 ～ 40min。每日 1 次，连用 3 周。（《中华中医药学刊》）

（十二）红外线照射结合中药溻渍疗法

［药物］猪苓 20g，土茯苓 20g，茯苓 20g，泽泻 20g，白茅根 30g，芦根 20g，大腹皮 20g，枳实 15g，厚朴 15g，商陆 10g，甘草 10g。

［操作］上药进行粉碎处理，再用细目筛（100 目）对其进行过滤，将所得药末用清水煎煮后，用适量的炼蜜在药液中搅拌均匀，然后取一张大小约为 15cm×10cm 的保鲜膜，将药液涂在保鲜膜上，再用红外线照射涂满药液的保鲜膜，当其温度略高于人体体温时，将其贴敷于患者的神阙穴，持续 30min，其间用红外线进行局部照射以促进药物的吸收，每日贴敷 1 次，4 周为 1 个疗程。（《中国民间医药》）

（十三）耳穴压豆疗法

［取穴］肝、肾、三焦。

［操作］常规消毒耳廓皮肤，左手固定耳廓，右手持镊子夹取中心粘有生王不留行子的 0.6cm×0.6cm 的方形胶布贴在选好的耳穴敏感点上，嘱患者每天按压 3 ～ 4 次，每次 10 ～ 15min，以局部发热或自觉疼痛为度。每周 3 次。（《中西医结合肝病杂志》）

（傅诗书）

63. 肠易激综合征

［临床表现］肠易激综合征是指以腹部不适或腹痛伴排便习惯改变为主要特征的一组肠功能紊乱综合征。临床主要以腹痛、腹部不适、大便性状及排便习惯改变、精神状态异常等为特征。本病属中医学“泄泻”“便秘”“腹痛”等范畴，以情志失调、脾胃虚弱为主因。

（一）中药内服疗法

［药物］乌梅 10g，黄柏 10g，党参 15g，当归 10g，桂枝 10g，花椒 5g，黄连 5g，干姜 10g，细辛 3g，附片 10g。加减：肝郁脾虚型，乌梅丸去附片加柴胡、白芍、白术等。寒热错杂型，乌梅丸加苦参、肉桂等。脾胃虚弱型，乌梅丸加茯苓、薏苡仁、砂仁等。脾肾阳虚型，乌梅丸去黄连、黄柏，加补骨脂、肉豆蔻、五味子、诃子等。

［用法］水煎服，每日 3 次，每次 200ml。8 周为 1 个疗程。（《实用中医药杂志》）

（二）毫针疗法

［取穴］主穴：中脘、天枢、足三里、三阴交、公孙、行间。配穴：腹泻加脾俞、上巨虚、阴陵泉；便秘加大肠俞、支沟、丰隆。

［操作］实证用泻法，虚证用补法。针刺时以针感到达腹部为佳。留针 30min，每 10min 行针 1 次，每次 1min。(《中国针灸》)

(三) 电针疗法

◎便秘型

［取穴］足三里、天枢穴。

［操作］电针刺激足三里和天枢穴，频率设定为 40Hz，波宽 500μs，输出电流 10mA，刺激 2s，停 3s，以患者能耐受为度，每日 2 次，每次 30min，4 周为 1 个疗程。(《中国中西医结合消化杂志》)

◎腹泻型

［取穴］主穴：天枢、足三里、脾俞、胃俞、肾俞、大肠俞、上巨虚。配穴：伴抑郁、紧张、焦虑、失眠等精神心理症状者加内关、太冲、四神聪。

［操作］常规皮肤消毒，患者取坐位，针刺各穴位先提插捻转，得气后接电针治疗仪，天枢、内关、太冲用连续波，足三里、上巨虚、脾俞、肾俞、大肠俞用疏密波，四神聪用间断波。根据患者敏感性及可耐受的程度调节刺激强度及频率。每次连续刺激 15min，每天 1 次，连续治疗 28d。(《新中医》)

(四) 火针疗法

［取穴］天枢、中脘、大肠俞。

［操作］刺法用中粗火针，速刺法，点刺；肝郁脾虚证，加毫针刺阳陵泉、太冲、合谷；脾肾阳虚证，加火针点刺关元、肾俞、上巨虚；脾虚湿盛证，加火针点刺水分、脾俞。每日 1 次，4 周为 1 个疗程。(《世界最新医学信息文摘》)

(五) 艾灸疗法

［取穴］双侧天枢、上巨虚。

［操作］将燃着的艾条悬于穴位约 5cm 处施行温和灸，在患者能忍受的限度内，灸至皮肤出现潮红，每次每穴耗时 0.5h。隔日 1 次，10 次为 1 个疗程。疗程间休息 3d，共灸 2 个疗程。(《山东中医杂志》)

(六) 隔药灸疗法

［取穴］天枢（双侧）、上巨虚（双）。

［操作］将附子、丹参、木香、红花各等份研粉取 2.5g，然后用 3g 黄酒拌成糊状，用模具加工成直径 2.3cm，厚约 0.5cm 的药饼。置于上穴，予艾炷施灸，每穴每次灸 2 壮，隔日 1 次。(《山东中医杂志》)

(七) 中药灌肠疗法

［药物］黄芪（蜜炒）、白术、白芍、陈皮、夏枯草、薏苡仁、川芎；以腹泻为主者，加党参、干姜；以便秘或腹胀为主症者，加当归、苏子、莱菔子；病久者，加败酱草、蜈蚣等。

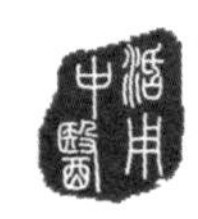

［操作］水煎去渣，取 40℃ 100ml 药液行保留灌肠，每日上下午各 1 次。（《成都中医药大学学报》）

（八）中药敷脐疗法

［操作］①便秘型：生大黄粉 10g 加 750g/L 乙醇适量调成糊状，脐部乙醇消毒后将调好的药物敷于脐部（神阙穴），用胶布固定，贴敷 24h 后更换 1 次。②腹泻型：取乌药、青皮、白术药粉，药物剂量比例为 2 ∶ 1 ∶ 1，陈醋调和成糊状，均匀涂于纱布中心，涂布直径 3 ～ 5cm，外敷固定于脐部，并采用红外线灯照射，每天 2 次，每次 20min。（《中医杂志》）

（九）穴位埋线疗法

［取穴］大肠俞、肺俞、天枢、足三里、上巨虚、关元、中脘穴。

［操作］常规消毒穴位皮肤；取 3 号医用羊肠线，用注线法将羊肠线埋在穴位皮下组织或肌层内；埋入后针孔用碘伏消毒，敷盖创可贴。每周穴位埋线 1 次，疗程 3 个月。（《上海中医杂志》）

（十）穴位注射疗法

◎腹泻型

［取穴］大肠俞、脾俞、上巨虚、足三里。

［药物］黄芪注射液。

［操作］穴位皮肤常规消毒，垂直进针，行针至患者自觉局部酸胀、无疼痛、回抽无血时缓慢注入穴位，每穴 2ml，隔日 1 次，每次背部、下肢各取 1 穴。（《针灸临床杂志》）

◎便秘型

［取穴］足三里（双侧）、肺俞（双侧）、气海。

［药物］参麦注射液。

［操作］抽取参麦注射液 2.5ml，在穴位局部用乙醇消毒后，操作者右手持注射器对准穴位迅速刺入皮下，再缓慢将针推进，当患者有酸胀感后，回抽无血，则将药液缓慢推入，每个穴位注射 0.5ml 后，迅速拔出注射器，用干棉球按压数分钟。前 1 周隔天注射 1 次，后 3 周每周注射 2 次。（《环球中医药》）

（十一）自血疗法

［取穴］肝俞、脾俞、胃俞、足三里。

［操作］取清晨空腹自体血 4ml，溶血后，取上穴中的两穴，每穴注入自体血 1ml。（《中医杂志》）

（十二）中药离子导入疗法

［药物］茯苓 20g，陈皮 15g，当归 15g，全瓜蒌 30g，枳实 15g。

［操作］上药加水煎至约 50ml，每日 1 剂。将药垫浸湿药液（稍稍拧干不滴药），套上电极板，然后置于大肠俞、关元、天枢穴位上进行离子导入治疗，每天上午 1 次，每

次 30min，3 周为 1 个疗程。(《实用中西医结合临床》)

(十三) 中药灌肠疗法

[药物] 黄连 5g，苍术 10g，土茯苓 15g，槐花 15g，地榆 20g，赤芍 15g，牡丹皮 10g，丹参 15g，木香 10g。

[操作] 用无菌纯净温水（37 ～ 40℃）进行结肠灌洗，结肠清洗干净后，再将已配制好的中药煎剂（上药加水煎成）分为 2 袋，每袋 100 ～ 150ml，一袋加生理盐水 1000ml 再次冲洗结肠，然后用柔软的吸痰管插入直肠 15 ～ 20cm，保留灌注另一袋中药煎剂。给药后均臀部抬高平卧 30min 以上，每日 1 次，14d 为 1 个疗程。(《护理学杂志》)

(十四) 走罐疗法

[操作] 患者俯卧，充分显露腰背部，在脊柱正中线旁开 1.5 ～ 3 寸的范围内涂适量的甘油或按摩乳等润滑剂。根据患者的体形，选择两只大小适中的玻璃火罐，用闪火法将其中一只火罐扣在大椎穴上，然后紧握罐体，由大杼至关元俞沿膀胱经上下推移 5 ～ 10 次，以该处皮肤发红为度，最后将罐留在大肠俞上。然后再用另一只火罐按上述方法在另一侧膀胱经上进行治疗，留罐时间均为 10min。(《浙江中医杂志》)

(十五) 耳穴压豆疗法

[取穴] 腹泻型：大肠、直肠、交感、神门、内分泌、肝、脾；便秘型：直肠、大肠、交感、神门、肾、角窝中（便秘点）、肺。

[操作] 用探棒在耳部相应穴位上按压，找到敏感点，用 75% 酒精棉球消毒后，将王不留行子放在 0.5cm 的长胶布上，贴压在选好的穴位上，用手揉压 5 ～ 10min，每日 2 次。单侧取穴，两耳交替贴压，按压时用拇指指腹用力，局部感觉有疼痛、酸麻为得气。2d 治疗 1 次，4 周为 1 个疗程。(《中医临床研究》)

（傅诗书）

64. 溃疡性结肠炎

[临床表现] 溃疡性结肠炎是结肠和直肠慢性非特异性炎症性疾病。临床表现为持续或反复发作的腹泻、黏液脓血便伴腹痛、里急后重和不同程度的全身症状。

本病属中医学“泄泻”“痢疾”范畴，主要因脾胃虚弱、肾阳虚衰、情志不遂、饮食不节、外邪侵袭致邪滞肠中，与气血相搏，损伤肠络，化生脓血，大肠传导失司而发为本病。

(一) 中药内服疗法

[药物] 半夏 15g，干姜 10g，黄芩 10g，黄连 6g，人参 20g，炙甘草 10g，大枣 20g。加减：湿浊蒙蔽者加藿香、佩兰；气滞加木香、陈皮；阴虚者加石斛、玉竹。

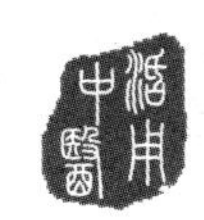

［用法］上药加水 500ml，煎煮 30min，取汁 200ml，早晚各 1 次，饭后口服，每日 1 剂。10 ～ 15d 为 1 个疗程，观察 3 个疗程。(《当代医学》)

（二）毫针疗法

［取穴］主穴：天枢、大赫、上巨虚、足三里；配穴：脾气虚加脾俞、胃俞；血瘀加血海；湿热甚加阴陵泉、太冲。

［操作］局部皮肤常规消毒，进针得气后留针 15min。6d 为 1 个疗程，每治 1 个疗程休息 1d。(《中医临床研究》)

（三）艾灸疗法

［取穴］双侧天枢、水分、气海。

［操作］患者取平卧位，艾条一分为二将点燃的艾条置于灸盒内左右各一，盖上盖子，稍有缝隙以利空气进入，然后将灸盒置于铺有一层纱布的中下腹部，每次艾灸 30min。30d 为 1 个疗程。(《光明中医》)

（四）针灸疗法

［取穴］中脘、关元、天枢、足三里、阴陵泉。

［操作］上穴针刺得气后用艾条在神阙穴行温和灸法。同时用 TDP 照射腹部，以关元穴为中心，热度以患者能耐受为宜。每次治疗 30min，隔日 1 次，10 次为 1 个疗程，疗程间休息 1 周，连续治疗 3 个疗程。(《上海针灸杂志》)

（五）穴位埋线疗法

［取穴］主穴：中脘、足三里、天枢。配穴：脾胃虚弱者配脾俞；里急后重、脓血黏液便者配大肠俞；脾肾阳虚者配关元。

［操作］局部常规消毒，将 0 号羊肠线 2cm，放入穿刺针内前端，右手持针，针尖向下与皮肤成 30°～ 45°进针，刺入穴位，大约进针于皮下 2.5cm，缓缓边推针芯边退针管，将羊肠线留在穴内，盖无菌棉球，胶布固定即可。第 2 次埋线在原埋线点处偏开 0.1cm 处进针，每 2 周埋线 1 次，疗程 6 周。(《陕西中医》)

（六）穴位贴敷疗法

［取穴］第一组：足三里、神阙、脾俞；第二组：天枢、大肠俞。

［药物］黄连 120g，黄芪 240g，大黄 60g，赤芍 120g，肉桂 120g。

［操作］上药捣烂后加黄丹煎熬凝结成药肉，再用竹签将药肉摊在敷贴片上而成。贴于穴位，每次 1 组，两组穴位交替使用，贴敷后揭去，每天 1 次。30d 为 1 个疗程。(《湖南中医杂志》)

（七）穴位注射疗法

［取穴］双侧足三里、天枢、上巨虚、曲池、内庭。

［药物］黄芪注射液。

［操作］用 5ml 针管 4.5 号针头抽取黄芪注射液 2ml，对需要注射的穴位进行常规消

毒后刺入，待得气回抽无血时分别注入1ml。30d为1个疗程，共治疗3个疗程。(《新中医》)

（八）腹部按摩疗法

［取穴］中脘、肝俞、脾俞、胃俞、肾俞、大肠俞。

［操作］中脘穴，以左手中指尖定穴，右手小鱼际重置于左手中指尖处，随着患者的呼吸徐徐施力，以患者能承受为度，按而留之约25min。手法要点：按至经络层，专心运用攻提散以手下出现水疱音或咕咕音以及患者出现微微发热、舒适为度。揉背：取膀胱经腧穴，重点以肝俞、脾俞、胃俞、肾俞、大肠俞为主。手法以掌揉、点穴、捏脊、滚法为主。每天1次，每次45min，7次为1个疗程，疗程间隔2d。(《湖南中医杂志》)

（九）中药灌肠疗法

［药物］白头翁15g，黄柏10g，黄连3g，秦皮10g，地榆10g，红藤10g，槐花5g，醋乳香10g，醋没药10g，三七粉3g，白及10g，煅石膏10g，儿茶10g，五倍子10g，枯矾10g，黄芪20g。

［操作］除三七粉外其余药物先将中药煎至100ml，再将三七粉3g置于药液中，微火煎药，不断搅拌，待其溶解统一分装。灌肠前排净大便，灌肠药温控制在39～41℃，灌肠采用一次性吸痰管接输液袋组合的自制灌肠器，让患者左侧卧位，左下肢屈曲，插入肛管25～30cm长，动作应尽量柔和缓慢，滴速30～40滴/min，灌肠后在平卧位适当变动体位，使得药液与肠黏膜充分接触，保留时间至少在1h以上。每日睡前1次。疗程45d。(《中医杂志》)

（十）刺血拔罐疗法

［取穴］肝俞、脾俞、胃俞、三焦俞、肾俞、气海俞、大肠俞、关元俞、小肠俞、双侧取穴。

［操作］穴位常规消毒后，按顺序在逐个穴位上，在2～3cm范围内用七星针叩刺20下左右，叩刺力度以患者能耐受为度，待叩刺部位渗出明显血迹后，用真空透明抽气罐罩扣吸拔，罐壁内见暗红色瘀血或淡粉红色水泡沫或淡黄色水珠渗出皮表，留罐8～10min。(《针灸临床杂志》)

（十一）耳穴压豆疗法

［取穴］大肠、皮质下、内分泌、三焦、交感、心、肺、脾、肾、神门。

［操作］耳廓常规消毒，将粘有王不留行子的胶布贴在选定的耳穴上，操作者一拇指和示指置于耳廓的正面和背面进行对压，手法由轻到重，至患者出现酸麻胀疼或循经络放射传导为得气，每次每穴按压约20s，每天按压3次，3d更换1次，双耳交替使用。30d为1个疗程。(《光明中医》)

（十二）中药足浴疗法

［药物］白扁豆1kg，石榴皮1.5kg，葛根1.5kg，车前子1kg，艾叶1kg，地锦草

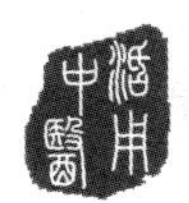

1kg。

［操作］以上六味中药，加水煎煮 2 次，每次 2h，合并，过滤，浓缩，加羟基苯乙酯 5g，置于 200ml 温水中，保持水温 40 ～ 45℃，浸泡双足，每次 30min，药液以泡过足踝为度。每日 1 次，7d 为 1 个疗程，治疗 3 个疗程。(《中国中医药》)

（傅诗书）

65. 慢性腹泻

［临床表现］慢性腹泻，指的是病程在 2 个月以上或是间歇期在 2 ～ 4 周的复发性腹泻。临床见长期反复发作性排便次数增多、排便量增加、粪质稀薄，甚至泻出如水样物，或伴有腹痛、肠鸣、大便有急迫感等症。本病属中医学“泄泻”范畴，以脾虚湿盛为主因，感受外邪、饮食不节、情志失调、肾阳虚衰均可引发泄泻。

（一）中药内服

［药物］人参 15g，茯苓 15g，白术 15g，白扁豆 15g，淮山药 15g，薏苡仁 9 g，砂仁 6g，桔梗 6g，炙甘草 6g，莲子肉 9g。加减：腹胀加木香、佛手；腹痛者加白芍、香附；湿浊内盛者加苍术、佩兰；湿热内盛者加白头翁、车前子；纳差者加鸡内金、焦三仙。

［用法］水煎 500ml，分 3 次温服，每日 1 剂，7d 为 1 个疗程。(《医学理论与实践》)

（二）毫针刺法

［取穴］主穴：天枢（双）、水道（左）、阳辅（双）。配穴：脾胃虚弱型，加阴陵泉、足三里；肾阳虚衰型，加太溪、命门；情志失调型，加太冲、合谷；气虚者加气海。针刺手法腹部穴位均直刺，行平补平泻手法。

［操作］针刺得气后留针 1h，针后在天枢、水道、气海处加拔火罐 5min。针刺治疗留针期间用红外线照射下腹部。10 次为 1 个疗程，每疗程中间隔 3d。(《针灸临床杂志》)

（三）温针灸疗法

［取穴］天枢、中脘、气海、关元、足三里、内关、太白。

［操作］垂直于皮肤进针，针刺深度在 10 ～ 35mm，采用插捻转泻法，得气后在天枢、中脘、气海、关元及足三里的针灸针的针柄上套置一段长约 2cm 的艾条，艾条燃尽后予以更换，留针 30min。(《中国继续医学教育》)

（四）电针疗法

［取穴］天枢（双）、水分、气海、足三里（双）；双侧止泻穴（踝关节背屈 90°，足外踝向足底做一条垂直线，此线与足跖底皮肤的足赤白肉际之间的连线交叉点上）。

［操作］患者取仰卧位，暴露腹部及小腿部，用 75% 乙醇局部消毒。取穴进针，行针（捻转）至得气后，接电针治疗仪，用疏密波，电流强度以患者能耐受为度，每日 1 次，每

次 30min。(《针灸临床杂志》)

(五)艾段灸法

[取穴] 肾俞、脾俞、大肠俞。

[操作] 纯艾条切成 1cm 长和 2cm 长艾段，圆心用三棱针穿孔。患者俯卧位，穴位涂抹凡士林膏；将 2cm 长艾段直接放于穴位上，以线香将艾段上端点燃；艾段燃烧约 1cm 时，患者热感强烈；将艾段夹起，除去艾灰，在其下端再叠加 1 个 1cm 的艾段继续施灸。每穴共灸 5 个艾段，使患者感觉背腰部温热并向腹部扩散。(《长春中医药大学学报》)

(六)隔姜灸疗法

[取穴] 神阙、关元、脾俞、胃俞、肾俞。

[操作] ①患者分别取仰卧位姿势，将洗净的生姜切片，直径约 2cm，厚 3mm，在中心处用针尖穿刺数孔，制数片备用；②将艾绒搓成直径为 1cm 的圆锥体(每个称之为一壮)1 个备用(下称艾)；③在上述穴位上涂抹少量万花油，以避免姜片过热灼伤皮肤，每个穴上放置一片准备好的生姜片，将艾炷置于生姜片上，用香火点燃；④注意观察患者感受，等待患者感觉皮肤温热不能耐受时即刻取走未燃尽之艾炷，待皮肤冷却后重复第 2 道操作，每个穴位燃艾炷 3 壮为止。每天 1 次，6 次为 1 个疗程，共治疗 3 个疗程。(《针灸临床杂志》)

(七)隔盐灸疗法

[取穴] 主穴取神阙，配穴取中脘、气海、关元、中极、天枢、大横。

[操作] 取药艾绒 50g 左右放入自制灸器中，在神阙穴里填上食盐，在上述穴位上铺 5～6 层纱布，点燃艾绒，将灸器置于纱布之上，待患者有温热感时移动灸器，可向上移至中脘，向下移至气海、关元、中极，向左右移至天枢、大横，以患者腹中有温热感为度。待药艾绒燃尽后移走灸器。(《中国针灸》)

(八)针刺配合循经拔罐疗法

[取穴] 主穴：三阴交、商丘、公孙、足三里、天枢、关门；配穴：脾俞、大肠俞、中脘。

[操作] 采取平补平泻手法，直刺 0.5～1.5 寸，提插捻转至针刺部位出现酸麻胀感或电麻样，留针 10min。起针后迅速在循经拔罐法进行治疗，起针后迅速在足太阳膀胱经左侧支(上起大杼穴，下至小肠俞)、足太阳膀胱经右侧支(上起大杼穴，下至小肠俞)和督脉(大椎至命门)上走罐。患者取俯卧位，暴露腰骶部，用液状石蜡作为润滑剂，取 4 号玻璃火罐，常规消毒后，循上述 3 条经脉上下往返走罐。以腰背部皮肤潮红或紫红为度。时间约为 10min，并在脾俞、大肠俞留罐 10min。针刺配合走罐，每天 1 次，10 次为 1 个疗程，共观察 3 个疗程。(《吉林医学》)

(九)穴位贴敷疗法

[取穴] 神阙穴。

[药物] 干姜 200g，吴茱萸 100g，肉桂 100g，丁香 100g，苍术 100g，细辛 50g，白

胡椒 50g。

［操作］用烤箱将上药烘干，碾成细粉，均匀混合后备用。清洁局部皮肤，取药粉约 3g，用医用敷贴或麝香膏固定于神阙穴，约 2d 更换 1 次，5～10 次为 1 个疗程。（《中国民间疗法》）

（十）穴位注射疗法

［取穴］双侧足三里。

［操作］患者取平卧位，抽吸维生素 B_1 注射液 100mg/2ml、维生素 B_{12} 注射液 0.25mg/2ml，灭菌注射用水 1ml，总共 5ml，穴位常规消毒，垂直进针，回抽无回血后，缓慢注入 2.5ml 药液，以局部有酸、麻、胀等得气感为宜，注射完毕用干棉签按压止血。每 3 天治疗 1 次，连续 4 次为 1 个疗程，共治 2 个疗程。（《光明中医》）

（十一）穴位埋线疗法

［取穴］第一组：关元、气海、中脘及双侧天枢、足三里、上巨虚；第二组：双侧肺俞、脾俞、大肠俞、膀胱俞、阴陵泉。

［操作］将医用羊肠线剪为长约 5mm，通过眼用镊放入一次性 7 号注射器针头内，头另一侧放入 0.35mm×40mm 毫针，用碘伏常规消毒穴位后，将注射器针头快速刺入所选穴位，局部出现轻微酸、麻、胀后，边推毫针，边退针头，将羊肠线埋置在穴位的皮下组织或肌肉层内，出针后用输液贴保护。7d 治疗 1 次，每次 1 组穴位，两组交替使用，3 次为 1 个疗程，治疗 3 个疗程。（《浙江中医杂志》）

（十二）中药保留灌肠疗法

［药物］黄芪、当归、党参各 30g，炒白术、白芍、炮姜、乌梅、延胡索、木香各 15g，甘草 6g，儿茶 30g。

［操作］上药加水 600ml，煎煮 30min，取汁 200ml。在保留灌肠前，先排空大便，再用尿管或肛管插入直肠内 12～15cm，把药汁用 20min 灌完，以后继续卧床 30min，或保留药液 3h，每日 1 次，15d 为 1 个疗程。（《实用中医内科杂志》）

（傅诗书）

66.便　　秘

［临床表现］便秘是指由于粪便在肠内停留过久，以致大便秘结不通，排便次数减少，排出困难的一种病症。在不使用导泻药的情况下，7d 内自发性排便不超过 2 次或长期无便意。患者临床表现为腹胀、腹痛、排便困难，严重者影响呼吸和睡眠。本病属中医学“便秘”范畴，多因饮食不节、情志失调、年老体虚、感受外邪致大肠传导失司而发为本病。

（一）中药内服

［药物］黄芪 30g，白术 15g，生地黄 15g，玄参 15g，麦冬 15g，肉苁蓉 15g，当归 12g，升麻 12g，枳壳 15g，牛膝 12g，麻仁 18g。加减：大便坚硬加大黄（后下）10g，芒硝（溶化）12g；腹部胀满加枳实 15g，厚朴 15g；腹痛加白芍 15g，甘草 15g。

［用法］每日 1 剂，分 3 次水煎，每次取汁 200ml，于早中晚餐前 1h 服用。（《实用中医药杂志》）

（二）毫针疗法

［取穴］天枢、支沟、气海、足三里。

［操作］患者取仰卧位，穴位皮肤常规消毒。每穴垂直进针 20 ～ 30mm（根据患者体型调整），出现酸、麻胀针感后，留针 30min，每日 1 次，每周为 1 个疗程，连续治疗 2 个疗程。（《中国针灸》）

（三）艾灸疗法

［取穴］实秘：天枢、大肠俞、支沟；虚秘：天枢、大肠俞、气海、足三里。

［操作］手持艾条，将艾条点燃一端，将点燃艾条放入艾条盒，对准施灸穴位固定，使患者感到温热感而无灼痛，至局部皮肤红晕为度，一般每穴灸 15 ～ 20min。（《中医药临床杂志》）

（四）温针灸疗法

［取穴］第 1 组（仰卧位）：支沟、天枢、气海、足三里、上巨虚。第 2 组（俯卧位）：脾俞、肾俞、大肠俞、次髎。

［操作］上述 2 组穴，均双侧取穴，隔日交替。仰卧位时在天枢、气海、足三里针尾加灸；俯卧位时在脾俞、大肠俞针尾加灸治疗。针刺得气后，剪取长约 1.5cm 的艾卷，点燃艾卷，并在艾卷下方扎一深约 1cm 小孔，置于针尾。可在腧穴上方垫一纸片，以防烫伤。总计留针 30min 后，每日治疗 1 次。（《成都中医药大学学报》）

（五）穴位埋线疗法

［取穴］大肠俞、天枢、足三里、气海、关元、中极。

［操作］常规碘伏消毒后，予 1% 利多卡因局部麻醉，用 12 号硬膜外穿刺针将 4cm 长 3 号羊肠线 1 根埋入足三里穴深约 5cm 处，再使用大号皮肤缝合针将 3 号羊肠线双股约 4cm 长埋入上述其余穴位肌层中，每一穴位同时重复埋线 3 次，线体不可外露，局部敷料包扎。（《世界中医药》）

（六）穴位贴敷疗法

［取穴］天枢、关元、气海穴。

［操作］将三棱、莪术、大黄、冰片四药按 2 ∶ 2 ∶ 2 ∶ 1 比例研成粉末，加甘油调成膏状，制成大小约 1.5cm×1.5cm、厚度约 0.3cm 的药饼，敷于上穴，用胶布固定。每日 1 次，每次 6 ～ 8h，7 次为 1 个疗程。（《中国针灸》）

（七）穴位注射疗法

［取穴］双侧足三里。

［操作］用 5ml 注射器抽取 2ml 黄芪注射液，取穴定位，常规消毒皮肤后，以持笔式刺入皮肤约 1.5 寸，使患者局部有强烈的酸、胀、麻、沉等感觉，并回抽无回血时注入药液。每周 1 次，共治疗 3 次。(《世界华人消化杂志》)

（八）穴位埋针疗法

［取穴］腹结。

［操作］患者仰卧，穴位常规消毒后，取 1 号皮内针向下平刺，然后用胶布加以固定，留针。2 ～ 3d 侧腹结穴交替埋针。留针期间，嘱患者每天轻柔按摩针柄 2 ～ 3 次，每次 5min，10d 为 1 个疗程。(《上海中医药杂志》)

（九）中医腹部按摩疗法

［操作］按摩前排空膀胱，协助患者双腿屈曲，以脐为中心，用手掌根部沿顺时针方向按摩腹部，按压时呼气，放松时吸气，使腹部下陷 2 ～ 5cm，幅度由小至大，在左下腹力量适当加重，然后双手重叠在腹部自上而下做波状（先用手掌的大鱼际部分着力，然后将力量过渡到小鱼际上，并慢慢向下滑动）揉法，最后以双手拇指或多指在髂前上棘内侧寻找敏感点，做反复拨揉，以患者左下腹有窜胀感为宜。每日 2 次，每次 10 ～ 15min。(《中医临床研究》)

（十）耳穴贴压疗法

［取穴］主穴：脑干、枕、皮质下、大肠、三焦、腹、内分泌、便秘点。配穴：胃肠积热型，加胃、小肠；肺气郁闭型，加肺；脾肾两虚型加脾、肾。

［操作］患者取坐位，耳廓常规消毒后，使用 5mm×5mm 粘有王不留行子的胶布贴，贴敷在所选的耳穴上。每日自行按压 4 次，每次每穴按压 30s，3 ～ 4d 更换 1 次，两耳交替贴压。(《中国针灸》)

（十一）蜜煎导疗法

［操作］将 20ml 纯正蜂蜜倒进钢质的汤匙中，用小火煎之，均匀搅动 3 ～ 5min，待水分蒸发变成软泥状后，用手趁热捻成条，粗细如手指，长 4 ～ 5cm，头略尖如橄榄样，即成。待温度下降到微温不烫时，将其塞入肛门内，嘱其卧床休息。20 ～ 60min，待患者出现明显的便意时，即入厕排便。肛内塞用，每日 1 粒，连续 15d 为 1 个疗程。(《中医研究》)

（十二）中药灌肠疗法

［药物］黄芪 60g，白术 40g，枳壳、肉苁蓉、何首乌各 30g，桃仁 10g。

［操作］上药加水煎至 200ml。患者先左侧卧位，抬高臀部，将擦过液状石蜡的肛管插入肛门内 20 ～ 30cm，然后用注射器将上述温度约 38℃的药液缓慢注入，10min 后改为平卧位，再过 10min 改为右侧卧位，再过 10min 结束治疗。(《新中医》)

（十三）闪罐疗法

［取穴］水道、腹结、大横、天枢、神阙、大肠俞。

［操作］患者先取仰卧位，双下肢伸直，选用中号或大号玻璃火罐，采用闪罐法依次拔上述诸穴，拔罐顺序按顺时针方向，右水道→右腹结→右大横→右天枢→神阙→左天枢→左大横→左腹结→左水道。每穴闪罐 10 ～ 15 次，留罐半分钟左右，以局部皮肤潮红为度。然后令患者俯卧，大肠俞拔罐 15min。每日治疗 1 次，10 次为 1 个疗程。（《中国针灸》）

（十四）拔罐放血疗法

［取穴］膻中、内关、中脘、天枢。

［操作］患者仰卧位，取穴定位，常规消毒皮肤，先用梅花针叩刺一下，再在放血部位进行拔罐，5min 后取下火罐，擦干出血。再用梅花针叩刺四下，继续拔罐，5min 后取罐。接着用梅花针叩刺六下，重复上述动作。每周治疗 1 ～ 2 次，2 周为 1 个疗程。（《中医临床研究》）

（十五）足反射疗法

［取穴］肺反射区（＋＋＋）（剧痛），结肠（＋＋），直肠，肛门（＋＋），脾胃（＋＋）。

［操作］①足部诊断：首先用 45℃水对患者足浴 20min，擦净足部后行足诊，通过对各反射区按压所产生疼痛的评估，选择重点反射区，大多数患者肺反射区（＋＋＋）（剧痛），结肠（＋＋），直肠、肛门（＋＋），脾胃（＋＋）。②患者取仰卧位，足下铺中单，操作者坐于患者床尾，以肾、肾上腺和腹腔神经丛三个反射区产生轻度疼痛所需力度的平均值为操作者的施力标准，遵循足底、足内侧、足外侧、足背的按摩顺序，先左足后右足，首先将每个反射区按摩 3 ～ 5 次，以足部微微发热为度，根据病情及患者耐受程度按摩重点反射区数十下，最后按摩肾、输尿管、膀胱结束。以补法为主。时间 30min，按摩后患者饮水 300 ～ 500ml，10d 为 1 个疗程。（《山西中医》）

（傅诗书）

67. 慢性肾小球肾炎

［临床表现］慢性肾小球肾炎是由多种原因引起的，原发于肾小球的一组疾病，主要临床表现为血尿、蛋白尿、水肿、高血压伴缓慢进展的肾功能不全，最终可发展为慢性肾衰竭。中医方面，本病属于“肾风”“风水”“水肿”等范畴，脾肾亏虚、风邪外袭、湿热内盛、瘀血内阻致肾气化功能失调导致本病。

（一）中药内服疗法

［药物］柴胡 15g，黄芩 10g，党参 15g，制半夏 10g，生姜 3 片，大枣 4 枚，炙甘草 6g。加减：兼有水湿者，加薏苡仁根 30g，车前子 30g，泽兰 15g，玉米须 15g；兼有湿

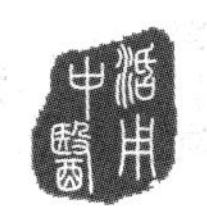

热者，加石韦 15g，薏苡仁根 30g，白花蛇舌草 30g，碧玉散（包煎）15g；兼有血瘀者，加桃仁 10g，红花 5g，虎杖 15g，积雪草 30g，丹参 15g；兼有表证者，加荆芥炭 10g，防风 5g，鸡苏散（包煎）15g。

［用法］每日 1 剂，煎煮 300ml，分 2 次口服，每次 150ml。4 周为 1 个疗程。(《中国中西医结合杂志》)

(二) 毫针刺法

［取穴］按董氏奇穴取下三皇，即天皇副穴肾关，地皇，人皇，均取双侧。肾关穴位胫骨头之内侧陷中，距膝关节 4 寸；地皇穴位于胫骨之内侧，距内踝骨上 7 寸；人皇穴（相当于三阴交穴）位于胫骨之内侧后缘距内踝上 3 寸。

［操作］常规消毒后，采用 0.30mm×40mm 毫针进行针刺，肾关穴直刺 1 ～ 2 寸，地皇穴 45° 斜刺 1 ～ 1.8 寸，人皇穴直刺 1.5 寸，使患者有明显的得气感，每 15 分钟捻针 1 次，留针 30min。每日 1 次，10 次为 1 个疗程，疗程间休息 2d，共治疗 6 个疗程。(《上海针灸杂志》)

(三) 温针灸疗法

［取穴］①双肾俞（温针灸）、双脾俞（温针灸）、命门（温针灸）；②双足三里（温针灸）、气海（温针灸）、关元（温针灸）、双三阴交（温针灸）、百会（热敏灸）、双隐白（针刺）。

［操作］①常规穴位皮肤消毒，取一次性使用无菌针灸针刺入穴位，行提插、捻转补法，得气后固定针体，留针。②在针柄上套以长约 2cm 的药艾条距皮肤 2 ～ 3cm，从其下端点燃施灸，在燃烧过程中，可在穴位区放一硬纸片，以稍减火力，每穴需烧艾条段 2 壮，一次艾条充分燃尽后再行第 2 壮，艾条充分燃尽后出针、迅速按压针孔为毕。上述 2 组穴位交替使用，每天 1 组，每天 1 次，治疗 2 周为 1 个疗程，总共 4 个疗程。(《新中医》)

(四) 艾灸疗法

［取穴］神阙、气海、关元。

［操作］将艾条点燃后置入艾箱，铺厚巾后放于穴位皮肤上，以有温热感不痛为宜，皮肤潮红为度，每次 15 ～ 20min，每周治疗 3 次。(《新中医》)

(五) 穴位注射疗法

［取穴］双侧足三里、肾俞。

［操作］常规消毒，用 10ml 注射器吸黄芪注射液，更换为 7 号针头，针刺局部穴位得气后，回抽无血，缓慢推注药液，每穴注入药液 2.5ml，注射完毕后针眼消毒棉签按压，卧床休息 30min，隔日 1 次，10 次为 1 个疗程，疗程间休息 1 周，连续观察 1 ～ 10 个疗程。(《中医临床研究》)

（六）穴位埋线疗法

［取穴］1 组：肾俞（单侧）、足三里（单侧）；2 组：脾俞（单侧）、阴陵泉（单侧）。以上 2 组穴位交替使用。

［操作］常规消毒局部皮肤，镊取一段 1 ～ 2cm 的已消毒羊肠线，放置在专用埋线针针管的前端，后接针芯，左手拇示指绷紧或捏起进针部位皮肤，右手持针，刺入到所需的深度；当出现针感后，边推针芯，边退针管，将羊肠线埋植在穴位的皮下组织或肌层内，针孔处覆盖消毒纱布并固定。治疗过程分为埋线治疗期和巩固保健期，埋线治疗期：15d 埋线 1 次，4 次为 1 个疗程；巩固保健期：1 个月埋线 1 次，2 次为 1 个疗程。（《江苏中医药》）

（七）中药灌肠疗法

［药物］牡蛎 30g，红花 15g，川芎 20g，土茯苓 20g，苍术 20g，白花蛇舌草 20g，大黄 30g。

［操作］水煎取汁 600ml，每日分 2 次经一次性使用肠道冲洗袋 A 型高位保留灌肠，每次 60min。（《现代中西医结合杂志》）

（八）中药足浴疗法

［药物］黄芪 20g，红花 15g，桂枝 15g，川芎 15g，党参 15g，白术 15g。

［操作］水煎取汁 2000ml，睡前足浴 1 次。2 个月为 1 个疗程。（《现代中西医结合杂志》）

（九）中药药浴疗法

［药物］桑寄生 30g，补骨脂 30g，蛇床子 30g，熟地黄 30g，丹参 60g，泽兰 40g，酒大黄 40g，桂枝 20g。

［操作］中草药水煎取汁 20L，再加适量水，全身浸浴，每次 45min，每日 2 ～ 3 次。1 个月为 1 个疗程。（《中外医学研究》）

（十）耳穴压豆

［取穴］肾、脾、输尿管、膀胱、肝、耳背、肾。

［操作］用乙醇消毒整个耳廓，将准备好的王不留行子胶布准确地贴压在上述穴位上，3d 更换 1 次，双耳交替敷贴。嘱患者每日按压王不留行子胶布 3 ～ 5 次，每次 1 ～ 2min 按压以稍感疼痛为度。若患者穴位过于敏感，疼痛不能耐受，则让其自行揭去。每周为 1 个疗程，持续 4 个疗程。（《中国中医药现代远程教育》）

（十一）推拿治疗

［操作］腰背部脊柱两侧；按法：神道、灵台、中枢、脊中、肺俞、脾俞、肾俞、大肠俞、次髎、承扶、委中、昆仑、太溪、涌泉；摩法：腹部、腰背部脾俞至肾俞区间；擦法：侧背部，腰骶部；提捏法：腰背脊柱两侧；一指禅法：腰背部脾俞至肾俞区间。每日 1 次，每次 30 ～ 40min。（《针灸临床杂志》）

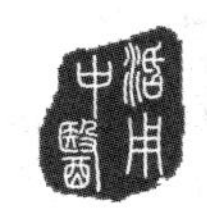

（十二）刮痧疗法

［操作］分四部刮。①颈部；②腰部：脊椎旁开一寸半；③腹部：中脘、水分、中极；④小腿阴面：三阴交、复溜、太溪、水泉。先涂上刮痧活血药，然后用刮痧板刮擦，自上而下自内间外，刮 30 次左右，至局部出现红斑、紫斑。（《中医外治杂志》）

（十三）足反射疗法

［操作］①基本反射区：肾上腺、肾、输尿管、膀胱、腹腔神经丛；②重点反射区：肾上腺、肾、垂体、输尿管、膀胱、生殖腺；③辅助反射区：心、脾、上下身淋巴腺、甲状腺、扁桃腺、胸部淋巴腺、胰、十二指肠、大小肠；④治疗方法：按摩上述反射区，每日 1 次，每次 60min 左右，施术前用 50℃左右热水浸洗双脚 20min，术后饮温开水 300ml。（《双足与保健》）

（彭露露）

68. 肾病综合征

［临床表现］肾病综合征是以大量蛋白尿、低蛋白血症、明显水肿和高脂血症为主要表现的临床综合征。在中医学属于“消渴”“水肿”“关格”等范畴，中医学认为，肺失通调、脾失转输、肾失开合、膀胱气化不利，使水液潴留，泛滥肌肤而成。

（一）中药内服

［药物］黄芪 30g，茯苓 30g，制附子 15g，白术和泽泻各 10g，生姜和白芍各 5g，桃仁和猪苓各 12g，大黄 8g，苏叶 6g，黄连 3g。

［用法］用水煎服，每日 1 剂 150ml，分早晚 2 次服用，连服 2 周为 1 个疗程。（《中国当代医药》）

（二）毫针刺法

［操作］肾俞、大肠俞、太溪、太冲、三阴交、关元、中脘、绝骨、血海、阴陵泉、上巨虚、下巨虚、公孙、腰阳关、气海、委中、水泉、照海等穴位补法治疗，交替针刺。气虚加足三里、丰隆、复溜、交信、合谷；阴虚火旺加太白、涌泉。每日 1 次，治疗 20min，1 个月为 1 个疗程。（《湖北中医杂志》）

（三）艾灸疗法

［取穴］中极、至阳、水道穴。

［操作］采用温和灸法。施灸时将艾条的一端点燃，对准应灸的腧穴部位，距皮肤 2 ～ 3cm 进行熏烤，使患者局部有温热感而无灼痛为宜，每处灸 5 ～ 7min，至皮肤出现红晕为度，防止烫伤。每日 1 次，1 个月为 1 个疗程。（《甘肃中医学院学报》）

（四）隔姜灸疗法

[取穴] 水分、气海、关元、带脉、双肾俞。

[操作]取准穴位后，用鲜生姜切成厚0.1cm，直径0.8cm的薄片，中间用针刺3～4孔，置在穴位皮肤上。将艾绒捻成黄豆大的艾炷（中壮）放在姜片上燃烧，待到炷焰欲尽时，施泻法即把艾炷移掉，施补法即用火柴盒（他物也可）对准炷焰盖压半分钟，待余焰热感继续透入穴内。每次每穴灸5壮，隔日1次。连续15次为1个疗程，每疗程终了停灸5d。（《中外医疗》）

（五）穴位贴敷疗法

[取穴] 神阙、肾俞、水分、水道、三焦俞、委阳、阴陵泉。

[药物] 甘遂、大戟、芫花、制附片、小茴香、车前子、冰片。

[操作] 上药等份粉碎后过100目筛，用姜汁、凡士林调成糊状，摊于5cm×5cm专用穴位膏药贴上，局部用安尔碘消毒后贴敷于相应穴位，胶布固定，24h换药1次。（《山西中医》）

（六）穴位注射疗法

[取穴] 双侧足三里、肾俞。

[药物] 黄芪注射液，每个穴位注射1ml；器具为1ml一次性灭菌注射器。

[操作] 找准穴位，避开血管与瘢痕，局部皮肤常规消毒后，将注射器针头迅速刺入，得气后回抽，如无回血，即可缓慢注入药物。每天1次，左右穴位交替使用。7～10d为1个疗程，休息3～5d后行下1个疗程，治疗4个疗程。（《新中医》）

（七）穴位埋线疗法

[取穴] 肺俞（双）、脾俞（双）、肾俞（双）、气海、三阴交（双）。

[操作] 采用专用一次性埋线针，内置入长度为1.0cm的医用羊肠线。常规消毒铺巾后，将针快速刺入穴位，缓慢送至所需深度，以补法得气后，边退针边推出羊肠线，14d埋线1次，共埋线2次。（《湖南中医杂志》）

（八）中药离子导入疗法

[药物] 党参20g，黄芪20g，山药15g，芡实15g，金樱子15g，白术15g，山楂15g，猪苓15g，薏苡仁15g，泽泻15g，三七15g，丹参15g，益母草15g，木香15g，甘草5g。（颗粒剂）

[操作] 水冲匀后用纱布浸湿，敷于肾俞穴，然后用离子电导入30min，每天1次，7d为1个疗程，共治疗3个疗程，中间休息3d。（《实用中医药杂志》）

（九）中药足浴疗法

[药物] 黄芪、白术、茯苓各30g，牛膝、山茱萸、熟地黄、杜仲各25g，猪苓、车前子各20g，益母草、川芎、赤芍各10g。

[操作] 装入纱布袋中，密封，以清水1000ml煎煮约40min后，将药液及药物

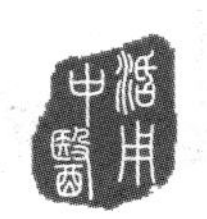

全部倒入中药足浴器中，另加热水浸泡，以水刚刚没过膝关节为度，等候水温降至 38 ～ 40℃，嘱患者将双下肢放入中药足浴器中，开始治疗。在治疗期间，为维持药液温度，可适量加些温水，总以患者微微汗出为度。治疗全程为 30 ～ 40min，每日治疗 1 次，4 周为 1 个疗程。（《中国民间疗法》）

（十）氦氖激光穴位照射疗法

［取穴］肾俞、三焦俞、三阴交、水道、足三里。

［操作］每次选择 2 穴，针刺深度 1.5 ～ 2cm，得气后用激光照射，每次 20min。开始每日 1 次，连用 14d，此后每周 3 次，连用 12 个月。（《现代医药卫生》）

（十一）中药灌肠疗法

［操作］大黄、槐米、崩大碗各 30g，水煎药液至 200ml，高位结肠保留灌肠，每日 1 次。（《陕西中医》）

（十二）中药外敷配合红外线疗法

［操作］取五倍子 50g，研粉后经 120 目筛过筛后混匀装入密闭容器内备用。需要用时用白醋调成糊状现用现配，敷于患者脐部（神阙穴）填平后用纱布覆盖后，用红外线照射 30min 后，再用透明敷贴固定保持 12h 后可弃去。每日 1 次，4 ～ 5d 为 1 个疗程。（《泰山医学院学报》）

（十三）开天门按摩疗法

［操作］推上星穴 36 次，由印堂向上推至上星，两手拇指交替向上推；推头围 36 次，双手拇指由印堂向斜上推至头围；抹眉 36 次，从攒竹至丝竹空；疏理太阳经，两手指交替疏推头额 10 ～ 20 次；叩印堂 36 次，中指端弯着叩；叩百会 36 次，中指端弯着叩；揉太阳穴，顺时针 10 次，逆时针 10 次；轻拍头部 3min，双手合掌，从前额拍至左右太阳穴，再到额顶百会穴处，共 3min；顺序：前额—左太阳穴—前额—右太阳穴—前额—额顶；收工：按双侧风池、肩井穴各 5 ～ 8 次。每次操作时间为 10 ～ 15min，每晚睡前 1 次，10d 为 1 个疗程。（《临床医药实践》）

（十四）耳尖放血疗法

［操作］术前洗净双手，戴上一次性手套，充分按摩耳廓片刻，用 75% 酒精棉球消毒。左手卷耳取最顶点并固定，右手取一次性血糖采血针迅速刺入耳尖 1 ～ 2mm，立即出针，挤压针孔周围，使其自然出血，根据患者病情、体质放血 3 ～ 5 滴，用酒精棉球擦拭血滴，若血液流出不畅，可按摩耳背促其出血。放血过程中，嘱患者配合吞咽动作。两侧耳尖轮替进行，每周 2 次，1 个月为 1 个疗程。（《山东中医药大学学报》）

（彭露露）

69. 慢性肾衰竭

［临床表现］慢性肾衰竭是指各种原发性或继发性慢性肾脏病引起的进行性肾功能损害，临床以体内代谢产物潴留，水电解质和酸碱平衡紊乱以及肾脏内分泌功能失调等为特征的一系列症候群。主要表现为恶心呕吐、水肿、乏力、腰膝酸软等症状。本病属中医学“关格”“虚劳”等病范畴，多因先天禀赋不足、感受外邪、饮食不节、劳倦过度或他病转化而致脾肾虚衰、浊毒潴留发为本病。

（一）中药内服疗法

［药物］生大黄、熟附子各 6 ～ 10g，黄芪 15 ～ 25g，白术 10 ～ 15g，丹参 12g，当归、紫苏子各 10g，生牡蛎 30g，车前草、茯苓各 20g，泽泻 15g，砂仁 8g。加减：气虚者加大黄芪用量；肝肾阴虚者加生地黄 10g，熟地 10g，牡丹皮 15g，枸杞子 15g；脾肾阳虚者加肉桂 15g，肉苁蓉 15g；阴阳俱虚者加地骨皮 10g，黄芩 10g，桂枝 15g。

［用法］隔日 1 剂，水煎取 300ml，分早晚 2 次服。1 个月为 1 个疗程。(《光明中医》)

（二）毫针疗法

［取穴］肾俞、膀胱俞、尺泽、足三里、关元、三阴交、中脘、内关。

［操作］穴位皮肤常规消毒，选直径 0.30mm，长 40mm 的毫针，进针得气后，用提插捻转补法，每针行针 2 ～ 3min，留针 30min。每日 1 次，15d 为 1 个疗程，休息 5d，再进行下 1 个疗程。(《中国针灸》)

（三）温针灸疗法

［取穴］1 组：中脘、水分、关元、天枢、足三里、丰隆、三阴交、阴陵泉。2 组：京门、大椎、命门、肾俞、脾俞、太溪、三焦俞。

［操作］两组穴位交替使用，每日 1 次，每次 1 组，留针 30min。10 次为 1 个疗程，每个疗程结束后休息 2d。关元、足三里、肾俞、脾俞用补法，其余穴位平补平泻。大椎、关元、足三里、肾俞、中脘、命门、水分用温针灸。温针灸操作方法为：取 2cm 长艾炷插入得气后的需温针灸的针柄。注意艾灸温度以患者耐受为度。(《中国民间疗法》)

（四）艾灸疗法

［取穴］悬枢、命门、双足三里、双肾俞、双脾俞。

［操作］足太阴脾经巳时（9：00—11：00）和足少阴肾经酉时（17：00—19：00）气血旺盛，选择这两个时辰各灸一次。艾灸时患者取俯卧位或平卧位，均选用温和灸，每穴灸 5min，以患者有温热感或轻微灼痛感为宜，撤灸后仍觉温热舒适。1 个月为 1 个疗程。(《中国当代医药》)

（五）隔姜灸疗法

［取穴］中脘、神阙。

［操作］予 3 ～ 4mm 厚鲜姜片，用针刺数孔，放在中脘，神阙穴上，将约枣粒大

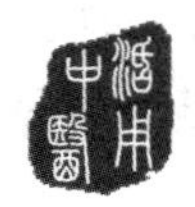

小艾炷置于姜片上点燃灸之，当患者皮肤发烫时，换炷再灸，至皮肤红润为度，每次灸30min。若初灸时患者感觉灼痛，可将生姜片稍提起，然后重新放于穴位上，继续施灸。灸后腹部保暖5min左右。每日1次。(《中国中医急症》)

（六）外敷神阙疗法

［药物］生大黄30g，熟附子30g，枳实15g，肉桂10g，益母草30g，牡蛎30g。

［操作］上药研末调成糊状，敷脐用胶布固定，3～4d换1次，8周为1个疗程。(《中国民间疗法》)

（七）穴位贴敷疗法

［取穴］双侧脾俞、足三里、三阴交、关元穴。

［药物］大黄30g，黄芪30g，制附子10g，土茯苓30g，川芎15g，半夏15g，陈皮15g，六月雪30g。

［操作］上药研成细粉，蜂蜜调成糊状，制成直径约2cm圆饼，贴敷于上穴，橡皮胶布固定10h，每天1次，3个月为1个疗程。(《光明中医》)

（八）穴位注射疗法

［取穴］双侧肾俞、足三里穴。

［药物］丹参注射液、黄芪注射液按2∶3配比。

［操作］患者取卧位，穴位消毒后，用装有丹参、黄芪注射液的注射器快速垂直刺入穴位，得气后如回抽无回血则将药液缓慢注入，每穴2.5ml，隔日1次，双侧穴位交替注射，1个月为1个疗程，共2个疗程。(《国医论坛》)

（九）中药离子导入疗法

［药物］丹参、六月雪、败酱草各30g，泽兰、紫苏、蒲公英各20g。

［操作］采用电脑中频药物导入治疗仪，上药加水煎成药汤，将两块吸水棉毡浸入温度适宜的药液中浸透，稍拧干；患者俯卧在治疗床上，将棉毡敷于患者双侧肾区，双侧电极板置于棉毡上，用绑带固定，覆盖塑料薄膜，盖好被套，开机后调节电流量至患者耐受程度，每天1次，每次20min。4周1个疗程。(《山西中医》)

（十）中药保留灌肠疗法

［药物］生大黄（后下）15g，熟附片10g，煅龙牡（先煎）各30g，生黄芪15g，丹参15g，益母草30g，蒲公英30g，甘草6g。加减：若脾肾阳虚、寒湿内蕴者可加淫羊藿15g，制半夏10g；湿热互结者可加栀子10g，六月雪15g。

［操作］上药加凉水1200ml，浸泡30min，将上药煎煮取汁400ml，温度38～40℃，保留灌肠。患者取屈腿左侧卧位。选择一次性吸痰管作为肛管，前端涂少许液状石蜡，排尽管内空气，轻轻插入肛门25～30cm，取50ml的大针管，缓慢将药液注入结肠内，至400ml灌完。注完药液嘱患者平卧位休息，控制排便，使中药在结肠内保留2h以上。每天1次，15d为1个疗程，休息5d，再进行下1个疗程。(《中国针灸》)

（十一）中药热罨包外敷疗法

［药物］附子、细辛、红花、川芎、穿山甲、王不留行、苍术、白花蛇舌草、大黄等。根据患者病情辨证加减，对于伴有腰膝酸软，腹胀，纳少，倦怠乏力畏寒肢冷，舌淡脉弱者，适当加人参 50g，肉桂 50g，白术 65g；伴有倦怠乏力，少气懒言，手足不温，夜尿清长，舌质淡有齿痕，脉沉细，加黄芪 65g，熟地 6g，山茱萸 30g；伴有头晕耳鸣，失眠多梦，烦躁易怒，手足心热，腰膝酸软，苔薄黄，脉弦细者，加用枸杞子、首乌藤、钩藤等各 55g。

［操作］中药热罨包外敷双肾区，每次 40min，每天 2 次，连续治疗 6 个月。（《中国药业》）

（十二）中药熏蒸疗法

［药物］当归、赤芍、生大黄各 50g，土茯苓、桂枝、红花、牡蛎、六月雪、蒲公英各 30g。

［操作］使用中药熏蒸仪，在蒸发器内放入纱布盛装的中药，加水通电煎煮，待蒸汽舱内温度达 37℃，让患者进入座舱，开启熏蒸，每次 20 ～ 30min，隔日 1 次。4 周 1 个疗程。（《山西中医》）

（十三）中药药浴疗法

［药物］苏叶 30g，桂枝 20g，细辛 15g，土茯苓 60g，益母草 50g，金银花 50g，地肤子 30g。

［操作］上药煎煮过滤制成，药浴用水 200L，水温 40 ～ 42℃，皮肤干燥者酌加麻油，皮肤瘙痒明显者加少许食醋。患者除头颈部外全部浸没于浴液中，每次沐浴 20 ～ 30min，用浴球轻柔擦洗全身皮肤，使周身出汗。每日 1 次，2 周为 1 个疗程。（《四川中医》）

（十四）中药足浴疗法

［药物］川椒 10g，红花 25g，防风 25g，细辛 10g，独活 25g，麻黄 25g，桂枝 25g，艾叶 25g，制附子 20g。

［操作］煮取 150ml 药液倒入浴脚器中，加水稀释，药液以泡过足踝为度，水温保持在 40 ～ 45℃，浸泡 1h 左右，同时在浸泡过程中可利用按摩滚轴强化按摩。每日 1 次，30d 为 1 个疗程。（《中医临床研究》）

（十五）耳穴压豆疗法

［取穴］胃、脾、膈、神门、交感。

［操作］在选区内找敏感点做好定位，常规消毒，然后将王不留行子耳穴贴对准耳穴敏感点贴于所选穴位上并用拇指、示指按揉以患者感觉酸、胀、疼痛能耐受为度。观察有无酸、胀、重等得气感。嘱患者每天按揉 3 次，每次 3 ～ 5min。如耳有炎症或对胶布过敏者勿用此法。隔日 1 次，5 次为 1 个疗程。（《内蒙古中医药》）

（彭露露）

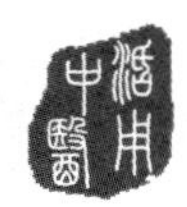

70. 泌尿系统感染

[临床表现]泌尿系统感染是指各种病原微生物在泌尿系统生长繁殖而引起的尿路急、慢性炎症反应。若感染位于膀胱则主要临床表现为尿频、尿急、尿痛、排尿不畅等下尿路症状，若感染位于肾盂，则还可见发热、寒战、腰痛、恶心呕吐等不适。本病属中医学“淋证”“腰痛”范畴，饮食不节、外感病邪、情志失调、劳倦过度，导致膀胱湿热或膀胱气化不利而导致本病发生。

（一）中药治疗

[药物] 萹蓄、木通、土茯苓、车前子（包煎）各 15g，蒲公英、益母草各 20g，柴胡、滑石、瞿麦、山栀子、大黄（后下）各 10g，甘草 6g。发热加黄芩 15g，野菊花 10g；尿道涩痛加竹叶、灯心草各 15g；血尿加琥珀（另包，冲水服）10g，白茅根 30g；气虚加黄芪 30g。

[用法] 每日 1 剂，煮取 400ml，早、晚分服，7d 为 1 个疗程。(《陕西中医》)

（二）毫针刺法

[取穴] 中极、关元；双侧阴陵泉、三阴交穴。

[操作] 关元直刺 1 寸，行毫针补法，中极直刺 1 寸，阴陵泉，三阴交直刺 1.5 寸，毫针泻法，每天 1 次，留针 30min。6 周为 1 个疗程。(《湖南中医杂志》)

（三）温针治疗

[取穴] 中极、关元、水道、阴陵泉、三阴交、太溪、脾俞、肾俞（双穴者均取双侧）。

[操作] 患者取仰卧位，常规消毒后，中极、关元、水道选用 2 寸毫针稍向下斜刺，使针感向会阴部放射，将小段（长度约为 1.5cm）艾条置于针柄上点燃，灸量为两壮；阴陵泉、三阴交、太溪选用 1.5 寸针常规针刺即可。次日患者取俯卧位，取穴脾俞和肾俞，温针灸操作如上，如此分为腹部和背部两组穴位交替进行。每日 1 次，10 次为 1 个疗程。(《山西中医杂志》)

（四）中药坐浴疗法

[药物] 苦参 15g，山茱萸 15g，山药 20g，萆薢 20g，车前子 20g，炮穿山甲 10g，巴戟天 10g，当归 10g 等。

[操作]每日 1 剂，加 2000 ～ 3000ml 水，煎煮 20 ～ 30min，将药汁倒入盆中，温水坐浴，每次 20 ～ 30min，早晚各 1 次。2 周为 1 个疗程。(《河南中医》)

（五）隔姜灸疗法

[取穴] 中脘、关元、气海、肾俞、脾俞穴。

[操作] 上穴每日隔姜艾炷灸治疗 1 次，每次 30min，5d 后休息 2d，开始下 1 个疗程。连续治疗 4 周。(《陕西中医》)

（六）穴位贴敷疗法

［取穴］命门、气海、三阴交（双侧）、膀胱俞（双侧）、肾俞（双侧）。

［药物］党参 20g，黄芪 50g，附子 10g，牛膝 20g，丹参 20g，当归 20g，桑寄生 20g，红花 10g，肉桂 10g，车前子 30g，金钱草 30g。

［操作］将以上药物研面，加入姜汁、医用黄酒、凡士林、氮酮调和成膏状，放入医用穴位贴中，贴于患者穴位上。一次贴敷 6 ～ 8h，每天 1 次。4 周为 1 个疗程。（《中国中医药现代远程教育》）

（七）穴位注射疗法

［取穴］①肾俞、膀胱俞、次髎、三阴交；②气海、中极、太溪。

［操作］两组穴以足少阴肾经，足太阳膀胱经腧穴为主，交替使用，各穴均注射鱼腥草注射液 1ml，得气后将药注入。每日 1 次，10 次为 1 个疗程。（《针灸临床杂志》）

（八）耳穴压豆疗法

［取穴］肾、膀胱、脾、输尿管、尿道口、交感、内分泌。

［操作］予王不留行子进行贴压，每日 1 次，单耳贴压，交替进行。膀胱炎治疗 7d，肾盂肾炎治疗 14d。（《河北中医》）

（傅诗书）

71. 泌尿系统结石

［临床表现］泌尿系统结石包括上尿路结石（肾结石、输尿管结石）和下尿路结石（膀胱结石、尿道结石）。常以肾绞痛、腰腹部疼痛、血尿、排尿困难为主要临床症状。本病属于中医学的“石淋”“血淋”“砂淋”等病范畴，多因外感湿热、饮食不节、情志失调等所致湿热蕴结下焦，肾与膀胱气化不利而发为本病。

（一）中药内服疗法

［药物］金钱草 30g，海金沙 15g，郁金 15g，石韦 30g，泽兰 15g，泽泻 15g，王不留行 10g，鸡内金 15g，川楝子 15g，茅根 15g，瞿麦 15g，青皮 15g，延胡索 15g，厚朴 20g。

［用法］水煎 300 ～ 500ml，每日 1 剂，分 3 次餐后服。7d 为 1 个疗程，观察治疗 4 周。（《浙江中医药大学学报》）

（二）电针疗法

［取穴］阿是穴、肾俞（双）、阴陵泉（双）、三阴交（双）、足三里（双）。

［操作］阿是穴针刺得气后，手法行中强刺激捻转 1min，再用大号火罐在留针处拔罐，留罐 10min 左右（以患者皮肤充血、红润为度）。起罐后，加电刺激。一插头的其中一极

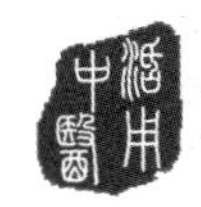

接阿是穴，另一极接阴陵泉穴，或三阴交穴（均为患侧）。另一插头的两极分别接另一侧肢体的阴陵泉和三阴交穴或双侧肾俞穴。如伴恶心欲呕者，两极可接双侧足三里穴。电针仪波形为连续波。电流强度应大(但以患者耐受为度)。留针 30 ～ 60min。(《四川中医》)

（三）艾灸疗法

［取穴］主穴：肾结石取肾俞、太溪、关元、涌泉；输尿管结石取气海俞、水分、照海、三阴交。配穴：膀胱俞、中极、承筋、跗阳等。

［操作］每穴以艾条灸 5min，每日灸 1 次，必要时可每日灸 2 次，10d 为 1 个疗程，隔 3d 灸下 1 个疗程。嘱患者灸后 10min 饮水，饮水量要大。(《针灸临床杂志》)

（四）闪罐疗法

［取穴］肾结石取肾俞(患侧)、大肠俞(患侧)及阿是穴;输尿管与膀胱结石取膀胱俞(患侧)、次髎（患侧)、中髎（患侧）及阿是穴。

［操作］患者取健侧卧位或俯卧位,根据其体质胖瘦情况选用 1 ～ 4 号玻璃罐,施泻法,采用闪火法将火罐拔于腧穴上,然后迅速起下,再拔上,如此反复,直到该处出现潮红为止。依次拔于上述穴位，每次治疗 10min，每日 1 次。(《河北中医》)

（五）穴位注射疗法

［取穴］足三里。

［操作］急性疼痛期，取单侧足三里穴位，局部碘伏消毒，快速垂直进针 0.5 ～ 1 寸，得气后回抽无血将山莨菪碱注射液 10ml 注入穴位，缓慢出针并用无菌干棉签按压针孔。双侧足三里穴位交替，每日 1 次，3d 为 1 个疗程，连续治疗 2 ～ 3 个疗程。(《中医药临床杂志》)

（六）耳穴压豆疗法

［取穴］主穴：肾、输尿管、三焦、膀胱、耳迷根、皮质下、神门；配穴：肝、脾、交感、腰椎、内分泌。

［操作］每次选 3 ～ 5 穴，贴一侧耳，以主穴为主，酌加配穴。将王不留行置于 5mm×5mm 小方胶布上,贴在所选穴。嘱患者每日自行按压 3 ～ 4 次,每次每穴 2min 左右。隔日换贴 1 次，双耳交替轮用。(《中医药临床杂志》)

（七）穴位埋线疗法

［取穴］肾俞穴、膀胱俞。

［操作］用 8 号一次性注射针头作套管，28 号 50mm 毫针剪去尖作针芯，将 00 号肠线 1.0cm 放入针头内埋入肾俞（双)、膀胱俞（双)，间隔 3 周埋 1 次。3 周为 1 个疗程。(《山西中医》)

（八）穴位贴敷疗法

［药物］甘遂、大戟、芫花各等份，大枣 10 枚。

［操作］上药加工成药末，以 75% 乙醇加蜂蜜适量调成膏，每用 3 ～ 5g 用胶布固定

于神阙、中极、肾俞（双）、阴陵泉（双）、三阴交（双）穴位。药物每次贴敷48h，取药后间歇6h继续外敷药。5次为1个疗程。(《内蒙古中医药》)

（九）推拿疗法

［操作］先对患侧后背处沿膀胱经至下肢处（重点取肾俞、大肠俞、委中、三阴交穴）进行穴位点按、揉法、一指禅推等手法治疗，约5min；然后在患侧肾脏体表投影区由上而下行掌根推法，约3min，患者皮肤表面可外涂凡士林。每日1次，10次为1个疗程，共治疗2个疗程。(《上海针灸杂志》)

（十）针灸配合食疗疗法

◎湿热蕴结型

［针灸方案］针刺京门、肾俞、膀胱俞，泻法，留针20min。

［食疗方案］冬瓜内金赤豆粥（冬瓜250g，鸡内金20g，赤小豆50g，粳米50g。煲粥，每天1剂）；金钱草60g，代茶饮。

◎气滞血瘀型

［针灸方案］针刺膀胱俞、中极、阴陵泉，泻法，留针20min。

［食疗方案］郁金三七粥（郁金15g，三七粉6g，粳米50g。先将郁金水煎取汁，加入粳米煮粥，调入三七粉服食，每天1剂）。

◎脾肾阳虚型

［针灸方案］中脘、天枢、足三里、脾俞、肾俞、关元，补法，留针30min。用艾灸盒灸气海、关元，每次20min，每天1次。

［食疗方案］核桃杜仲猪腰汤（核桃50g，杜仲30g，猪腰1只，煲汤，每天1剂）。加减：血尿针刺血海、三阴交，泻法，中强刺激，留针30min。(《新中医》)

（十一）运动疗法

［操作］方法。①叩腰单足跳：拳叩向对侧，侧弯结石腰，同时对侧足单蹲跳；②叩腹跳：自上而下拳叩结石侧腹部，同侧足单蹲跳；③叩中下腹跳：自上而下拳叩脐以下腹部，双足同跳；④双足蹲跳：双臂伸直，双手掌支撑桌面，同时先踮双足尖，后蹲双足跟。运动方式选择。①肾结石：叩腰单足跳、双足蹲跳，两项运动各5min，交替进行，运动20～30min。②输尿管结石：叩腹跳、双足蹲跳，运动方式同上；③膀胱结石：叩中下腹跳、双足蹲跳，运动方式同上。（注：①双侧结石者，双侧叩腰单足跳或双侧叩腹跳加双足蹲跳，交替进行各5min，运动20～30min；②已接受体外震波碎石者，不可拳叩，以免尿血。）(《浙江中医药大学学报》)

（傅诗书）

72. 尿失禁

［临床表现］尿失禁是由于膀胱括约肌损伤或神经功能障碍而丧失排尿自控能力，使尿液不自主流出。根据症状可分为充溢性尿失禁、无阻力性尿失禁、反射性尿失禁、急迫性尿失禁和压力性尿失禁。本病属中医学“气淋”范畴，多因中气不足、气虚下陷、膀胱气化无权而致本病。

（一）中药内服疗法

［药物］党参 15g，黄芪 15g，当归 12g，陈皮 10g，升麻 5g，柴胡 5g，炙甘草 10g，淫羊藿 10g，巴戟天 10g，吴茱萸 10g，肉豆蔻 10g，五味子 10g，枸杞子 10g，补骨脂 10g，金樱子 10g，芡实 10g。

［用法］水煎两次，共取汁 400ml，分早晚两次温服。（《河南中医》）

（二）毫针疗法

［取穴］关元、气海、中极、足三里、三阴交、曲骨。

［操作］患者仰卧位，局部常规消毒，选用 30 号 2 寸毫针进行针刺。关元、气海、中极、曲骨穴均向下平刺 1.2 ～ 1.5 寸，得气后施捻转补法。足三里、三阴交穴均直刺 0.5 ～ 1.0 寸，以上穴位均留针 40min。（《针灸临床杂志》）

（三）电针疗法

［取穴］主穴：中极、石门；配穴：四神聪、太冲、太溪、申脉、三阴交、阴陵泉。

［操作］皮肤常规消毒，直刺得气后连接电针治疗仪，选用连续波，频率每分钟 60 次，电流强度以腹肌跳动收缩并能耐受为度，每次通电 30min，配穴四神聪、太冲、太溪、足三里、三阴交、申脉，常规针刺法平补平泻，得气为度，隔 10min 行针 1 次，留针 30min。（《针灸临床杂志》）

（四）艾灸疗法

［取穴］气海、关元、中极、委中。

［操作］充分显露艾灸部位，局部覆盖两层毛巾。先予患者取平卧位，将三支清艾条点燃插入三孔艾灸盒，对准气海、关元、中极三穴位；再予患者取俯卧位，点燃一支清艾条以悬灸法距离皮肤 3cm 处灸委中穴，局部有温热感而无灼痛为宜，每穴 10 ～ 20min，每日 1 次，10d 为 1 个疗程。（《中医药临床杂志》）

（五）隔盐灸疗法

［取穴］神阙穴。

［操作］用食盐将神阙穴填满，将艾绒捏成直径 2.5cm 左右的圆锥形，点燃艾绒连续施灸 3 壮，每天 1 次，每周 5 次，1 周为 1 个疗程。（《针灸临床杂志》）

（六）隔附子饼灸疗法

［取穴］气海、关元。

［操作］将附子研末，加少量水、精粉、蜂蜜（药物、精粉、蜂蜜比例为 8 ∶ 1 ∶ 1）制成厚 0.6cm，直径 3cm 药饼，并在其上等间距穿 12 个小孔，晾干备用。在气海、关元穴上放置附子饼，将艾炷放在上面，由柱顶点燃艾炷施灸，每个穴位连灸 3 壮。以患者能忍受为度，局部皮肤以产生红晕充血为宜，防止起疱或引起烫伤。（《新中医》）

（七）穴位埋线疗法

［取穴］百会、中极、关元、足三里（双）、三阴交（双）。

［操作］埋线之穴位处及周围皮肤用 2% 碘酒及 75% 乙醇消毒后，铺洞巾。消毒包内备套管针、手术剪、镊子、灭菌的胶原蛋白线。将备用胶原蛋白线剪为 2cm 长度，穿入套管针内，刺入腧穴，深度为 1 ～ 2 寸，待患者出现酸、麻、胀、重的针感后，术者一手将针芯固定，另一手将套管针往外拔，使胶原蛋白线呈直线埋入穴位，出针后用消毒棉球覆盖针孔 1d，以防感染。每半个月治疗 1 次，3 次为 1 个疗程。（《湖北中医杂志》）

（八）穴位注射疗法

［取穴］关元、气海、中极、肾俞、膀胱俞、足三里、三阴交。

［药物］黄芪注射液。

［操作］用 5ml 一次性无菌注射器抽取黄芪注射液，首先注射肾俞、膀胱俞，直刺 0.5 ～ 1 寸，提插补法，以针下得气为度，分别注入 1ml；然后注射关元、气海、中极，直刺 1 ～ 1.5 寸，呼吸补法，令酸胀感放射至会阴部，分别注入 1ml；最后注射足三里、三阴交，直刺 1 ～ 1.5 寸，平补平泻，分别注射 1ml 黄芪注射液。肾俞、膀胱俞、足三里、三阴交 4 穴交替使用。每日 1 次，10d 为 1 个疗程，共治疗 2 个疗程。（《江苏中医药》）

（九）穴位贴敷疗法

［取穴］神阙、关元、气海、命门、腰阳关、膀胱俞。

［药物］熟地黄 12g，山药 15g，附子 6g，补骨脂 10g，菟丝子 15g，金樱子 15g，桑螵蛸 12g，益智仁 10g，黄芪 30g，党参 30g，焦白术 15g，乌药 10g，枳壳 15g。加减：少腹下坠加升麻 10g，柴胡 6g；少腹冷痛加肉桂 6g；腰痛加杜仲 10g；纳差加焦三仙各 15g。

［操作］以上中药打成粉末状，用布袋装好用微波炉蒸热，先敷神阙、关元、气海、后敷命门、腰阳关、膀胱俞各 1 次，每次敷 30min。（《河北中医》）

（十）灸法结合红外线照射

［取穴］中极、关元。

［操作］患者安静仰卧，暴露下腹部，将多功能艾灸仪温控调至 40℃，定时 30min，灸头置于中极、关元穴；同时用神灯照射下腹部（以中极、关元为中心）30min，照射距离 20 ～ 30cm。每日治疗 2 次，10d 为 1 个疗程，治疗 2 个月。（《湖北中医杂志》）

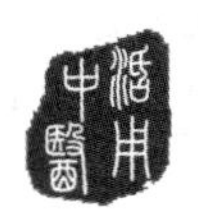

（十一）走罐疗法

［取穴］肾俞至骶部八穴、秩边穴、中极、关元。

［操作］患者取俯卧位，充分显露腰骶部位，走罐路线取足太阳膀胱经循行背部的二线，以肾俞至骶部八穴为主，志室至臀部秩边穴为辅。艾灸的穴位以命门为主，根据病情亦可配合中极、关元等穴。在走罐部位常规消毒，然后均匀地涂抹按摩乳。取 3 号火罐 2 只，分别用闪火法把火罐吸附在肾俞穴处，再沿膀胱经推至八穴处，徐徐用力，速度可逐渐加快，自上而下，再由下而上，反复推拉 6 ～ 8 遍。最后留罐于肾俞穴，保留 10min 起罐。（《中国民间疗法》）

（十二）针刺拔罐疗法

［取穴］百会、中极、关元、气海、地机、三阴交、肾俞、膀胱俞。

［操作］令患者仰卧，放松调息，以毫针直刺以上穴位，使中极、关元、气海针感强烈并向会阴或尿道部位放射为佳，其他穴位要有强烈针感。得气后分别在肾俞、膀胱俞拔罐，留罐 10min 左右，针留时间稍长，每日 1 次，10d 为 1 个疗程，疗程间休息 2d，共治疗 3 个疗程。（《河南中医》）

（十三）中药坐浴疗法

［药物］蛇床子 30g，荔枝核 25g，橘核 25g，石榴皮 15g，芒硝 15g，白矾 5g，生龙骨、生牡蛎各 25g，苦参 30g，硫酸镁（另包）30g，五倍子 25g。外阴瘙痒加地肤子 30g，炙百部 30g，花椒 10g，土茯苓 20g，黄连 15g。

［操作］每日 1 剂，水煎 2 次取汁 1000ml 先熏洗外阴后坐浴，每日 2 次，每次 30min。同时配合盆底肌肉锻炼，即提肛缩尿，一收一缩，每日 3 次，每次持续 15min。（《河北中医》）

（十四）耳穴埋豆疗法

［取穴］膀胱、尿道、脑垂体、皮质下、枕、肝。

［操作］用 75% 酒精棉球消毒耳廓，然后按摩使耳廓充血，将有王不留行子胶布取下，对准耳穴贴于一侧耳廓上，给予一定压力按揉，以出现酸、胀、麻、痛感觉为宜。每周更换 2 次，两耳交替，每日自行按压 4 次，每穴位按压 30s 左右，3 次（10d）为 1 个疗程。（《中医药临床杂志》）

（傅诗书）

73. 尿潴留

［临床表现］尿潴留是由多种疾病、手术、外伤或麻醉等因素所引起的临床综合征。主要表现为膀胱内充满尿液而不能自行排出、胀痛、排尿不畅、尿频、尿不尽、尿失禁。

本病属中医学“癃闭”范畴，多因肾气受损，命门火衰，阳气无以化阴，导致膀胱气化功能无权、水道不能通利所致。

（一）中药内服疗法

［药物］白术 10g，猪苓、泽泻、桂枝各 15g，茯苓 12g。加减：兼湿热者，可酌加黄柏、瞿麦、萹蓄、车前子、滑石、通草；年老气虚，无力排小便者，可酌加黄芪；小腹痛，可酌加小茴香、乌药。

［用法］每剂水煎 2 次，混合取液 300ml，分 2 次口服，服药间隔时间为 6h，治疗 2d。（《陕西中医》）

（二）毫针疗法

［取穴］膀胱俞、次髎、下髎、三阴交、阴陵泉（均为双侧）。

［操作］膀胱俞穴位斜刺（深度为 2 寸左右），以针感传至膀胱及尿道为度；三阴交、阴陵泉穴位向上斜刺，以针感局部产生或沿经脉向上传导为度。次髎、下髎穴位向斜下刺入骶后孔中（深度为 1.5 寸左右），以针感传至膀胱及尿道为度。每次留针 30min。每日治疗 1 次，5 次为 1 个疗程。治疗 4 个疗程。（《中华全科医学》）

（三）温针灸疗法

［取穴］第一组：百会、气海、关元、中极、三阴交、阴陵泉；第二组：八髎穴、肾俞、命门。

［操作］患者仰卧位，将针刺入第一组腧穴，得气后并给予适当补法而留针时，用艾条一段长 5cm 左右插在针柄上，点燃施灸 40min，待艾条烧完后除去灰烬，将针起出。患者休息 10min 后让患者取俯卧位放松身体，取第二组穴位，步骤同上。（《中医临床研究》）

（四）热敏灸疗法

［取穴］关元、中极、气海。

［操作］嘱患者平卧，先回旋灸 1 ～ 3min，温通局部气血，继以雀啄灸 1 ～ 3min，循经往返灸 1 ～ 3min，加强腧穴热敏化，只要出现以下 1 种或以上灸感反应表明该腧穴已发生热敏化：透热，扩热，传热，局部不热（或微热）远部热，表面不热（或微热）深部热，施灸部位或远离施灸部位产生酸、胀、压、重、痛、麻、冷等非热感觉。最后灸盒温灸，将灸条平均分为长约 2cm 的艾炷，共 6 炷，以关元穴为中心，覆盖中极、气海，均匀置于灸盒底部并点燃，时间 20 ～ 30min。灸法以局部发热、发红为度，防烫伤。（《西部中医药》）

（五）隔盐灸疗法

［取穴］神阙穴。

［操作］患者仰卧于床上，暴露脐部，取纯净干燥的食盐填平脐窝，取新鲜生姜切成直径 2 ～ 3cm，厚度 0.2 ～ 0.3cm 的薄片，用针刺出多个细孔，置于神阙穴上。用艾绒揉成直径为 3cm，高约 3cm 的艾炷。把艾炷放在姜片上点燃施灸，艾炷燃尽或患者感

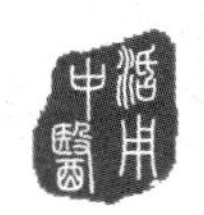

到灼痛时，则更换艾炷再灸，一般灸 3 ～ 7 壮，达到灸处皮肤红润不起疱为度。一次灸 10 ～ 20min。疗程隔日 1 次，连续 10 次为 1 个疗程。（《中国中医急症》）

（六）穴位注射疗法

［取穴］三阴交。

［药物］新斯的明注射液 1mg。

［操作］患者取仰卧位，常规消毒穴位后，左手绷紧皮肤，右手进针，根据患者胖瘦，刺入 1 ～ 1.5 寸，当患者感到局部酸、麻、胀、痛等感觉时，右手推药液 1mg，拔针后用无菌干棉球按压针眼片刻。（《临床护理杂志》）

（七）穴位埋线疗法

［取穴］长强穴、承山穴。

［操作］取折刀位，选准长强，承山穴，局部皮肤常规消毒，用无菌镊子捏取一段待用的羊肠线，放入针头的前端，后接针灸针，将针头快速刺入穴位的肌层，深 1.0 ～ 1.5cm，再将针芯向前推进，边推针芯，边退针管，把羊肠线埋入穴位中。用棉签按压针孔片刻，检查无出血后贴上创可贴，以防针孔感染。（《穴位埋线》）

（八）中药贴敷疗法

［操作］贴敷药物由沉香、肉桂、三棱、莪术按 1 ∶ 1 ∶ 1 ∶ 1 比例碾粉，密封罐保存备用。中药粉剂 4 ～ 5g，用液状石蜡调成糊状，纱布包裹置于 6cm×7cm 敷贴上，取关元穴将中药贴上，24h 后取下。（《中国中医急症》）

（九）中药热罨包疗法

［操作］将吴茱萸与粗盐各 250g 混合炒热后布袋密封，待布袋温度降至约 40℃时放置在患者神阙，气海及中极穴位区域 30min，熨烫的同时辅以均匀的力度轻柔，若治疗时患者尿意较强，可让患者排尿。（《湖南中医杂志》）

（十）中药足浴疗法

［药物］浮小麦、莱菔子、厚朴、益母草、通草、防风、金钱草、黄芪各 500g。

［操作］上药混合研制成粉末，每次取粉末 200g，用中药袋装好，放进 100℃的开水中浸泡 30min，待水温降到 40 ～ 45℃时使用。水面以浸过双足踝关节 2cm 为宜，浸浴约 20min。注意水温不要烫伤。（《现代中西医结合杂志》）

（十一）拔罐疗法

［取穴］关元、中极、水道。

［操作］采用竹罐或玻璃罐，用镊子夹 1 个酒精棉球，点燃后在罐内绕 1 ～ 3 圈，再将火退出，迅速将罐扣在关元和中极穴上，尔后用同样方法在两侧水道穴位上各放 1 枚火罐，留置 10 ～ 15min。起罐时应先用左手夹住火罐，右手拇指或示指在罐口旁按压一下，使气体进入罐内，即可取罐。（《湖南中医杂志》）

（十二）耳穴压豆疗法

［取穴］肾、肺、三焦、神门、皮质下、交感、膀胱、尿道。

［操作］先以操作棒试探敏感区，以患者有胀痛感为度，耳廓常规消毒，王不留行子贴压于所选穴位，至有灼热感为止，每半小时按压 1 次，每次持续 1 ～ 2min。（《陕西中医》）

（十三）穴位推拿疗法

［取穴］肾俞、膀胱俞、次髎、气海、关元、阴陵泉、委中、三阴交。

［操作］上穴施以按揉和一指禅推法，每穴约 2min，再用拇指在患者脐下 4 寸中极穴上，以顺时针方向按摩 10min，然后由腹部向后、向下先轻后重逐渐按压。而后在腰骶部和小腿内侧三阴经循行部位施以擦法，均以透热为度。推拿手法应注重轻缓深沉，不可蛮力，当膀胱高度充盈内压很高时，腹部不用推法，而以摩揉为主，以免增强压力，造成患者更大的痛苦。（《中国中医急症》）

（傅诗书）

74. 前列腺增生症

［临床表现］良性前列腺增生症是引起中老年男性排尿障碍最常见的一种良性疾病。主要表现为解剖学上的良性前列腺增大、下尿路症状为主的临床症状，以及尿动力学上的膀胱出口梗阻。临床以进行性尿频、排尿困难和尿潴留为主要表现，严重者由于梗阻性肾积水，导致肾功能损害，甚至发生肾衰竭。本病属于中医学的“癃闭”“精癃”范畴，多因年老体虚、情志不畅、饮食不节等原因致肾与膀胱气化失司而发为本病。

（一）中药内服疗法

［药物］桂枝 15g，石菖蒲 6g，茯苓 15g，赤芍 15g，桃仁 15g，泽泻 15g，滑石 30g，白术 15g，猪苓 15g，水蛭 10g，丹参 15g，郁金 15g，萆薢 15g，菟丝子 30g。

［用法］每日 1 剂，煮取 200ml，早晚各 1 次温服。15d 为 1 个疗程，共治疗 4 个疗程。（《中医杂志》）

（二）毫针疗法

［取穴］太溪、三阴交、曲泉、中极、水道、归来、太冲。

［操作］先针刺太溪、三阴交；再依次针刺曲泉、中极、水道、归来、太冲。其中太溪、三阴交用补法，曲泉、中极、水道、归来、太冲用泻法，留针 30min。每日 1 次，一般在下午 15：00—17：00 进行，7d 为 1 个疗程，共治疗 8 周。（《上海针灸杂志》）

（三）电针疗法

［取穴］中极、关元、阴陵泉。

［操作］患者取仰卧位，穴位局部常规消毒。分别取中极、关元穴，直刺 40 ～ 50mm，

以针感向阴部放散为佳。再取阴陵泉穴，直刺 20 ～ 30mm，得气后使用电疗仪导线上下连接，中极、关元连正极，阴陵泉连负极，用疏波，电流量由小到大，以患者耐受为度，针感传至阴部为佳，每次 30min，6 次后休息 1d，6d 为 1 个疗程。(《中国老年学杂志》)

（四）温针灸疗法

［取穴］中极、关元、水道、足三里。

［操作］患者取仰卧位，定准穴位后常规消毒，用 0.33mm×50mm 的毫针垂直进针约 1.2 寸，得气后中极、关元行提插捻转手法使针感放射至尿道内口、会阴及大腿内上侧，平补平泻后留针。用长约 3.0cm 的艾条插在针柄上点燃，每穴 2 壮。然后令患者俯卧，取肾俞、膀胱俞、次髎穴，定准穴位后常规消毒，用 0.33mm×50mm 的毫针垂直进针约 1.5 寸，得气后行捻转手法使局部麻胀放射至臀部或下肢，平补平泻后留针。用长约 3.0cm 的艾条插在针柄上点燃，每穴 2 壮。每日 1 次，6d 为 1 个疗程，疗程间休息 1d，共治疗 4 个疗程。(《湖北中医杂志》)

（五）艾灸疗法

［取穴］中极、关元穴、八髎穴。

［操作］患者仰卧位，艾条点燃后放入灸盒中，灸盒置于下腹部中极，关元穴，用毛巾被包裹，使患者局部皮肤潮红，微微汗出为度，防止艾条的快速燃烧，温度升高，灼伤患者，约 30min 后，患者取俯卧位用另一艾条点燃后放入灸盒中，灸盒置于腰骶部八髎穴，同法治疗 30min。每日 1 次，共治疗 20 次。(《中国实用医药》)

（六）隔盐灸疗法

［操作］令患者取仰卧位，显露脐部。取炒制过的纯净干燥粗盐适量，纳入脐中，使与脐平。然后上置艾炷（制成直径 2.8cm、高 1.2cm 的圆锥形艾炷），点着尖部，令其缓缓燃下，至患者稍感烫热，即易炷再灸。每次灸 4 壮。每日 1 次，每周 5 次，共治疗 12 周。(《第二军医大学学报》)

（七）穴位贴敷疗法

［取穴］关元、神阙穴。

［操作］将中药颗粒剂王不留行子 2 份，土茯苓 1.5 份，大黄 1 份，牛膝 1 份，肉桂 1 份，吴茱萸 1 份，乳香 0.5 份，冰片 0.5 份用姜汁调成膏状，取适量置于敷贴中备用。协助患者清洁局部皮肤后，将已做好的敷贴贴于穴位上，24h 后更换敷贴，连续贴 3d。(《陕西中医学院学报》)

（八）穴位注射疗法

［取穴］关元、肾俞。

［操作］取香丹注射液 2ml 加黄芪注射液 2ml，注射以上穴位，每穴注射 1 ～ 1.5ml，要求每穴注射时要有酸麻胀感，尤其是关元穴在注射时以患者有气到病所感为佳。隔天

治疗 1 次，10 次为 1 个疗程，可治疗 3 个疗程。(《云南中医药杂志》)

（九）穴位埋线疗法

［取穴］次髎、秩边、关元、阴陵泉、足三里。

［操作］穴位常规消毒后，使用一次性埋线针和配套羊肠线，将肠线放入穿刺针针管前端，对准所选穴位快速透皮，缓慢进针，得气后，缓缓推针芯同时退针管，将线留在穴内（注意线不能留在皮下），出针后，用消毒干棉球按压针孔片刻以防出血，并用创可贴保护，每周埋线 1 次，1 个月 1 个疗程。(《穴位埋线》)

（十）穴位按摩疗法

［取穴］关元、利尿穴、中极、气海。

［操作］患者仰卧位，用掌摩法顺时针摩腹持续 5min 以拇指按揉上穴，每穴 1min，用拇指附于中极穴向下成 45°。缓缓用力按压持续 1 ～ 2min 拇指按揉三阴交、内关穴，每穴 1min，1 个月为 1 个疗程，连续治疗 3 个疗程。(《河南中医》)

（十一）中药坐浴疗法

［药物］水蛭 30g，白花蛇舌草 30g，肉桂 30g，黄柏 30g，车前子 30g，三棱 30g，莪术 30g，大黄 20g，红花 20g，荔核 20g。

［操作］先用冷水 3000 ～ 5000ml 浸泡后再煎沸 15 ～ 20min，置于专用的盆内，先熏后泡，水温 38 ～ 42℃，不断添加热水以保持水温，坐浴时每次 20 ～ 40min，每天 2 次，1 个月为 1 个疗程，连用 3 个疗程。(《河南中医》)

（十二）中药灌肠疗法

［药物］肉桂 10g，生地黄 20g，肉苁蓉 20g，大黄 20g，黄柏 30g，知母 30g，车前子 30g，三棱 30g，莪术 30g，皂角刺 30g，冰片 1g。

［操作］上药煎取 500ml，每次用 50ml，药液加温至 38 ～ 40℃，用 8 号导尿管插入直肠 10cm，用注射器抽取药液经导尿管缓慢注入直肠，保留 1 ～ 2h，10d 为 1 个疗程，共用 6 个疗程。(《实用中医药杂志》)

（十三）耳穴埋针疗法

［取穴］神门、脾、胃、大肠、小肠。

［操作］患者取端坐位，先将已消毒的揿针针环放在小块胶布上，针尖向上，然后将耳廓进行常规消毒，左手固定耳廓，绷紧皮肤埋针处，右手拿起已备好的揿针胶布块，迅速将揿针刺入耳穴内，将胶布贴在耳穴上，一次取 4 ～ 5 个穴位，3 ～ 4d 更换另一侧耳穴。埋针后每日用手指按压埋针处 4 ～ 5 次，每次 3 ～ 5min。注意埋针处不要湿水，以免引起感染。(《针灸临床杂志》)

（十四）耳穴压豆疗法

［取穴］神门、脾、胃、大肠、小肠。

［操作］取王不留行子耳穴贴固定，用示指、拇指进行按压刺激耳穴，以患者能耐受

为度。埋豆期间，指导患者自行按压局部穴位，每次按压 2min，至耳廓有局部疼痛或胀痛、热感、酸麻为宜。每天 4 ～ 5 次，每次间隔 2 ～ 3h。（《中医临床杂志》）

（十五）芒针疗法

［取穴］秩边、中极。

［操作］患者俯卧位，取秩边穴，选 0.4mm×150mm 芒针，用夹持进针法，捻转进针 5 ～ 6 寸以患者会阴产生走窜感或排尿感为得气，得气后不留针；再令患者仰卧位，于脐下 4 寸取中极穴，用芒针刺约 3 寸，以针感向尿道走窜为度，不留针，每日 1 次，10d 为 1 个疗程。（《上海针灸杂志》）

（十六）红外线＋中药外敷治疗

［取穴］关元、气海、中极。

［操作］肉桂、红藤、刘寄奴、车前子各等份研末，加水适量，调成糊状。患者平卧，将红外线治疗器的辐射器垂直于治疗部位距离 20 ～ 30cm，局部温热感较强时，先将医用纱布敷于下腹部，然后将调好的药糊敷于穴上，持续照射 20min。每天治疗 1 次，10d 为 1 个疗程，疗程间休息 3d，连续治疗 3 个疗程。（《中国老年学杂志》）

（傅诗书）

75. 风湿性关节炎

［临床表现］风湿性关节炎属于常见的急性或慢性结缔组织炎症，可反复发作。临床特征为关节和肌肉游走性酸楚、疼痛，多因急性发热以及关节疼痛起病。风湿性关节炎疼痛持续时间短，通常是 12 ～ 72h，最长不超过 3 周。在发病时，当一个关节未好转时，另一个关节就会发生疼痛。患者疼痛伴有红肿、压痛等感觉。同时还会出现对称性疼痛，可引起双侧肢体相同关节同时疼痛。属于中医学“痹病”范畴。

（一）中药内服疗法

［药物］制附片 18g，炒白术 18g，党参 15g，茯苓 12g，炒白芍药 18g，麻黄 6g，细辛 6g，地龙 12g，鸡血藤 15g，乌梢蛇 9g。加减：行痹者加防风 12g，桂枝 9g，羌活 12g；痛痹者加制川草乌头各 4g，生姜 30g；着痹者加炒薏苡仁 30g，白芥子 10g，制天南星 9g；热痹者加生石膏 24g，知母 12g，生地黄 12g，玄参 12g；虚痹者加生黄芪 30g，防己 12g，炙甘草 12g。

［用法］每日 1 剂，水煎 3 次，分早中晚 3 次服。30d/ 疗程，共 2 个疗程。（《中医学报》）

（二）毫针疗法

［取穴］主穴：风痹选择膈俞、血海、大椎；寒痹选择肾俞、关元、风门；湿痹选择足三里、大椎、膈俞、脾俞。配穴：肘部风湿性关节炎取曲池、天井、合谷、尺泽、外关；

踝部取申脉、照海、丘墟、解溪、昆仑。

[操作] 选择26号毫针，用右手拇指和示指捏针根部，将毫针快速刺入相应穴位，并达到合适深度，留针30min，每5分钟将针进行1次捻转，后缓慢出针。每日1次。10次/疗程，每疗程隔2d，治疗2个疗程。(《中医临床研究》)

(三) 温针疗法

[取穴] 肩关节痛：取肩髃、肩髎、肩贞；肘关节痛：取曲池、尺泽、手三里；腕关节痛取阳池、外关、合谷；髋关节痛取秩边、环跳、殷门；膝关节痛取阳陵泉、犊鼻、伏兔、足三里；踝关节痛取上巨虚、昆仑、解溪、太溪、承山。

[操作] 针刺手法，急性期用泻法，强刺激。得气后，剪一方寸大小牛皮纸（中央开一小孔），从针柄套下，贴于皮肤上，将艾绒捻做一小球如花生大小，捏在针柄上点燃，以热力传入体内，自感舒服为止。(《实用中医内科杂志》)

(四) 穴位注射疗法

[取穴] 主穴：足三里、阳陵泉、曲池、外关。配穴：血海、三阴交、丰隆、太溪。

[药物] 精制蜂毒注射液，每支2ml，每支含0.5mg蜂毒多肽。

[操作] 先做蜂毒过敏试验，用蜂毒注射液0.25ml，肌内注射，1d后如无疱疹、红肿瘙痒及全身症状者，即可进行穴位注射。剂量：从2ml开始注射，每穴0.25～0.5ml，根据病情和患者体质逐渐增加剂量，可增至4ml/次，用5ml注射器抽取药液，所选的穴位进行常规消毒后，进针“得气”后，回抽无血，将药物缓慢注入，防止药液渗漏，出针时用棉球轻压针孔，以防出血。每日1次，每次4～5穴，10d为1个疗程，疗程间隔5d。(《黑龙江医药科学》)

(五) 火针疗法

[取穴] 肩部取肩髃、肩髎、肩贞、肩内陵；膝部取犊鼻、内膝眼、阳陵泉、鹤顶。肿痛明显，可取肿胀最高点或压痛最明显处。

[操作] 进针处用甲紫作标记，先用碘酒消毒1遍，再用75%的乙醇脱碘3遍。根据患者病变部位及患者胖瘦，选取1.5～2寸无菌火针，用专用酒精灯外焰由针身缓慢烧至针尖，至透红为度，将针快速刺入穴位，深度同体针针刺深度，不留针，快速出针，并用消毒干棉球压迫针孔片刻。去除棉球后用创可贴外贴防止感染，3d内勿近水，并防止受寒湿。每次取2个穴或4个穴；每伏入伏第1天治疗1次，每隔3d针刺1次，即每伏治疗3次，共治疗9次。(《中国民间疗法》)

(六) 中药外敷疗法

◎风痹

[操作] 用黄酒蒸当归尾30g，秦艽30g，防风30g，桂枝30g，羌活30g，炒杏仁20g，黄酒蒸伸筋草30g，黄酒蒸络石藤30g，生川芎90g，生乳香15g，生没药15g。共为细末，每次取100g，用生蜂蜜调成膏状敷患处，外用纱布包裹固定，3d换1次。

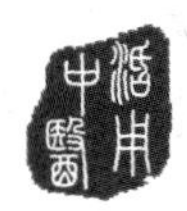

◎湿痹

［操作］用生薏苡仁30g，苍术30g，桂枝30g，生麻黄30g，当归15g，黄酒蒸伸筋草30g，黄酒蒸络石藤30g，独活30g，黄酒蒸威灵仙30g，生川芎90g。共为细末，每次取100g，用食醋适量调成膏状敷患处，外用纱布包裹固定，3d换1次。

◎热痹

［操作］用桂枝30g，苍术30g，黄酒蒸黄柏30g，栀子30g，生石膏粉30g，黄酒蒸桑枝30g，黄酒蒸络石藤30g，黄酒蒸忍冬藤30g，黄酒蒸生地黄30g，生川芎90g。共为细末，每次取100g，用生蜂蜜调成膏状敷患处，外用纱布包裹固定，3d换1次。（《中国民间疗法》）

（七）长蛇灸疗法

［操作］鲜生姜2000g，捣烂为生姜泥备用，精制艾绒若干。患者取仰卧位，将背部裸露，常规消毒脊柱、两侧皮肤。将姜汁沿着督脉从大椎穴到腰俞穴，然后将小茴香、冰片、穿山甲、白胡椒、薄荷、乳香、川乌、肉桂、附子、没药沿着督脉敷设，将姜泥沿着督脉从大椎穴到腰俞穴，铺垫生姜泥一条，从大椎起向下沿脊柱铺敷至脊中、命门或腰俞穴，铺垫宽约15cm，厚2～3cm。姜泥条上铺3cm宽、2.5cm高的艾绒，下宽上尖，形成截面为等腰三角形的长蛇形艾炷。然后，点燃艾炷头、身、尾3点，让其自然烧灼。待艾炷燃尽后，再铺上艾绒复灸，每次灸3～4壮。灸毕，移去姜泥，用湿热纱布轻轻揩干穴区皮肤。灸后皮肤潮红，不会起疱。每周1次，每个疗程4次，连续进行3个疗程。（《内蒙古中医药》）

（八）电针疗法

［取穴］一组为悬钟、手三里、手阳关、曲池、指间穴；一组为膝阳关、昆仑、阳陵泉、外关、大椎、指间穴，两组穴位轮流进行。

［操作］上述穴位针刺得气后，接通G6805-2型电针治疗仪，频率设定为60Hz，每次30min，每日2次。持续治疗3个月。（《临床医药文献杂志》）

（九）埋沙疗法

［操作］埋沙疗法是将人埋在热沙中，利用天然磁性矿物沙的温热作用、磁性作用、矿物质渗透及沙粒的天然按摩作用，将多种效应组合以达到健体、祛病目的的一种综合自然理疗方法。每年6～8月中旬时进行埋沙，治疗时间为15：00—17：00，每日1次，每次半小时，持续治疗15d。（《世界最新医学信息文摘》）

（十）中药熏洗疗法

［药物］五加皮、海桐皮、川续断、红花、桑寄生、当归、钩藤、鸡血藤、木瓜、艾叶、泽兰、桂枝、羌活、白及、透骨草等风湿药。

［操作］将配方以每剂2500ml的清水泡透煎开，连同药渣一起放入专用熏洗器皿中，将患者置器皿上方，利用药物蒸汽熏蒸，待温度适宜将患处浸于药液中泡洗，泡洗过程

中可用毛巾浸透药液，包裹患处。每次熏洗过程可持续 30 ～ 45min。熏洗过程中要注意药液温度，防止烫伤，15d 为 1 个疗程。（《中国民间疗法》）

（十一）中药熏蒸疗法

［药物］防风 15g，羌活 20g，姜黄 20g，独活 20g，桂枝 15g，细辛 10g，川芎 20g，海风藤 30g，苏木 20g，冰片 1g。

［操作］将装有上述药物的纱布袋放置在熏蒸治疗仪中煮沸，然后将患者的患肢置于治疗仪中进行熏蒸治疗（蒸汽温度以 55℃为宜）。每日 1 次，每次治疗 20min，连续治疗 25d 为 1 个疗程。（《当代医药论丛》）

（陈丽华）

76. 干燥综合征

［临床表现］干燥综合征是一种全身免疫性疾病，以外分泌腺功能的损害和缺失而导致口腔及眼部的病态表现为临床特点，也可以累及全身其他的器官而出现复杂的临床症状。此疾病可单独存在，称为原发性干燥综合征；与系统性红斑狼疮等自身免疫性疾病共同存在时称为继发性干燥综合征。据其临床表现，此病属于中医学“燥证”“痹症”“燥毒”等范畴，近年来全国中医痹病委员会提出“燥痹”病名，将干燥综合征归属于痹症的范畴。

（一）中药内服疗法

［药物］太子参 15g，山药 15g，麦冬 12g，石斛 10g，丹参 15g，赤芍 12g，葛根 10g，乌梢蛇 12g，秦艽 10g。加减：湿热内蕴者，加土茯苓 20g，黄柏 12g；热毒炽盛者，加白花蛇舌草 15g，金银花 15g；阴虚火旺者，加炙龟甲 12g，青蒿 12g。

［用法］水煎，每日 1 剂，分 2 次服。（《中国中医药现代远程教育》）

（二）毫针疗法

［取穴］睛明、迎香、廉泉、列缺、曲池、足三里、三阴交、照海、太溪、太冲。

［操作］取 30 号 40mm 的不锈钢无菌针灸针进行针刺，针刺深度根据患者胖瘦、年龄、性别、体质及穴位的可刺深浅而定。针刺睛明穴时嘱患者闭目，医者用左手轻轻固定眼球并向外侧轻推，右手持针，紧靠眶缘和眼球之间缓慢直刺 0.5 ～ 1.0 寸，不提插、不捻转，出针时宜缓慢，出针后用消毒干棉球迅速深按压针孔 2min，以防出血；针刺列缺穴时应向上斜刺 0.3 ～ 0.5mm；其余穴位均常规针刺，使其得气后留针 30min。除睛明穴外，每穴每 15 分钟行针 1 次，每穴每次行针 1min，两天针 1 次，针 10 次为 1 个疗程，共治疗 3 个疗程。（《世界最新医学信息文摘》）

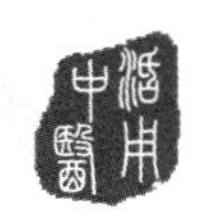

（三）电针疗法

［取穴］地仓、颊车、廉泉、足三里、三阴交。

［操作］0.35mm×40mm 一次性无菌针灸针针刺上述穴位。针刺部位皮肤常规消毒，进针得气后，连接 KWD-808 脉冲电疗仪，波形采用疏密波，留针 30min。每星期治疗 5 次，治疗 3 周。（《上海针灸杂志》）

（四）穴位埋线疗法

［取穴］主穴：廉泉、曲池、肾俞、三阴交、太溪、太冲。配穴：燥毒胜者加合谷；腮腺肿大加颊车。

［操作］用甲紫在穴位处做一进针标记，以 0.5% 碘伏常规消毒后，用 2% 利多卡因局部麻醉，医者右手持针，针头顶压于所埋穴位，左手将一段已消毒的 0 号羊肠线（将 0 号羊肠线剪成 1.5cm 的小段，使用前浸泡于 75% 乙醇中 30min）套于埋线进针尖端的凹槽内，然后用左手拇指绷紧穴位皮肤，右手持续缓慢进针，针尖缺口向下 15°～40°刺入，直至肠线头完全埋入皮下，再进针 0.5cm，将肠线埋于穴内肌层，随后出针，针孔碘伏再次消毒，外敷无菌纱布。15～20d 埋线 1 次，3 次为 1 个疗程，埋线 5d 内嘱患者避免针孔感染。（《上海针灸杂志》）

（五）穴位注射疗法

［取穴］心俞、肝俞、脾俞、肾俞、三焦俞。

［操作］临床随证加减，每日 1 次，每次取 3～4 个穴位，以上穴位交替选用。药物为清开灵或维生素 B_{12}、维生素 B_1，每穴注射 1～2ml。（《中国针灸》）

（六）自血疗法

［取穴］足三里、大肠俞、小肠俞。

［操作］用 5ml 一次性注射器抽取患者静脉血 3ml，上述穴位严格消毒，然后将这 3ml 静脉血分别注入这三对穴位中，每穴注射 0.5ml，进针深度以穴位处产生酸、麻、胀感为度。每 5 天注射 1 次，共治疗 9 次。（《中国针灸》）

（七）耳穴贴压疗法

［取穴］肾上腺、口、眼。

［操作］常规消毒皮肤，将王不留行置于穴位上，胶布固定，2～3d 换 1 次，两耳交替使用。并嘱患者每日按压 3 次耳穴上的药粒，以微痛为度。30d 为 1 个疗程，共 4 个疗程。（《河北中医》）

（八）中药熏洗疗法

［药物］杞菊地黄汤加减（药物有枸杞、菊花、生地黄、当归、川芎、丹参、赤芍、山茱萸等），每日 1 剂（分上午、下午共两次），先熏后服，每次 200ml，配合眼部穴位按摩。

［操作］将口服中药物理加热至 60～65℃，倒入患者自备的广口杯中，患者双眼对准杯口进行眼部熏蒸，熏蒸时注意将双眼睁大并转动，距离以个人能耐受中药的热度为

宜，时间 5min（室温 20 ～ 25℃），待中药温度下降，熏蒸结束后将中药服下，取舒适体位，在患者双眼周围取睛明、攒竹、鱼腰、丝竹空、瞳子髎、承泣、四白穴行穴位按摩，每穴按摩 100 次，约 6min。（《护理研究》）

（九）中药雾化疗法

［操作］将丹参、当归、鸡血藤、玄参、连翘、生地黄、麦冬、石斛、南北沙参、葛根等各 15g，浓煎 50ml，每次取 25ml，采用雾化吸入泵雾化吸入，每日 2 次，治疗 4 周。（《西部中医药》）

（陈丽华）

77. 风湿热

［临床表现］风湿热是风湿病急性发作期的一种病理表现，是甲组乙型溶血性链球菌感染后发生的一种自身免疫性疾病。主要临床表现为心脏及关节受累，可伴有舞蹈病、环性红斑及皮下结节，急性发作后常遗留不同程度的心脏损害。风湿热在我国各地均有发生，以北方地区较多见，多发生于春秋季节，发病率约 0.3%，男女发病概率大致相等，发病的高峰年龄为 7—15 岁，3 岁以下罕见。

（一）刺络药罐疗法

［药物］黄柏 40g，苍术 40g，生薏苡仁 40g，牛膝 20g，知母 40g，大黄 40g，伸筋草 60g，透骨草 60g，败酱草 60g，独活 40g，祖师麻 60 g，雷公藤 30g。将上述中药用纱布包好放入锅中，投入竹罐，加水煮沸后待用。

［操作］选定患者肿胀关节周围的皮肤作为拔罐部位后，碘伏消毒皮肤，使用一次性消毒刀片，沿罐口内径用刀片尖快速划破皮肤（仅限于表皮），划刀口数个，＜ 1mm。取出竹罐，拭干罐口水分，趁热迅速扣于选定的皮肤上，留罐 5 ～ 10min 后取下，如此反复 2 ～ 3 次。每次须用敷料将拔出的血液擦拭干净。治疗结束后，用碘伏消毒创面，并将三七粉末撒于创面。每隔 7d 治疗 1 次，3 次 / 疗程。（《西部中医药》）

（二）针刀疗法

［操作］取患者在最疼痛的部位选择 3 ～ 4 个点，严格消毒后，用一次性 4 号针刀做“十”字形交叉切开术，逐层切开皮肤，浅深筋膜，有关节囊的地方，尽量切开关节囊，挤压出部分组织液和少量血液，予以纱布或创可贴外敷，每 5 天治疗 1 次，共 2 次。（《中国中医急症》）

（陈丽华）

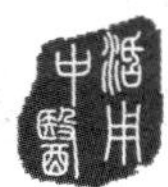

78. 系统性红斑狼疮

［临床表现］系统性红斑狼疮是一种多发于青年女性的累及多脏器的自身免疫性炎症性结缔组织病。临床表现为反复高热或长期低热，面颊部蝴蝶形红斑或盘状红斑，口腔黏膜点状出血、糜烂或溃疡，关节肿胀、酸痛。该病还常常侵犯胸膜、心包、心腔、肾脏，对神经系统、血液系统、消化系统造成不同程度的损害。

（一）中药内服

［药物］升麻 9g，白花蛇舌草、生地黄、薏苡仁各 15g，炙鳖甲、青蒿、赤芍各 12g，生甘草 6g。加减：热毒盛加水牛角 30g，大青叶 12g；关节痛甚加木瓜 9g，桑寄生 12g；阴津亏虚加麦冬、枸杞子各 12g；红斑明显加凌霄花、紫草各 9g；月经不调加益母草 15g；血瘀甚加丹参 10g，益母草 15g；尿蛋白明显者加生黄芪 30g，半边莲 9g，金樱子 12g。

［用法］水煎服，每日 1 剂，分 2 次服，共治疗 24d。(《新中医》)

（二）穴位埋线疗法

［取穴］肝俞、肾俞、胃俞、膈俞、气海俞、三焦俞、关元俞。

［操作］按上述顺序选穴，每次 2 组，常规消毒，取一段约 1.0cm 长消毒 00 号羊肠线，放置在 9 号注射器针头内，用 0.35mm×50mm 的针灸针剪去针尖做针芯，将羊肠线放入针头内，后接针芯，左手拇指、示指绷紧或提起进针部位皮肤，右手持针，刺入约 1.5cm 的深度，左右捻转针体，当出现针感后，边推针芯，边退针管，将羊肠线埋植在穴位的皮下组织内，用棉球或纱布按压针孔片刻，再用纱布覆盖保护伤口，每周治疗 1 次，治疗 1 年。(《中国针灸》)

（三）耳穴压豆疗法

［取穴］神门、肾上腺、内分泌、膀胱、小肠、膝关节、胸、胃。

［操作］乙醇消毒耳廓，用探棒在选定穴位处按压寻找敏感点，将王不留行子粘贴其上，并用医用胶布敷贴于穴位处稍加压力，使患者感到酸痛、麻胀、发热感，嘱患者每日自行按压 3 ～ 5 次，每次按压每穴不少于 20s，以使耳廓发红、发热为度。每 3 天更换 1 次，4 周为 1 个疗程。(《山东中医》)

（四）自血疗法

［操作］每次取 5ml 一次性注射器，常规消毒后，在肘正中静脉抽取静脉血 3 ～ 5ml，随即注入足三里穴，第 1 ～ 3 针为每日 1 次，第 4 ～ 6 针为隔日 1 次，第 7 ～ 10 针为隔 2d 治疗 1 次，足三里交替注射，4 周 1 个疗程，共 2 个疗程。(《针灸临床杂志》)

（五）中药熏蒸疗法

［药物］半枝莲、半边莲、赤芍、青蒿、黄芩各 60g，白花蛇舌草、重楼、黄芪、益

母草各 100g，半夏、白术、红花、杜仲各 40g，陈皮 20g。

［操作］上述药物置于 DXZ-1 型中药熏蒸治疗仪中，治疗温度一般在 42 ～ 55℃，每次 40min，每日 1 次，15d 为 1 个疗程，共 6 个疗程。（《临床医学与护理研究》）

（六）毫针疗法

［取穴］①热毒炽盛型：大椎、委中、陷谷、大陵、阳陵泉；②阴血亏虚型：曲池、合谷、迎香、风池、劳宫、涌泉；③阳气虚衰型：百会、曲池、合谷、足三里、商丘、命门；④气滞血瘀型：膻中、气海、合谷、太冲、章门、内关、印堂。

［操作］隔日 1 次，行平补平泻手法。留针 30min。（《陕西中医》）

（七）穴位注射疗法

［取穴］①热毒炽盛型：肾俞、太溪、阳陵泉、三阴交；②阴血亏虚型：膈俞、肝俞、肾俞、太溪；③阳气虚衰型：脾俞、肾俞、关元、天枢、中脘；④气滞血瘀型：肝俞、膀胱俞、血海、三阴交、背部阳性结节点。

［药物］①型选用三黄注射液；②型选用生脉注射液；③型选用维生素 B_1、维生素 B_2、三磷腺苷注射液；④型选用当归、红花注射液。

［操作］刺入穴位后，用提插雀啄方法，得气后推药，每穴 0.3 ～ 0.5ml，隔日 1 次。（《陕西中医》）

（陈丽华）

79. 硬皮病

［临床表现］硬皮病是一种以皮肤及内脏器官发生纤维硬化，最后发生萎缩为特征的结缔组织病。我国结缔组织病中硬皮病的发病率为 1/10 000 ～ 1/1000，患病率居结缔组织病的第 3 位。其显著临床表现是皮肤肿胀、硬化、萎缩以及关节疼痛、挛缩畸形等症状，轻者致残，丧失劳动力，重者多脏器损害，导致死亡。

（一）中药内服疗法

［药物］①硬皮病早期血瘀毒热型用皮痹 1 号：党参、黄芪、熟地黄、鸡血藤各 30g，丹参、鹿角胶各 15g，女贞子、桂枝、赤芍、红花、香附、甘草各 10g，附子、肉桂各 5g。此方具有温阳活血、通络祛瘀的功效。

②皮病硬化期气滞血瘀型用皮痹 2 号：当归、桃仁、丹参、玉竹、桑枝、鬼箭羽、鸡血藤、忍冬藤、豨签草各 30g，红花、羌活各 15g，山慈菇、赤芍、黄芪各 20 g，桂枝 10g。此方具有益气滋阴，活血祛瘀软坚的功效。

③硬皮病萎缩期阳虚血瘀型用皮痹 3 号：熟地黄、桃仁、鬼箭羽、桑枝、桂枝各 20g，黄芪、川芎、茯苓、玉竹、鸡血藤各 30g，红花 12g，赤芍、枸杞子各 15g，青风

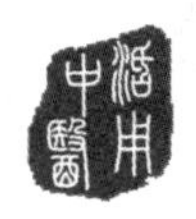

藤 40g，枸杞 10g。此方具有温经通络祛瘀之功效。

［加减］病在上肢可加姜黄，在下肢加川牛膝，在腰部加续断，在头面部加白芷，兼有心悸加炙甘草、桂枝、柏子仁；兼有肾阳虚加肉苁蓉、杜仲、续断；兼有腹泻、水肿加泽泻、大腹皮、生姜皮;兼有头晕加天麻、钩藤、怀牛膝等。系统性硬皮病可配合西药。

［用法］水煎服，每日 1 剂，分 2 次温服。(《山西中医》)

（二）中药熏洗疗法

［操作］伸筋草、透骨草、红花、艾叶、乳香、没药、刘寄奴各 10g。与皮痹方（同上）第三遍同煎，每晚约半小时熏洗患处。待中药熏洗皮损后，再用霜剂外擦患处。可用维生素 E 霜、樟脑霜等。(《山西中医》)

（三）毫针疗法

［取穴］局部皮损处、合谷、足三里、阳陵泉、外关。

［操作］对局部皮损围刺，取直径 0.30 ～ 0.35mm、长 15 ～ 40mm 毫针，在皮损区刺入，针尖与皮肤成 30° 斜向中心，每针距离相隔 1.5cm，进针深度 10 ～ 25mm，以得气为佳；合谷、足三里、阳陵泉、外关，行提插捻转平补平泻手法。每次留针 30min，隔日 1 次。(《中国针灸》)

（四）中药浸浴疗法

［药物］桑枝、川芎、藏红花、川乌等 12 味中药，先用凉水浸泡 4h 后，用电饭锅加热煮沸 30min 后弃药渣备用。

［操作］做好患者思想工作，取得患者的配合，并协助患者饮水 500ml。将一次性塑料沿长椭圆形木桶（130cm×75cm×70cm）内径围好后，根据患者身高、体重准备热水，倒入煎好的中药液后调水温至 43 ～ 46℃，协助患者脱衣，半躺于浴桶中，据患者病情、体质及治疗需要，每次控制浸浴时间 20 ～ 30min，7d 为 1 个疗程。

［注意事项］对伴有心脑血管缺血性疾病、严重心、肺功能不全、低血压患者禁忌使用此法。(《价值工程》)

（五）天灸疗法

［操作］在督脉及膀胱经第一侧线背俞穴寻找异常反应点，在找到的反应点上，用烧热的针点刺使皮肤破损，然后在破损的穴位上敷化腐散，外用胶布固定，3 ～ 5d 改用三仙丹少量撒在清毒后的穴位上，外敷全鸡吸毒膏，换药期间在穴位上拔火罐，每日换药 1 次，直到灸疮愈合为 1 个疗程，隔 1 周后再做下 1 个疗程。(《针灸临床杂志》)

（六）拔罐疗法

［操作］在躯干、四肢皮损处用走罐法、火罐法及闪罐法，以达到行气活血、祛瘀通络、软坚散结之功效。(《中华中医药学会第 8 次外治学术会议论文集》)

（七）艾灸疗法

［取穴］①大椎、肾俞；②命门、脾俞；③气海、血海；④膈俞、肺俞。

［操作］每周灸两次，每次取一组穴位，隔附子饼或丁桂散灸治。（《上海针灸》）

（八）中药热敷疗法

［药物］附子、独活、川乌、木通各6g，白鲜皮3g，红花、透骨草、木通、艾叶各9g，料姜石（火煅）120g。

［操作］用时将药包上笼屉加热蒸1h后布包趁热外敷于局部，每天2次，每次30min。（《中国针灸》）

（九）火针疗法

［操作］选用0.35mm×40mm毫针，嘱患者取舒适体位，充分显露患处，用碘伏棉球将针刺部位常规消毒后，点燃酒精灯，一手持针，靠近欲针刺部位，烧红针尖，迅速向皮损部位以0.2～0.5cm的间隔进行点刺，刺入深度约0.5mm，自上而下分排点刺，随进随出。每7天治疗1次，以4次为1个疗程，共治疗28d。（《亚太传统医药》）

（陈丽华）

80. 多发性肌炎和皮肌炎

［临床表现］多发性肌炎和皮肌炎是一组多种病因引起的弥漫性骨骼肌炎症性疾病，发病与细胞和体液免疫异常有关。主要病理特征是骨骼肌变性、坏死及淋巴细胞浸润，临床上表现为急性或亚急性起病，对称性四肢近端为主的肌肉无力伴压痛，血清肌酶增高，血沉增快，肌电图呈肌源性损害等特点。

（一）中药内服疗法

［药物］当归、麦冬、生地黄、知母、竹叶、丹参、牡丹皮、赤白芍、忍冬藤、薏苡仁、枸杞子、牛膝、甘草。加减：体质虚弱加黄芪；疼痛明显加地龙、红花、野菊花，去麦冬、枸杞子；病程长肌肉萎缩明显者加白术、党参、桃仁，去竹叶、知母。

［用法］水煎服，每日1剂。（《当代医学》）

（二）耳针疗法

［取穴］主穴：神门、内分泌、肾上腺。加减：肝肾不足取肝、肾；肺热津伤取肺、肢体（上肢或下肢）；脾胃气虚、湿热浸淫取脾、胃。

［操作］取半寸毫针针刺上述穴位，强刺激，久留针40～60min。（《甘肃中医学院学报》）

（三）电针疗法

［取穴］①肾俞、气海俞、大肠俞、环跳、风市、阴陵泉、三阴交、太溪；②天枢、气海、关元、足三里、风市、阴陵泉、三阴交、太冲。

［操作］两组穴位交替取用，选用华佗牌针刺手法治疗仪（SXDZ-100），选用C处方（提插补法），输出1.5mmA，6组电针，每天40min，以肢体轻微震颤为宜，6d为1个疗程。

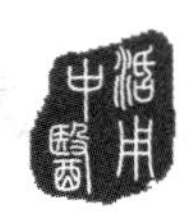

（《内蒙古中医药》）

（四）穴位注射疗法

［取穴］足三里、肾俞、脾俞。

［药物］黄芪注射液。

［操作］每次 1 穴，每次 2ml，6d 为 1 个疗程。（《内蒙古中医药》）

（五）蜂针疗法

［取穴］主穴：#5（调节人体中枢神经及相关的运动系统功能）、07（恢复人体自主神经功能：包括全身气、血、各脏器）、肩 $_2$（主胸腔及上肢、头、颈各症状的失衡）、T_4（主腰及下肢等的所有症状，气滞 T 中恢复全身气血运行，包括脏器供营养等功能）、胆 $_4$（有利于免疫力提高）。配穴：08（主副交感神经、主脏器、脾胃肝胆、消化系统）、列缺、气海俞、肾俞。

［操作］蜂针点刺。3 个月为 1 个疗程。（《蜜蜂杂志》）

（陈丽华）

81. 过敏性紫癜

［临床表现］过敏性紫癜是一种侵犯皮肤和其他器官细小动脉和毛细血管的过敏性血管炎，常伴腹痛、关节痛和肾损害，但血小板不减少。

（一）中药内服疗法

［药物］①皮损偏于上半年或全身散在分布者采用凉血五花汤加减。红花 9 ～ 15g，鸡冠花 9 ～ 15g，凌霄花 9 ～ 15g，玫瑰花 9 ～ 15g，野菊花 9 ～ 15g。②紫癜皮损偏于下半身者采用凉血五根汤：白茅根 30 ～ 60g，瓜蒌根 15 ～ 30g，茜草根 9 ～ 15g，紫草根 9 ～ 15g，板蓝根 9 ～ 15g。加减：外感加银花、连翘；尿血、便血加大小蓟、槐米、蒲黄、地榆炭；腹痛者加白芍、延胡索；关节肿痛加防己、秦艽、忍冬藤；肾脏损害者加白茅根、泽泻、车前子。

［用法］每日 1 剂，水煎分 2 次温服，7d 为 1 个疗程，共 1 ～ 3 个疗程。（《中国继续医学教育》）

（二）毫针疗法

［取穴］内关、尺泽、中脘、天枢、气海、阴陵泉、阳陵泉、足三里、血海。

［操作］取 0.30mm×40mm 毫针，内关采用捻转补法，尺泽采用捻转泻法，中脘、气海、足三里、阳陵泉、阴陵泉提插补法，天枢、血海平补平泻。留针 30min，每日 1 次，5 次为 1 个疗程，疗程间隔 2d。（《山西中医》）

（三）穴位埋线疗法

［取穴］双侧足三里。

［药线］取 1 号肠线 60cm，剪成两等份，分别放在经消毒处理的且盛有卡介菌多糖、核酸注射液的 2 只玻璃广口杯内，浸泡 7 ～ 10d，备用。

［操作］患者取坐位或仰卧位，常规消毒并局麻，用无菌手术缝合针引线，一侧足三里埋卡介菌多糖浸泡的肠线，另一侧埋植核酸注射液浸泡的肠线。药线埋植深度达肌层，将露出表皮的线头用手术剪剪除，最后用无菌敷料包扎固定。7d/ 次，2 次 /1 个疗程，共 3 个疗程。（《中医临床研究》）

（四）穴位注射疗法

［取穴］足三里、三阴交、伏兔、脾俞、肾俞、曲池。

［操作］根据临床辨证每次选取 2 ～ 3 个穴位，左右交替使用，取 5ml 注射器及 5 号普通注射针头抽取复方丹参注射液，穴位常规消毒，快速进针刺入皮下，而后缓缓进针或提插使之得气，回抽无血，方可注射药物，每穴注射 1 ～ 1.5ml 复方丹参注射液，隔日 1 次，7 次为 1 个疗程。（《实用中西医结合临床》）

（五）穴位贴敷疗法

［药物］黄芩、牛蒡子、白鲜皮、土茯苓、赤芍、紫草、延胡索等制成膏剂备用。

［取穴］足三里、三阴交、血海、曲池。

［操作］每日 1 次，双侧穴位交替贴敷。（《实用医学杂志》）

（六）刺络疗法

［取穴］耳背静脉、大椎、肺俞、血海、足三里。

［操作］常规消毒皮肤，用三菱针快速点刺上述穴位，手法宜轻、浅、快，少量出血为宜，术后用消毒棉球按压针孔部位，或覆盖敷料于局部，隔日 1 次。（《陕西中医》）

（七）耳穴贴压疗法

［取穴］过敏点、内分泌、神门、肾上腺、耳尖、肝、风溪。

［操作］常规消毒耳部，先用探针在耳郭上找准穴位，将王不留行子放置于 0.6cm×0.6cm 医用胶布中央，并固定在所选穴位上。用拇指和示指对压耳穴，手法逐渐由轻到重，产生酸、麻、胀、痛为宜，每次按压 2 ～ 3min，每日按压 3 ～ 5 次，2 ～ 3d 更换 1 次，左右耳交替，10d 为 1 个疗程，注意防水，以免脱落。（《中医学报》）

（八）艾灸疗法

［取穴］曲池、足三里。

［操作］采用艾条温和灸，将艾条一端点燃，对准穴位，距皮肤 2 ～ 3 cm 进行雀啄灸或回旋灸，以患者局部有温热感而无灼痛为宜，每穴灸 15 ～ 20min，至皮肤潮红为度。每日 1 次，治疗 1 周。（《护理学报》）

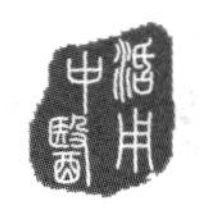

（九）中药结肠滴注疗法

［药物］苍术 10 ～ 12g，赤芍、白芍、生地黄、川芎、蒲黄、桃仁、灵脂、炒黄柏各 10 ～ 15g，茜草 15 ～ 20g，炒牡丹皮、紫草各 25 ～ 30g。加减：腹痛症状较剧烈，加延胡索 6g；便血加榆炭 10 ～ 12g。

［操作］将药剂煎成 200ml，每日结肠滴注两次，每次不超过 100ml。将灌肠液加温到 38 ～ 40℃，治疗前告知患者排空大小便，取左侧屈膝屈髋卧位，抬高臀部，显露肛门，把准备好的灌肠药袋与灌肠管、输液管连接在一起，在灌肠管的前端涂液状石蜡，排空里面的气体，由肛门缓慢插入灌肠管，深度约 20cm，调节滴液管内的滴速在 30 滴 /min 左右。滴注完毕，静卧保留 1 ～ 2h。（《中医临床研究》）

（十）中药灌肠疗法

［药物］仙鹤草、延胡索、荷叶、白芍各 10g，甘草 5g。加减：血热伤络型加用地榆炭、槐花各 10g；气不摄血型加用黄芪、乌药各 10g。

［操作］以上药物适量（按患儿年龄选择）水煎取汁 30 ～ 50ml（室温），保留灌肠，每 2 日 1 剂，可酌情连用 3 ～ 7 d 。（《中国中西医结合儿科学》）

（十一）中药喷雾疗法

［药物］红花 3g，莪术 3g，三棱 3g，用煎药机煎药过滤取汁 300ml 备用。

［操作］将煎好的中药汁倒入喷雾器（丽人 - 冷雾王）的雾化罐，接通电源，打开开关，每个部位喷雾 10min（以有水雾出现开始计时），每日 2 次，连续治疗 10d。（《中国中医急症》）

（十二）中药熏蒸疗法

［药物］苦参 40g，百部 30g，蛇床子 20g，苏木 20g，白鲜皮 30g，羌活 30g，独活 30g，地肤子 30g，煎取药汁 500ml。

［操作］采用杭州立鑫医疗器械有限公司 LXZ200E 熏蒸床，将 500ml 药汁倒入锅内，另加水至加热锅的过滤网以上 2cm 左右的位置。治疗时间一般为 20 ～ 30min，设定温度 40 ～ 48℃。设定好以后按运行键，机器自动加热；低于设定温度 2℃时，机器自动加热；到设定温度，仪器自动待机；熏蒸时间结束，机器自动恢复到初起设定值，表示治疗结束。每天 1 次，7d 为 1 个疗程。（《中医儿科杂志》）

（十三）中药熏洗疗法

［药物］荆芥 15g，苏木 20g，皂角刺 20g，白鲜皮 30g，枯矾 30g，鸡血藤 30g，羌活 30g，独活 30g，地肤子 30g，苦参 40g。

［操作］将药方中的药物以水煎煮并取其药汁 6000ml 倒进桶式木盆中，在热的状态下先将双足、小腿放于药液上方进行熏蒸，等药液冷却到 42℃时，可把双足放到药液当中，确保药液浸泡到患者双膝下（若大腿及臀部患有紫癜可以进行坐浴治疗，上肢出现紫癜时可以将上肢泡到药水当中），如药水温度降低到 37℃以下时应适量加入热水使其再恢复到 42℃，每次需浸泡 30min，每日 1 次，1 个疗程 10d。（《中国实用医药》）

（十四）中药脐敷疗法

［药物］苍术10g，黄柏6g，花椒10g，乌梅10g，五味子10g，生蒲黄10g，五灵脂10g，炒白芍15g，炙甘草15g，延胡索10g，木香6 g。（此为江阴天江药业有限公司生产的中药配方颗粒）

［操作］用开水调成糊状，敷神阙穴，每日2次，可酌情连用7～10d。

［注意］该法适用于腹型过敏性紫癜。（《光明中医》）

（陈丽华）

82. 尿崩症

［临床表现］尿崩症是由于下丘脑-神经垂体病变引起精氨酸加压素（AVP）又称抗利尿激素（ADH）不同程度的缺乏，或由于多种病变引起肾脏对AVP敏感性缺陷，导致肾小管重吸收水的功能障碍的一组临床综合征。其临床特点为多尿、烦渴、低比重尿或低渗尿。尿崩症常见于青壮年，男女之比为2 ∶ 1。

（一）中药内服疗法

［药物］大熟地20g，大生地黄20g，山茱萸30g，枸杞子30g，生山药30g，女贞子30g，五味子20g，益智仁20g，桑螵蛸15g，菟丝子20g，麦冬20g，天冬20g，煅龙骨（先煎）30g，煅牡蛎（先煎）30g，金樱子20g，覆盆子20g。加减：阴虚火旺者加知母、黄柏；口渴甚者加石斛、玉竹、沙参。

［用法］水煎服。1个疗程为1个月，1个疗程未痊愈者再接续治疗下1个疗程。（《辽宁中医药》）

（二）毫针疗法

［取穴］①肺俞、风池、风府；②肾俞、足三里、哑门；③三焦俞、通里、三阴交、百会。

［操作］三组穴位交替选用，肺俞用泻法，肾俞用补法，剩余用平补平泻法。（《吉林中医药》）

（三）耳穴贴压疗法

［取穴］主穴：内分泌、遗尿点、膀胱点、交感、神门。配穴：肺肾阴虚型加肺、肾；胃阴不足加胃、脾；三焦输布失常加三焦；阴津亏损加肺、胃、肾。

［操作］先行耳穴经络评价，常规消毒，将贴有“王不留行子”的0.8cm×0.8cm胶布按压在对应的耳穴上，以患者能忍受为度。指导患者每天按压耳穴3次，每次20min，3～4d更换一侧耳朵继续进行，连续30d为1个疗程。（《中国社区医师》）

（陈丽华）

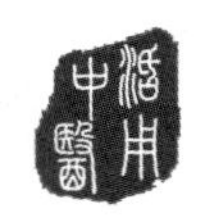

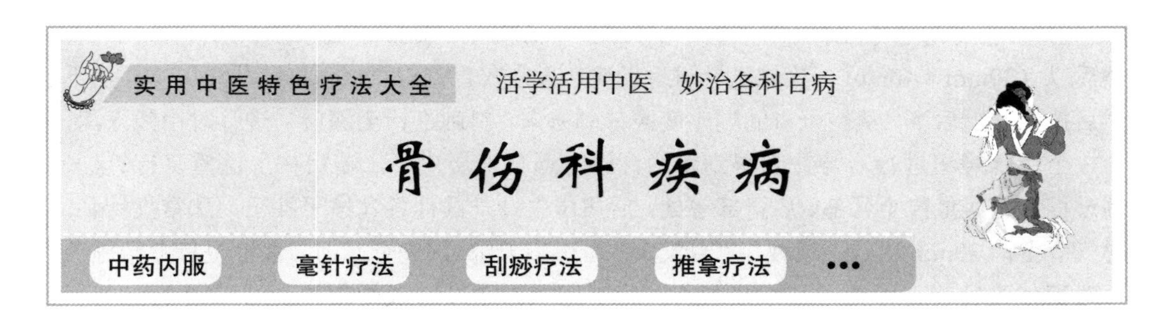

83. 颈椎病

[临床表现] 颈椎病，又称颈椎综合征，主要由于颈椎退行性变、骨质增生、韧带增厚钙化，椎间盘变性突出，引起颈椎脊髓、神经、血管受压，导致相应症状。根据其受累部位不同，颈椎病可分为：颈型、神经根型、椎动脉型、脊髓型、交感型、混合型共 6 型。该病中医称之为“项痹病”。中医学认为，其病因为感受风寒湿热邪气，长期疲劳，年老体弱等。

（一）中药内服

[药物] 葛根 30g，桂枝 15g，麻黄 6g，白芍 30g，生姜 10g，大枣 5 枚，全蝎 10g，蜈蚣 2 条，炙甘草 6g。加减：风寒证者加用鸡血藤 10g，羌活 10g，威灵仙 15g；气滞血瘀证者加用川芎 15g，丹参 15g，当归 10g；痰湿阻络证者加用法半夏 10g，僵蚕 10g，薏苡仁 20g。

[用法] 每日 1 剂，水煎取汁 300ml，早晚分服，7d 为 1 个疗程。（《中国现代药物应用》）

（二）中药熏蒸

[药物] 红花、没药、羌活、独活各 30g，川芎、丹参、鸡血藤、透骨草、赤芍、葛根、木瓜各 20g，桂枝、牛膝、杜仲、防风、当归、陈皮、党参各 15g，甘草 8g。

[操作] 上述中药煎浓缩液成 300ml，稀释成 1.5L 药液后，引流入中药熏蒸治疗仪，控温至 35 ～ 60℃；患者俯卧及显露病灶处表面皮肤，引导熏蒸药汽喷口对准病灶，使药液蒸汽覆盖颈项部，每次 30 ～ 60min，每天 1 ～ 2 次，10d 为 1 个疗程。（《陕西中医》）

（三）中药热敷

[药物] 川乌、威灵仙、白芍、鸡血藤、青风藤等中药各 30g。

[操作] 将上述中药药包用蒸锅蒸热，以患者可耐受为宜，将药包在患者的颈肩部来回往返或旋转移动，力度要轻，移动速度要快，随着温度下降，逐渐加大力度，放慢速度，最后将患者皮肤可接受温度的药包敷于患者颈肩部，用干毛巾及被子覆盖，至余温消失即可。每次 15 ～ 30min，每天 2 次，7d 为 1 个疗程。（《陕西中医》）

（四）艾灸联合“苍龟探穴”刺法

[取穴] 天宗、颈夹脊、肩贞、臂臑、曲池、外关、中渚。

［操作］①患者取坐位，双手置于平台上，手心向下，取上述穴位定位，皮肤常规消毒，然后以 0.30mm×40mm 一次性毫针进行针刺，天宗穴直刺得气后，将针从深层退至皮下，然后按照先上后下、从左至右的顺序变换针刺方向，斜刺进针至深层。进针时由浅入深，分 3 个步骤缓缓进行，待针刺得到新的针感时退至浅层皮下，随后按上法重复行针，针刺过程针感尽量传至颈部、肩背部等处，后按压出针。其他各穴按平补平泻法常规针刺，得气后留针 30min 出针。②使用“百笑灸”对患侧天宗、颈夹脊、臂臑、曲池进行贴敷施灸，并对筒体进行旋转以调节艾炷热力，过程中避免对皮肤造成灼伤，灸法持续 30min。每日 1 次，10d 为 1 个疗程，1 个疗程结束后休息 2d 进行下 1 个疗程，治疗 2 个疗程。(《陕西中医》)

（五）电针疗法

［取穴］颈椎阳性反应平面夹脊（2 对）、肩中俞（双）、大椎、中渚（双）。

［操作］患者取坐位或者俯卧位，取穴定位，皮肤常规消毒后，选用一次性针灸管针（华佗牌），弹击进针，进针 1 寸，不行针，双侧夹脊穴、肩中俞分别连接电子诊疗仪（负极接夹脊穴，正极接肩中俞），选取参数为疏密波（2Hz，100Hz），调整强度为 1，持续 30min。每周 3 次，治疗间期大于 24h，10 次为 1 个疗程。(《广州中医药大学》)

（六）“颈三针”疗法

［取穴］“颈三针”(天柱、颈百劳、大杼)，手太阳经病变者，加后溪；手少阳经病变者，加肩井、外关；手阳明经病变者，加曲池、合谷；伴头晕头痛者，加“晕痛针”(印堂、四神针、太阳穴)。

［操作］患者取坐位，双手置于平台上，手心向下，嘱患者放松。辨证取穴，根据不同穴位选择 35 号 1 ～ 1.5 寸一次性毫针，穴位常规消毒，左手揣穴，右手持针，将针尖垂直放于皮肤之上，快速捻转透过皮肤，缓慢将针刺入穴位，“颈三针”、后溪、外关、曲池、合谷刺入 1 ～ 1.2 寸；肩井穴应注意进针不宜过深，避免出现气胸；印堂穴针刺，右手持针，先用针尖在印堂穴处由下向上轻轻划过 2 ～ 3 次，使患者精神汇聚于印堂穴，于印堂穴上 2 ～ 3 分处进针，快速破皮后，针尖向山根斜刺，以印堂穴出现酸胀感为度，针感强烈者可出现两眼含泪；太阳穴垂直进针 0.8 ～ 1 寸，四神穴针刺角度为 45° 斜刺入 5 分。以穴位局部出现酸胀感为度。(《亚太传统医药》)

（七）腹针疗法

［取穴］主穴：天地针（中脘、关元），配穴取商曲（双）、滑肉门（双）。

［操作］采用环球牌或天协牌一次性不锈钢针灸针，32 号 1.5 寸毫针针刺。患者取仰卧，充分显露腹部，上述穴位常规消毒，用毫针刺入 1 寸左右（不刺穿腹壁为度），中脘、关元深刺，商曲浅刺，滑肉门中刺，得气后行捻转手法 1min，留针 30min，间隔 5min 行针 1 次。每天 1 次，每周 5 次，2 周共 10 次为 1 个疗程。(《中国康复医学杂志》)

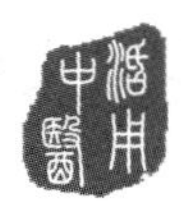

（八）浮针疗法

［取穴］同侧肘关节下方 3 ～ 5cm 处进针，针尖向上；同侧肩峰内侧，由外向内进针，针尖朝向冈上肌等患肌；菱形肌下方 5cm 处进针，针尖向上。

［操作］针具选择一次性使用浮针（直径 1.5mm，长度 32mm）。上述选穴常规消毒，在皮下水平进针，针尖指向病灶，针体在皮下疏松结缔组织中向前推进皮肤表面可见线状隆起，运针深度一般以软套管全部埋入皮下为度。进针后以拇指为支点，示指和环指一前一后做扇形扫散，每部位扫散时间约 2min。配合再灌注活动操作。操作完毕后抽出不锈钢针芯，将塑料软套管留置皮下，胶布固定。留置 6h 后将软套管拔出，嘱患者起管后勿沾水，留管期间患者可照常活动。（《中国针灸》）

（九）火针疗法

［取穴］颈夹脊穴、局部阿是穴、风池、大椎、大杼。

［操作］患者取坐位，针刺部位常规消毒，用直径 0.5mm、长 2 寸的钨锰合金火针，置酒精灯上，将针身的前中段烧透至白，对准穴位，速刺疾出，深达肌腔与骨结合部，出针后用消毒干棉球重按针眼片刻，阿是穴多为痛点及肌肉僵硬处，宜在每平方厘米病灶上，散刺 3 针。嘱患者保持局部清洁，避免针孔感染。治疗每周 2 次，治疗 3 周。（《中医外治杂志》）

（十）自血疗法

［取穴］颈百劳、大杼。

［操作］患者取坐位，皮肤常规消毒，选用 5ml 注射器，先抽取醋酸泼尼松龙注射液 1ml，再抽取肘静脉血 3ml，将泼尼松龙与血液混合液轻轻摇匀，快速消毒所选穴位，将注射器快速刺入，到达肌层，回抽注射器活塞，如无针尖无血液回流，则缓慢向肌层推注；如有血液回流，则应调整针尖方向，直到回抽时无血液回流，再向肌层推注。经络自血疗法过程应快速流畅，以免注射器内血液凝固。（《亚太传统医药》）

（十一）针刀疗法

［取穴］阳性反应点（阿是穴）。

［操作］患者取俯卧低头位，显露颈项肩背部，根据临床症状、触诊、影像学三步神经定位法，选取病变节段棘突间、双侧关节突关节、横突压痛点及颈肩部阳性反应点 4 ～ 8 点，以甲紫标记定点，严格无菌操作，术野常规消毒，选取一次性无菌Ⅳ号针刀，刀口线与人体纵轴平行，针体垂直进针点处骨平面刺入，刀锋达骨面后，调节针体与棘突间隙平行，切开棘间韧带 2 刀，在双侧关节突关节治疗。在棘突旁开 1 ～ 1.5cm，针体与人体矢状面成 45°，刀口线和人体纵轴平行刺向椎弓板，将刀锋沿骨面向侧方滑动，当感觉刀锋遇到坡状骨性阻挡时，说明已至椎骨上关节突，沿坡面略微上移，可探及关节间隙，旋转针体使刀口线与关节间隙平行，切开关节囊 2 刀，出针后压迫止血 2min，以无菌敷料覆盖。以上治疗 5d 后复查，若仍有症状，则行第 2 次治疗，2 次为 1 个疗程。（《针

灸临床杂志》)

(十二)耳穴压豆

[取穴] 主穴取颈椎、颈、肝、肾。辨证选穴交感、神门、心、皮质下、肾上腺。

[操作] 采用火柴棒找出耳部疼痛敏感点，耳穴常规消毒后，用王不留行子贴附于小方块胶布中，然后贴敷于耳穴上，按压王不留行子使之有酸胀、发热感，嘱患者自行每天按压单侧耳穴 4 ～ 6 次，3d 后换另一侧耳穴按压。连续治疗 9d 为 1 个疗程，疗程间休息 2d。(《中国康复理论与实践》)

(十三)龙氏正骨推拿手法

[操作] ①手法：以患椎为中心及颈肩部区域运用揉法、㨰法交替进行，沿椎旁进行揉捏法，对棘突、横突附着的肌肉疼痛敏感区用按法。手法要柔和，先健侧卧后患侧卧，给予颈肩部放松，重点以中下段颈椎为主，每侧放松约 5min。②正骨手法：第 2 至第 6 颈椎后关节的旋转式错位运用低头摇正法；第 2 至第 6 颈椎钩椎关节旋转式错位运用侧头摇正法；第 5 颈椎至第 2 胸椎间旋转式错位运用侧卧摇肩法。侧弯侧摆式错位运用侧向扳按法；滑脱式错位及颈椎生理曲度变直运用侧卧推正法。③强壮手法与痛区手法：在颈肩部选用弹拨法、拿捏法、点穴法各进行 3 ～ 5 个循环的操作，颈部采用拿捏手法、肩胛部采用弹拨手法，点穴法以颈肩部阿是穴为主配合肩井穴、颈百劳、天宗穴及颈夹脊穴，持续 5 ～ 8min。每次手法治疗时间 20 ～ 30min。每日 1 次，每周 5 次，10 次为 1 个疗程。(《广州中医药大学》)

(十四)埋线疗法

[取穴] 阳性穴位(阿是穴)、$C_{3\sim7}$ 华佗夹脊、大椎、肩井、曲池。

[操作] 患者俯卧位，低头，下颌内收，暴露后颈部，选定穴位并常规消毒，戴无菌手套，用镊子夹取可吸收性外科缝线(规格 2-0 号，长度 1cm)，放入一次性埋线针(9 号针)。然后将埋线针刺入该穴位，将线体推入穴位，迅速拔出针具，用干棉签按压针眼，防止出血，再用碘酒消毒，创可贴外敷固定。埋线两天内要求不洗澡，不作剧烈运动。2 周治疗 1 次，3 次为 1 个疗程。(《河北中医药学报》)

(金远林)

84. 落　枕

[临床表现] 落枕，又称“失枕”。表现为起床后颈后部、上背部甚至肩部疼痛不适，以一侧为多。颈项活动不利，不能自由旋转，严重者俯仰也有困难，甚至头部强直，头偏向病侧。中医学认为，其主要由项部肌肉感受风寒或睡眠姿势不当，引起颈部气血不和，筋脉拘急而致。多见于成年人，可反复发作。

（一）推拿疗法

［操作］患者取坐位，术者站于患者一侧，轻柔拿捏和揉搓患侧颈部肌肉 2 ～ 3min，后用㨰法放松其颈及肩背肌肉 2 ～ 3min。再用拇指按揉阿是穴、风池、肩井、肩中俞、秉风、天宗、缺盆等穴位，并弹拨痉挛的肌肉。术者站于患者身后，双手托住其下颌及后枕部，缓慢用力向上拔伸，同时做缓慢的屈伸和左右旋转运动。术者一手置于患者的后枕部，另一手置于下颌处，两手同时向相反方向用力，进行左右旋转运动，待颈部肌肉充分放松后，用斜扳法向患侧作快速的扳动。按揉患侧颈部肌肉，重点按压肩井穴，并用手掌叩击肩背部肌肉。（《中医正骨》）

（二）刺络拔罐疗法

［取穴］患处阿是穴。

［操作］患者取坐位或俯卧位，局部常规消毒，用梅花针或三棱针或采血针快速散刺，后拔火罐，留罐约 5min，放出适量皮下瘀血。（《实用中医药杂志》）

（三）走罐疗法

［操作］嘱患者取俯卧位，充分显露颈肩部位，用红花油作为润滑剂，选取壁厚边宽罐口光滑的大号玻璃火罐，用闪火法将火罐吸附于大椎穴处，然后用手握住火罐先沿督脉，足太阳膀胱经上下推移，再沿斜方肌的肌纤维走向往返推移，至所行部位皮肤红润充血为止，每次走罐 10 ～ 15 次，每日 1 次，5 次为 1 个疗程。（《山西中医》）

（四）刮痧疗法

［操作］患者坐位或俯卧位，显露颈背部，手法放松后，医者取水牛角刮痧板以 45° 斜度，选取百会向四神聪、率谷至曲鬓、率谷至完骨刮拭，然后取脑户、脑空、风池重点刮拭，再选取督脉（风府至身柱）、颈夹脊、足太阳经（天柱至肺俞）及足少阳经（风池沿颈项部刮至肩井），均匀涂以活血刮痧油，分别自上而下循经刮拭。每条经脉刮约 10 次，轻者出现潮红，重者出现紫红色痧点。隔天刮痧 1 次，5 天为 1 个疗程，疗程间休息 3d。（《河北中医药学报》）

（五）中药内服

［药物］葛根 30g，麻黄 15g，桂枝 15g，白芍 15g，生姜 10g，大枣 10g，炙甘草 10g。加减：瘀滞明显，见舌紫暗，脉弦者，加桃仁 10 g，红花 5g；汗出多者，去麻黄，加黄芪 10g，防风 10g；头痛明显者随所在经络加减：太阳头痛加川芎 10g，阳明头痛加白芷 10g，少阳头痛加柴胡 10g。

［用法］诸药加水 500ml，武火煮沸，文火煎至 200ml，去滓适温服用，每日 2 服，3d 为 1 个疗程。（《中国中医急症》）

（六）中药热敷

［药物］制川乌 10g，制草乌 10g，细辛 10g，羌活 30g，独活 30g，桂枝 30g，白芷 30g，威灵仙 30g，透骨草 50g，桃仁 10g，红花 10g，当归 30g，川芎 30g，乳香 30g，

没药 30g，血竭 10g，土鳖虫 10g。

［操作］上药打成粗末，将中药末装入袋中，每袋分量为 1/3 袋，用高度白酒浸泡 48h。每次使用时，用电蒸锅蒸煮中药布袋 20min 后，将中药包放在患处隔着布垫热敷。逐步减少布垫的数量，直到将中药袋直接放在患处。一般可热敷 30min，每日 1 次。（《实用中西医结合临床》）

（七）艾灸疗法

［取穴］阿是穴、阳陵泉。

［操作］①艾灸阿是穴：患者取俯伏坐位。嘱患者缓慢活动颈部以便精准揣寻颈项部阿是穴（痛点），点燃艾条，以温和灸法循经脉走行自下而上依次施术于各个阿是穴，以穴位感受到温热而不灼痛为度，每穴 5min。②艾灸阳陵泉：嘱患者取坐位或仰卧位。先在双侧阳陵泉附近揣测压痛点，继而艾灸痛点 15min，艾灸同时嘱患者缓慢活动颈部。以上治疗有先后次序，每日 1 次。

（八）浮针疗法

［取穴］阿是穴（每次选取 1 ～ 2 个）。

［操作］患者取坐位或俯卧位，充分显露颈肩部，取阿是穴 1 ～ 2 个，在距离压痛点 6 ～ 8cm 处做好标记，常规消毒，选择一次性中号浮针（广州百会科技有限公司），操作者一手提捏起进针点两侧皮肤组织，一手持浮针进针器，与皮肤成 15° ～ 25°，针尖向着痛点，然后按下开关键，快速刺入皮下后，取出进针器，手握针柄，沿皮下向痛点方向推进平刺，深度为 25 ～ 35mm，进针过程中患者无酸麻胀痛的感觉，进针后以进针点为支点，进行前后扫散，呈扇形，用力均匀，每部位扫散时间约 2min，操作完毕后抽出不锈钢针芯，将塑料软套管留置皮下，胶布固定。留置 6h 后取针，治疗部位不湿水。每日 1 次，治疗 1 ～ 3 次。（《山东中医药大学学报》）

（九）针刺疗法

［取穴］阿是穴（1 ～ 2 个）、落枕穴、列缺、后溪（单侧发病取患侧穴，双侧发病取双侧穴）。

［操作］患者取坐位或俯卧位，常规消毒穴位，术者取 0.30mm×15mm 毫针，针落枕穴时，快速进针约 8mm 至掌心劳宫穴皮下，行捻转泻法酸胀至患者不能忍受约 10s，再平补平泻；列缺向肘部斜刺，列缺与后溪均平补平泻；边行针边嘱患者慢慢活动颈部，先向患侧转动头部，然后向健侧，再前俯后仰及左右环转，幅度由小到大；留针 5min 后，快速针刺患者颈背部阳性反应点行捻转泻法酸胀至患者不能忍受出针。然后每 5 分钟主穴行针 1 次，出针时不按针孔，每日 1 次。（《中国中医急症》）

（十）温针疗法

［取穴］阿是穴、大椎、后溪、悬钟、落枕穴。加减：病及太阳经可加天柱、肩外俞；病及少阳经可加风池、肩井；向肩胛区放射痛加天宗、秉风；手臂伸展不利者，加曲池、

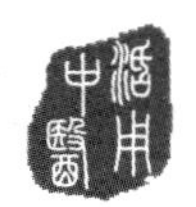

手三里等。

［操作］患者取坐位或俯卧位，选穴常规消毒，先于患侧落枕穴及后溪穴进针得气后行针同时嘱患者自行颈部前、后、左、右活动 5min，再进行余穴常规针刺，得气后加上艾炷温针，灸 2 壮，每日 1 次。(《中国中医急症》)

（十一）腕踝针疗法

［取穴］患侧上肢 5、6 区。

［操作］患者取卧位，穴位定位，常规消毒皮肤，用 1.5 寸 30 号不锈钢毫针针刺，30° 进针，针尖过皮后即将针体放平，贴近皮肤表面，循纵向直线方向沿皮下进针，进针要稍缓慢，要表浅、松，要求不出现酸、麻、胀、痛等感觉。如有阻力或出现上述感觉需将针稍退，在最表浅地刺入，针刺进皮下一般长度为 3.5 ～ 4cm 后留针。留针 30min，不作捻转提插等强刺激，留针时嘱患者反复做转颈、点头、左右摆动等动作，大幅度运动数次。(《中医民间疗法》)

（十二）水针疗法

［取穴］阿是穴。

［药物］灯盏细辛注射液 2ml ＋地塞米松注射液 5mg。

［操作］选定痛点（阿是穴），常规消毒，用 5 号针头刺入穴位，上下缓慢提插，待有酸、麻、胀感后回抽无血，将药物缓慢注入，每穴 2ml，2d 治疗 1 次。(《社区中医药》)

（十三）巨刺疗法

［取穴］阳陵泉（病在左者取之右侧，病在右侧取之左侧）。

［操作］患者取端坐位，常规消毒后，用 0.30mm×40mm 毫针直刺或略向下斜刺进针，捻转得气后行泻法使酸胀感向下传导至小腿者为佳。同时嘱患者颈部左右前后活动，特别是朝不适的方向活动为宜，留针 30min，每 10 分钟运针 1 次，出针时摇大针孔。(《中国中医急症》)

（十四）耳穴压豆疗法

［取穴］颈、颈椎、神门、相应压痛区（点），配以肝、脾。

［操作］单耳取穴，常规消毒，再将附有王不留行子的小贴布贴在穴位上，嘱患者每日按压 3 ～ 5 次，每次按压 2 ～ 3min，以耳穴发热或出现热痛胀感为宜，贴压 1d，两耳交替。(《长春中医药大学学报》)

（金远林）

85. 腰椎间盘突出症

［临床表现］腰椎间盘突出症，是由于腰椎间盘退行性变，外力作用下纤维环破裂，髓核组织从破裂之处突出（或脱出）于后方或椎管内，导致脊神经根遭受刺激或压迫，

从而腰部疼痛，一侧下肢或双下肢麻木、疼痛等一系列临床症状。好发于腰$_{4/5}$、腰$_{5}$/骶$_{1}$。该病属于中医学“痹症”“腰痛”范畴，中医学认为其发病与感受外邪、劳倦体虚、饮食不节有关。

（一）中药内服

［药物］独活 15g，桑寄生 12g，盐杜仲 12g，怀牛膝 12g，细辛 3g，秦艽 10g，茯苓 15g，肉桂 12g，防风 15g，川芎 9g，人参 12g，当归 12g，白芍 12g，熟地黄 12g，甘草 6g。

［用法］上述中药水煎服，每日 1 剂，早晚温服。4 周为 1 个疗程。（《辽宁中医药大学学报》）

（二）中药外敷

［药物］祖师麻、透骨草、白芍、怀牛膝各 30g，川乌、草乌、半夏、胆南星、乳香、没药、细辛、冰片、樟脑、红花、刘寄奴、皂角、白芷各 10g。

［操作］将以上药物研细末，装于纱布袋内，用白酒浸湿（以酒液不漏出为度），外敷患者病变相应椎间盘的皮肤平面，然后用热水袋装开水，置药袋上热敷。期间若药袋干可再用白酒浸湿，热水袋要保持一定温度。每次 20 ～ 30min，每日 2 次，治疗 10 次休息 5d，再行下一次治疗。（《中医研究》）

（三）中药熏蒸

［药物］羌活 30g，独活 30g，威灵仙 30g，制川乌 20g，制草乌 20g，细辛 15g，伸筋草 30g，透骨草 30g，赤芍 30g，牛膝 40g，络石藤 30g，地鳖虫 15g，炒杜仲 10g，肉桂 20g，秦艽 30g，汉防己 35g，狗脊 25g，地骨皮 15g，五加皮 10g，川楝子 15g。

［操作］将上述中药制成小包装袋封口，放入 DXZ-1 型电脑中药熏蒸多功能治疗机（吉林省兴达医疗器械实业有限公司）下面蒸锅内，加水没过药平面，加热至 48 ～ 52℃。待达到预定温度后，让患者显露腰部，仰卧于熏蒸床上，使腰部对准床开孔处。根据患者的体质和耐热力调节温度，防止烫伤，每次治疗 30min。每日 1 次，10 次为 1 个疗程。（《中国中医急症》）

（四）针刺配合刺络拔罐疗法

［取穴］腰夹脊、命门、秩边、次髎、环跳、委中、阳陵泉、承山。

［操作］患者取俯卧位，穴位定位，局部常规消毒，垂直进针，并运针使之得气，留针 20min 后取针。委中穴再次消毒皮肤，用三棱针点刺委中穴后拔罐放血，放血量为 1ml 左右，其中委中穴放血隔日一次，其他操作每日 1 次，10 次为 1 个疗程，2 个疗程后判断疗效。（《现代生物医学进展》）

（五）火针疗法

［取穴］病变节段相应及上、下华佗夹脊穴（每次 2 ～ 3 个）。

［操作］患者取俯卧位，根据患者不同体质分别选用中或细火针，选定穴位做好标记，常规消毒后，医者右手持针，将针身倾斜 45° 放于酒精灯火焰上，以针身烧至发白为度，

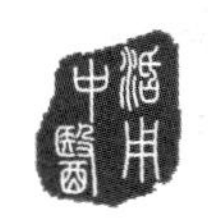

对准穴位，疾进疾出（进出针靠腕力控制，时间约 1s，深度 10 ～ 15mm），用万花油棉球按压针孔以减轻疼痛，嘱患者局部 12h 内勿湿水，隔天 1 次，20d 为 1 个疗程。（《针灸临床杂志》）

（六）电针疗法

［取穴］双侧肾俞、关元俞、大肠俞、患侧秩边、环跳、阳陵泉、委中；大腿后侧疼痛加承山、昆仑；大腿外侧疼痛加风市、悬钟。

［操作］患者取俯卧位，充分显露治疗部位，定准穴位后，局部皮肤常规消毒，选用（0.25 ～ 0.30mm）×（40 ～ 75mm）健卫士牌无菌针灸针（中美合作泰成科技发展有限公司），采用直刺快速进针，施予平补平泻，以局部出现酸、胀、麻、重感觉为度，秩边、环跳穴深刺，以有向下放电感为佳，后加 G9805-C 型低频电子脉冲治疗仪（上海医用电子仪器厂理疗分厂生产），一组接患侧肾俞、大肠俞，一组接患肢环跳、阳陵泉，采用连续波，频率为 2Hz，强度以患者耐受为度，留针 30min，每日 1 次。6d 为 1 个疗程，疗程间休息 1d，共治疗 2 个疗程。（《湖北中医药大学 2014 届硕士毕业论文》）

（七）温针齐刺疗法

［取穴］主穴：病变节段的夹脊穴、阿是穴。配穴：血瘀型加用委中、次髎；寒湿型加用腰阳关、志室；肝肾亏虚型加用太溪、肾俞。

［操作］患者取俯卧位或侧卧位，辨证取穴，局部常规消毒后，用 30mm×75mm 一次性毫针（苏州医疗用品厂有限公司生产），垂直进针，直刺 40 ～ 50mm，使针下产生强烈酸胀感应，并在其左右 1 寸处各刺 1 针，针尖对准第 1 针尖方向进针 50 ～ 70mm，行捻转提插手法，针下产生强烈的酸麻沉胀感并立即向臀部及同侧下肢放散，将纯艾条（南阳卧龙汉医艾绒厂生产）约 20mm，插在针柄上后，用火点燃下端，连灸 3 炷，待艾段燃完后，继续留针 10min 后出针。每日 1 次，10 次为 1 个疗程，治疗 2 个疗程。（《湖北中医药大学学报》）

（八）腕踝针疗法

［取穴］下 4、下 5、下 6 穴。

［操作］患者采取健侧卧位，显露腰臀部及患侧下肢，穴位皮肤常规消毒，医者左手固定进针点上部（拇指拉紧皮肤），右手持针柄，针与皮肤成 15°，快速刺透表皮至皮下，针体贴近皮肤表面，沿纵行直线向上缓缓刺入，刺入长度以露出针身 2mm 为佳，以针下松软感、无任何针感为宜，若有酸、麻、重、胀、疼痛等针感，需要将针缓慢后退再行调针至皮下浅表层，再将针刺入。最后用输液贴固定针柄。留针 5 ～ 8h 出针，留针过程中如有不适，即刻取针。每日 1 次，6 次为 1 个疗程，疗程间休息 1d，共治疗 2 个疗程。（《辽宁中医药大学学报》）

（九）针刀疗法

［取穴］阳性反应点。

［操作］患者取俯卧位，腹下垫枕头，充分显露治疗部位。选取进针点做标记，局部

皮肤常规消毒，选用一次性针刀（华夏牌），臀部用3号针，腿部用4号针，采用“纳米寸劲，针刀逐层弹性切刺法”，针身与皮肤表面垂直，刀口线和血管神经肌纤维方向一致，快速进针，突破浅筋膜，后轻缓下探刀，遇阻力感而患者无异常感（疼痛或麻电感），短促速刺，突破触发点紧绷的筋膜；如刀下阻力感持续，左手拇示指可挤压皮肤继续短促速刺，推进针刀，直至阻力消失，不强求到骨面。操作完成后，拔出针刀，用棉签压迫针孔片刻，臀部还需迅速用无菌纱布压迫片刻严防感染或血肿，并在所有针孔上贴云南白药创可贴。嘱患者卧床休息半小时观察病情。每周1次，4周为1个疗程。（《广州中医药大学2012届博士毕业论文》）

（十）钩活术配合穴位注射疗法

［取穴］腰三穴（L_3、L_4、L_5棘突下，后正中线旁开1.5寸）。

［操作］患者取俯卧位，穴位定位做标记，皮肤常规无菌消毒，铺无菌巾，戴无菌手套，治疗点用利多卡因注射液行局部浸润麻醉，每点3～4ml，深1.5cm左右，左手持无菌敷料，固定皮肤，右手持巨钩针垂直刺入皮肤、肌肉，然后钩针转向椎间孔的方向钩提4～6次，疏通钩断部分肌纤维韧带，有落空感即可（其深度不能到达横突缘的前方）。出针，不按压针孔，使瘀血排出。后消毒皮肤，用5ml注射器抽取红花注射液（山西华卫药业有限公司），直刺进针后待患者有酸麻胀重感，回抽无血后缓慢注入药液，每穴1ml。出针用消毒棉签轻压片刻。治疗2次，间隔6～7d。（《中国针灸》）

（十一）穴位埋线疗法

［取穴］腰夹脊（病变节段）、阿是穴。下肢足太阳膀胱经放射痛加殷门、承山；下肢足少阳胆经放射痛加环跳、风市、阳陵泉、悬钟；混合型：环跳、承山、阳陵泉、悬钟。血瘀证加膈俞；寒湿证加腰阳关；湿热证加阴陵泉；肾虚证加命门。

［操作］患者取俯卧位，选定治疗穴位（每次8个），局部皮肤常规消毒，选用3-0号医用羊肠线1cm，用镊子将其穿入7号注射针头管中，以1.5寸针灸针为针芯，针尖朝穴位快速沿皮横刺进针（进针点在穴位所属经络上）3cm，当针尖达所取穴位皮下（皮肤与皮下脂肪层交界处）后，上提牵拉皮肤各3下，然后缓慢退针，边退针边向前推针芯，待针芯的针尖有落空感时拔针，用消毒干棉球按压针孔1min。每周治疗1次，3次为1个疗程。（《新中医》）

（十二）浮针疗法

［取穴］肌筋膜触发点。

［操作］患者取俯卧位，医者用示指及中指的指腹触摸患者患肌，确定肌筋膜触发点做标记，常规消毒医者手指及进针点皮肤，针具选择一次性使用浮针（国家发明专利申请号：97-1-143188，公开号：CN-1186653A，直径1.5mm，长度3.2cm），在距离治疗点约5cm处皮下水平进针，针尖指向病灶，针体在皮下疏松结缔组织中向前推进，皮肤表面可见线状隆起，进针后以拇指为支点，示指和环指一前一后做扇形扫散，每部位扫散约2min。在进行腰部浮针扫散过程中，边治疗边让患者进行一上一下双腿飞燕动作。操

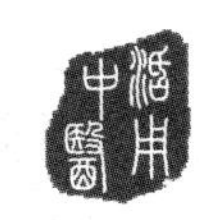

作完毕后抽出不锈钢针芯，将塑料软套管留置皮下用胶布固定，嘱患者留置 6min 后将软套管拔出，注意起管后勿立即湿水，在留管期间患者可照常活动。每周治疗 2 次，6 次为 1 个疗程。(《新中医》)

(十三) 腹针疗法

［取穴］取水分、气海、关元穴。急性腰椎间盘突出者加水沟、印堂；陈旧性腰椎间盘突出者加双侧气穴；以腰痛为主者加双侧外陵、气穴、四满；合并坐骨神经痛者加对侧气旁及患侧外陵、下风湿点、下风湿下点。

［操作］患者取仰卧位，选定穴位常规消毒后，采用 0.25 mm×40mm 一次性毫针进行针刺，腹部进针时避开毛孔、血管，施术要轻、缓，一般采用只捻转不提插或轻捻转、慢提插的手法。不要求患者有酸、麻、胀感，留针 30min 出针。每日 1 次，6 次为 1 个疗程，疗程间隔 1d，共治疗 3 个疗程。(《上海针灸杂志》)

(十四) 耳穴压豆

［取穴］阳性反应点、肾、腰骶椎、小肠、肾上腺、神门；血瘀证加肝、坐骨神经、皮质下，急性期、体质强壮者宜强刺激，一般采用平补平泻手法；寒湿证加脾、肾、坐骨神经，采用平补平泻手法；湿热证加肝、脾、肾上腺，宜施以强刺激，采用泻法；肝肾亏虚证加肝、脾、胃，宜轻刺激，采用补法。

［操作］患者取坐位或卧位，操作者经初步视诊后一手持住耳廓后上方，另一手持探棒自上而下、由内向外运用触诊仔细寻找阳性反应点，局部皮肤常规消毒，待干后，用镊子夹取有王不留行子的胶布固定在相应的耳穴上，每 3 天更换一次，两耳交替。自行按压每日 5 次，每次每穴 1min，10d 为 1 个疗程，共治疗 2 个疗程。(《光明中医》)

(十五) 热敏灸

［取穴］热敏腧穴。

［操作］①探查热敏腧穴：患者俯卧或侧卧体位，充分显露腰部，用点燃的艾条在患者双侧大肠俞与腰俞构成的三角区域，距离皮肤 3cm 左右施行温和灸，当患者感受到艾热发生透热、扩热、传热和非热觉的感觉时，即为发生腧穴热敏现象。②治疗：在热敏强度最强的 2 个腧穴实施艾条温和悬灸，每日 2 次，时间以热敏灸感消失为度，第 5 天开始每日 1 次，连续治疗 10 次，共治疗 18 次。(《南京中医药大学学报》)

(十六) 平衡罐疗法

［取穴］膀胱经穴、夹脊穴、督脉穴。

［操作］①闪罐：为“留 - 拔 - 留”的循环手法在两侧膀胱经上由“左上 - 右下 - 左中 - 右中 - 右下 - 左上”(左为病侧) 的顺序进行，拔罐时要快，突然，有爆发力，发出大声响。左右、上下对称取穴。②推罐：沿督脉及膀胱经推罐 3 个来回，先推健侧再推患侧后推督脉。③坐罐：取心俞 (双)、肝俞 (双)、脾俞 (双)、肺俞 (双)、肾俞 (双)。坐罐 5min。每 3 天 1 次，每次约 40min，5 次为 1 个疗程。(《颈腰痛杂志》)

（十七）穴位按摩配合贴敷疗法

［取穴］肾俞、环跳、委中、三阴交。辨证寒湿加腰阳关，肾虚加肾俞，瘀血加膈俞、次髎。

［药物］透骨草、杜仲、忍冬藤、川断、千年健各15g，红花、艾草各6g，白芥子、落得打各20g，吴茱萸、仙茅、䗪虫各10g，制乳没各15g，细辛3g，制川乌、制草乌各3g等中草药研磨成粉末，用林可霉素利多卡因凝胶（国药准字H 370235568）调成膏状，做成黄豆大小贴于3cm×3cm的敷贴中备用。

［操作］患者取舒适俯卧位，先沿脊柱两侧用双手掌反复按摩腰骶椎两侧用手掌根部反复按揉数遍，放松腰部肌肉，用双拇指或肘尖，有节奏依次按摩肾俞、环跳、委中、三阴交等穴位，每穴按摩30～60s，按摩时慢慢加力，以患者耐受为度，直至腰部及腿部发热，每日2次，一般餐后2h操作。在有压痛点的穴位上做记号，0.9%盐水清洁皮肤，待干；将准备的敷贴贴在标记穴位上，4h后取下。（《陕西中医》）

（金远林）

86. 急性腰扭伤

［临床表现］急性腰扭伤，是由于腰部突然发力时体位不当，腰部肌肉、筋膜受到过度牵拉而引起的急性撕裂伤。常发生于搬抬重物、腰部肌肉强力收缩时，表现为持续性剧痛，腰部活动受限。中医称为“腰痛病”，认为其为闪腰等引起气血瘀滞于腰部，不通则痛。

（一）中药内服

［药物］秦艽9g，川芎6g，桃仁9g，红花9g，羌活6g，当归15g，没药9g，五灵脂6g，香附6g，牛膝9g，地龙6g，青皮6g，麻黄6g，甘草6g。加减：疼痛剧烈者，加延胡索9g，三七9g；腰膝酸软者，加桑寄生9g，杜仲9g。

［用法］加水400ml，煎30min，取汁200ml，再加水200ml，取汁100ml，两煎相混，分3次温服，每日1剂。（《中医药导报》）

（二）针刺疗法

［取穴］双侧对耳上角、后溪、委中、肾俞、昆仑。

［操作］患者取俯卧位，上述穴位常规消毒，双侧对耳上角，用1寸针从起始部由下向上在软骨外平行进针，达终止部，余穴位直刺进针，行提插捻转之泻法，留针40～60min，每隔15～20min行针。（《齐齐哈尔医学院学报》）

（三）平衡针疗法

［取穴］腰痛穴（在前额正中，在神庭穴与印堂穴中点）。

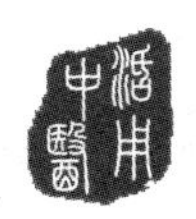

［操作］患者取坐位，选穴局部消毒，用 3 寸毫针平刺进针，双侧腰痛或中腰痛向下平刺 1 ～ 2 寸，左侧腰痛向右平刺，右侧腰痛向左平刺，腰上部向上平刺 1 ～ 2 寸，得气后，采用提插捻转泻法，中强刺激，以针感行至山根或两侧攒竹穴，甚而向鼻头放射为佳，留针 20 ～ 30min，每 5 分钟行针 1 次，间歇时令患者腰部自然放松，转动腰部，每日针刺 1 次。(《中医研究》)

（四）运动针疗法

［取穴］阿是穴（压痛点）、腰痛穴。

［操作］患者取俯卧位，在腰部寻按最痛点，局部皮肤消毒，取 1.5 寸毫针垂直直刺一针，进针深度为 1 ～ 1.5 寸，再以此点为中心，上下左右 2 寸处各进一针，成 45° 斜刺，针尖指向中心，以得气为佳，再用手指循按针体周围的皮肤，以促进得气，留针 30min，起针后。嘱咐患者采取站立体位，选取双手腰痛穴消毒皮肤，1.5 寸毫针，针尖向上成 45° 斜刺进针，针刺以得气为佳，针刺的同时要求患者配合做前屈、蹲起、旋转的动作，由小幅度到大幅度，由慢到快，循序渐进，留针 30 min 起针，1 ～ 3d 为 1 个疗程。(《吉林中医药》)

（五）刺络放血疗法

［取穴］委中穴。

［操作］患者取俯卧位，双侧委中穴及其周围皮肤消毒，依次用三棱针快速点刺 2 ～ 3 次，然后迅速拔 4 号火罐，3 ～ 5min 瘀血拔出后起罐，用消毒干棉球擦干净。每日 1 次。(《河南中医》)

（六）中药外敷

［药物］大黄、木贼、骨碎补、当归、泽兰、续断、三七、茜草、赤芍、牛膝、红花、白芷、麻油、冰片、凡士林。

［用法］药物磨成粉，混合麻油、凡士林制成膏，将 1 块 8cm×10cm 纱布涂抹膏药外敷于腰部痛处并固定，留置 20h，每天 1 次，10d 为 1 个疗程。(《湖南中医杂志》)

（七）药棒疗法

［取穴］阿是穴（压痛点）。

［操作］桂枝、防风、海桐皮、透骨草、木香、羌活等几味中药制成药包，裹在竹筒上，熏蒸药棒后备用，选取阿是穴，术者感受药棒温度适合后手握药棒施于治疗部位，以腕关节的屈伸动作与前臂的旋转运动相结合，使药棒紧贴治疗部位，持续不断滚动 20 遍，后用药棒吸定于痛点上下，做轻而缓和的回旋揉动。力量由轻到重，后再慢慢减轻，以患者得气即感觉酸胀为度。(《中医临床研究》)

（八）扳法

［操作］①患者取俯卧位，先按揉委中穴约 2min，在痛点周围按摩约 5min。②患者取患侧卧位，先对病变处进行揉按、弹拨法，约 2min；调整患者体位，一般原则是上位

屈髋屈膝，下位伸膝屈髋，术者一手置于患者肩前，另一手屈肘置于臀部，顺势置于腰背部，两手一只向外，一只向内，进行腰部的斜扳；进行以上动作直至腰椎生理极限位后调整病变节段，以出现扳动点为宜，听到“咔嚓”声为调整成功，少数也以手感为主；痛点及周围施以按揉等放松手法，约 1min。③患者取俯卧位，以凡士林为介质，在痛点周围及腰骶部施以擦法，透热为度，约 2min。以上每日 1 次，5d 为 1 个疗程。(《中国现代医生》)

（九）穴位注射

［取穴］阿是穴（压痛点）。

［药物］用 10% 葡萄糖液 12ml、复方当归注射液 6 ml、维生素 B12 注射液 1ml、2% 盐酸利多卡因注射液 1ml 配制混合液。

［操作］患者取俯卧位，选取阿是穴为治疗点，一般选取 2 ～ 3 个穴位。用 20ml 一次性注射器 8 号长针头，抽取药物 20ml，穴位常规局部消毒，直刺入针，出现酸麻胀感后，回抽无血或无泡即可加压推药，每个激痛点注入药物 7 ～ 10ml，注射后嘱患者做腰部前屈后仰、侧屈旋转活动。(《云南中医中药杂志》)

（金远林）

87. 腰肌劳损

［临床表现］腰肌劳损，是腰部肌肉、筋膜或骨膜的慢性损伤性炎症，是腰痛的常见原因之一。主要表现为腰或腰骶部胀痛，酸痛，反复发作，疼痛可随气候变化或劳累程度而变化。中医学认为其发病源于体虚，劳倦，感受风寒湿邪等，属于“痹症”“腰痛病”范畴。

（一）中药内服

［组成］独活 12g，桑寄生 12g，杜仲 9g，牛膝 9g，细辛 3g，秦艽 6g，茯苓 12g，肉桂心 9g，防风 9g，川芎 9g，人参 6g，甘草 6g，当归 12g，白芍 9g，干地黄 9g。加减：肾阳虚者，酌加菟丝子、补骨脂；肾阴虚者，酌加龟甲、鳖甲；寒邪偏盛者，酌加附子、干姜；湿邪偏盛者，酌加防己、苍术、薏苡仁。

［方法］以上中药，每日 1 剂，水煎取汁 200ml，分早晚 2 次温服。每个疗程 7d。(《中医药导报》)

（二）中药熏蒸

［组成］独活 15g，威灵仙 15g，鸡血藤 30g，桂枝 20g，附子 15g，海桐皮 15g，海风藤 15g，木瓜 15g，五加皮 15g，红花 15g，牛膝 15g，乳香 15g，没药 15 g，防风 15g。

［操作］将上述中药装入无纺布袋后放入电脑熏蒸床的药缸内，加适量的水浸泡 40min 后启动机器。温度调为 45 ～ 52℃ ，根据患者的耐受程度确定熏蒸温度。患者仰

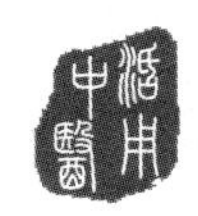

卧于熏蒸床上，腰部暴露于蒸汽出口处，使中药蒸汽直接熏蒸患处，每次治疗 30min，每日 1 次，每疗程 10 d，休息 2d 后进行第 2 个疗程。(《河南中医》)

(三) 耳穴压豆疗法

[穴位] 神门、腰骶椎、皮质下、肝、肾。

[操作] 每次单耳取穴，两耳交替。常规消毒后，用 0.5cm×0.5cm 大小胶布粘王不留行子 1 粒，贴在所选的耳穴上，并适度按压。嘱患者每天按压 3 ～ 4 次，每次 2min，以皮肤发红，耳廓发热疼痛为宜。按压后耳廓皮肤发热，胀痛是正常现象。5d 更换 1 次，10d 为 1 个疗程，共治疗 2 个疗程。(《针灸临床杂志》)

(四) 火针配合火罐疗法

[穴位] 阿是穴、腰阳关、肾俞、大肠俞、委中。

[操作] 患者取俯卧位，充分暴露治疗部位，穴位皮肤常规消毒，点燃酒精灯，选用选取 0.8mm×31mm 规格中粗火针，置火针于酒精灯火焰的外上处，将火针加热至通红发白，然后以极快的速度刺入所标记穴位，随即迅速出针，要求针刺要有一定的深度依个人体质和背部肌肉的丰满度而定。在压痛处点 1 ～ 3 针，其他穴点 1 次，术毕用消毒干棉球轻按针眼。治疗后拔火罐阿是穴，肾俞，大肠俞。留罐 10 ～ 15min。隔日治疗 1 次，每疗程 10 次。(《中医外治杂志》)

(五) 电针疗法

[穴位] 相应华佗夹脊穴、委中、昆仑。

[操作] 采取俯卧或侧卧位，针刺部位用 75% 乙醇常规消毒，选用华佗牌 0.30mm ×40mm 的一次性毫针（苏州医疗厂），在与腰部疼痛部位水平对应的华佗夹脊穴垂直进针 25 ～ 35mm，平补平泻法，使针刺局部有酸麻胀痛或放射等得气感，接长脉冲电针仪（KWD-8081 型），每组电针的正负极均分别连接腰椎两侧，疏密波，频率为 50Hz，以患者耐受为度，循经取委中和昆仑穴，委中穴直刺 25 ～ 35mm，昆仑穴直刺 10 ～ 25mm，均平补平泻。每次 20min，隔日 1 次，治疗 10 次。(《河南中医》)

(六) 温针疗法

[穴位] 大肠俞、肾俞、志室、委中、阿是穴。湿邪盛加阴陵泉、三阴交，寒邪盛加合谷、手三里，肾虚加命门、太溪。

[操作] 患者俯卧位，取上述穴位，常规皮肤消毒，选择长度适合的一次性毫针快速刺入，深度约 2cm，得气后在主穴针柄上放置长 2cm，直径 1.2cm 艾条，艾条与皮肤间放置纸隔片（防止烫伤），保持艾条与穴位之间距离 2 ～ 3cm。每日 1 次，连续治疗 3 周。(《实用中医药杂志》)

(七) 腕踝针疗法

[穴位] 下 6 区。

[操作] 根据腕踝针治疗方法，如果是一侧患病，选择同侧下 6 区为留针处，如果是

双侧患病，则选择双侧下 6 区为留针处。穴位定位，局部皮肤常规消毒后，用三指持针柄，针体与皮肤斜行进针，用拇指轻捻针柄，使针尖快速通过皮肤。针尖通过皮肤后，压低针体与皮肤平行，沿纵行向皮下进针，要求进针无明显阻力，无酸、麻、胀、痛等感觉，皮下留针 3 ～ 3.5cm，针尾部用不透明胶布固定，外科敷贴牢固留置 3d。（《中国现代医生》）

（八）针刀疗法

［部位］腰部阳性反应点、腰 $_2$/ 腰 $_3$、腰 $_3$/ 腰 $_4$、腰 $_4$/ 腰 $_5$ 棘突间。

［操作］患者取俯卧位，充分暴露腰臀部。于腰 $_3$ ～腰 $_5$ 棘突旁开 2.5 ～ 3.5cm 处触及痛性结节及条索后用定点笔标记，局部常规消毒，采用朱汉章 4 号针刀四步进针法，保持刀口线与躯干纵轴平行，刀体与关节突骨面垂直，快速刺入皮下，直达腰椎关节突关节，纵行或横行切开 1 ～ 2 刀。同样方法分别于腰 $_2$/ 腰 $_3$，腰 $_3$/ 腰 $_4$，腰 $_4$/ 腰 $_5$ 棘突间进针，刀下感到坚韧，且患者感觉酸痛，即为病变部位，先纵行切开 1 ～ 2 刀，再将针体倾斜与脊柱纵轴成 30°，沿棘突矢状面纵行切开 1 ～ 2 刀。每 5 天治疗 1 次，每个疗程 3 次。（《中医正骨》）

（九）穴位埋线疗法

［穴位］肾俞、大肠俞、阿是穴（1 ～ 2 个）。

［操作］000 号医用铬制羊肠线，8 号注射针头做针管，直径 28mm 的 2 寸毫针做针芯。操作方法患者取适当体位，医者将约长 1cm 的羊肠线从 8 号注射针头的针尖处装入针体（此时注射针头内的毫针稍退后），线头与针尖内缘齐平。穴位皮肤消毒，术者左手绷紧皮肤，将针头快速刺入穴内 1.5 ～ 2.0cm。然后将针芯内的毫针向内用力，同时缓慢将 8 号针头退出，使肠线留于穴内，查无线头外露，消毒敷料及胶布敷贴针孔 24h。每周 1 次，共治疗 3 周。（《广州中医药大学》）

（十）自血疗法

［操作］采取自身静脉血 6ml，缓慢震荡至溶血，注射器吸进血液后换 12 号腰穿细针，在腰俞、肾俞、委中等穴，刺入后，捻转，获得针感后注入自体血 1ml，出针后用棉签按压片刻，每 2 天治疗 1 次。每个疗程 10d，治疗 2 个疗程。（《湖北中医学院学报》）

（十一）刮痧疗法

［操作］患者取俯卧位，在患者背部涂医用液状石蜡，再用边缘钝滑的水牛角刮痧板与皮肤成 45°～ 90°从上向下刮拭背部皮肤，先刮督脉。督脉要采用补刮法，即力度小，刮拭速度慢（≤每分钟 30 次）。然后刮拭膀胱经的第 1、2 侧线。膀胱经要采用泻刮法，即刮拭的力度大，速度快（≥每分钟 30 次），再用刮痧板的一角点刮拭脾俞、关元俞、肾俞、大肠俞、腰阳关、委中穴、承山穴。在刮痧过程中如患者感觉局部有酸、麻、胀痛或刺痛时，也应在相应部位点刮。5d 治疗 1 次，每个疗程 3 次，治疗 2 个疗程。（《中医外治杂志》）

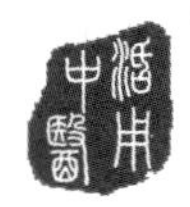

（十二）循经弹拨法

［操作］①患者取俯卧位，医者站于一侧，用轻柔的摩法及掌根揉法自上而下沿腰背部的膀胱经做往返治疗 4 ～ 6 遍，频率为每分钟 100 次，接着用较重刺激量的㨰法于骶脊肌处做上下往返的操作 5 ～ 6 遍，频率为每分钟 120 次；②采用轻柔的弹拨手法沿腰背部的膀胱经做均匀的、大面积的自上而下的往返弹拨 2 ～ 3 遍，频率为每分钟 80 次，达到明显减轻痉挛的腰骶部肌肉为度；③使用较重刺激量的弹拨法操作于膈俞、胃俞、肾俞、大肠俞等穴处，治疗中若触及僵硬的条索状结节时，可使用拳尖和肘尖以达到重力弹拨的效果，频率为每分钟 60 次，在每个结节处进行 2 ～ 3min 的弹拨手法，直至局部有温热感为宜；④使用擦法沿腰背部膀胱经自上而下操作 2min，频率每分钟 200 次，以皮肤透热为度；⑤最后以虚掌沿脊柱两侧骶棘肌从上往下拍击腰背部 3 ～ 5min, 频率每分钟 120 次，以皮肤微红为度。每日 1 次，每个疗程 10 次，连续治疗 2 个疗程。（《长春中医药大学学报》）

（金远林）

88. 第 3 腰椎横突综合征

［临床表现］第 3 腰椎横突综合征是由第 3 腰椎横突尖端的急慢性损伤引起的腰痛或腰骶部疼痛，临床主要表现为一侧或两侧腰臀部疼痛，腰部活动受限，不能久坐或固定一种姿势久睡。属于中医学“腰痛”范畴。

（一）毫火针疗法

［取穴］阿是穴、肾俞、气海俞、委中。

［操作］患者取俯卧位，腹下垫枕，用 75% 乙醇常规消毒后，左手持止血钳夹住 95% 酒精棉球（捏干），点燃，使火焰靠近针刺部位，距针刺部位 10cm 左右，右手握笔式持 0.35mm×30mm 毫火针，将针身最大长度的烧红烧透，迅速刺入穴位，留针 1min，出针后可用押手轻轻宣散穴下气血，注意避免针眼感染。隔日治疗 1 次，10d 为 1 个疗程。（《光明中医》）

（二）推拿疗法配合扶他林乳胶剂

［操作］患者俯卧位，先在腰部两侧疼痛肌肉处施以掌根揉法及㨰法治疗 5 min，使局部痉挛的肌肉充分放松，挤出适量扶他林乳胶剂涂在腰 3 横突处，用拇指指腹在腰 3 横突处伴条索状硬块垂直方向的弹拨手法，由轻到重弹拨 3min 以松解粘连，点按肾俞、大肠俞、环跳、委中、承山以疏导经气而止痛，用斜扳法，患者左侧卧位，左下伸直，右下肢屈曲，术者面对患者，两手分别挟按于患者肩部前侧及臀部，在腰部被动旋转至最大角度时，加适当外力做相反方向扳动，此时可听到清脆的弹响声，同理再行右侧卧位斜扳，推拿每日 1 次，10 次为 1 个疗程，操作期间，需保持扶他林乳胶膏摩介质量。（《中

国实用医药》）

（三）小针刀疗法

［操作］患者俯卧在治疗床上，腹下垫枕，在压痛点处找到第3腰椎横突尖部（约棘旁旁开2.5～3.0cm），标记，常规消毒铺巾，戴无菌手套，术者右手持小针刀（根据患者情况选用Ⅰ型3号或4号小针刀），自选定的标记处将刀刃与人体纵轴线平行，在皮肤绷紧时突然加力，垂直刺入皮下，缓慢刺入深部，触及腰$_3$横突骨质后，纵行切割2～3次，再采用横行疏通剥离数次，当感到横突末端与其附着处的软组织之间有松动感时，拔出针刀，用创可贴覆盖针孔术后卧床休息1～2d后下地行走，1周后无效或好转不明显可再做一次，一般2～3次可取得满意效果。（《新余学院学报》）

（李　忍）

89. 臀上皮神经炎

［临床表现］臀上皮神经炎又称臀上皮神经损伤或臀上皮神经卡压综合征，多因腰臀部急性扭伤、慢性劳损、受凉等导致该神经损伤而产生的一种疼痛综合征。临床上多表现为急性或慢性的腰骶、臀和下肢的酸、重、胀、麻、痛等混合不舒适感，属中医学“腰痛”，“腰痹”范畴。

（一）温针灸疗法

［取穴］志室穴、殷门穴、胞肓穴、环跳穴、阿是穴、阳陵泉穴或者臀上皮神经走行处有条索状物处。

［操作］患者取俯卧位，治疗处常规消毒，选取不锈钢毫针在各腧穴及阿是穴的位置正中直刺，并沿条索状物上、下、左、右各刺1针。进针大约50 mm左右，随后进行捻转泻法，得气后，在正中针尾挂约2.5 cm长的艾条卷，使其自然燃尽，在燃尽之后，拔针，为了避免烫伤患者的皮肤，可在施针前，将厚纸片衬垫在患者的腧穴上。（《临床医药文献杂志》）

（二）长圆针疗法

［操作］患者俯卧位，常规消毒治疗点，于0.5%利多卡因注射液依次麻醉，以一次性斜刃长圆针在结筋病灶点行关刺及恢刺法松解筋节。关刺法：将长圆针锐锋端直刺到结筋病灶点上，在结筋点与表层筋膜粘连处行左右刮剥以解除表层粘连；恢刺法：直刺肌腱旁侧结筋病灶点粘连组织深部，用末端锋刃向上挑拨切割，松解周边粘连。出针后，用大罐口玻璃罐闪火法吸拔针刺部位约5min，以止血及加强通经活络的功效。每周治疗1次，3次为1个疗程。（《辽宁中医药大学学报》）

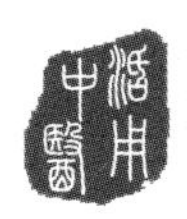

（三）刃针疗法

［操作］患者侧卧，将疼痛部位暴露，操作者首先扪及髂后上棘外上方条索状物或者硬块分布部位，及患侧臀部压痛点，使用记号笔将之前确定部位定位，其后使用华佗牌 0.5mm×40mm 刃针进针，首先刃针进行深刺确定软组织病灶所在层次，其后使用刃针在病位行纵行切割、横行切割以疏通、松解软组织以达到接触卡压的效果，以酸胀感为度，期间若出现放电感、刀割感、牵扯痛，则应停止改变方向后继续操作，以免损伤神经。每周 1 次，3 次为 1 个疗程。（《辽宁中医药大学学报》）

（四）针刀疗法

［操作］患者俯卧位，体表定位：第 3 腰椎横突点，髂嵴中后部；用 2% 利多卡因局部麻醉，使用汉章Ⅰ型针刀，第一支针刀松解腰$_3$横突点的粘连和瘢痕：从腰 3 棘突中点旁开 3cm，在此定位，刀口线与脊柱纵轴平行，针刀经皮肤、皮下组织，直达横突骨面，刀体向外移动，当有落空感时即到达腰$_3$横突尖，在此用提插刀法切割横突尖的粘连和瘢痕 2～3 刀，深度不超过 0.5cm，以松解臀上皮神经在横突尖部的粘连和瘢痕；第二支针刀松解臀上皮神经入臀点的粘连和瘢痕：在髂嵴中后部压痛点定位，刀口线与脊柱纵轴平行，针刀经皮肤、皮下组织，直达髂骨骨面，刀体向上移动当有落空感时，即到达髂嵴上缘臀上皮神经的入臀点，在此纵疏横剥 2～3 刀，深度不超过 1cm，以松解臀上皮神经入臀点粘连和瘢痕。针刀松解术毕，患者仰卧位，屈膝屈髋 1～2 次，针刀治疗 1 周 1 次，3 次为 1 个疗程。（《光明中医》）

（五）中药热敷疗法

［药物］羌活、独活、川芎、牛膝、红花、川乌、防风、草乌、伸筋草、威灵仙、千年健、宣木瓜、葛根藤、乳香、没药、桂枝、土鳖虫、路路通各 30g。

［用法］将上述中药混合碾成细末装袋，放入锅中隔水蒸透 20min 取下，用干毛巾将药袋包裹后趁热敷于患处，直至药凉取下，反复可用 5 次，每日 1 次，10 d 为 1 个疗程。注意防止烫伤局部臀部皮肤。（《西南军医》）

（六）穴位注射疗法

［取穴］阿是穴。

［操作］在髂嵴中点之下触摸到的“条索状”硬物，压痛明显即为阿是穴。用 10ml 注射器抽取泼尼松龙注射液 75mg，2% 利多卡因 2ml，再抽取注射用水至 10ml。然后直刺阿是穴以能刺中“条索状”硬物最佳，推注 5ml 药液边推边退针，针头退至皮下再以阿是穴为中心行“鸡爪刺”，约 4 个方向，深度角度以接近“条索状”硬物边缘为佳，每个方向注射 1ml 混合药液。每 5 天治疗 1 次，最多注射 5 次。（《上海针灸杂志》）

（李　忍）

90. 梨状肌综合征

［临床表现］梨状肌综合征，是外伤、骨折等原因引起梨状肌受到损伤，使肌间隙或肌上、下孔变狭窄，挤压其间穿出的坐骨神经、血管，而出现的一系列临床症状和体征。临床表现为臀部疼痛、下肢放射痛，或伴小腿外侧麻木、会阴部不适等。中医学称之为“痹症”“筋伤”。

（一）中药内服

［组成］独活15g，当归10g，桑寄生20g，白芍15g，秦艽15g，党参30g，杜仲20g，茯苓20g，生地黄15g，防风10g，甘草6g，牛膝20g，桂枝12g。随症加减：湿热者加忍冬藤30g，黄柏15g；寒湿者加制附子9g；瘀血痛剧者加延胡索20g，制乳没各20g；痉挛者加蜈蚣3条。

［方法］每日1剂，水煎分两次温服。每疗程10d。（《江西中医药大学学报》）

（二）中药热敷

［组成］刘寄奴、独活、秦艽、川断各15g，川乌、草乌、大黄、花椒、白附子、干姜、红花、樟脑各10g，冰片3g，黄丹、伸筋草各30g，艾叶、当归、桑寄生、牛膝各20g。

［操作］每剂药加入小段葱白30g，用食醋350ml拌湿拌匀，缝制20cm×20cm纱布袋2～3个，将药装入，放笼内蒸热25min，交替热敷于患侧臀部，可外敷小棉被保持热度，但避免烫伤，直至药物温热可去掉。每次30～40min，早晚各1次，每剂药可用2～3d，每个疗程3周。（《陕西中医》）

（三）埋线疗法

［取穴］环跳、委中、秩边、白环俞、承扶、阿是穴（每次3～4个）。

［操作］患者俯卧位，医者洗手消毒、常规消毒穴位皮肤。医者用右手拇指和示指、中指捏住针柄，示指反复压下弹簧数下，用小镊子取一段生物课降解线体，置于埋线针针管的前端，用镊子将线体轻轻推入针管。运用垂直进针法，分别在所选穴位上迅速用腕力将针刺入皮下，并深入穴位适宜深度。右手示指轻轻推动针芯，将线体完全植入穴位内，同时拇指和中指捏持针柄轻轻退出针体，重复压下弹簧2～3次，确保线体完全推出。将针尖推出皮肤，同时立即用干棉球压迫针孔片刻，并敷医用输液贴。完毕后用TDP神灯照射15min，每10d治疗1次，每次选择不同穴位埋线，每疗程5次。（《中国针灸》）

（四）动气针疗法

［取穴］大白穴、灵骨穴。

［操作］患者取仰卧位，于在阳掌大指与示指叉骨间陷中，即第1掌骨与第2掌骨中间凹陷中取大白穴，手背拇指与示指叉骨间，第1掌骨与第2掌骨接合处取灵骨穴。局部皮肤常规消毒后，大白穴使用1寸针（华佗牌针灸针），针入10～15mm；灵骨穴用

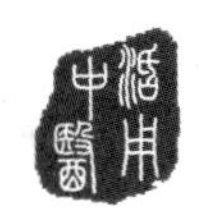

1.5 ～ 2.0 寸针，可使用透针。两穴均使用泻法，手法注意轻柔安全，以刺激兴奋神经为度，期间避免暴力操作损伤神经干。留针 30min，留针期间行针 2 ～ 3 次。期间嘱患者左右晃动髋关节和膝关节，并嘱患者以蹬空动作为要领屈伸下肢。每日治疗 1 次，缓解后每 2 天治疗 1 次，每疗程 10 次。(《中医学报》)

（五）电针齐刺疗法

［取穴］阳性反应点、委中、阳陵泉、昆仑。

［操作］患者俯卧位，术者首先定点，自髂后上棘到股骨大粗隆做一连线，连线中点直下 2 cm 处即为坐骨神经出梨状肌下孔之部位，此点为第 1 进针点，再在上下或两侧按压寻找两阳性点，为第 2、3 进针点，委中为第 4 进针点，同时根据辨证取穴阳陵泉、昆仑、阿是穴等穴。选用 0.3mm×75mm 一次性毫针，常规消毒，押手和刺手相互配合，先在第 1 点快速透皮进针，提插捻转徐徐推入，同时体会和询问患者的得气感，如果有触电感或窜麻感，就稍退针，这时患者无触电感或串麻感但有明显的胀感，第 2、3 进针点进针后针尖向第 1 针针尖，边提插捻转边缓缓推进，押手循筋得气，再平补平泻，无触电感或串麻感，捻转得气。其他配穴针刺后，选用 6805-2 型电针治疗仪连续波，第 1、4 针，第 2、3 针穴位各导一组电针线通电刺激，刺激强度以患者可耐受为度。每日 1 次，每疗程 6 次，疗程结束后休息 1d。(《山东中医杂志》)

（六）圆利针疗法

［取穴］阳性反应点（1 ～ 3 个）。

［操作］患者俯卧位，定位患侧梨状肌体表投影连线，针刺点即梨状肌肌束的起、止点和肌腹中央部阳性点，做好标志。皮肤常规消毒，选用 1.0mm×75mm 的无菌圆利针（乐灸牌），采用合谷刺，针刺扇形面与梨状肌平行，快速透皮后针刺方向先与梨状肌垂直，根据患者耐受程度缓慢进针，当达到针刺要求后将针退至皮下，再沿梨状肌起止点方向斜刺（角度约 45° ），达到针刺要求后出针，用干棉球按压针眼 1 ～ 2min，贴无菌创可贴。若达到针刺深度后有明显酸胀等针感，应留针 1 ～ 2min 待针感消失后出针。每日 1 次，每个疗程 10 次。(《针灸临床杂志》)

（七）针刀疗法

［部位］坐骨神经体表投影和梨状肌下缘体表投影相交的痛点为治疗点。梨状肌体表投影：由髂后上棘到尾骨尖作一连线，在连线上的中 1/3 部分与股骨大转子的连线所围成的三角形即为梨状肌的体表投影。取髂后上棘为 A 点，尾骨尖为 B 点，股骨大转子尖为 C 点，AB 二点连线的中 1/3 部分与 C 点的连线所围成的三角形即为梨状肌的体表投影。坐骨神经体表投影：以髂后上棘与坐骨结节的中点为起点，向坐骨结节和股骨大转子的中点做一抛物线，就是坐骨神经体表投影。

［操作］患者俯卧位，取痛点做好标记，皮肤常规碘伏消毒 2 遍，术者常规戴帽子、口罩。戴无菌手套，左手紧压治疗点，右手持针刀柄（汉章牌Ⅰ型 3 号），针刀垂直于皮

肤，刃口方向与坐骨神经方向平行，刃口穿过皮肤、皮下筋膜、臀大肌，到达梨状肌，当患者有触电感时，提针刀微调角度再缓慢进针，用针刀横行拨动以触激坐骨神经，使患者出现沿神经走向的串麻感、放电感或兼有肌肉的跳动等反应，术毕，出针。出针后无菌纱布按压，创可贴贴敷。每周 1 次，每个疗程 3 次，共治 2 个疗程。(《辽宁中医杂志》)

(八) 温针疗法

[取穴] 环跳、居髎、委中、阳陵泉、昆仑、阿是穴。

[操作] 病患选取俯卧体位，所取穴位进行常规消毒后，先用 0.35mm×75mm 毫针针刺患侧环跳穴，直刺 2 ～ 3 寸；然后用 0.30mm×40mm 毫针分别直刺居髎、委中、阳陵泉 1 ～ 1.5 寸，昆仑 0.5 ～ 0.8 寸。针刺得气后，在环跳、阿是穴上温针灸，把艾条切割成 2cm 长左右的小艾条段，用棉棒尾部在艾条段的某一端中间扎一孔，以能扣在针柄上为度，将艾条段套于针柄上并点燃，每个穴位行灸 3 壮。同时配合 TDP 局部照射。隔天治疗 1 次，每疗程 2 周，连续 2 个疗程，疗程之间相隔 2 ～ 3d。(《山东中医药大学》)

(九) 推拿疗法

[操作] 患者俯卧位，双下肢平伸、外展、外旋，双上肢后伸，肌肉放松，术者立于患者患侧，先在梨状肌周围施以轻柔的掌根按揉或㨰法，治疗 5 ～ 10min，健侧用右手大鱼际在患侧臀部以梨状肌走向推按 5 ～ 10min，再用拇指与梨状肌纤维垂直方向上下反复弹拨 5 ～ 10min，接着顺肌纤维方向以直压 5min，再在患侧下肢施以点穴、㨰、拿、推、提腿、牵、抖等手法，治疗 5 ～ 10min，最后患者仰卧，术者做被动梨状肌紧张试验 7 ～ 10min，被动直腿抬高 7 ～ 10 次，所施手法宜轻，使患者在治疗中即感到局部胀痛，而又舒服。每日 1 次，每个疗程 10d。(《中国实用医药》)

(金远林)

91. 肋软骨炎

[临床表现] 肋软骨炎是指发生在肋软骨部的慢性非特异性炎症，表现为受累肋软骨处疼痛、压痛和肿大隆起，深吸气或咳嗽时加重疼痛，但局部皮肤无改变。属中医学的“胸胁痛”范畴，多由于气血失调，筋骨失荣致筋络损伤或六淫侵袭致胸胁部气滞血瘀而导致，因胁肋部为肝经分布，故其发病与肝脏关系密切。

(一) 中药内服

◎气滞血瘀型

[药物] 当归 15g，桃仁 12g，炮穿山甲 9g，天花粉 9g，延胡索 12g，红花 6g，乳香 10g，没药 10g，青皮 6g。

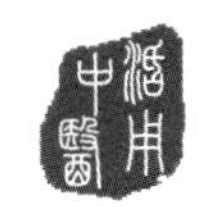

◎肝郁气滞型

［药物］柴胡 15g，当归 10g，白芍 10g，红花 12g，炮穿山甲 9g，川芎 9g，桃仁 9g，郁金 12g，香附 9g，薄荷（后下）6g。

◎瘀阻脉络型

［药物］柴胡 15g，当归 12g，红花 12g，甘草 6g，炮穿山甲 9g，制大黄 15g，桃仁 12g，羌活 12g，独活 12g，细辛 3g。

◎气血亏虚型

［药物］党参 30g，黄芪 15g，白术 15g，茯苓 12g，甘草 6g，当归 15g，白芍 9g，川芎 6g，桃仁 9g，红花 6g，陈皮 9g，焦三仙（山楂、神曲、麦芽）各 10g。

◎痰湿阻滞型

［药物］陈皮 12g，制半夏 12g，瓜蒌 15g，茯苓 9g，甘草 6g，柴胡 12g，当归 12g，红花 6g，炮穿山甲 9g，桃仁 12g，延胡索 15g。

［用法］以上药剂，每日 1 剂，水煎 400ml，分 2 次早晚口服，7 d 为 1 个疗程。(《河南中医》)

（二）浮针疗法

［操作］首先，局部常规无菌消毒，在痛点周围 5 cm 处以 15°～25°沿皮下刺入，朝向痛点至 2～3cm 处，在病痛周围皮下疏松结缔组织进行针刺，其操作过程要求无酸、麻、胀、痛等针感。其次，局部常规消毒，针体与皮肤成 15°～25°刺入，进针后沿皮下推进，使针尖到达位置距离痛点 2cm 左右处后，手握针柄做扇形运动数次，同时做小幅度快速地提插，在行针过程不要求酸麻胀痛的针感，用胶布贴敷留针 12h，每日 1 次，7d 为 1 个疗程。(《河南中医》)

（三）针刀疗法

［操作］患者仰卧，双手置于身体两侧或枕后，常规消毒铺巾，术者站于患者一侧，取朱氏 I 号小针刀在标记点顺肋软骨长轴，于皮肤轻度压痕后快速穿透皮肤进针刀，直达肋软骨面，对肋软骨膜反复进针通透剥离直达肋软骨面 5～10 刀，有松解感后再肋软骨面行纵行疏通剥离和横行疏通剥离 5～10 刀，最后针刀抵达肋软骨面左右各盘剥 1～2 次，感肋软骨膜在肋软骨面上彻底松解为止，退出小针刀，取含 1% 利多卡因、维生素 B_{12}500μg，曲安奈德 10mg 混悬液 4～6ml 在手术部位直达肋软骨面广泛浸润注射，对疼痛剧烈患者口服非甾体类抗炎药，肋间神经阻滞或相应节段行连续硬膜外给药低浓度局麻药神经阻滞治疗，术后可行局部热敷、理疗等以利于疾病康复。(《中医外治杂志》)

（四）针刺加艾灸疗法

［取穴］阿是穴、膻中、心俞、内关。

［操作］针刺治疗：先俯卧位取双心俞，采用小幅捻转提插平补平泻手法，以得气为度，不留针；以 1 寸 0.25mm 针取肋软骨炎痛点中心为进针点，垂直于皮肤轻捻刺入，

行小幅雀啄术，得气后不留针，以同样方法在中心点左右旁开2cm处各取一穴，或上下2cm处各取一穴，二穴同时行针，使患处有酸胀感为度；膻中向患侧平刺，使针感向患侧传导；内关用1寸针直刺，采用小幅捻转手法，以针感向前臂或前胸传导为好，留针20min。艾灸疗法：针刺的同时于痛点中心处采用艾绒中炷直接灸，取艾绒置于手心搓紧成上尖下圆、底平的圆锥状，大小为中炷，置于患处，点燃后，当艾炷燃至一半左右，患者感皮肤灼热时即用镊将艾炷夹去，另易新炷施灸，共做3壮，以局部皮肤红晕为度。治疗隔日1次，10次1个疗程，疗程间休息7d，共观察2个疗程。(《军事医学》)

（李　忍）

92. 背肌筋膜炎

［临床表现］背肌筋膜炎是指腰背部肌筋膜及肌肉发生无菌性炎症，而致腰背部疼痛、酸软无力。其疼痛表现为局部疼痛，晨起明显，稍作活动后减轻，常因寒冷、潮湿、慢性劳损等原因反复发作。属于中医学“痹症”范畴。

（一）中药内服

［药物］葛根、白芍各15g，麻黄6g，桂枝12g，甘草5g，生姜3片，枣3枚。阴雨天加重者加桑枝、制附子、荆芥、羌活、川芎；劳累后加重有刺痛者去麻黄加赤芍、川芎、丹参、当归、苏木。

［操作］上述中药，水煎温服，每日1剂，每个疗程10d，治疗1～2疗程，忌生冷。(《浙江中医杂志》)

（二）中药熏洗疗法

［药物］透骨草30g，伸筋草30g，威灵仙20g，秦艽20g，三棱20g，莪术20g，牛膝15g，白芷15g，苏木10g，艾叶10g，木瓜20g，桃仁10g，红花10g，松节10g。加减：合并风湿明显者加独活、羌活；疼痛明显者加草乌、川乌。

［操作］上述中药，加水适量放入中药熏洗仪中，煮开后放至适合温度，早晚熏洗腰部，每次30min，每日1剂。连续应用15d为1个疗程。(《山东中医杂志》)

（三）中药热敷疗法

［药物］桂枝60g，艾叶60g，伸筋草30g，透骨草30g，当归20g，红花20g，桑寄生20g，川木瓜20g，威灵仙20g。

［操作］上述中药，水煎30min后，用毛巾湿敷于腰背，温度以患者感觉适宜为度，每次敷20～25min，每天敷一次，每疗程10d。(《中国实用中药》)

（四）刺络拔罐合刮痧疗法

［操作］患者取俯卧位，暴露后背部，涂少许刮痧油，用刮痧板以45°沿膀胱经单向轻刮4min左右，用力均匀，找出痧疹较密集的部位，即痧点，再在痧点处加大力度重

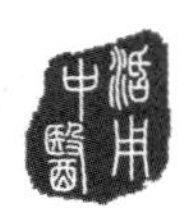

点刮 1min 左右，以出现紫红色痧疹为度。在痧疹密集处，常规消毒后，医者左手固定皮肤，右手持皮肤针，快速叩刺 8 ～ 10 下，然后以闪火法局部拔罐 3 ～ 7min，出血以 3ml 左右为度。每日 1 次，4 次为 1 个疗程。操作时应注意避免烫伤、擦伤皮肤。（《山西中医学院学报》）

（五）温针合走罐疗法

［取穴］大椎、陶道、身柱、至阳、中枢、委中。

［操作］患者取俯卧位，常规消毒局部皮肤后，用 30 号、1.5 寸一次性毫针直刺，进针深度 0.5 ～ 1.0 寸，得气后，每穴分别捻转 1min，在针柄上插入 1cm 长、1cm 粗的艾炷，点燃并缓慢燃烧，每次 3 壮，整个治疗过程留针 30min。出针后走罐，清洁治疗部位后涂跌打万花油，根据患者的胖瘦选取不同型号的火罐，用闪火法吸停于大椎穴处，按督脉线（大椎→中枢）、两侧膀胱经第 1 侧线（大杼→肾俞）、第 2 侧线（附分→志室）顺序，依次施行走罐法，自上而下走罐时，单掌环握罐身，火罐与体表皮肤垂直，匀速轻柔地拉动火罐；自下而上时，单手掌心抵住罐底，火罐向后倾斜，向前施以压力，缓慢推动火罐，以局部皮肤明显潮红或间有紫黑色瘀点、患者能忍受为度。操作时注意罐口的平整及施术部位皮肤是否完整、光滑。走罐完毕即在阳性反应区（点）及膈俞、肝俞、脾俞、肾俞另行拔罐，留罐 3 ～ 5min 后起罐。隔日治疗 1 次，10 次为 1 个疗程，共 2 个疗程。（《实用中西医结合临床》）

（六）火针疗法

［取穴］阳性反应点、阿是穴。

［操作］患者骑坐在靠背椅上，双臂置于靠背上，充分暴露治疗部位，寻找阳性反应点、阿是穴并做标记。左手持酒精灯尽量靠近预刺点，右手持金属钨制作的中粗火针，先烧至针尖发白为度，迅速垂直皮肤刺入穴位，迅速出针，后用消毒干棉球按压针孔以减轻不适。每次点刺 3 ～ 5 处为要。术后 24h 内禁食生冷及刺激性食物，禁止擦洗针孔。3d 治疗 1 次，3 次为 1 个疗程。（《中医外治杂志》）

（七）铍针疗法

［取穴］阿是穴。

［操作］患者取俯卧位，寻找到压痛点做标记，局部常规消毒后，术者一手拇指捏住针柄，另手拇指用无菌干棉球捏住针体，针体对准进针点，双手骤然向下，使铍针快速穿过皮肤，当铍针穿过皮下时，针尖的阻力较小，进针的手下有种空虚感，当针尖刺到筋膜时，会遇到较大的阻力，持针的手下会有种抵抗感，然后进行松解术，完成松解后，用持针的干棉球压住进针点，迅速将针拔出，持续按压进针点 1 ～ 2min，隔日 1 次，10 次为 1 个疗程，共治疗 2 个疗程。（《颈腰痛杂志》）

（八）滞动针疗法

［取穴］阿是穴。

[操作] 患者取俯卧位，触摸背部压痛点（阿是穴），常规消毒后，一般选择直径为0.35mm×40mm的针（苏州产环球牌）进行针刺，然后行单方向捻转90°～180°，此时一般达到滞针的效果，然后迅速做提拉动作3～5次，根据患者具体的病情严重程度、体质等采取相应的提拉幅度。留针30min，然后将针反方向捻转松开，出针。每天治疗1次，1 d为1个疗程。(《长春中医药大学2016届硕士学位论文》)

（九）浮针疗法

[操作] 患者取俯卧位，选出2～3个肌筋膜触发点并做标记，医者手指及进针点皮肤常规消毒，针具选择一次性浮针（直径1.5mm，长度为3.2cm），主要由软套管和不锈钢针芯药物。在距离肌筋膜触发点下方5～7cm处皮下水平进针，针尖指向病灶，针体在皮下疏松结缔组织中向前推进。进针后以拇指为支点，示指和环指一前一后做扇形扫散，每部位扫散频率约200次/分钟，时间为2min。操作完毕后抽出不锈钢针芯，将塑料软套管留置皮下，用胶布固定。留置6h后将软套管拔出，起管后勿沾水，留管期间患者可照常活动。每周治疗3次，6次为1个疗程。(《湖南中医药大学学报》)

（十）艾灸疗法

[操作] 患者俯卧位，充分暴露颈背部，评估皮肤无水肿、瘢痕、出血、破损。使用纯艾条，点燃后以患者疼痛明显部位为中心，以阿是穴为主要目标，在其周围3～5cm内进行艾灸，艾条距离皮肤2cm，采用温和灸法，以患者感觉热感向肌肉深处扩散且可以忍受为宜，防止烫伤，每次30min，每日1次，15d为1个疗程。(《陕西中医》)

（十一）经筋疗法

[操作] ①足太阳经筋疗法：患者取俯卧位，医者采用肘关节之尖（鹰嘴）、钝（肱骨内髁）、硬（前臂尺骨面）、软（前臂内侧面）4个部位顺着足太阳经筋线从足到头方向进行全线按、揉、点、推、弹拨等松筋理筋，重点推按足跟筋结、踹外筋结（腓肠肌）、腘内筋结（腘绳肌）、大腿后筋结（股二头肌）、臀部筋结（臀大肌）、髀后筋结（髂肋肌）、华佗夹脊筋结（骶棘肌，腰3横突点，腰$_{4\sim5}$或腰$_5$骶$_1$之间的棘突旁）等筋结病灶点，使足太阳经筋全线松解为佳。②足少阳经筋疗法：患者取侧卧位，双膝间垫一小枕，医者用肘部尖、钝、硬、软4个部位顺着足少阳经筋从足到头方向进行全线松筋理筋，重点松解足次趾筋结（踇长伸肌）、腓侧筋结（腓骨长肌、腓神经）、膝外筋结（股四头外侧肌）、伏兔筋结（二半膜肌、缝匠肌）、髀上筋结（髂筋束、阔筋膜张肌）、尻筋结（梨状肌）等筋结病灶点；左右各1次。③足阳明经筋疗法：患者取仰卧位，医者用肘部及拇指指腹顺着足阳明经筋从足到头方向全线松筋理筋。重点松解足背筋结（中三趾）、髀内筋结（股四头内侧肌）、气冲筋结（腹股沟股神经、股动脉点）、腹后筋结（腰大肌）等病灶点，点按股动脉时以有热气向下肢冲击为佳。(《热带医学杂志》)

（谢苑芳）

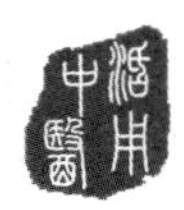

93. 胸椎小关节紊乱

［临床表现］胸椎小关节紊乱是指胸椎关节因外伤、劳损等因素导致胸椎小关节（包括脊柱后关节、肋横关节）的解剖位置发生改变使胸段脊柱、胸廓的生理功能失常，出现胸背部疼痛，功能受限且伴有内脏功能失调的一系列临床症候群，属中医学“痹证”“骨错缝”范畴。

（一）热敏灸疗法加手法复位

［操作］患者选取俯卧位，充分暴露胸背部；用点燃的艾条，在患者胸小关节的病痛处（阿是穴）及其经穴（至阳、灵台、神道、身柱、曲垣等）附近进行热敏化腧穴探查，用单盲法询问患者在艾灸探查过程中的感觉，并随时根据需要调整艾条的距离与位置，当患者感受到“艾热”向关节、肌肉深处灌注（透热）或向远处疼痛部位传导（传热）或向四周扩散（扩热）或产生胀、麻等非热感觉时，此点即为热敏化腧穴。分别在每个热敏化腧穴上行温和灸，灸至透热、传热、扩热或非热感觉等热敏灸感消失为一次施灸剂量。手法复位：患者取俯卧位，医者站于患者一侧，以病变疼痛处节段为中心，自上而下以㨰法或揉法放松局部肌肉。然后让患者胸前垫高枕使其驼背状，两上肢分别自然下垂到治疗床两侧，嘱患者用嘴深呼吸。医者将两手掌交叉放置于患椎棘突两侧旁开约 1cm 处，随呼吸运动上下起伏并逐渐向下压，在患者呼气末且医者按压到极点时稍加“闪力”，通常可闻及“咔嗒”弹响声。每日 1 次，每周治疗 5 次，5 次为 1 个疗程，共治疗 2 个疗程（包括不足 2 个疗程痊愈者）后评价疗效。（《上海针灸杂志》）

（二）中药熏蒸疗法

［药物］肉桂、附片、川芎、丹参、葛根、淫羊藿、羌活、红花，每味药剂量 10 ～ 30g。

［用法］将上述中药泡好后放在蒸发器内加热，煎煮沸腾产生蒸汽后，嘱患者仰卧于中药熏蒸床上，暴露背后，患处正对熏蒸孔，熏蒸温度为 40 ～ 51℃，时间为 30min，每日 1 次，10 次为 1 个疗程，疗程间隔 2d 后进行下 1 个疗程共治疗 3 个疗程。（《湖北中医杂志》）

（三）针刀疗法

［操作］患者取俯卧位，于病变胸椎节段，棘突连线旁开 0.5 ～ 1.5cm 阳性反应点（压痛点、硬结），若无明显阳性点，则在病变胸椎节段棘突间隙两侧各旁开约 1.0cm 处为进针点，一般取 2 ～ 8 点，选用一次性Ⅰ型 4 号小针刀，按针刀闭合性手术的四步进针规程：垂直刺入皮下，缓慢深入，切破硬结，切断硬性条索，切开小关节囊，剥离、松解粘连、紧张的软组织，直达骨面，感刀下松动即可出针。定位前要结合 X 线片注意胸椎有无侧弯及旋转畸形，操作时掌握好针刀在组织内的深度和角度，避免误入椎管和胸腔。治疗结束后患者术部垫薄枕，平卧休息 30min。（《中医临床研究》）

（四）电针疗法

［操作］取病变处上下一个椎体两侧夹脊穴及阿是穴为针刺穴位，选用 0. 30 mm ×40 mm 华佗牌不锈钢毫针。患者取俯卧位，直刺阿是穴 15 ～ 25 mm；并向脊柱方向斜刺 15 ～ 25mm，连接电针，选用疏密波，以患者能耐受的强度为度，刺激时间为 20 min，每组导线同侧上下连接电针每天 1 次，每次 20min 整个治疗包括 2 个疗程，一个疗程为 10d，两个疗程间隔 2d。（《辽宁医学院学报》）

（五）推拿疗法

［操作］患者俯卧位，术者以手掌或大鱼际先在患者两肩胛骨之间进行按揉，如有条索状物则施以弹拨手法，以放松局部肌肉，在患者胸骨下垫 2 ～ 3 个枕头，术者位于患者前方，双掌重叠按于患椎棘突之上，双肘微屈，嘱患者深吸气至最大限度，然后缓慢呼气，此时术者双掌突然向前下深按，多可听到患者关节发出之“咔嗒”声，如此，再在患椎之上下各 1 至 2 个脊椎施以同样的手法，术者双掌分别置于患椎两侧，以掌根为着力点用力向相反方向深按，多可听到关节复位之“咔嗒”声施以揉、拍打等手法结束。手法治疗每日 1 次，5 次为 1 个疗程。（《江苏中医药》）

（六）针刺疗法

［取穴］夹脊穴。

［操作］患者取俯卧位，双手上举，平放于头两边，取病变处上下一个椎体两侧夹脊穴及阿是穴，常规消毒，用天协牌 1.5 寸一次性针灸针针刺上述穴位，采用平补平泻手法，令患者感觉针处酸胀得气即可。留针 30min，起针后结合推拿疗法效果更佳。（《四川中医》）

（谢苑芳）

94. 骨质疏松症

［临床表现］骨质疏松症好发于老年患者，女性多于男性，是由于多种原因导致骨密度和骨质量下降，骨微结构破坏，造成骨脆性增加，从而容易发生骨折的全身性骨病。临床表现多为腰背甚至周身疼痛，翻身、起坐及行走有困难，可有脊柱变形，易发生脆性骨折。中医学称之为“骨痿”“骨痹”，中医学认为其是由于肝肾亏虚、脾胃虚弱，筋骨失养所致。

（一）中药内服

［药物］黄芪 30g，山药 20g，党参 15g，白术 15g，茯苓 15g，熟地黄 20g，山茱萸 30g，菟丝子 10g，骨碎补 18g，淫羊藿 15g，当归 10g，甘草 6g。

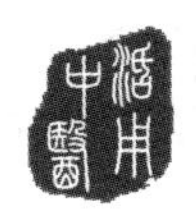

［用法］上述中药加水浸泡，武火煮沸，文火煎至 200 ～ 300ml，分 2 次于饭前温服。每日 1 剂，疗程为 3 个月。在治疗期间忌食辛辣、油腻之品。(《中医药导报》)

（二）中药外敷

［药物］桃仁 50g，红花 50g，川芎 50g，生地黄 50g，赤芍 50g，丹参 30g，细辛 10g，制草乌 10g，制川乌 10g，艾叶 200g。

［用法］将上述中药和粗盐 150g 混合，置入布袋封口，放于 65℃的蒸柜内蒸 30 ～ 60min。患者取仰卧位，中药热包隔毛巾置于患者腰部或足跟处，治疗期间取舒适体位防止烫伤，注意保暖。每次 30min，每天 2 次，7d 为 1 个疗程。(《护理研究》)

（三）中药熏蒸

［药物］伸筋草、透骨草、生艾叶、海桐皮各 20g，鸡血藤、宽筋藤各 30g，桃仁、红花、苏木、骨碎补、续断、川芎、牛膝各 15g。

［用法］将药置布袋中，放入熏蒸床药槽内，每次加水 3000ml，用大连鹏达医疗器械公司生产的 SZ-88I 型部位熏蒸治疗床，调整温度 40 ～ 45℃宜，熏蒸腰背部，每次熏蒸 30min，每日 1 次。(《中国中医骨伤科杂志》)

（四）火针疗法

［取穴］百会、命门、腰阳关、双侧脾俞、肾俞、关元俞。偏肝肾阴虚者加太溪、三阴交；偏脾肾阳虚者加足三里、太白；刺痛明显者可取阿是穴。

［操作］患者取俯卧位，取上述穴位，局部皮肤常规消毒，术者一手持火针，一手持酒精灯，将细火针烧至通红或白亮，迅速刺入穴位，深度 2 ～ 3 分，快速出针，隔日 1 次。1 个月为 1 个疗程，共治疗 3 个疗程。(《河北中医》)

（五）远针近推疗法

［取穴］委中、太溪。

［操作］患者俯卧位，踝关节放置一棉垫，使膝关节成屈曲位，取上述穴位，常规消毒后，术者使用规格 0.32mm×40mm 一次性针灸针（华成牌批号 SD8A000302）垂直进针，得气后采用提插捻转补法。在针刺的同时，推拿医生在患者腰部施以揉、弹拨、点按、侧扳、晃腰等手法，力量深透柔和，每次约 30min，隔天治疗 1 次，10 次为 1 个疗程，治疗 3 个疗程。(《中医针灸》)

（六）温针疗法

［取穴］太溪、大杼、命门、肾俞、脾俞、足三里、悬钟。

［操作］患者取俯卧位，选取上述穴位，局部皮肤常规消毒，选用长为 2 寸的一次性针灸针，毫针直刺入穴位，根据不同部位直刺或斜刺 1 ～ 1.5 寸，得气后施提插捻转平补平泻法，然后在针柄上套置约 2cm 的艾条，从下端点燃进行温灸，注意预防艾灰跌落烫伤皮肤，艾条燃尽即出针，起针后按压针孔，隔日 1 次，每次灸 3 壮。疗程为 3 个月。(《江苏中医药》)

（七）针刀疗法

［取穴］阳性反应点。

［操作］患者取俯卧位，腹下垫枕，主要于胸腰部脊柱区：棘突、棘突间、棘旁、第3腰椎横突尖、骶髂关节等寻找阳性反应点（压痛点或痉结点）。每次选5～10个治疗点，用甲紫作一点状进针标记，术区常规消毒、铺巾。给予0.25%～0.5%利多卡因（每点1～2ml）局部麻醉，选用一次性针刀（汉章牌3号或4号），按四步进针法进针刀，垂直于皮肤、脊柱纵轴平行快速进针，达骨面后稍提起，行纵行疏通，横行剥离出针。出针后按压3～5min，防止出血，无菌纱布外敷治疗点，嘱患者平卧4～6h，3d内卧床休息为主。每7天治疗1次，4周为1个疗程。（《中国骨质疏松杂志》）

（八）腹针疗法

［取穴］主穴取中脘、气海、关元，配穴取双侧滑肉门、外陵、大横。肾虚明显，加双气穴（中刺）；胸$_{12}$～腰$_{2}$水平疼痛明显者，加天枢（患侧中刺）；合并胸胁部疼痛者，加水分、水分旁（患侧中刺）。

［操作］患者仰卧位，选穴局部皮肤常规消毒后，中脘、关元深刺，气海、滑肉门、外陵、大横中刺。留针30min，其间行针导气1次，治疗前4周总计治疗次数不少于12次，后4周总计治疗次数不少于8次。（《广州中医药大学学报》）

（九）埋线疗法

［穴位］脾俞、肾俞（双侧）。

［操作］患者俯卧位，取上述穴位，局部皮肤常规消毒后，采用自制埋线针，将1/0号羊肠线10mm注入脾俞穴内0.6～0.8寸（15～20mm）、肾俞穴内0.8～1.0寸（20～25mm），出针后按压片刻，并敷贴无菌性医用输液贴，每2周1次，连续治疗6周。（《针灸临床杂志》）

（十）热敏灸疗法

［操作］①探查热敏穴：循腰部及下肢足太阳膀胱经、督脉、带脉上至阳、关元俞、委中、委阳、环跳、阳陵泉、昆仑、阿是穴等穴或皮下有硬结、条索状物处等部位行灸疗探查寻找热敏穴。通过回旋、雀啄、往返、温和灸四步手法激发热敏穴处产生透热、扩热、传热、局部不热远部热、表面不热（或微热）深部热或其他非热感（如酸、胀、压、重等）等“得气”感传。②实施灸疗：选择3个敏感穴位予以温和灸，直至感传消失、皮肤灼热为止。灸疗手法以顺经络走向、顺时针回旋为主。每日1次，3个月为1个疗程。（《中国中医基础医学杂志》）

（十一）隔附子温和灸疗法

［取穴］命门、肾俞。

［操作］患者取俯卧位，取上述穴位，在穴位上置以附子饼（将炮附子粉、适量饴糖和黄酒调配成直径约2cm、厚3～5mm的圆形药饼，中间均匀戳5～6个火柴棒粗细

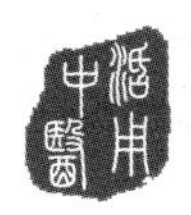

样小孔），然后将直径约2cm、长约4cm艾条点燃后放入艾灸器内，悬置于附子饼上方约1cm处，艾灸过程中需不断将艾灰去掉，以保持艾灸与附子饼的距离及火候，每次灸20～30min，以所灸部位皮肤泛红而不灼伤为度。每日1次，每周5次。(《中西医结合研究》)

（谢苑芳）

95. 骶髂关节损伤

［临床表现］骶髂关节损伤是指骶髂关节遭受外力的作用或妇女怀孕后骶髂关节面对合不良，引起骶髂关节韧带损伤和骶髂关节错峰。急性发作时表现为下腰部一侧疼痛，可放射至臀部或腹股沟区。属中医学“痹病”“腰痛病”范畴。

（一）中药内服

［药物］当归15g，丹参15g，乳香15g，没药15g。加减：寒湿者加干姜5g，白术10g，威灵仙10g；湿热者加苍术10g，厚朴10g，连翘10g；肾虚者加牛膝10g，熟地15g；阳虚明显者加桂枝10g，巴戟天10g。

［用法］每日1剂，煎煮2次，取汁400ml，分2次早晚温服，7d为1个疗程，连续治疗4个疗程。(《现代中西医结合杂志》)

（二）毫针疗法

［取穴］委中、膈俞、阿是穴、环跳。

［操作］其中委中、膈俞、阿是穴以1.5寸针行平补平泻法，环跳用三寸长针刺入，行针得气后留针20min。(《实用中医内科杂志》)

（三）长圆针针刺疗法

［取穴］根据经筋自四肢末端向心性循行分布的规律，足三阳、足三阴经筋均在臀部等处结聚，分别沿各经筋寻找受损筋结点，每次取1～6点。

［操作］以解结法为主，即以改进的《灵枢·官针》中的关刺、恢刺、短刺法进行操作。关刺法：直刺至结筋病灶点表层后左右刮拨，以解除表层粘连。恢刺法：直刺肌腱旁侧结筋病灶点粘连组织中，直至深面后再用针尖向上举针，挑拨结筋病灶点周边粘连以松解减压。短刺法：对有骨膜下出血和渗出者，直刺至结筋病灶点深层后行摩骨样切割，使近骨膜横络松解减压，以解除经脉卡压。术后用无菌干棉球在针刺部位按压2min，再用无菌纱布敷盖。间隔6d重复治疗，治疗1～3次。(《人民军医》)

（四）头针配合推拿疗法

［操作］取健侧头针的顶旁1线，穴区常规消毒后，用华佗30号2寸不锈钢毫针从前向后快速刺入2寸，行快速捻转手法2min，待施行完推拿手法后再行针一次然后出针。推拿手法治疗：患者俯卧，先使用推按揉等手法放松局部肌肉，再点远端的委中、承山

穴以止痛。根据患者错位类型的不同，选择相应的整复手法，前错位采用仰卧屈膝屈髋按压复位法（患者仰卧，健肢伸直平放床上，患肢尽量屈膝屈髋，医者双手按患膝，先做骶髂关节左右摇法和膝关节屈伸法 8 ～ 10 次，然后尽量用力按压患膝关节使膝贴近其腹部，操作中可听见关节复位声）；后错位采用俯卧单髋过伸复位法（患者俯卧床沿，医者立于患者病侧，一手托患肢膝上部，另一掌根按压骶髂关节，先缓缓旋转患肢 5 ～ 7 次，然后用力下压骶髂关节并过伸患肢，两手成相反方向扳按，此时可闻及关节复位响声或手下有关节复位感）；复位后痛处多用推法捋顺，后以叩击法结束。上述治疗隔日 1 次，治疗 5 次为 1 个疗程。（《陕西中医学院学报》）

（五）小针刀疗法

［操作］患者取俯卧位，常规消毒铺巾。术者戴无菌手套，于骶髂关节局部压痛点处进针刀，刀口线与骶髂关节间隙平行，达筋膜层十字切开。针刀继续深入达骨面，切开骶髂关节后韧带，遇硬结一并切开。以骶髂关节间隙为中心线向两侧横行剥离，将粘连在骨面的瘢痕剥离开。患者取仰卧位，双膝屈曲外展，双脚底相对，耻骨及股骨内侧之间的压痛点，消毒，刀口线与内收肌纤维方向平行，针刀垂直骨面，纵行疏通，横行剥离。如内收肌挛缩、硬化较重则用切割肌纤维法，切断部分变性肌纤维，出针刀。（《现代中西医结合杂志》）

（六）拔罐疗法

［操作］患者俯卧位，下腹部垫一枕头，充分暴露腰骶部和臀部，均匀涂抹润滑剂凡士林，根据患者的体质和胖瘦选择适合型号的玻璃罐，先用走罐法在腰骶臀部两侧上下旋转推罐，至皮肤潮红或出现紫红色瘀斑后再留罐 5min，伴有下肢症状者，在相关部位留罐，隔日 1 次，3 次为 1 个疗程共 2 个疗程。（《右江民族医学院学报》）

（七）中药烫熨疗法

［药物］荆芥、防风、羌活、独活、伸筋草、姜黄、透骨草、葛根各 3 份，川乌头、草乌头各 2 份，大黄、红花、木香、桂枝各 1 份，混合稍加打碎，陈醋浸泡 3 个月以上备用。

［操作］将药渣装入大小适宜布袋内，放入专用微波炉容器内，高火加热 8 ～ 12 min 后取出，待温度适宜（ 50 ～ 60 ℃）即可熨烫患侧骶髂关节疼痛处及周围，烫疗在推拿治疗之后进行，烫疗时间 20 ～ 30min，每日 1 次。（《河北中医》）

（八）推拿疗法

［操作］术者首先在疼痛紧张处或周围施以揉法、㨰法、点拨法等手法治疗，力度适中，以患者有微痛感为度，放松肌肉组织。患者侧卧在床边上，伤侧在上，一助手蹲在患者背后，一手扶在腋下，另一手掌扶在伤处，术者一手掌拿住伤侧下肢的踝部，将伤侧下肢拔直，另一手掌扶在髋部，拿踝之手由外向里环转摇晃伤肢 6 ～ 7 次，此时术者将伤侧下肢小腿挟在腋下进行拔伸，然后将伤侧屈曲，使膝关节尽量靠近胸部，足跟接近臀部，同时扶髋部之手改按在伤处助手之手背上，进行戳法，最后将伤肢拔直，此法重复 2 次。（《中

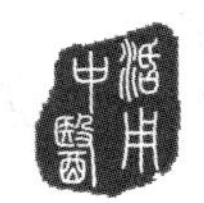

国实验方剂学杂志》）

（李　忍）

96. 膝关节骨性关节炎

［临床表现］膝关节骨性关节炎以膝关节关节间隙狭窄，软骨退行性病变，关节滑膜炎性增生以及关节边缘骨性增生等为主要病理变化，引起膝关节疼痛、肿胀、畸形及功能障碍为主要临床表现的慢性疾病，表现为上下楼梯、下蹲起立时疼痛或疼痛加重甚至步行受限，属中医学“骨痹”“膝痹”范畴。多见于中老年人，女性较多。

（一）中药内服

［药物］独活 15g，桑寄生、杜仲、牛膝、细辛、秦艽、茯苓、肉桂心、防风、川芎、人参、甘草、当归、芍药、干地黄各 10g。

［用法］每天 1 剂，分早晚两次服用，14d 为 1 个疗程。（《内蒙古中医药》）

（二）毫针疗法

［取穴］梁丘、犊鼻、阳陵泉、足三里、血海、膝阳关、内膝眼。

［操作］患者采取仰卧位，局部皮肤常规消毒，并采取 2 寸毫针直刺穴位，其中在进针与出针前分别进行 1 次运针，并采取平补平泻手法进行针刺治疗，得气并连续留针 30min。若患者骨关节炎双膝均病变，应对两侧病变部位进行针刺治疗每日治疗 1 次，共治疗 4 周。（《实用中西医结合临床》）

（三）电针疗法

［操作］患者取坐位或仰卧位，局部取穴：选取患侧内外膝眼，采用透刺方法（两穴接一组电针，同侧相连）。远端取穴：选取患侧太溪穴，患侧曲泉穴，两穴接一组电针，同侧相连，正极在上，负极在下；疏密波刺激（H1 为 3 Hz，H2 为 100 Hz，电压为 2V），电流强度的大小以患者能够耐受为宜，以患者下肢的肌肉轻微的收缩伴有患者肢体或针柄轻微颤动为适宜，同时给予留针 30 min，每周休息 2 d，共治疗 5 周。（《中医药学报》）

（四）温针灸疗法

［取穴］鹤顶、外膝眼、内膝眼；足三里、梁丘、血海、阴陵泉、阳陵泉、膝阳关、曲泉中任选一组相对穴。

［操作］针刺得气后，为每根针套上中间带有空的小硬纸片，然后将 2cm 长的艾条插在针柄上，用明火点燃艾条，等艾条燃尽后，取下纸片，将针取出，并清理艾灰。每日 1 次，连续进行 10 d，共治疗 2 个疗程。（《海峡药学》）

（五）火针加刺络放血

［取穴］阳陵泉、梁丘、内外膝眼、血海、阿是穴。

［操作］火针疗法：使用75%乙醇或碘伏对穴位进行消毒，一手固定被刺部位，一手持26号火针，将针在酒精灯上烧红，固定好患病膝关节后迅速进针，深度为1～3cm，然后立即将针拔出，每穴点刺1次，2次/周，治疗4周。刺络放血：使用75%乙醇或碘伏进行局部消毒，应用8号一次性注射针头多次点刺阿是穴，使之出血，再应用火罐对出血进行拔吸，放血1～3 ml/次，拔吸时间为5～10min，2次/周。(《世界中医药》)

（六）雷火灸疗法

［取穴］内膝眼、犊鼻、鹤顶、阿是穴。

［操作］选用规格为25g的重庆赵氏雷火灸，患者取仰卧位或坐立位，点燃灸药后，固定在灸具上，距离皮肤2～3 cm，每穴先进行温和灸1min，之后改为雀啄灸，每旋转或上下移动灸10次，用手点按被灸穴位，以局部皮肤红晕发热为度，治疗时间为25 min左右，每天1次，共治疗2周，注意避免烫伤。(《成都中医药大学学报》)

（七）热敏灸疗法

［操作］操作者将艾条点燃，在阳陵泉－阴陵泉－血海－梁丘等穴位组成的膝关节区域，先行回旋灸温热气血，再予雀啄灸增强敏化后，改为循经往返灸使经气激发，各自均为30s，最后行温和灸。当某穴位出现透热、传热、扩热、表面不热而深部热、局部不热而远部热或出现重、酸、胀等其他非热感等感传时，即热敏化穴。采用上述步骤，将所有热敏化穴全部探查出，选择热敏化最强的穴位行温和悬灸，以该穴热敏灸感消失为度，时间最少30min，最长60min，每天2次，持续5 d，然后改为每天1次，再持续25d，30d为1个疗程。(《陕西中医》)

（八）小针刀疗法

［操作］患者取仰卧位，监测指脉氧及血压，膝关节平放在治疗床上，暴露患侧膝关节，根据膝关节病变部位寻找相对应高应力点作为治疗点，并用记号笔做好标记，治疗点常规消毒铺巾，每个治疗点用1%利多卡因注射液局部麻醉，将1号直型针刀从标记点垂直刺入皮肤；针刀刃沿肌肉（或韧带）纤维走行方向进入深层；直达病处纵行切割3～5刀，横行剥离2～3刀，可闻及切割或铲剥软组织声响；退出小针刀，无菌纱布按压止血，并以无菌纱布覆盖针孔。每周1次，共治疗3次。病情严重者，可配合使用曲安奈德局部注射及延长至5次治疗。(《陕西中医药大学学报》)

（九）中药外敷疗法

［药物］草乌3g，生川乌3g，木香3g，麻黄5g，白芷4g，干姜2g，羌活3g，独活3g，白附子2g，肉桂3g，生天南星2g，生半夏2g，自然铜3g，血竭粉3g，马钱子2g，乳香3g，没药3g。

［操作］所有药物研细末，装入碗中，滴入黄酒及陈醋，调成糊状，平铺于无菌纱布上，

选取患者膝关节局部最痛点阿是穴后，用 75% 酒精棉球消毒局部，把无菌纱布直接外敷于阿是穴，后用弹力绷带固定无菌纱布及药物红外线灯照射局部 10min，使外敷药渗透入皮肤，外敷每次 48h，隔 1d 或 2d 再次换药，每周治疗 2 次，共治疗 4 周。(《世界中医药》)

（十）中药熏洗疗法

［药物］刘寄奴、独活、秦艽、川断各 15g，川乌、草乌、大黄、花椒、白附子、干姜、红花各 10g，伸筋草 30g，艾叶、当归、桑寄生、牛膝各 20g。

［操作］以上药物加水至 1500 ～ 2000ml，加热至沸腾 20min 后，去火滤掉药渣，将患膝放在药液上熏洗，待温度适宜时用毛巾蘸取药液直接涂敷患处，每次 40min，每天早晚各一次，7d 为 1 个疗程，治疗 1 ～ 2 个疗程。(《现代中医药》)

（金远林）

97. 膝关节侧副韧带损伤

［临床表现］膝关节侧副韧带损伤是由于膝关节处于半屈曲状态时，侧副韧带松弛，膝关节不稳，侧副韧带遭受内翻或外翻暴力引起局部损伤，引起膝关节活动时疼痛，尤其表现在下蹲时、蹲后站立及下楼梯时，日久可致韧带粘连、慢性炎症。属中医学“筋痹”范畴。

（一）毫针疗法

［主穴］阿是穴、犊鼻、足三里、阳陵泉、阴陵泉、委中及梁丘等穴。

［操作］患者坐位或卧位，针刺得气后 15min 提插捻转 1 次，留针 30 min，刺激量由小到大，先轻后重，因人而异。术者用拇指在阿是穴上隐力刮 3 ～ 4 次，用拇、示指提弹膝关节周围肌群 3 ～ 4 次，用手掌小鱼际沿膝部肌群由远向近理顺推拿，以上操作隔日 1 次，4 次为 1 个疗程。(《华北国防医药》)

（二）电针疗法

［取穴］阿是穴，内侧副韧带损伤配血海，外侧副韧带损伤配梁丘。

［操作］医者集中精神，用拇指或示指的指腹或侧面在患膝进行按压、推移、搓循，指力轻重宜均匀，手法宜轻便，局部或周围出现压痛或发现结节、条索、凹陷异常现象，均可作为阿是穴。取穴部位常规消毒，选用 2 寸毫针快速进针，采用提插补泻法，气滞血瘀、湿阻筋络者重提轻插，筋脉失养者重插轻提；得气后接通电针仪，负极接阿是穴，正极接配穴；采用疏密波，强度以患者耐受为度，通电时间每次 20min。每天 1 次，10 次为 1 个疗程。(《中国医疗前沿》)

（三）火针疗法

［操作］选用中粗钨锰火针，找准压痛点，用指甲掐痕或紫药水做好标记，局部用

75% 乙醇消毒，然后将火针在酒精灯上烧红至白亮，快速点刺压痛点，疾进急出，不留针，每处点刺 3 ～ 5 针，深 2 ～ 3 分，点刺后速用消毒干棉球按压 3min（治疗后 3d 内局部不能沾水）。每周治疗 1 次，2 周为 1 个疗程。（《中国针灸》）

（四）小针刀疗法

[操作] 在膝关节内侧或外侧副韧带上，找准压痛点，做好标记，局部皮肤消毒，用 2% 利多卡因局部浸润麻醉后，将小针刀的切刀口线和副韧带纵轴平行刺入，当刀口解除骨面时开始剥离。若病灶部位在韧带的附着点处，用纵行疏通剥离法；不在附着点处，则用横行铲剥离法，将粘连在骨膜面上的韧带铲离；若粘连范围较大，又有板结的条索状物，则用通透剥离法，尽可能将粘连板结剥离开来，并将条索状物切开，同时用手法在剥离及周围按摩 3 ～ 5min，进一步充分松解粘连组织。每 7 天治疗 1 次，视病情决定治疗次数。（《新中医》）

（五）中药外敷

[药物] 伸筋草、独活、牛膝各 15g，天麻、杜仲、海风藤各 10g，骨碎补、当归各 5g。

[用法] 以上药物共研细末，以温水调匀外敷于膝关节周围 2h，敷药同时理疗加热，以上治疗方法每天 1 次，15 次为 1 个疗程，2 个疗程之间休息 7d。（《吉林大学学报》）

（六）推拿治疗

[操作] 患者取仰卧位，伤肢微屈稍外旋，用一薄枕垫于腘窝处。点按止痛：先以痛为腧，再根据内外侧副韧带损伤情况选取穴位，内侧副韧带损伤可加用血海、阴陵泉、三阴交，外侧副韧带损伤可加用阳陵泉、足三里、膝阳关。按、揉、摩、擦以散瘀，根据患者病程长短及扭伤情况决定手法的轻重。病程短，局部肿痛重者手法轻柔，在患处进行按揉，并配以摩擦手法，以达到活血化瘀、消肿的目的，随着病情好转，可逐步加大手法的力量；病程长，局部肿痛轻者手法适当重一些。弹拨理筋：用拇指在患处做与纤维垂直方向的轻轻弹拨，然后再顺纤维走向摩擦、按压以防止粘连或促进粘连分离，促进损伤恢复。（《山西中医》）

（七）中频透热疗法

[操作] 采用电脑中频透热治疗仪治疗，选用 1 号处方，一电极固定于阿是穴（痛点处），另一电极置于同侧血海穴，电流强度和透热度以患者感觉舒适为宜，每次治疗 40min，每日 1 次，10 次为 1 个疗程，另嘱患者每日用正骨水涂搽患处 3 ～ 5 次，连续治疗 1 ～ 2 个疗程后观察效果。（《江西中医药》）

（金远林）

98. 膝关节半月板损伤

[临床表现] 膝关节半月板损伤，多由扭转外力引起。急性期表现为膝关节剧烈疼痛、

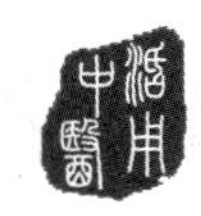

肿胀、活动受限，症状迁延可并发股四头肌萎缩及广泛的滑膜炎等表现，可使患肢关节屈伸活动受限。属中医学“伤筋”“骨痹”范畴。

（一）中药内服

［药物］黄柏 10g，苍术 10g，牛膝 15g，薏苡仁 12g，土茯苓 15g，川续断 12g，延胡索 10g，车前子 15g，桂枝 10g，五加皮 15g，甘草 5g，桃仁 10g，赤芍 10g，黄芪 20g。加减：痰湿阻络型加半夏 10g，白术 10g，茯苓 10g，陈皮 10g；肝肾不足型加桑寄生 15g，杜仲 10g，枸杞子 10g；疼痛重者加细辛 5g，制草乌 6g，制川乌 6g；气血瘀滞型加红花 10g，川芎 15g。

［用法］上述药物，每日 1 剂，加水煎服，早晚两次分服，7d 为 1 个疗程，共 4 ～ 6 个疗程。（《中医正骨》）

（二）中药外敷

［药物］红花 50g，川芎 30g，牛膝 30g，延胡索 20g，天南星 20g，威灵仙 20g，伸筋草 20g，木瓜 20g，秦艽 20g。

［用法］以上药物熬制好后每 50ml 分装小袋中备用，使用时将纱布浸润后外敷于患膝处，以神灯照射，待纱布干后再更换。每天 1 次，2 周为 1 个疗程。同时配以股四头肌锻炼，患肢制动。（《实用中医内科杂志》）

（三）火针疗法

［取穴］主穴取内膝眼、外膝眼、阿是穴，配穴取梁丘、血海、阳陵泉。肾虚可加肾俞、大杼；寒湿可加关元、肾俞；湿热可加委中放血。

［操作］取俯卧位或仰卧位，膝关节皮肤常规消毒。用直径（0.5 ～ 0.8）mm×40mm 钨锰合金火针，在酒精灯上将火针前中段烧红后，快速刺入患膝关节上述穴位皮肤 1 ～ 3mm，疾进疾出，出针后以消毒干棉球重按针孔 3min。治疗隔日 1 次，或每周 3 次，7d 为 1 个疗程，连续治疗 3 个疗程。（《针灸临床杂志》）

（四）温针疗法

［取穴］鹤顶、血海、梁丘、内膝眼、外膝眼、足三里、阴陵泉、阳陵泉、绝骨。

［操作］患者取仰卧位，腘窝垫枕头使膝关节稍弯曲。穴位常规消毒，用 30 号 1.5 寸一次性毫针进行针刺。鹤顶、内膝眼、外膝眼、阳陵泉、绝骨垂直进针，足三里、阴陵泉、血海、梁丘四穴的进针均成 45°，毫针尖端朝向膝关节，待针刺得气后，用长约 2cm 的艾条段点燃端朝下套进以上四腧穴的针柄中，一般 30min 即可，每天 1 次，10d 为 1 个疗程。（《现代中医药》）

（五）针刺疗法

［取穴］梁丘、血海、内外膝眼、足三里、三阴交、阳陵泉。

［操作］患者取仰卧位，腘窝垫高使膝关节稍屈曲，上述穴位局部常规消毒，用 30 号 1.5 寸一次性毫针（华佗牌）分别直刺入 0.5 ～ 1.2 寸，针刺得气后，梁丘、血海、内外膝眼、

阳陵泉等穴施以泻法，足三里、三阴交等穴施以补法，留针 15min。隔日 1 次，每疗程 10 次。(《中医药导报》)

(六) 针刀疗法

[部位] 患膝股四头肌腱与髌上囊粘连带、股中间肌与股骨粘连带、股直肌挛缩带、鹅足止点、沿髌骨左右两侧缘骨支持带及关节囊点、膝内外侧支持带、副韧带起止点、髌下脂肪垫等压痛部位。

[操作] 患者取仰卧位，垫高腘窝，选取上述痛点 6 ~ 8 个，做好标记，常规消毒、铺巾，用 4 号针刀（汉章牌），刀口线与施术部位神经血管、肌肉韧带纵轴一致，针刀体与术区皮肤相垂直进针，逐次、逐层切割粘连及硬结，然后行纵行疏通，横行剥离；对股中间肌与股骨粘连带分别从股直肌与股内外侧肌交汇部及股直肌中央三个部位直达骨面进行通透剥离松解；对股直肌挛缩带，在该肌全层做纵行网状切开松解；对髌骨活动受限或不能活动者，经髌骨两侧缘进行针刀剥离松解。待针下有松动感出针，局部压迫止血，创可贴封闭针眼。每周 1 ~ 2 次，连续治疗 2 ~ 4 周。(《贵州医药》)

(七) 推拿疗法

[操作] 患者取仰卧位，先施按、揉手法于髌骨下髌韧带和侧副韧带之间，以酸胀为度；于膝关节周围施以揿法，主要在髌骨上下缘及股四头肌部，约 5 min，然后摇膝关节（先屈伸，后内外旋活动）；再点、按、揉双膝眼、膝阳关、曲泉、鹤顶诸穴，以酸胀为度；患者取俯卧位，用按、揉、揿法于腘窝部，用点、按、揉委中等穴，配合膝关节屈伸活动，用擦法结束治疗。隔日治疗 1 次，每个疗程 10 次。(《浙江中医杂志》)

（金远林）

99. 髌骨软化症

[临床表现] 髌骨软化症通常表现为膝关节前侧疼痛，久坐起立或下楼，下坡时疼痛加重，常有腿打软，关节怕凉，或膝关节反复肿胀，积液等。严重时形成骨性关节炎。好发于运动员及中老年女性。属中医学“膝痹病”范畴。中医学认为其病因为禀赋不足，劳倦所致。

(一) 中药内服

[药物] 独活 9g，桑寄生 6g，杜仲 6g，牛膝 6g，细辛 6g，秦艽 6g，茯苓 6g，桂心 6g，防风 6g，川芎 6g，人参 6g，甘草 6g，当归 6g，芍药 6g，干地黄 6 g。

[用法] 上方取水 500ml，浸泡 30min，武火煮开，文火煮 20min，倒出药液，再加水 400ml，文火煮沸 20min，将 2 次煮沸药液混合，分早晚两次服用，饭后 2h 服药，每日 1 剂。(《深圳中西医结合杂志》)

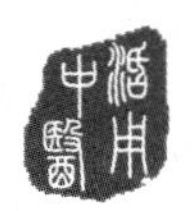

（二）中药外敷

［药物］伸筋草 30g，透骨草 30g，海桐皮 30g，苏木 20g，红花 20g，艾叶 20g，川芎 20g，白芷 30g，细辛 10g，威灵仙 60g，乳香 10g，没药 10g，川乌 15g，草乌 15g，桂枝 30g，姜黄 20g，土鳖虫 20g。

［用法］上述药物打成粉状，用食醋把药物拌匀，干湿适中。把药物装入布袋，锅内蒸 8 ～ 10min。取出药袋，根据热度用一厚度适中毛巾包裹药袋，置于患处，以患者能耐受的热度为宜，每日热敷 2 次，每次约 20min，次日再重复使用，1 袋药可连用 3d。（《中医药临床杂志》）

（三）中药熏蒸

［药物］红花、桑枝、乳香、没药、独活、防风、地龙、鸡血藤、透骨草、伸筋草。

［操作］采用三渊智能多功能熏蒸机，配以上述药物，蒸汽熏蒸患部，每日 1 次，每次 30min。7d 为 1 个疗程，每个疗程结束后休息 2d。（《河南中医》）

（四）火针疗法

［取穴］阿是穴、犊鼻、内膝眼、鹤顶（患侧）。

［操作］每次选穴 2 ～ 3 个（含阿是穴），患者取仰卧位，屈膝成 90°，患膝下垫枕。选用钨锰合金中号火针（规格为 0.5mm×25mm），穴位常规消毒后，医者左手持已燃酒精灯，以右手拇指、示指持火针针柄，针体于酒精灯外焰处加热至通红，迅速准确地刺入穴位，并敏捷地将针拔出，针刺深度和角度根据部位和胖瘦灵活应用，出针后用棉球按压针孔片刻以防出血。操作过程要求稳、准、快。火针点刺处当天不宜沾水，忌食生冷、虾、鱼等食物。每周 2 次，4 周为 1 个疗程。（《世界中西医结合杂志》）

（五）电针疗法

［取穴］内膝眼、外膝眼。

［操作］患者取平卧位，选定内外膝眼，常规消毒，用 0.45mm×75mm 无菌针灸针，采用夹持法进针，沿膝眼穴向上斜刺，深约 70 mm，进入髌股关节内，患者产生酸胀得气感，施以平补平泻手法。接电极（韩氏穴位神经刺激仪 , 型号 LH202H, 北京医科大学韩济生院士研制 , 北京华卫公司生产），予疏密波，电流强度 2mA。留针 20min。隔日 1 次，连续治疗 20 d。（《上海针灸杂志》）

（六）温针疗法

［取穴］内膝眼、外膝眼、足三里、阳陵泉、鹤顶（均患侧）。

［操作］患者取坐位或仰卧位，屈膝成 90°，选取上述穴位，局部皮肤常规消毒，用一次性针灸针，垂直进针，进针得气后，将点燃的约 1 寸长艾炷固定于针柄上，待艾炷燃尽后再取针，注意防止艾灸灰掉落烫伤皮肤。每日 1 次，10 次为 1 个疗程，共治疗 1 ～ 2 个疗程。（《河北中医》）

（七）腕踝针疗法

［取穴］腕踝针分区的 2、3、4、5 区。

［操作］患者取仰卧位，选取患肢腕踝针分区的 2、3、4、5 区，穴位常规消毒，用 1 寸毫针沿皮下平行进针，以针下不出现酸、麻、胀、痛等感觉为准，针向病所，留针 30min 后取针。（《针灸临床杂志》）

（八）针刀疗法

［部位］髌上囊、髌下脂肪垫、髌骨的外侧支持带、髌骨内侧支持带、髌股韧带外上缘、髌股韧带外下缘、髌股韧带内上缘、髌股韧带内下缘。

［操作］患者仰卧位，常规消毒，铺孔巾，用 1% 盐酸利多卡因注射液局部麻醉，小针刀（一次性 I 型四号针刀）。在选定部位进针，针刀体要垂直于皮肤，刀口线的方向和肌肉，韧带走向一致，先穿过皮肤，再穿过皮肤组织，当穿透肌肉有落空感时，就进入治疗部位，先纵疏再横剥，操作 3 次，术毕，局部压迫止血后，无菌敷料覆盖针眼。小针刀每周治疗 1 次，疗程 2 周。（《湖南中医杂志》）

（九）腹针疗法

［取穴］天地针，大横（双侧）、天枢（双侧）、滑肉门（患侧）、外陵（患侧）、膝关节点（患侧）。

［操作］患者取仰卧位，需暴露腹部，选取上述穴位，皮肤常规消毒，使用腹针专用 0.22mm×40mm 一次性毫针，为尽量减少疼痛，选针管进针，只捻转，不提插。依据患者的病程及体质决定针刺的深度（分天、地、人三个深度）和留针时间，一般留针 45min 以上。如果患者体征较差，出现乏力气短，下肢无力现象，亦可用针刺神阙穴加灸法，每日 1 次，10 次为 1 个疗程。（《中医临床研究》）

（十）热敏灸疗法

［操作］①患者取坐位或仰卧位，屈膝为 10° ～ 15° ，局部选取患者膝关节附近的经穴、痛点，点燃 2 根艾条，以上述部位为中心，3cm 为半径的范围内，距离皮肤 3 ～ 5cm 左右施行回旋灸和温和灸。当患者感受到艾热发生透热、扩散、传热，局部不热远部热，表面不热深部热，或其他非热感觉，如施灸部位或远离施灸部位产生酸、肿、压、重、痛、麻、冷等感觉时，此点即为热敏点。②选择 3 ～ 4 个最敏感点予以灸疗。艾灸在热敏点先施以回旋灸，继之以雀啄灸，加强灸量，激发经气，再以温和灸温通经络。医者需以手感受掌握患者皮肤温度（以患者感温热但无灼痛为宜），随时弹去艾灰，防止烧伤皮肤及烧坏衣物。每个热敏点施灸不少于 15min，每日 1 次。（《中医临床研究》）

（十一）推拿疗法

［操作］①患者取仰卧位，用㨰法从上至下沿股四头肌至髌骨操作 2min，然后施揉，拿法放松膝关节周围软组织 3min，手法应轻柔，接着用一指禅推法沿髌骨下缘从内向外施术 3min，以局部有酸胀感为宜。②患者仰卧位，膝关节伸直，医者面对患者，双手拇

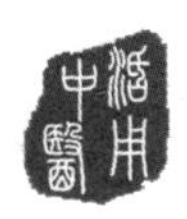

指和示指拿住髌骨上、下极向上牵引髌骨约 1min，接着拿住髌骨上、下极向内侧和外侧各推揉约 1min，向膝关节近段和远端各推揉约 1min。③用拇指点按风市、伏兔、梁丘、血海，及内外侧膝眼，阳陵泉约 5min，以局部有酸胀感为宜。④患者俯卧位，医者用拇指点按阴陵泉、委中、承山，揉大腿后侧，腘窝，小腿后侧约 5min，用拍法拍打腘窝部及小腿后侧结束手法。手法治疗每日 1 次，10 次 1 个疗程，疗程间休息 3d。(《中国中医骨伤科杂志》)

（谢苑芳）

100. 髌上滑囊炎

［临床表现］髌上滑囊炎是髌上滑囊受到长期、反复、持续、集中和力量稍大的摩擦和压迫引起的髌上滑囊滑液增多，充盈滑囊，及囊壁增厚或纤维化而导致膝关节肿胀，局部压痛，行走困难的病症。临床表现为膝关节局部肿胀、压痛，行走困难。中医学认为本病属于“痹病”范畴。

(一) 火针疗法

［操作］挤压髌上滑囊使囊内压力增高并使之固定。选用中火针，用酒精灯外焰加热至针尖红亮，在肿胀的滑囊高处迅速刺入 0.5 ～ 1 寸，迅速出针，继续挤压髌上滑囊，并用无菌干棉球吸蘸流出的黏液，黏液出不畅者选用局部拔火罐。1 次 3 ～ 5 针。隔 2d 治疗 1 次。(《内蒙古中医药》)

(二) 小针刀疗法

［操作］常规消毒铺巾后，在膝部上方，即髋骨后缘 2 ～ 3cm 处先用戴无菌手套拇指垂直按压进针点，以使深层的血管神经向侧方移开，避免进刀时受到损伤。施以局部麻醉后，左手拇指用力按压进针点的同时，右手拇指、示指捏紧针柄，中、环指两个手指扶持针体，小指支在进针点旁，使针刀紧贴，左手拇指指甲垂直进针刀法刀口方向与股四头肌肌纤维平行进针，深达骨面。当患者有酸胀沉感时，用通透摇法松解 2 ～ 3 下，并切开滑囊，皮肤紧张度变低即可出针刀。术毕创可贴贴敷。加压包扎 2 ～ 3d 后，刀口即可愈合。1 周 1 次，治疗 2 次，半年后评定疗效。(《哈尔滨医药》)

(三) 中药外敷配合超短波

［药物］川乌、草乌、当归、乌药、穿山甲、乳香、象皮、桂皮、大黄、赤芍、白及等。

［操作］上述中药用传统的硬膏剂加工自制，每贴 15 ～ 20g，用热软化后在患处和压痛点贴敷 5 ～ 7d，同时配合超短波治疗，急性发作无热量，慢性期温热量，每次 15min，每日 1 次。(《中国康复》)

(四) 针刺配合囊内注射

［操作］针刺：侧卧位，取患侧环跳、髀关、血海、委中、内外侧膝眼、犊鼻、足三

里、阳陵泉、悬中、行间、三阴交、昆仑、解溪、丘墟穴。常规消毒，刺入后均行平补平泻手法，有针感即可。每日 1 次，留针 30 ～ 40min，10 次为 1 个疗程。囊内注射：患者仰卧位，膝关节稍曲，关节角度成 120° 左右，同时手压髌前及髌上囊，在髌骨外上角处向髌前方向进针，边抽边缓慢退针，当有积液抽出时即停止，反复抽吸，抽净积液。另取 20 ml 注射器抽取泼尼松龙 2 ～ 2.5 ml、利多卡因 5ml 混合成药液，注入抽空的囊内。施术完毕，捏闭针孔，令患者做屈膝伸展关节动作 4 ～ 6 次，令药液均匀分布关节囊腔。严重者隔日 1 次，轻者 6d 抽液 1 次，一般治疗 3 ～ 4 次即可痊愈。（《河南中医》）

（李　忍）

101. 肩关节周围炎

［临床表现］肩关节周围炎简称肩周炎，又称“漏肩风”“冻结肩”及“五十肩”等，是指肩关节囊及关节周围软组织损伤、退变引起的一种无菌性慢性炎症。肩周炎中医学称“肩凝症”等，主要与感受风寒、慢性劳损、肩部外伤、肩关节囊及关节周围软组织退行性改变等有关。中医学理论认为，肩周炎发病机制为因感受风寒湿热之邪或跌仆闪挫，以致经络受损、气滞血瘀及筋失所养所致。

（一）中药内服

［药物］当归 10g，丹参 10g，白芍 10g，乳香 10g，没药 10g，甘草 6g，威灵仙 15g，肉苁蓉 15g，木瓜 15g。

［用法］每日 1 剂，煎水服用，每日 2 次，7d 为 1 个疗程。（《吉林中医药》）

（二）中药熏洗治疗

［药物］羌活 20g，独活 10g，牛膝 10g，伸筋草 20g，透骨草 20g，川乌 10g，木瓜 20g，艾叶 15g，川芎 15g，甘草 10 g。

［用法］上药装入布袋，加水约 3000ml 倒入中药熏洗机内，加温至 48 ～ 51℃，将患肩置于熏洗机的蒸汽出口处，每次 30min，每日 2 次，7d 为 1 个疗程。（《中国中医骨伤科杂志》）

（三）中药外敷治疗

［药物］生川乌头 30g，生草乌头 30g，干姜 30g，红花 30g，莪术 30g，全蝎 30g，蜈蚣 30 g，当归 30g，川芎 30g，马钱子 30g。

［用法］用 30% 乙醇 1000ml 均匀浸润上药，密封 48 h 后，滤取 800ml 备用。施治时，先以纱布浸湿药液外敷患部，取特定电磁波（TDP，重庆国仁特定电磁波谱治疗仪 L-2 型）垂直辐射 20 ～ 30min，纱布干者可适当添加药液。每日或隔日 1 次，每次 25min，10 次为 1 个疗程。（《河北中医药》）

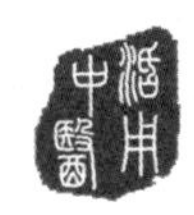

（四）温针疗法

［取穴］主穴：肩贞、肩内陵、肩井、臂臑。配穴：巨骨、秉风、大杼、云门、曲池、天宗、合谷、外关、手三里和阿是穴。每次选主穴与配穴各 3 个。

［操作］患者取坐位常规消毒后采用 35 号 2 ～ 3 寸不锈钢毫针快速进针，行平补平泻手法，得气后留针在针柄部套上长 2 ～ 3cm 艾条点燃，直到艾条燃尽后，再灸第 2 壮，一般灸 2 壮，每日治疗 1 次，15d 为 1 个疗程。（《中国康复理论与实践》）

（五）火针疗法

［取穴］肩井、肩前、肩后。

［操作］令患者坐位，局部皮肤常规消毒后，选择中粗火针在酒精灯上将针烧红至白亮，垂直快速准确将针刺入肩井、肩前、肩后约 0.5 cm，随即迅速出针。烧一次点一患处，然后用消毒干棉球按压针孔 1 ～ 2min。每次治疗 2 次，5 次为 1 个疗程。（《中国针灸》）

（六）钩针疗法

［取穴］阿是穴（视痛域大小确定疼痛中心 1 ～ 3 点）。

［操作］视痛域大小确定疼痛中心 1 ～ 3 点。作好标记，常规消毒后，左手示指或拇指做指切压手，右手持经消毒后的钩针，用快速刺入法进入皮肤、组织后，稍片刻，随即进行小幅度提插手法，待“得气”后，仿《灵枢•官针》之“齐刺”“恢刺”之意，不出针而改为“一穴”多向刺，行钩拉弹拨手法后，再刺向深部并施行轻柔地“按摩”等特殊操作。术后，按进针方向倒退出针，针眼处用创口贴贴敷，每隔 3d 治疗 1 次，3 次为 1 个疗程。（《针灸临床杂志》）

（七）梅花针疗法

［取穴］肩前、肩贞、天宗、阿是穴。

［操作］穴位皮肤常规消毒后，以梅花针快速重度叩刺，每次每穴叩 0.5min，刺至点状出血为度，拭去血迹，行叩刺穴位皮肤消毒。2d 治疗 1 次，5 次为 1 个疗程，休息 2d，再行下 1 个疗程，一共 2 个疗程。（《宁夏医学杂志》）

（八）针刀疗法

［取穴］于喙突、肩峰下、冈上肌、冈下肌、胸大肌止点、肱二头肌长头腱区等肩部压痛点。

［操作］患者取坐位，暴露患侧肩部，术者戴无菌手套，铺无菌巾，然后找出痛点，每次 2 ～ 4 个点，且用甲紫标记，用 75%碘伏和乙醇常规消毒后，每个治疗点用 2ml 1%盐酸利多卡因进行局麻，用汉章牌 1 ～ 4 号小针刀，在阿是穴上进针刀，遵从小针刀四步规程，针刀需与皮肤表面垂直，针刀刺入达病灶时，做纵行疏通和横行剥离 3 ～ 5 刀，待针下有松动感时再出针，按压针刀口至不再出血，术后刀口可用创可贴覆盖 2 ～ 3d，并使用抗生素 3d，术后嘱患者加强肩关节功能锻炼。1 周治疗 1 次，连续治疗 3 次，3 次为 1 个疗程。（《实用中西医结合临床》）

（九）穴位注射

［药物］1% 普鲁卡因注射液 1ml 及地塞米松注射液 1mg。

［取穴］肩部阿是穴。

［操作］选取肩部阿是穴（疼痛最明显处），每次选 1 ～ 2 穴，选用 5 号注射针头、5ml 注射器，抽取 1% 普鲁卡因注射液 1ml 及地塞米松注射液 1mg，皮肤常规消毒后，快速将注射针头垂直插入选取的穴位，待有针感后回抽无血，即注入药液，每穴 1ml，隔天治疗 1 次；连续治疗 3 次后改用维生素 B_1 及维生素 B_{12} 注射液各 1ml 混合注射，每次 1ml，隔天 1 次。7d 为 1 个疗程，休息 3d 后，继续下 1 个疗程。（《新中医》）

（十）推拿疗法

［取穴］压痛点（阿是穴）、肩三针、秉风。远端足部配穴：寻找肩部压痛点和肩部疼痛部位，如为手阳明大肠经循行部位，则在足踝部取同名的足阳明胃经的解溪穴治疗；疼痛部位属手少阳三焦经循行部位，取同名经足少阳胆经的悬钟、丘墟穴治疗。

［操作］①松解肌肉、疏通经脉：患者坐位，在三角肌上缘施以㨰法，同时做患肢的外展、外旋等被动活动，再用双手抱揉患肩；②弹拨痛点，通经止痛：寻找肩背部压痛点，施以拇指弹拨和屈指点按，配合患肩上肢的主动屈伸运动；③肩部叩拨平推，祛瘀行滞：在不痛的病变局部，采用较重手法的拇指叩拨法和平推法；④扳肩松解、整复关节：医者立于患者患肩后方，内收扳肩，患者患手搭健肩，医者一手按其患肩，另一手托握患肘向上扳动；后伸扳肩，患者屈肘，手背贴于腰背部，医者一手提拉患手，另一手托握患肘并向上托拉；⑤环摇肩部、剥离粘连：以肩关节为轴心做被动环形旋转摇法，幅度由小到大，顺时针和逆时针分别摇动；⑥提抖患肢、牵拉松肩：医者于患肩外侧，双手握患者手腕关节向上提拉抖动，做“提一抖三”的牵抖动作，手法力度由轻至重，松解受压、粘连的韧带、神经等。10 次为 1 个疗程，隔日治疗 1 次，每次 20min，连续 3 个疗程。（《山东医药》）

（十一）隔姜灸疗法

［取穴］合谷穴。

［操作］用鲜姜切成厚约 0.3cm 的薄片。中间以针刺数孔，然后将姜片置患侧合谷穴处，再将艾炷（如枣核大）放到姜片上，点燃施灸，当艾炷燃 2/3 时，易炷再灸，每次 3 壮，每日 1 次，10 次为 1 个疗程，疗程间休息 1d。（《针灸临床杂志》）

（十二）中药离子导入治疗

［取穴］合谷穴、曲池穴。

［操作］用汕头产 DL 型直流感直电疗机，在病变部位中药离子穴位导入。选用羌活、姜黄、赤芍、防风、黄芪、当归、桂枝、制附子等量，用食醋浸泡成药液备用。治疗时，将 9ml×12ml 浸透药液的垫接阴极，置于肩部压痛比较明显的阿是穴处；将 5cm×3cm 的衬垫接阳极，置于对侧曲池穴处，通以直流电，输出电流强度以患者耐受

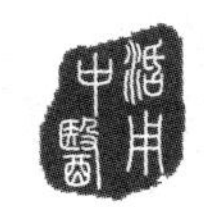

阈为限（5 ～ 10mA）。每次 25min，每日 1 次，10 次为 1 个疗程。（《针灸临床杂志》）

（金远林）

102. 肩部软组织扭挫伤

［临床表现］肩关节是人体活动范围最广的关节，也是日常生活中负重较大的关节之一，最易受伤。本病多由肩关节过度扭转或突然外展，或重物打击或跌仆等外力作用，造成肩关节周围的软组织损伤或撕裂所致。其症状和体征主要表现为肩关节周围疼痛，有时可向上臂或颈部放射，肩关节活动受限，上臂外展或伴内、外旋转时疼痛加重，压痛点多在肩峰下和肱骨大结节处，痛弧试验、肩关节内旋试验均出现阳性，杜格征阴性，肩关节无明显畸形。

（一）中药内服

［药物］羌活 10g，防风 10g，防己 10g，白术 10g，威灵仙 10g，白芍 10g，木瓜 10g，桑寄生 10g，黄芪 15g，生薏苡仁 30g，炙甘草 3g。加减：肩臂焮热疼痛者，加知母、黄柏各 10g，生石膏（先煎）20g；肩臂冷痛者，加制川乌、制草乌各 6g；局部肌肉萎缩者，加山茱萸、鹿角胶（烊冲）15g。

［用法］每日 1 剂，水煎服，7d 为 1 个疗程。（《亚太中医药杂志》）

（二）中药熏蒸治疗

［药物］羌活 20g，独活 10g，牛膝 10g，伸筋草 20g，透骨草 20g，川乌 10g，木瓜 20g，艾叶 15g，川芎 15g，甘草 10 g。

［用法］上药装入布袋，加水约 3000ml 倒入中药熏洗机内，加温至 48 ～ 51℃，将患肩置于熏洗机的蒸汽出口处，每次 30min，每日 2 次，7d 为 1 个疗程。（《中国中医骨伤科杂志》）

（三）中药外敷治疗

［药物］当归 4 份，红花 2 份，白芷 3 份，生大黄 4 份，乳没各 2 份，地榆 4 份，骨碎补 4 份，血竭 1 份，生川草乌各 1 份，生石膏 5 份，樟脑 1 份。

［用法］上药除樟脑外，余药粉碎为细末，过 120 目筛备用。取麻油 5kg 加紫草 300g，煎至紫草焦枯时停止加温，去紫草，加入净黄蜡 1kg 烊化。凉至油温 70℃左右时，徐徐加入药粉 1.5kg 搅匀，再加入樟脑粉溶解，搅拌均匀成膏。制作医用纱布棉垫 6cm×10cm、10 cm×15cm、15cm×20 cm 等规格，根据创伤范围大小选用，将药膏均匀涂于棉垫上，厚 2 ～ 3mm，敷贴患部，外用胶布或绷带固定，每 3 天换药 1 次。治疗 6d（换药 2 次）为 1 个疗程。轻度损伤治疗 1 个疗程；中度损伤治疗 2 个疗程；重度损伤治疗 3 个疗程。（《中医外治杂志》）

（四）蜂针疗法

［取穴］肩髃、肩髎、肩贞和阿是穴。

［操作］用蜜蜂螫刺上述穴位，每天 1 次，外刺 3 次即可痊愈。（《蜂疗保健》）

（五）电针疗法结合 TDP 照射

［取穴］主穴：肩髎、肩髃、肩贞。配穴：大椎、曲池、手三里。

［操作］患者取坐位，每次选两组穴位，交替使用。医者用酒精棉球消毒局部皮肤，采用 28 号 2 寸毫针直刺穴位，得气后，选取华佗牌电子治疗仪，连接在所刺穴位的针灸针上，调疏密波，留针 20min，同时局部再用 TDP 照射，隔日一次。治疗后，嘱其加强患肩功能锻炼，7 次为 1 个疗程。（《中外医学研究》）

（五）推拿疗法

［取穴］条口穴（左肩痛取右侧、右肩痛取左侧）。

［操作］①点穴：患者取坐位，用拇指点按此穴位强刺激用泻法，使整个小腿酸胀并向上传导为佳，同时嘱患者活动患侧肩关节，尽量向功能活动受限方向或寻找疼痛体位，活动至最大限度即可。②局部推拿：点穴后，嘱患者把患侧肩关节局部放松；依次按揉斜方肌、三角肌、肩前、肩后等部位的肌肉、肌腱及韧带；点按患侧肩井穴、肩髎、肩髃、肩贞、天宗等穴位；揉揉或夹揉肩关节周围的软组织；最后摇肩，使患肩被动的向前后、左右多方位摇动，同时并对肩关节进行静力牵拉。对于症状轻者，采用此手法治疗一次即愈，重者 7 次为 1 个疗程。（《中外医学研究》）

（金远林）

103. 肱骨外上髁周围炎

［临床表现］肱骨外上髁周围炎是与职业密切相关的积累劳损性疾病，俗称“网球肘”。是由于肘腕反复用力过猛、过久，使肱骨外上髁部慢性劳损，引起局部无菌性炎症，或伸腕部分撕裂或局部的滑膜增厚、滑膜炎等变化，日久导致肉芽组织水肿、出血机化、肥厚粘连而形成的组织变性病变。以肱骨外上髁部局限性疼痛，疼痛可放射至前臂、腕部及上臂，伸腕和前臂旋转功能受限，手不能用力握物为特征。该病属中医学“痹病”范畴，由劳伤气血，风寒外侵，筋脉失和而成。

（一）中药内服

［药物］羌活 12g，川芎 12g，独活 12g，秦艽 15g，桑枝 15g，当归 10g，乳香 10g，甘草 10g。加减：风寒阻络证加桂枝 12g，乳香 10g，制附子 6g；湿热内蕴证加黄柏 12g，苍术、防己各 10g；气血亏虚证加党参 12g，白术、熟地黄各 10g。

［用法］每日 1 剂，水煎服，14d 为 1 个疗程。（《山西中医》）

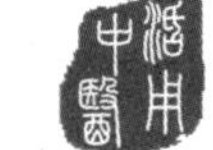

（二）浮针疗法

［取穴］肱桡肌、腕伸肌群、肱三头肌、冈上肌、斜方肌等。

［操作］①用物准备：一次性使用浮针，浮针进针器，消毒棉球，输液贴。②针刺前准备：嘱患者端坐位，患肢放置于治疗桌上，对于初次接受浮针治疗者应做好解释说明。③具体操作：根据患肌，选择合适进针点［前臂外侧上 1/4 点（约手三里穴处）、上臂外侧中点处、肩峰与第 7 颈椎棘突连线中点处（约肩井穴处）］相应的针刺方向，进行进针、运针、扫散、再灌注活动、留管和出针等操作步骤。上述治疗后，一般疼痛可立即缓解。每天或隔一天治疗一次，疼痛明显缓解后可延长治疗间隔时间。

［注意事项］治疗期间，建议患者减少患肢活动时间，避免患肢负重活动。（《浮针医学纲要》）

（三）中药熏蒸疗法

［药物］海桐皮 30g，透骨草 30g，乳香 6g，花椒 10g，川芎 10g，红花 6g，威灵仙 20g，防风 15g，白芷 20g。

［用法］上药加水煮沸 10min，先用蒸汽熏蒸患部，待水温下降，将患部浸泡在药液中 10min，用毛巾擦干，行手法推拿 10 ～ 20min。每日 2 次，7d 为 1 个疗程。在肘部痛点及其周围做按摩、拿捏手法，共 3 ～ 5min，然后术者一手托住患肘的内侧，一手握住患肢的腕部，先伸屈肘关节数次，然后将肘关节快速屈曲数次，并同时做旋转活动。如直肘旋后位，快速屈曲同时旋前；直肘旋前位，快速屈曲同时旋后，各作 3 ～ 5 次，7d 为 1 个疗程。（《吉林中医药》）

（四）中药外敷疗法

［药物］血竭 15g，薄荷冰 7g，梅片 7g，自然铜 7g，青黛 7g。

［用法］上药于铁臼内研磨成膏状备用。薄荷冰、梅片均为人工合成结晶体，薄荷冰经研磨温度升高成液体状，梅片主要成分为松节油和樟脑，与血竭同为脂类物，自然铜、青黛为粉剂，以上诸药研磨互溶成膏状。将药膏摊于数层纱布上，敷于肱骨外上髁部，为防药膏外渗流失，可用胶布封边固定，再用纱布绷带缠绕固定，无过敏者连续固定 2 周即可。（《中原医刊》）

（五）火针疗法

［取穴］曲池、手三里、肘髎、上廉、阿是穴。

［操作］患者坐位，患肢屈肘 90° 左右，放于治疗桌上，首先找准穴位，用紫药水做标记，再用 25％碘酊皮肤消毒，最后用 75％酒精棉球脱碘，待乙醇干后即可施术。火针选用北京制针名家马清泉所制的直径为 0.8mm（1.5 寸）中粗特制钨钢火针，消毒完毕后，点燃酒精灯，根据针刺需要深度，决定针体烧红的长度，烧针一定要以通红为度，针红则效力强，祛疾彻底，取效迅速，不红则无效。将针烧至通红时，要非常迅速、准确地点刺上述穴位，深度 0.5 ～ 1 寸，并敏捷地将针拔出，出针时间在半秒钟内完成，不留针。

出针后用干棉球轻揉按压针孔。火针针孔切忌用手搔抓，以防感染，针后当天不宜洗澡，以免污水浸入针孔，火针治疗一般隔1～2d治疗1次，10次为1个疗程。(《针灸临床杂志》)

(六) 温针疗法

[取穴] 肱骨外上髁处、阿是穴、手三里、偏历、温溜、合谷、养老。

[操作] 用2～2.5寸毫针进行针刺，直达骨面；手法采用捻转疗法，平补平泻，留针20min。所有的毫针均用温针灸，把艾条剪成1.5～2cm的小艾条插在针柄上，点燃艾条，待火燃尽取针。7次为1个疗程，疗程间隔5d。(《健康教育杂志》)

(七) 电针疗法

[取穴] 阿是穴、曲池、手三里、手五里、上廉、下廉（均取患侧）。

[操作] 75%乙醇常规消毒后，以28号4cm针灸针快速进针捻转得气后，接华佗牌电针治疗仪，用疏密波治疗，强度以患者感到酸胀且能耐受为度，留针20min。(《中医正骨》)

(八) 针刀疗法

[取穴] 阿是穴。

[操作] 常规消毒、戴手套，患者将肘关节屈曲90°平放于治疗床上，小针刀治疗前，先用曲安奈德5ml与1%利多卡因2ml混合液在肱骨外上髁周围封闭，使小针刀刀口线与伸腕肌纤维走向平行刺入肱骨外上髁皮下，先纵行剥离2～3刀，再向近端与远端各疏通剥离2～3刀，再使针身与平面成45°左右，用横行铲剥法，使刀口紧贴骨面剥开骨突周围软组织粘连处，出针。压迫针孔片刻，待不出血后用创可贴外贴，一般一次即可治愈，如未愈5d后再做一次治疗，最多不超过3次。(《中医中药》)

(九) 刃针疗法

[取穴] 阿是穴。

[操作] 患者取坐位，患肘屈曲，前臂旋前，放于桌面，下垫软枕。在肱骨外上髁周边、软组织压痛及Mills试验疼痛处选点，再沿桡侧伸腕长、短肌肌腱选取1～2个压痛点，甲紫标记，常规皮肤消毒。选取0.35 mm×40mm系列一次性刃针，针刃与桡侧伸腕长、短肌肌腱走行一致，针体与局部体表垂直刺入，做“十”字或“米”字切割，穿越肌腱，触及骨面即可，出针，外贴创可贴。出针后，医者立患者身侧，一手握住患侧腕部做肘关节屈伸旋前旋后被动运动2～3次，牵伸抖动数次。每周1次，连做2次。(《针灸临床杂志》)

(十) 穴位埋线

[取穴] 主穴：阿是穴；配穴：曲池、手三里、肘髎、肾俞、关元。

[操作] 针具采用9号埋线针（镇江高冠医疗器械有限公司生产），长6.5cm。2-0号PGLA线体（上海浦东金环医疗用品股份有限公司生产），剪成3cm长数段，将3cm线段放入埋线针刀前端1.5cm，另外1.5cm留在针刀体之外，备用。采用线体对折旋转埋线法。嘱患者取坐位，术区按外科手术要求消毒、铺巾，严格无菌操作。定向：针刀刃口线与人

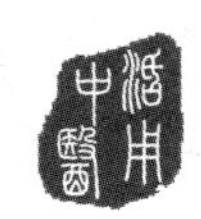

体纵轴平行，和桡神经、前臂外侧皮神经、正中神经、肱动脉及两条伴行静脉、桡、尺动脉向伸腕肌纤维走行方向一致。操作：患臂屈曲约 90° 置于治疗床上，穴位常规消毒后，首先取肱骨外上髁与曲池连线中点最痛点处，右手夹持针，将带有线体的针具抵住皮肤，轻轻加压后快速突破，缓慢进针，垂直刺入深至腱膜，待患者有酸胀感后，退针少许，线体完全埋入皮下时，旋转针体，回提针具，将线体留在皮下，然后再略微改变方向，纵行纵向对紧张、挛缩、粘连、增厚的筋膜和腱纤维摆动穿刺 2 ～ 4 下，纵行纵摆切开疏通后，可横行横摆针体进行横行疏通，针下有松动感后出针，再在其上下各旁开约 1 寸处向主穴各斜刺埋线 1 针，然后在曲池、手三里、肘髎、肾俞各埋线 1 针，按压无出血后创可贴贴敷。每隔 2 周埋线治疗 1 次，6 次为 1 个疗程，共治疗 12 周。(《中国乡村医药》)

（十一）皮肤针放血疗法

［取穴］阿是穴。

［操作］患侧手平放于诊床上，肘屈曲夹角约 120° ；医者用拇指再进一步触按，检查确定疼痛点或范围后严格消毒，用消毒过的皮肤针迅速点击疼痛点或已确定的疼痛范围，接着快速拔上火罐，确定火罐不漏气，以 5 ～ 8min 或不再出血为止，取下火罐消毒 2 遍。(《福建中医学院学报》)

（十二）推拿疗法

［取穴］肘髎、曲池、手三里、偏历、温溜、合谷、外关。

［操作］①揉法：操作时先用大鱼际揉法，用医者的大鱼际吸附于肱骨外上髁处，轻轻地环旋揉动。操作者的大鱼际一边揉一边轻轻地沿患侧的手三阳经循行部位移动，当医者的大鱼际走行到穴位时。可在穴位处做较长时间的停留（即以穴位处为重点，经络循行部为次要点的点线结合揉法），大约揉 10min。②点穴：用拇指在肘髎、曲池、手三里、偏历、温溜、合谷、外关做点穴操作，每个穴位操作 3min，点穴时手指力量要均匀，由浅入深，达到深透。③摇法：医者一手扶患者的肘部，另一手紧握患者的腕部，做轻柔而灵活的摇法，摇 5 到 10 圈即可。7 次为 1 个疗程，疗程间隔 5d。(《健康教育杂志》)

（十三）热敏灸疗法

［取穴］找到 2 ～ 3 个热敏腧穴。

［操作］嘱患者选择舒适体位，充分暴露患部，用点燃的艾条，以患部附近经穴、压痛点、皮下硬结等部位为中心，3 ～ 5cm 为半径，距离皮肤 2cm 左右施温和灸。当患者自觉有温热感，且热感经穴位皮肤表面向深部组织穿透和扩散时，此点即为热敏腧穴，为最佳灸穴；重复上述步骤，找到 2 ～ 3 个热敏腧穴。在所选热敏腧穴上施温和灸，直至透热现象消失，为 1 次施灸剂量（1 次施灸剂量时间因人而异，一般为 20 ～ 30min），连续 2 次，以局部皮肤出现水疱或渗流黄色液体为度。20 d 为 1 个疗程。(《河北中医》)

（金远林）

104. 腕管综合征

[临床表现] 腕管综合征是由于腕管内压力增高导致正中神经受压，而引起正中神经支配区（拇指、示指、中指和环指桡侧半）麻木，夜间或劳作后明显，严重者可见手指感觉减退，大鱼际最桡侧肌肉萎缩，拇指不灵活，乏力。发病率女性高于男性。中医学认为其属于“伤筋”“痿症”范畴。由于急性损伤、慢性劳损、风邪袭肌、寒湿浸淫，致气血流通不畅而引起发病。

（一）中药内服

[药物] 黄芪 15g，乳香 15g，没药 15g，地龙 15g，羌活 12g，桃仁 9g，威灵仙 15g，甘草 10g，赤芍药 12g，细辛 3g，防风 6g，桂枝 6g，生姜 3 片。

[用法] 水煎取汁 400ml，每日 1 剂，分早、晚 2 次口服。(《河北中医》)

（二）中药外敷

[药物] 桃仁 20g，红花 15g，当归 15g，赤芍 15g，生地黄 15g，川芎 15g，伸筋草 40g，艾叶 30g，桂枝 15g，鸡血藤 30g，三棱 12g，莪术 12g。

[用法] 上述药水煎 500ml 后用毛巾蘸中药后敷于腕部，冷却后用将热中药渣敷于腕部，每日 1 次，10 次为 1 个疗程，每个疗程间隔 2d。共治疗 2 个疗程。(《湖北中医杂志》)

（三）中药熏蒸

[药物] 红花 6g，花椒 10g，透骨草 15g，伸筋草 15g，桂枝 10g，桑枝 10g，防风 10g，千年健 10g，海风藤 15g，秦艽 15g，牡丹皮 10g，甘草 6g。

[用法] 上述药物加水 1500ml，烧开后煎煮 20min，稍凉后用蒸汽熏洗患处，待水温降至不烫皮肤时，将腕部浸入水中浸泡，每次 30min，每日 2 次，10d 为 1 个疗程，治疗 2 个疗程。(《中国针灸》)

（四）梅花针叩刺配合艾灸疗法

[取穴] 大陵。

[操作] 穴位皮肤常规消毒，以大陵穴为中心用梅花针行重度叩刺，叩刺半径为 1cm，以局部皮肤明显发红并轻微出血为度。叩刺后以艾卷行雀啄灸 15min。隔日治疗 1 次，每个疗程 3 次，一般治疗 3 个疗程。(《民族医药报》)

（五）电针疗法

[取穴] 内关、大陵、鱼际、劳宫及局部阿是穴。

[操作] 患者取卧位或者坐位，掌面向上平放，取上述穴位局部皮肤常规消毒，内关、大陵选用相互透刺法，得气后，大陵、内关两穴接 G6805-2 型电针仪，选连续波，输出量以患者能耐受为度。后用 TDP 照射掌侧腕部，距皮肤 30 ～ 40cm。每次治疗 30min，每日 1 次，每个疗程 10 次，疗程之间间隔 3 ～ 5d。(《光明中医》)

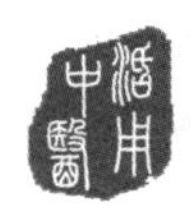

（六）温针疗法

［取穴］主穴：大陵、内关。配穴：阳溪。

［操作］患者坐位，患侧手掌心向上平放，穴位常规消毒。用 28 号 1.5 寸毫针，常规针刺法进针直刺，大陵、内关穴进针 0.8 ～ 1 寸，阳溪穴进针 0.5 ～ 0.8 寸，得气后，每穴行捻转平补平泻法 5s。然后剪取长约 2cm 艾条，在其一端中心戳一小孔（注意勿穿透另一端），套置在大陵、内关穴针柄尾部，点燃艾条，燃尽 1 段为 1 壮，每穴灸 3 壮。第 1 个疗程：隔天 1 次，共 6 次；第 2 个疗程：每 3 天治疗 1 次，共 4 次。（《中国实用医药》）

（七）水针疗法

［取穴］曲池、外关。

［操作］患者取坐位，取上述穴位，局部皮肤常规消毒，用 5ml 注射器接牙科 6 号注射针头，抽取复方当归注射液 2ml，配以 0.9% 氯化钠 4ml，垂直皮肤刺入，待有酸、麻、胀感后，回抽无血后缓慢推注射液，每穴 0.5 ～ 1ml，然后用干棉球均匀轻按 1min。隔日 1 次，5 次为 1 个疗程。（《上海针灸杂志》）

（八）针刀疗法

［操作］患侧掌心向上，腕关节置于脉枕上，使腕关节处于背伸位。患者用力握拳屈腕，在腕部掌侧出现 3 条纵行皮下的隆起，由桡侧到尺侧分别是桡侧腕屈肌腱、掌长肌腱和尺侧腕屈肌腱。并以此为标志确定 4 个操作点：在患腕远侧腕横纹上的桡侧腕屈肌腱的内侧缘定一点，然后沿桡侧腕屈肌腱向远端移动 2.5cm 再定一点，在患侧腕远侧腕横纹尺侧腕屈肌腱的内侧缘定一个点，沿尺侧腕屈肌的内侧缘向远端移动 2.5cm 左右再定一点。用 2% 利多卡因分别对这 4 个点进行局部麻醉，在此 4 点上分别进刀。进针刀时要保持刀口线与肌腱走向平行，进刀深度约 0.5cm，保持针刀和腕平面成 90°，将针刀沿屈肌腱内侧缘向中间平推以剥离腕横韧带和腕屈肌腱间的粘连，术毕后出针，并分别对 4 个点进行局部消毒处理。（《中医药信息》）

（九）推拿疗法

［操作］①按揉：患者仰卧位，两手放于身体两侧，术者坐于患侧，患者前臂及腕部垫枕，掌面向上，术者以拇指指腹沿肌腱方向轻按揉前臂，并在内关、阳溪、鱼际、合谷、劳宫穴及腕部压痛点重点按揉，以患者有酸胀感为度；②滚擦：术者以轻快的滚法和擦法施于患部，以透热为度；③拔伸：术者一手握患腕，另一手握患手，两手相对用力拔伸患腕，同时做腕部的环旋摇动；④缠推法：缠推法推拿六井穴，少商、商阳、少冲、少泽、中冲、关冲，每穴 1min，然后依次拔伸 1、2、3、4 指，以能发生弹响为佳。每次治疗时间为 15min，每日 1 次，每个疗程 10 次，共 3 个疗程。（《河南中医》）

（谢苑芳）

105. 指屈肌腱腱鞘炎

［临床表现］指屈肌腱腱鞘炎又名“扳机指”“弹响指”。是手指屈肌腱腱鞘内因机械性摩擦而引起的慢性无菌性炎症改变，临床表现为手指疼痛，手指活动受限，该病好发于拇指，也可多个手指同时发病，多见于手工劳动者，给患者生活及工作带来极大不便。该病属中医学“痹病”范畴。

（一）中药熏洗疗法

［药物］制川乌头 5g，红花 5g，伸筋草 10g，透骨草 10g，丝瓜络 5g，桑枝 10g，花椒 10g，没药 7g，乳香 7g，杜仲 10g，续断 10g。

［用法］上述药物 1 剂，放入砂锅中，注入清水，浸泡 1h 后烧开，继以文火煎 15min 倒入米醋 250ml，待水再次沸腾即离火，将药液倒入盆内，患指置于盆上方，用毛巾覆盖熏蒸，待药液温度降低后，将患手浸入药液，轻轻活动患指，大约 20min，每日 1 次，每剂可用 3d，待再次使用时只需烧开即可，7d 为 1 个疗程，本方剂为外用，切忌误食，且治疗中需要注意避免烫伤。（《中国民间疗法》）

（二）推拿疗法

［取穴］患指掌指关节近心端至指间关节远端，拇指患病取合谷、鱼际等穴；示指、中指患病取劳宫、中渚等穴。

［手法］采用按法、揉法、弹拨法、拔伸法、牵拉法、被动运动。

［操作］术者一手握住患手，另一手拇指和示指沿患指上下反复按揉，再用拇指指腹在掌指关节及指间关节掌侧疼痛点行横向推揉和弹拨，然后对患指行被动轻柔地屈曲、伸直动作，最后术者一手捏住患指的掌指关节近端，另一手握住患指的远端，在进行对抗拔伸的同时术者用拇指自患指掌指关节向指间关节用力推动 4 ～ 5 次，以解除粘连、疏通狭窄，每日治疗 1 次，每次 10min。（《中国民间疗法》）

（三）小针刀疗法

［操作］常规消毒、铺巾，戴无菌手套，在患指掌侧近端指横纹与掌骨头之间可触及硬结，有明显压痛。嘱患者伸屈患指，可感到此硬结下另有一结节在滑动，弹响及闭锁多由此发出。用 1% 利多卡因 3ml 局麻后，固定住硬结，采用长度适当的小针刀，针体与手掌面成 90°，刀口线与肌腱平行刺入，透过硬结直达骨面后，稍提起做纵向切开剥离，刀锋移动幅度在 1cm 左右。一般剥离 10 下左右，直至刀锋下无横向纤维阻拦感即可。令患者伸屈患指，如活动自如，硬结变小，交锁和弹响均消失就可起针；如仍有则需继续切开剥离，直到症状完全消失为止。术后加压包扎，嘱患者次日即进行手指屈伸活动，2 周内避免提重物及洗衣等劳动。（《北京针灸骨伤学院学报》）

（李　忍）

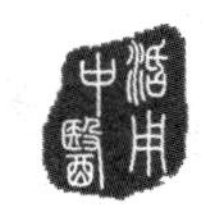

106. 桡骨茎突腱鞘周围炎

［临床表现］桡骨茎突狭窄性腱鞘炎以局部疼痛、提物乏力及腕关节和拇指活动受限等为主要症状，严重者影响日常生活，属于中医学“筋结”范畴。此病起病缓慢，进行性加重，治疗后又反复发作，严重影响患者日常生活；女性发病率较男性高，多发于 40 岁左右。

（一）中药内服

［药物］桂枝 10g，白芍 10g，黄芪 20g，大枣 15g，生姜 9g，熟地黄 15g，赤芍 15 g，当归 15g，川芎 10g，党参 15g，羌活 10g。

［用法］7 剂，水煎服，每日 1 剂。（《新中医杂志》）

（二）中药熏洗疗法

［药物］海桐皮 20g，伸筋草 15g，乳香 10g，没药 10g，红花 10g，鸡血藤 20g，威灵仙 15g，当归 15g，川芎 10g。

［用法］先行中药熏洗治疗，再行针刀治疗，治疗后针孔处贴防水创可贴，并在术后继续予以中药熏洗 1 周。中药熏洗每天 1 次。（《新疆中医药》）

（三）中药外敷疗法

［药物］新鲜地龙 50g，半夏 30g，芦荟 15g，白糖 30g。

［用法］将上药前三者混合碾碎成糊状，用白糖调匀，每天早晚外敷于患处，其外用保鲜膜覆盖，等干燥之后去除。（《中国民间特色疗法》）

（四）温针疗法

［取穴］近部取穴，循经辨证取穴，以手阳明经为主，肝经为辅（合谷、阳溪、偏历、手三里、阳陵泉、太冲）及压痛点为阿是穴行齐刺法。

［操作］直刺选定的经穴，用提插捻转基本手法，使局部酸、胀、麻、得气感。对照组用 BT-70 Ⅰ B 型电针仪接穴行电针法。治疗组用艾绒温针 3 ～ 4 壮，燃完 1 次，行针 1 次。两种治法均留针 20 ～ 30min，10 次为 1 个疗程。（《新疆中医药》）

（五）针刀疗法

［取穴］阿是穴。

［操作］患者将患侧手握拳，掌心向内放于治疗台上，在桡骨茎突处触到压痛点及硬结节处为进针点，局部消毒后，用 2% 利多卡因做局部麻醉。施术者右手持针刀沿针刺部位刺入皮下达腱鞘。嘱患者腕部做上下屈曲动作，术者持刀柄与患者协同小幅度上下钩拉，方向与肌腱纵行，即可有横行的腱鞘纤维被拉断的感觉及响声，钩拉 2 ～ 3 次后出针。用棉棒按压片刻以防止出血，然后用创可贴贴敷。

（六）推拿疗法

［取穴］极泉、曲池、手三里、合谷、阳溪、列缺、养老、阿是穴。

［操作］①在前臂中下部伸肌群桡侧及桡骨茎突局部施推、攘、一指禅推法；②掌根揉、拇指拨前臂中下部伸肌群桡侧及桡骨茎突局部；③拇指点按揉桡骨茎突部及其上下方；④拇指推按阳溪至合谷穴、阳溪至拇指背两条线（力度以患者能忍受为度）；⑤擦法：重点是桡骨茎突部，以前臂为辅；⑥点按极泉、曲池、手三里、阳溪、合谷、列缺、养老、少海及阿是穴，屈伸患拇指。每次20～30min，隔日1次，5次为1个疗程，疗程间隔2～3d。（《针灸临床杂志》）

（七）穴位注射

［药物］复方当归注射液。

［取穴］阿是穴、反阿是穴。

［操作］反阿是穴，一般可在前臂上段桡侧上廉穴附近寻找，准确的定位符合以下特征：①局部按压酸痛明显；②按住此穴，桡骨茎突部疼痛减轻或消失。选好穴位，使用复方当归注射液3ml，阿是穴注射1ml，反阿是穴注射2ml。（《中医外治杂志》）

（八）艾灸疗法

［取穴］阿是穴。

［操作］将清艾条切成长2.5～3cm点燃，放在厚约0.5的生姜片上，置于桡骨茎突疼痛部位，至清艾条燃尽1次，每日1次，共5～7次为1个疗程。（《中国针灸临床》）

（谭年秀）

107. 腱鞘囊肿

［临床表现］腱鞘囊肿是关节附近的一种囊性肿块，多发于腕背、腕掌侧桡侧屈腕肌腱及足背，以女性和青少年多见。部分患者关节活动时局部有酸胀感，口服药物治疗不佳，手术治疗不易让患者接受，本病复发率高，常发于肢体远端，影响人们生活及工作。

（一）三棱针、毫针配合艾灸疗法

［取穴］阿是穴。

［操作］先挤囊肿，使其固定不动，皮肤常规消毒，用三棱针从囊肿基底部快速刺入，深达囊肿中心，稍搅动，再快速出针，挤压囊肿，放出内容物，尽可能挤压干净。再用0.5寸毫针沿囊肿边缘上、下、左、右向中心围刺，不行针，留针15min。然后用艾条在囊肿上方悬灸10min，以局部感温热为度。毫针围刺和艾条悬灸每日1次，5次为1个疗程。每疗程间休息1d，最多2个疗程。三棱针点刺一般只使用1次，如1周后囊肿仍然高突者则再使用1次，最多使用2次。（《针灸临床杂志》）

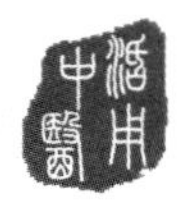

（二）蜂针疗法

［取穴］阿是穴、病灶处周围穴。

［操作］先常规消毒阿是穴，如囊肿较小，直接蜂针直刺囊肿正中；囊肿较大者，可用蜂针围刺加正中直刺，蜂针取针后，待蜂刺引起的肿胀消退时，可在局部做加压包扎，每日 1 次。加压包扎具体做法是用光滑小竹片，或用一元硬币，用消毒后的纱布裹住竹片或硬币，再紧贴囊肿壁上，用绷带扎紧，但不可太紧以免影响局部血液循环。嘱患者勿沾生水及不可过度用腕力，2d 后取下绷带及硬片。（《蜜蜂杂志》）

（三）火针疗法

［取穴］阿是穴（囊肿部位）。

［操作］在选择的穴位或部位消毒，将粗火针针尖烧至通红发白后迅速刺入囊肿中部，深度穿破囊壁到达囊体中心，若囊肿较大，则于囊肿四周再刺 2 ～ 3 针，刺后挤压囊肿四周使囊液排出，注意不要污染针孔，直至无黏液排出时，再次消毒针孔和囊肿四周皮肤，用创可贴封住针孔，腘窝囊肿针后拔火罐，使囊液排尽，一周治疗 3 次。（《湖北中医杂志》）

（四）针刀疗法

［取穴］囊肿。

［操作］①体位：坐位，患者屈肘屈腕位。②体表定位：用记号笔在手腕背侧囊块突出处定位，作为针刀闭合性手术进针点。③常规消毒铺巾，1% 利多卡因局部麻醉。④针刀松解术：针刀于定位点进针，刀口线与伸指伸腕肌腱走行方面一致，针刀体与皮肤成 90° 刺入。通过皮肤达皮下组织，刺破囊壁，即有落空感缓慢进针刀，感觉刀下有轻微阻塞感时。纵疏横剥 2 ～ 3 刀，范围不超过 0.5 cm，然后稍提针刀，按“十”字形，分别穿破囊壁四周后出针刀。针眼消毒后用纱布块覆盖。⑤手法治疗：针刀术后于屈腕位，医者拇指与其余四指分别放于手腕背侧和掌侧对称用力强力按压囊肿 2 次，然后以一元硬币一枚压在囊肿表面纱块上，再用纱布团压在上面，绷带加压包扎 5 d 后松开，一般情况不必使用抗生素。（《陕西中医》）

（五）针刺结合拔罐疗法

［取穴］关节囊肿部位。

［操作］患者取正坐位，屈肘平腕；踝关节部位囊肿，取正坐位，屈膝平足或侧卧伸足。局部常规消毒，医者持针沿囊肿边缘，等距离进 5 针，针尖要相互接触，角度为针斜不超过 15° 。第 6 针直刺囊肿中央，针尖须深达囊肿基底部，留针 30min，每隔 5min，以轻度手法捻针 1 次，有针感即可，每日针刺 1 次。针刺结束后，以小罐闪火法于刺络部位拔罐，留罐 10min，每日 1 次。（《针灸临床杂志》）

（六）扬刺疗法

［取穴］囊肿部位。

［操作］先将囊肿部位常规消毒，视其囊肿大小，选择大小适宜的毫针，针序东西南

北中，在囊肿的周围从根部卧针平刺，针尖指向囊肿中心，在针刺最后一针“中”时，毫针必在囊肿中心点垂直刺入即直刺。针刺时应刺破囊肿之囊壁，刺入深度以不超过囊肿下层之囊膜为宜。进针后，连续施以进退捻捣数次，采用平补平泻，直至出现酸、麻、胀等针感后出针，出针时不闭针孔，使液体从针孔自然排出，若遇液体充满变硬时，不必强加挤压，耐心针刺一两次即可变软，继而逐渐缩小消失。施术毕，用一大小适宜消毒纱布块加压包扎，3d 内不要沾水。隔 4d 治疗 1 次，一般 1 ～ 2 次即愈，最多 4 次治愈。(《上海中医药杂志》)

（谭年秀）

108. 踝关节扭伤

［临床表现］踝关节是人体最大的屈戌关节，站立或行走时，全身的重量均落到踝关节之上。踝关节主要由关节周围韧带和关节囊构成；内侧副韧带位于关节内侧，呈三角形，比较坚强，不易受损；外侧副韧带呈扇形，分布于关节外侧，易受损伤；下胫腓韧带为腓骨与胫骨下端之间的骨间韧带，是保持踝关节稳定的主要韧带。踝关节扭伤是日常生活中最易发生的外伤。尤以外侧副韧带扭伤为多见，扭伤后治疗不当，后遗症为关节不稳，容易反复发作，久之，可继发关节粘连或创伤性关节炎，造成功能障碍。

（一）中药内服

［药物］当归 15g，红花 6g，赤芍 10g，土鳖虫 9g，乳香 6g，没药 6g，生地黄 15g，三七 3g，路路通 6g，桃仁 9g，牛膝 6g。加减：痛甚者加延胡索 9g；食欲缺乏者加砂仁 9g；局部红肿发热者加金银花 9g，连翘 9g；肿胀严重者加茯苓 12g，猪苓 12g。

［用法］水煎服。每日 1 剂，10 d 为 1 个疗程，孕妇忌服。(《中医中药》)

（二）中药熏蒸疗法

［药物］花椒、伸筋草、海桐皮、赤芍、当归、红花各 15g，苏木、桃仁、乳香、没药、大黄各 10g，血竭 5g。

［用法］选用浙江长兴三洲电子科学仪器厂生产的 JZ-ID 中药熏蒸汽自动发生自控治疗器。治疗前将上药放在电热熏蒸锅内，加水 2000ml 左右（以浸过中药为宜），浸泡 1h，接通电源蒸煮。患者取坐位或卧位，暴露治疗部位，并将蒸气孔对准治疗部位进行熏蒸，温度、压力分别自控在 40℃、0.04MPa，熏蒸 30min 后，将药液滤入盆内，待药液温度不烫伤皮肤时，将患部浸在药液中，同时用毛巾浸药液洗揉按摩患处，若药液温度下降，随即加温令勿冷却，药温持续是取得良好疗效的关键，每次 30min，洗后擦干患肢，注意保暖。每日熏洗 2 次，5d 为 1 个疗程。心功能不全、高血压，局部皮损或化脓者禁用，孕妇慎用。(《河南中医》)

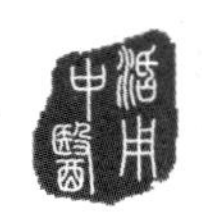

（三）中药外敷治疗

［药物］栀子 10 份，当归、红花、乳香、没药各 3 份，大黄 5 份，冰片 1 份，共研细末，用适量鸡蛋清调匀成糊状。

［用法］将调好的中药平铺于敷料之上，约有硬币厚，洗净患肢并擦干，直接将药敷于患处。外侧韧带损伤者，将患肢用支具固定于外翻位；内侧韧带（三角韧带）损伤者，将患肢固定于内翻位，每天更换药物 1 次。以 3d 为 1 个疗程，连续用药 4 个疗程。（《现代中西医结合杂志》）

（四）温针疗法

［取穴］以商丘、然谷、丘墟、阳陵泉、足临泣、申脉、照海等穴为主穴，配合阿是穴。

［操作］患者取坐位，患肢放于凳子上，足尖朝上（艾灸时，可防止艾火脱落，烧伤皮肤），用 1.5 寸或 2 寸半毫针直刺压痛最明显的两点 0.2 ～ 0.3 寸（肿胀范围较大时，可在肿胀中心加刺 1 针，再选用 1.5cm 左右的艾条挂于针炳之上，点燃，待燃尽后，再灸 1 壮（灸治过程中，如果过热，可用小纸片遮挡，防止烧伤），每日治疗 1 次。（《云南中医中药杂志》）

（五）平衡针疗法

［取穴］同侧踝痛穴（位于前臂背侧，腕横纹正中）。

［操作］患者多取坐位，充分暴露穴位，常规消毒后取 30 号 1 寸毫针直刺进针 0.2 ～ 0.4 寸左右，捻转行针 2min 左右，行针同时并嘱患者适度活动踝关节，留针 15 ～ 20 min，期间行针 1 ～ 2 次，最后出针。每日 1 次，5 次为 1 个疗程。（《针灸临床杂志》）

（六）腕踝针疗法

［取穴］取穴与定位：选取踝部穴点下，位于胫骨前缘与腓骨前缘的中点处；踝部穴点下，位于外侧面中央，靠腓骨后缘处；踝部穴位点下，靠跟腱外缘处。

［操作］根据病情选择患者舒适、医者便于操作的施术体位，对针灸针、穴位周围皮肤、术者双手严格消毒；采用 30 号 1.5 寸华佗牌不锈钢毫针（苏州医疗用品厂有限公司）。进针方向以朝病端为原则，以左手固定穴点上部，以拇指拉紧皮肤，右手拇指在下，示、中指在上夹持针柄。针与皮肤成 30°，快速刺入皮下，然后轻捻针柄，使针体贴着皮肤浅层循纵线沿皮下行进，以针下有松软感为宜，针刺深约 1.5 寸，每次留针 1h。每个疗程 10 次，疗程间隔 2d，治疗 2 个疗程。（《中国中医急症》）

（七）火针疗法

［取穴］以手触摸病灶寻找压痛点进针，以拇指甲在患者治疗部位掐“十”字作为标记，十字的交叉点为进针处。进针点围绕病灶周边及周边至中心像豹纹一样均匀分布，针距以 1 ～ 1.5cm 为宜。

［操作］定位后，先以 2.5％碘酒棉球消毒，再以 75％酒精棉球脱碘。采用中粗火针烧至针尖通红，迅速刺入皮下，进针深度为 2 ～ 3 分，迅速出针。针刺出血时勿按压针

孔，待其自然停止后用干棉球擦拭针孔即可。多 1 次治愈，个别严重者隔日再施治 1 次。2 次为 1 个疗程，治疗疗程为 7d。(《国际中医中药杂志》)

（八）穴位注射

［药物］2%的普鲁卡因 2ml、当归注射液 2ml 混合。

［取穴］丘墟穴。

［操作］若肿胀不明显者，用 5 号无菌注射器 6 号针头，抽取 2%的普鲁卡因 2ml 与当归注射液 2ml 混合。常规消毒丘墟穴局部，进针 1.5 寸左右，轻轻旋转针头，待有酸麻胀痛等针感时，抽吸无回血后注入 1.5ml 即可。对于肿胀明显者，除穴位注射外，需在肿胀处加局部注射，用药量一般为 1.5ml，隔日注射 1 次，连续 3 次为 1 个疗程。(《中国针灸》)

（九）刺络拔罐疗法

［取穴］阿是穴。

［操作］患者取坐位，疼痛肿胀处常规消毒，用皮肤针叩刺数下，血出尽后，用闪火法拔 2 号玻璃罐 1 个，10 min 后取下，将瘀血擦净，常规消毒。嘱患者休息时尽量将患肢抬高，隔日 1 次，5 次为 1 个疗程，一共 2 个疗程。(《上海针灸临床杂志》)

（十）推拿疗法

［取穴］阿是穴。

［操作］根据需要患者取仰卧位、俯卧位或侧卧位，术者用大拇指按揉患者患侧小腿压痛点或弹拨条索状反应物，内翻型以小腿后外侧为主，外翻型以小腿内侧为主，踝前肿痛以胫外侧为主。按摩的同时令患者活动患侧踝关节，并且让患者体会患侧踝关节活动时出现疼痛或不适的方位，然后再加强此方位上的活动，直到疼痛不适感减轻或消失。每日 1 次，7 次为 1 个疗程。(《中国针灸杂志》)

（十一）热敏灸疗法

［取穴］热敏化穴。

［操作］患者坐位，患肢足尖朝上放置。先进行热敏化穴探索，点燃的艾条在患者脚踝等部位悬灸，距离皮肤 3cm 左右，患者感到艾热向皮肤周围扩散、向皮肤深部灌注或出现热扩散、传导等变的地方为热敏化穴，在热敏化穴处悬灸，直至热扩散或热传导消失，治疗时间因人而异，每日 1 次，7d 为 1 个疗程，直至患者踝关节肿胀消失，功能恢复。(《按摩与康复医学》)

（十二）天灸疗法

［药物］雄黄 9g，斑蝥（去翅足，用米微炒黄，去除米）30g。

［操作］上 2 味药物碾成细末，用少量凡士林调和，以不见药粉露出为度。取一块双层小胶布，中间剪一小洞，直径 1.0 ～ 1.5cm，贴在压痛或酸痛最明显处，在小洞内涂少量发疱膏，再以一块略大的胶布覆盖固定。经 15h 左右，当局部起一似小洞大小水

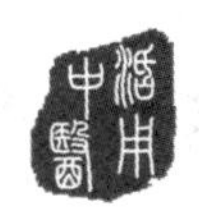

疱，便揭去覆盖的胶布清除发疱药膏，并在消毒后用针刺破挤出疱内液体，再用无菌干棉球及纱布覆盖固定，保持水疱壁完整。此期间该处勿沾水，避免感染及再度损伤患处。10d 内愈合，每 10 ～ 15 天治疗 1 次，共 2 次。如有两处疼痛可同时进行。(《中国针灸》)

（十三）耳穴贴压法

［取穴］踝、皮质下、腰。

［操作］双耳同贴，耳部局部消毒，将“王不留行子”贴于上述穴位，并用手按压，以有酸、胀、痛、热感为度，每天按压 5 次，隔天 1 次，7d 为 1 个疗程。(《陕西中医》)

（谭年秀）

109. 跟腱周围炎

［临床表现］跟腱周围炎多是由外伤或慢性劳损所引起的炎性反应。本病系在负重状态下，踝关节跖屈活动过多 , 跟腱产生急性劳损性牵拉伤所致，出现局部充血、水肿、渗出液，以跟腱周围轻度肿胀，行走疼痛、压痛、久之跟腱周围变粗、变硬，而周围脂肪组织、腱膜等粘连为临床表现。中医学认为，本病由气血凝结、络脉不通所致。

（一）中药内服

［药物］熟地黄 24g，山药 12g，山茱萸 12g，菟丝子 12g，鹿角胶 12g，杜仲 12g，肉桂 3g，当归 9g，炮附子 6g。

［用法］头煎加水 1000ml，煎煮至 300ml 并滤汁；二煎加水 600ml 煎煮至 300ml 并滤汁，两煎混匀，每日分 2 次温服，1 周为 1 个疗程。(《福建中医药》)

（二）中药熏洗疗法

［药物］川乌 20g，草乌 20g, 牛膝 15g，透骨草 15g，海桐皮 15g，黄柏 15g，桂枝 15g。

［用法］上药加水 2000 ～ 3000ml，煮沸 10 ～ 15min，离火后加入陈醋 250ml，先熏患足，待药液温度下降至不烫手时，将患足泡入药液中 15 ～ 20min。每日早、晚各 1 次，第 2 次煮沸后再按上述方法熏洗。熏洗时注意不要烫伤皮肤，熏洗时最好蒙上单子，以保持药液的温度。(《中国老年学杂志》)

（三）中药外敷疗法

［药物］制乳没 20g，炒白芥子 10g，冰片 2g，蜂蜜少许。

［用法］将制乳没、炒白芥子、冰片研末，用适量蜂蜜均匀调成饼状，有湿润感，放在油纸上，用绷带或胶布包扎贴敷患处。2d 更换 1 次，为 1 个疗程。为防止白芥子外敷出现皮疹，先在局部外涂上抗过敏软膏。(《中国中医药科技》)

（四）毫针疗法

［取穴］主穴：跟痛六平穴，即跟腱穴、失眠穴、肾根穴、女膝穴、照海、申脉穴；配穴：悬钟、复溜、太溪、然谷、金门、阳陵泉。

［操作］根据患者不同的体质，分别采用短刺、输刺、齐刺，进针得气后，留针30min，隔日1次，5次为1个疗程，疗程间休息5d。（《上海针灸杂志》）

（五）电针疗法配合微波照射

［取穴］以最痛点作为主穴（阿是穴），配合患侧阳陵泉、承筋、承山。

［操作］①扬刺法：医者按压患侧跟腱或跟腱附着点周围寻找好最痛点作为主穴（阿是穴），用1寸毫针直刺入该阿是穴，在该穴前后左右各斜入一针，针尖均向主针，用泻法强刺激，使患者产生强烈酸痛感。阳陵泉、承筋、承山用常规平补平泻法。诸针得气后接通电针仪，用疏密波刺激20～25min，以患者感到酸痛为度。②微波照射：患者仰卧，将微波治疗仪圆形探头对准患处，用理疗波段40W照射患处25min。上述治疗方法结束后，医者在患处及其周围用擦法，以透热为度。以上治疗方法每日1次或隔日1次。患者在急性期间，应注意卧床休息，抬高患肢，避免做踝关节的运动；急性期过后，治疗期间嘱患者做患侧踝部提踵锻炼，加强患侧小腿肌肉力量，每天早晚各一次，以局部肌肉酸胀为度。（《大家健康》）

（六）中药离子导入疗法

［取穴］阿是穴。

［操作］理疗用北京翔云电子设备厂出产的K8832-T电脑中频治疗仪，局部醋离子导入为主，每日1次；中药用杜仲、川芎各10g，研细末，白醋调匀，外敷足跟，并以塑料薄膜包裹，每晚睡前用，第2天清晨去除，5d为1个疗程。（《实用中医药杂志》）

（谭年秀）

110. 跟痛症

［临床表现］跟痛症是由骨本身及周围软组织疾病所导致的足跟部周围疼痛性疾病，与局部劳损和退化密切相关。临床以足跟痛晨起时较重，无法着地，稍活动后减轻，行走负重过久疼痛加重，跟骨跖面、跟骨结节处有压痛、肿胀为特征，发病年龄集中在40—60岁，多见于肥胖女性。属于中医学“痹症”范畴。

（一）中药内服

［药物］熟地黄24g，山药12g，山茱萸12g，菟丝子12g，鹿角胶12g，杜仲12g，肉桂3g，当归9g，炮附子6g。

［用法］头煎加水1000ml，煎煮至300ml并滤汁；二煎加水600ml煎煮至300ml，并滤汁，两煎混匀，每日分2次温服，1周为1个疗程。（《福建中医药》）

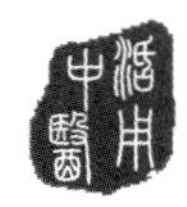

（二）中药熏蒸治疗

［药物］香附 30g，赤芍 30g，丹参 30g，生白芍 20g，川牛膝 12g，制乳没各 15g，木瓜 30g，伸筋草 30g，防风 30g。

［用法］用冷水 2000ml 将上药浸泡 1 ～ 2h，煮沸并加白醋 500ml 小火煎煮 20min 后，倒入木盆里，以一木棒横置于盆口，患足放于上方熏蒸，外覆一干毛巾以聚积热气。待水温下降适宜后将患足浸入汤液中，每天 2 次，每次不少于 30min。再次使用时将药液加入适量冷水同时加热至沸即可。一剂药夏天可使用 1 ～ 2d，其他季节 2 ～ 3d。煎药器具以瓦罐最好，铝制、搪瓷锅也可。泡足所用的盛器无特殊要求，日常生活用品中可容纳一足或双足者即可。（《中国中医临床》）

（三）中药外敷疗法

［药物］威灵仙 1.5 份，丹参 1.5 份，乳没各 1 份，生川乌、生草乌各 1 份，细辛 1 份，制马钱子 0.5 份，三棱 1.5 份，莪术 1.5 份，当归 1.5 份，川芎 1.5 份。

［用法］将上述中药研末，用冷开水加蜂蜜或凡士林调成糊状，外敷患处，每日 1 次，12 ～ 14h，10d 为 1 个疗程，一般需要 1 ～ 3 个疗程。并结合手法按摩，采取揉按、弹拨、推擦、拍打等手法，每日 1 次，可于每天敷药前进行，一次 20min 左右，疗程同敷药。同时嘱患者避免穿硬底鞋，减少站立时间，避免过多行走。（《Journal of External Therapy of TCM》）

（四）火针疗法

［取穴］阿是穴（足跟局部压痛点）。

［操作］患者平卧，医者以拇指在患侧足跟部做深部触压，以压痛点最明显处作为治疗点，以甲紫药水作为标记并以碘伏常规消毒，取火针，用酒精灯将距针尖 2 ～ 3cm 范围烧红发亮后，对准阿是穴快速刺入，深达骨面，并迅速出针。再以阿是穴为中心旁开 1 ～ 2cm 处围刺 3 针，并迅速出针，均深达骨面，不留针，针口涂少许万花油并以创可贴贴敷，当日勿碰水。上法隔 3d 治疗 1 次，连续治疗 3 次。（《湖南中医杂志》）

（五）温针疗法

［取穴］阿是穴（足跟局部压痛点）。

［操作］患者取坐位，伸出下肢平放在板凳上，使患足悬空，局部常规消毒后，取规格 0.35mm×50mm 华佗牌毫针，在阿是穴垂直进针，针刺深度为 0.5 ～ 1 寸，然后再以阿是穴为中心斜刺 3 ～ 5 针，施平补平泻法，针刺得气后将一段长 3 ～ 5cm 的艾条插在针柄上，点燃艾条进行温针灸治疗，留针 20min，待艾火自然熄灭后拔针。每日治疗 1 次，10 次为 1 个疗程。（《针灸临床杂志》）

（六）小针刀疗法

［取穴］阿是穴（足跟局部压痛点）。

［操作］患者俯卧位，踝关节前缘垫一枕头，使足跟朝上，找出足跟部疼痛最明显处，

用甲紫标记，术区内常规皮肤消毒，铺无菌巾，戴无菌手套，用注射器向痛点注入2%利多卡因0.5ml，深度达骨膜下，然后用4号一次性使用汉章针刀（北京卓越华友医疗器械有限公司生产）于痛点做局部剥离。在标记处进针刀（刀口线和足纵轴垂直，针体和足跟底的后平面成60°），进针深达局部变性挛缩的筋膜组织，至手下有抵触感，有骨刺形成者，进针深度达骨刺尖部，做横行切开剥离2～3下，觉针下有松动感时，即可出针。术毕局部压迫5min止血，然后用创可贴包扎针口即可。（《广西中医药》）

（七）刃针加封闭疗法

［药物］2%利多卡因2～3ml，泼尼松龙0.5～1ml。

［取穴］压痛最明显处。

［操作］患者俯卧，踝关节前垫枕头，足跟朝上，常规消毒铺巾，先用2%利多卡因2～3ml加泼尼松龙0.5～1ml的混合液局部痛点封闭，以注射点为刃针进针点，按刃针施术规程进针，使刀口线与足纵轴方向一致，垂直刺入达跟骨骨面，先纵向切割，再横向疏剥。跖筋膜炎有骨刺者，刀口与跖腱膜纵轴平行刺入，在骨刺尖部纵向疏剥，然后调转针刀90°再横向切割。有跟垫滑囊炎时，刃针纵向刺入在脂肪垫及滑囊壁处纵切横剥数刀。跟骨高压症时，跟骨底部正中为中心，梅花状排列五点，刃针需进入跟骨1.5～2.0cm（需要较粗刃针，可辅助骨锤敲击）。术毕用创可贴覆盖针眼处。并配合手法治疗，患足过度背屈，同时另一手拇指推顶足弓部的跖长韧带和跖腱膜，推压向足背方向，操作2～3次即可。患足禁沾水1～2d，按上述操作方法一般1～2次可愈，若效差者则1周后再行1次治疗。（《社区中医药》）

（八）热敏灸疗法

［取穴］阿是穴。

［操作］选择舒适、充分暴露病位的体位。医者手持点燃的纯艾条，在病位附近的经穴、压痛点、皮下硬结、条索状物处等反应物部位为中心，3cm为半径的范围内，距离皮肤2cm左右行灸疗。施灸时先行回旋灸2min温热局部气血，继以雀啄灸2min加强热敏化，循经往返灸2min激发经气，再施以温和灸发动感传，开通经络。当某穴位出现透热、扩热、传热、局部不热远部热等灸性感传时，此即是热敏化穴。探查出所有热敏化穴，选择1～3个最敏感穴位予以施灸至感传消失为止，每日1次，共治疗20次。（《中医临床研究》）

（九）穴位贴敷治疗

［取穴］阿是穴，依据患者病情具体情况选择三阴交、太溪、照海、然谷、昆仑、仆参。

［操作］采用自制的活血壮骨膏（药物组成为乳香、没药、续断、牛膝、苏木、木香、川芎、血竭、泽兰、紫荆皮、红花等）于上穴行穴位贴敷。每次3～4穴，每周3次，敷药8h后取下。3周为1个疗程。（《中国中医急症》）

（谭年秀）

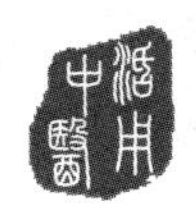

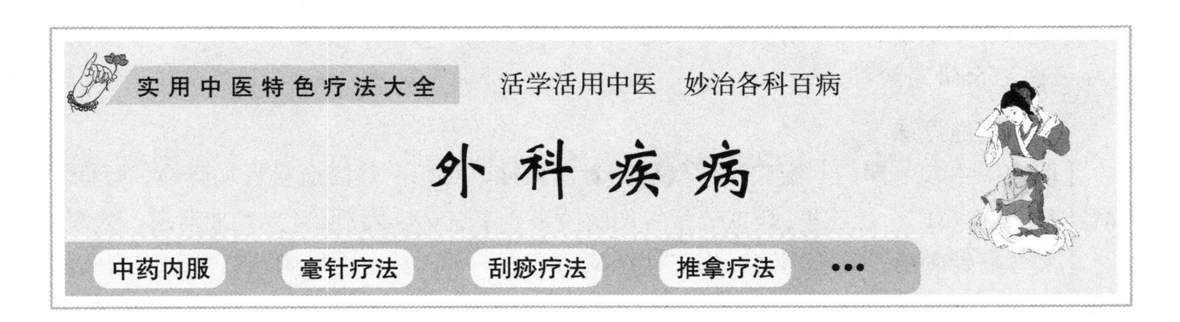

111. 急性胆囊炎

［临床表现］急性胆囊炎是一种常见疾病，由于胆囊管梗阻，化学性刺激和细菌感染所引起的胆囊急性炎症性病变，85%～95%的急性胆囊炎发生于胆囊结石后。其临床症状可有发热、右上腹疼痛和压痛、恶心、呕吐、轻度黄疸和外周血白细胞计数增高等表现。中医学认为本病属“胆胀”“胁痛”范畴。中医一般将其分为 6 个证型：肝气郁结、肝血瘀阻、肝胆湿热、肝胆实火、肝肾阴虚、肝阳虚。

（一）中药内服

［药物］龙胆草 6g，生甘草 6g，当归 8g，黄芩 9g，车前子 9g，木通 9g，山栀子 9g，柴胡 10g，泽泻 12g，生地黄 20g。

［用法］每日 1 剂，每剂水煎两次合并一起，早晚各服用 1 次，2 周为 1 个疗程。（《辽宁中医杂志》）

（二）毫针疗法

［取穴］双侧胆囊穴、阳陵泉。

［操作］患者取平卧位，取双侧胆囊穴和阳陵泉穴，乙醇常规消毒后，用 1.5 寸毫针直刺，采用直刺快速进针约 1 寸左右，用捻转提插术泻法强刺激，留针 20min。所有患者均治疗 1 次。（《上海中医药杂志》）

（三）芒针疗法

［取穴］肝俞、三焦俞、阳纲、肓门。

［操作］局部常规消毒，取 28 号或 30 号 7～9 寸芒针 2 支，1 支从肝俞以 15° 快速斜刺进针，然后缓缓捻送针体，待针尖抵三焦俞，按顺时针方向单向捻转滞针，充分得气。另 1 支以同法从阳纲透肓门。若腹痛气胀，攻撑尤甚者，另取 3 寸针在三焦俞以 75° 针尖向内侧斜刺 2～2.5 寸，得气为度，行泻法。（《安徽中医学院学报》）

（四）穴位注射

［取穴］太冲（双）。

［操作］太冲穴常规消毒，用一次性 5ml 注射器抽取甲氧氯普胺注射液，迅速刺入皮

下，得气后将甲氧氯普胺注射液注射双足太冲穴各 5mg。每日 1 次，3 ～ 10d 为 1 个疗程。（《中西医结合研究》）

（五）刺血疗法

［取穴］主穴：期门。配穴：肝气郁结者加太冲、章门；气滞血瘀者加膈俞、行间；脾肾阳虚者加命门、足三里；痰饮停聚者加阴陵泉、中脘、丰隆；肝肾虚者加涌泉、太溪。

［操作］针刺前先局部消毒，用三棱针期门穴中间刺一针，四周刺四针，刺后闪火法留罐 10min，拔去瘀血，其余穴位用毫针刺法，平补平泻，隔日 1 次，7 次为 7 个疗程。（《针灸临床杂志》）

（六）中药外敷疗法

［药物］双柏散（大黄、侧柏叶、黄柏、泽兰、薄荷）100g。

［用法］将 100g 双柏散用水和蜜混匀，外敷胆囊区，每次 7h，每天 2 次。以 7d 为 1 个疗程。（《广州中医药大学学报》）

（七）耳穴贴压疗法

［取穴］肝、胰、胆、脾、十二指肠、内分泌、交感、耳迷根。

［操作］乙醇消毒单侧耳朵，取上穴，将王不留行子耳贴，对准所选耳穴区贴敷。贴压的耳穴采用强刺激手法，按压约 5min，使耳廓产生热感、胀痛等反应，之后手法由重至轻，以患者可以耐受为度按压耳穴约 30min。之后每 2 小时重复按压耳穴 1 次。每 2 天更换 1 次，两耳交替进行。（《江西中医药大学学报》）

（八）推拿疗法

［操作］①患者坐位：用拇指自神道穴向下运行按揉至太阳穴 5 ～ 8min。②用拇指按揉胆囊穴（双）2min。③用拇指及示、中指捏拿肩井穴 1 ～ 1.5min。④用拇指按揉大椎穴 1 ～ 1.5min。⑤患者改俯卧：医者先用掌根、后用拇指按揉背部膀胱经第一线上的肺俞穴至大肠俞穴各 3 ～ 5 遍。⑥按揉肝、胆俞穴各 3min。⑦医者双掌根重叠自上而下按压胸、腰椎各 3 遍。⑧医者用㨰法在背后部的肺俞穴至大肠俞穴施术 3min, 重点在肝、胆、脾俞穴。⑨患者仰卧：用手掌轻摩右上腹 1 ～ 2min，并且轻抓之皮肤。（《按摩与导引》）

（金远林）

112. 胆石症

［临床表现］胆石症又称胆系结石病或胆结石病，是胆道系统的常见病，是胆囊结石、胆管结石（又分肝内、肝外）的总称。临床以剧烈的腹痛、黄疸、发热等症状多见。按结石所含的成分，分为三类：胆固醇结石、胆色素结石、混合型结石，其中

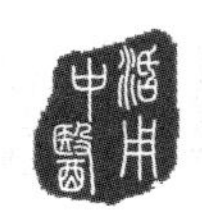

以胆固醇结石最为多见。按发生的部位来分，可分为胆囊结石、肝外胆管结石和肝内胆管结石，其中胆囊结石占全部结石的 50% 左右。中医学认为胆石症属于“胁痛”“黄疸”范畴。

（一）中药内服

［药物］柴胡 15g，黄芩 10g，白芍药 10g，大黄（后下）10g，枳壳 10g，海金沙（包煎）15g，金钱草 30g，延胡索 10g，川楝子 10g，甘草 6g。加减：伴黄疸加茵陈 15g，茯苓 10g；伴恶心呕吐加竹茹 15g，生姜 10g；伴发热加金银花 30g，连翘 15g，蒲公英 20g。

［用法］每日 1 剂，水煎 2 次取汁 300ml，分早晚 2 次温服。15d 为 1 个疗程。（《河北中医》）

（二）毫针疗法

［取穴］主穴：阳陵泉、丘墟、太冲、胆囊穴、日月、期门、胆俞。配穴：肝胆湿热加合谷；肝郁气滞加气海、三阴交；脾虚胆瘀加公孙。

［操作］患者取坐位，首先选穴定位，局部常规消毒。阳陵泉、丘墟、太冲等 3 穴分别用消毒的 2 寸、1 寸、1.5 寸毫针快速刺入皮下，达到理想深度后采用捻转强刺激手法，待患者得气，自觉胆囊区疼痛减轻舒畅时，每隔 3 ～ 5min 行针 1 次，每次留针时间为 20 ～ 30min，余穴按常规刺法操作。每天 1 次，10 ～ 15d 为 1 个疗程，休息 1 周后进行第 2 个疗程。治疗期间，嘱患者忌烟酒，忌禽蛋、肉类、油腻等食物。（《针灸临床杂志》）

（三）电针疗法

［取穴］随症选右侧期门、梁门、日月、胆俞、肝俞、阳陵泉、胆囊穴。

［操作］进针得气后，接电针仪，用疏密波通电刺激 60min，电流量调节到患者最大耐受量为度，前后 20min 频率为 100Hz 的电刺激，中间 20min 给予频率为 600Hz 的电刺激，每日 1 次，10d 为 1 个疗程，观察 2 个疗程。（《中国针灸》）

（四）梅花磁针疗法

［取穴］胆 1 穴（后正中线平第 4 胸椎右侧旁开 6 横指压痛处），胆 2 穴（第 5 胸椎棘突下，旁开 1.5 寸），胆 3 穴（即肝俞），胆 4 穴（中脘右旁开 2 横指），胆 5 穴（即胆囊穴），臀前（髂前上棘至髂后上棘连线的前 1/3 与后 2/3 交界处下 3 横指压痛点），臀中（髂前上棘至髂后上棘连线的中点下 2 横指压痛处），臀后（髂前上棘至髂后上棘连线的后 1/3 与前 2/3 交界处下 3 横指压痛点），阳陵泉，涌泉。

［操作］先用拇指弹拨胆 1、2、3、5 穴及臀前、臀中、臀后处的结节或条索状物 5min 左右，再以梅花磁针点按，力量以患者耐受为度；治疗完毕后取 4#、7#、10# 增效垫，将药块粉碎后用水或醋打湿揉匀，涌泉贴敷 10# 增效垫。胆穴贴敷 7# 增效垫，根据结石大小胆 3 穴可加 3 颗梅花磁针，胆 4 穴加 3 ～ 5 颗梅花磁针，臀前、臀中、臀后用 4# 增效垫，均用脱敏胶布固定。每 3 天点压弹拨 1 次，增效垫每 7 天换 1 次，1 个月为 1 个疗程。

（《中华现代内科学杂志》）

（五）穴位注射疗法

［取穴］双侧胆囊穴、足三里、太冲穴。

［操作］用维生素 K 注射液 1ml，山莨菪碱注射液 1ml，生理盐水 10ml 以 7 号注射针头，20ml 注射器抽取药液，常规消毒局部皮肤后，将针头快速刺入肌肉，并上下提插，出现针感后若回抽无血，即注射药液，每穴注药 2ml。每日 1 次，30 次为 1 个疗程。（《实用中医药杂志》）

（六）耳穴疗法

［取穴］肝、胆、肾、小肠、大肠、脾、胃、内分泌、皮质下。

［操作］采用生王不留行子贴压上穴，每次 1 耳，耳廓内、耳背前后对应贴，两耳交替。贴后嘱患者每天不断按压。隔天 1 次，10 次为 1 个疗程，治疗 1 个疗程。（《中国针灸》）

（七）中药外敷疗法

［药物］土鳖虫、鸡内金、威灵仙、炮穿山甲、海金沙、黄芩各 20g，麝香 1g。

［用法］将上药分别研成末，混合均匀后装袋密封备用。每次取药粉 4g，加精食盐 0.5g 混匀，用醋或高度白酒适量做成药丸，放入肚脐，用敷料覆盖加胶布或绷带固定即可。每日换药 1 次，可于每晚睡前用热水袋热敷 30 ～ 40min 以提高疗效。（《上海中医药杂志》）

（八）推拿疗法

［操作］①患者取坐位，点按双侧膈俞、心俞、胆俞、肝俞，各 20 ～ 30 次；②运用夹臀提肩法，纠正胸椎关节紊乱；③运用足反射法按摩足部胆、肝、十二指肠、胃等反射区；每个反射区按压 30 ～ 50 次；力度要深透有力，以患者能忍受为准，注意不可用工具过力按压以免损伤骨膜；④患者取仰卧位，以患者右期门、日月二穴为中心进行按、揉、震、擞等手法 2 ～ 3min，因日月、期门二穴正好在人体解剖位的胆、肝处，此手法也是对胆进行按摩；注意手法要轻，以防引起新的损伤；⑤点按足三里、胆囊点、阳陵泉。以上手法每日 1 次，6 次为 1 个疗程。休息 1 ～ 2d 再进行第 2 个疗程。（《双足与保健》）

（九）穴位拍打疗法

［取穴］中脘、少腹、期门、章门、肩井、肝俞、胆俞。

［操作］根据肝胆肾经络穴位的分布，我们在胸腹部、腰背部、上下肢任取几个部位进行拍打。拍打上穴，力度适中，震脏腑，通经络。拍打时，要配合呼吸，患者取平卧位或头低足高位更好。拍打每个穴位时，重拍 9 次，轻拍 49 次，在几个穴位拍打结束后，上下肢阴阳经穴位全部拍打上下 3 遍。（《安徽体育科技》）

（金远林）

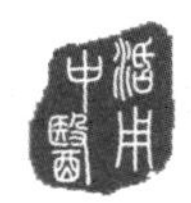

113. 急性阑尾炎

［临床表现］急性阑尾炎是外科常见病，居各种急腹症的首位。急性阑尾炎的病情变化多端，其临床表现为持续伴阵发性加剧的右下腹痛，恶心呕吐，麦氏点压痛、反跳痛，多数患者白细胞和中性粒细胞计数显著增高。急性阑尾炎一般分为 4 种类型：急性单纯性阑尾炎、急性化脓性阑尾炎、坏疽及穿孔性阑尾炎和阑尾周围脓肿。急性阑尾炎属于中医学“肠痈”范畴。

（一）中药内服

［药物］大黄（后下）10g，牡丹皮 15g，延胡索 10g，金银花 30g，桃仁 10g，木香 6g，生甘草 9g。淤滞期去甘草，加川楝子 15g；血聚成块者加红藤 30g；蕴热期加赤芍 10g，蒲公英 30g；湿热重加黄连、黄芩各 9g；大便燥结加番泻叶 9g；毒热期大黄加至 20 ～ 30g；大热大渴加生石膏 30g；肠结腑实者加甘遂末（冲服）1 ～ 2g。

［用法］水煎服，早晚分服，5d 为 1 个疗程。(《安徽中医临床杂志》)

◎阑尾周围脓肿

［药物］苇茎 60g，薏苡仁 60g，冬瓜子 30g，桃仁 9g，生黄芪 90 ～ 120g，大黄（后下）20 ～ 30g。加减法：热毒盛者加金银花、连翘；寒热往来者加黄芩、柴胡；少腹坠胀者加乌药、枳壳；气虚重者配四君子汤；瘀血重者配四物汤。

［用法］水煎 2 次，共取汁 500ml，分两次温服。(《四川中医》)

（二）毫针疗法

［取穴］第 2 掌骨侧全息阑尾穴（第 2 掌骨侧全息腰穴下压痛处）、天枢穴、足三里。

［操作］患者放松、仰卧，均双侧取穴、直刺 1.5 寸，双手行针、得气、强刺激，每日 1 次，留针 30min，10 次为 1 个疗程，疗程结束休息 3d，再行第 2 个疗程。(《针灸临床杂志》)

（三）电针疗法

［取穴］阑尾穴、右天枢穴、右足三里穴。

［操作］穴位处常规消毒，以直径 0.30mm、长度为 40mm 的一次性无菌毫针刺入穴位，垂直进针，进针 3cm，连接电针仪，在能耐受强度情况下，留针 30min，每天 2 ～ 3 次。(《中国针灸》)

（四）耳针疗法

［取穴］阑尾、神门。

［操作］常规消毒耳郭，使用探针找到穴位敏感点，以常规耳针刺入，胶布固定，中强度刺激，每次留针 30 ～ 60min，每日 2 次。两耳交替使用。(《针灸临床杂志》)

（五）浮针疗法

［取穴］主穴：阿是穴；配穴：阑尾穴、足三里。

［操作］急性阑尾炎患者在阿是穴的上下左右 7cm 处各刺入一支浮针，针尖对准疼

痛点方向沿皮下进针，此时进针处患者无痛感，如有痛感需重新进针，待针全部刺入后，将针尖呈扇形摆动10次以上，再按压阿是穴，直至压痛明显减轻或消失为止，即可取出针芯，用胶布固定，24h后取出。(《上海针灸杂志》)

(六) 穴位注射疗法

[取穴] 主穴：包块局部（阿是穴）、阑尾穴、足三里。配穴：中脘、气海。

[操作] 患者取仰卧位，屈膝，局部常规消毒，取5ml注射器及6～7号针头，抽取0.9%生理盐水，初治患者，先针刺中脘穴或气海穴，深度为1～1.5寸为宜，得气后回抽无血注入注射液1ml后起针，再针刺包块（阿是穴），做捻转进针得气后回抽无血，注入注射液2ml后起针，阑尾穴在犊鼻穴下同身寸5寸处寻找阑尾压痛点，局部皮肤消毒，直刺1～1.5寸捻转提插，待得气后回抽无血注入注射液2ml后起针，足三里穴刺得气后，回抽无血，注入注射液2ml后起针，阑尾穴、足三里穴两侧交替使用，每日1次，7d为1个疗程。(《中医临床研究》)

(七) 刺络拔罐疗法

[取穴] 主穴：①府舍（右）、腹结（右）、阑尾穴（右）；②大横（右）、阿是穴、阑尾穴（右）。配穴：恶心、呕吐加上脘，腹部反跳痛明显加天枢，体弱者加关元。

[操作] 所选穴位常规消毒后，用三棱针快速点刺5～10下，立即拔以火罐，15min后起罐，遇有起疱、破溃者敷以无菌纱布块固定之。关元穴只拔罐不针刺。阑尾穴针刺得气后留针30min，中间行捻针（泻法）1次。以上两组主穴可交替使用，配穴酌加。每日1次，7d为1个疗程。必要时休息3d，再行第2个疗程。(《中国针灸》)

(八) 中药外敷疗法

[药物] 生石膏60g，芒硝50g，冰片3g，生乳香20g，黑桐油适量。

[用法] 将上药共研末，以黑桐油调膏敷于右下腹麦氏点，干后再加黑桐油继续调敷。3d为1个疗程。(《湖南中医杂志》)

(九) 中药保留灌肠疗法

[药物] 生大黄12g，牡丹皮6g，冬瓜仁10g，芒硝15g，桃仁9g，川芎9g，金银花9g，野菊花9g，延胡索10g，蒲公英15g，红藤30g，败酱草40g，生甘草6g，炒枳壳6g。

[用法] 每日1剂，水浓煎2次各得药汁100ml，混合，分上、下午各100ml，温度38～41℃，每日2次保留灌肠至少1h，5d为1个疗程。(《实用中医内科杂志》)

（赖华寿）

114. 麻痹性肠梗阻

[临床表现] 麻痹性肠梗阻亦称为无力性肠麻痹，是因各种原因影响到肠道自主神经

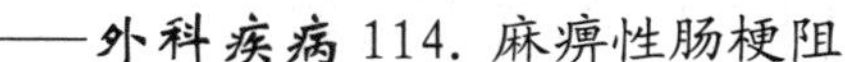
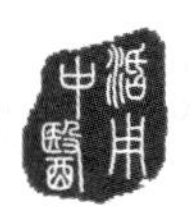

系统的平衡、肠道局部神经传导或影响到肠道平滑肌的收缩使肠管扩张蠕动消失不能将肠内容物推向前进而引起。与机械性肠梗阻相同，麻痹性肠梗阻也使肠内容物在肠道中的运动停止。但是，与机械性肠梗阻不同的是，麻痹性肠梗阻腹胀显著，无阵发性绞痛等肠蠕动亢进的表现，相反为肠蠕动减弱或消失，罕见有引起肠穿孔者。麻痹性肠梗阻属于中医学“关格”“肠结”等范畴。

（一）中药内服

［药物］生大黄（后下）10g，炒麦芽 30g，厚朴 12g，枳实 10g，桃仁 10g，红花 10g，穿山甲（代）8g，皂角刺 10g，没药 10g，金银花 30g，连翘 20g，蒲公英 30g。加减：症见脘腹胀闷或痛，攻窜不定，嗳气频作，遇恼怒加剧，苔薄，脉弦者，加木香、川楝子、大腹皮；症见腹痛较剧，痛处不移，舌质青紫或瘀斑，脉弦或涩，加延胡索、五灵脂；症见口苦，口中黏腻，呕恶，不思饮食，小便黄赤，舌苔黄厚腻，脉濡数，加石菖蒲、滑石、栀子、芦根。

［用法］上述药物以水 600ml，煮取 250ml，早、晚两次分服，每日 1 剂。(《中国中西医结合外科杂志》)

（二）毫针疗法

［取穴］主穴：足三里、气海、上巨虚。配穴：天枢、关元、下巨虚。

［操作］足三里、上巨虚、下巨虚施以快速进针，采用提插捻转泻法，轻插重提，大幅度捻转，以患者出现酸、麻、胀或沿经脉走向传导感为宜，反复施以强刺激手法，每隔 5min 重复手法 1 次，留针 30min。气海、关元、天枢采用呼吸补泻的补法。急、重症患者针后 6h 再重复治疗，5d 为 1 个疗程。(《中国针灸》)

（三）电针疗法

［取穴］双侧天枢、水道、足三里、上巨虚穴。加减：有呕吐者加内关、中脘穴；发热者加曲池和大椎穴。

［操作］常规消毒皮肤，选用 0.35mm×50mm 毫针，迅速进针 25 ～ 45mm 得气后，接电针仪，选用连续波、频率 40Hz，电流强度 2mA，持续 30min。每天 1 次，1 周为 1 个疗程。(《人民军医》)

（四）穴位注射疗法

［取穴］双侧足三里。

［操作］采用双侧足三里穴位注射，让患者仰卧，双腿屈膝成 90°，在外膝眼下 3 寸处胫骨前嵴外一横指取足三里穴，用 2ml 注射器抽取新斯的明 1ml，常规消毒局部皮肤后，分别直刺左右两穴 1.5 ～ 2cm 深，缓慢上下提插，待两腿感酸、胀、麻后抽取无回血后，即将药物缓慢推入，注射完毕后用干棉签压迫 1min，以加强疗效。每天在同一时间注射，共 3d。(《上海针灸杂志》)

（五）穴位埋线疗法

［取穴］双侧足三里。

［操作］取穴，常规消毒。用 7 号注射针头做套管，28 号 2 寸长的毫针减去针尖做针芯，将 0 号羊肠线 1.5cm 放入针头内，后接针芯，右手持针，将置有羊肠线的针头直刺或斜刺入所选穴内，做捻转或轻提插手法令得气，询问患者当患者出现酸、麻、胀感觉后左手推针芯，左手以备用针芯推入针头使羊肠线固定于足三里穴位内，按闭针孔，同时右手退针管，外贴输液敷贴即可。治疗时间为每周 1 次。（《首届全国中医外治法学术研讨会》）

（六）中药灌肠疗法

［药物］厚朴 20g，大黄 15g，炒莱菔子 30g，枳实 10g。

［用法］加水煎至 150 ～ 200ml，保留灌肠每天 1 次。同时用芒硝 500g 碾成粉后均匀放入布袋中，将布袋置于患者全腹，妥善固定。（《现代实用医学》）

（七）肛滴疗法

［药物］大黄、芒硝、枳壳、厚朴、槟榔、炙旋覆花、半夏、木香、甘草等。

［用法］操作前将上药煎液摇匀，加温至 38 ～ 44℃。取左侧卧位，臀部抬高 15 ～ 20cm，插管时要注意肠道的生理弯曲，深度以 20 ～ 30cm 进入近端结肠为宜。肛管要连接输液器，以便控制速度，肛滴速度一般控制在 60 ～ 90 滴 /min，肛滴后应让患者右侧卧位，保留药液 20 ～ 30min。每次 200ml，每天 2 次。（《辽宁中医药大学学报》）

（八）推拿疗法

［迫气穿肠法］医者位于患者右侧。①摩脾胃法：双手全掌着力，沿患者肋弓下缘自左向右旋转运摩 50 ～ 60 次，手法要求快而有力，每分钟 40 次。②旋摩法：用两手全掌着力，从患者右下腹开始，沿升、横、降结肠的路线，反复旋转运摩 50 ～ 80 次，手法要求柔和、深透。③掌托法：用右手全掌着力，依旋摩法之路线，在患者腹部缓慢推动 20 ～ 40 次。手法要求深透有力。左手可放在右手背上给以辅助压力。

［开导复位法］①疏通法：两手四指托起患者的腹后壁，大拇指合于患者腹中，再以右手握住整个腹壁肌，左手全掌从剑突处向下推抚至脐下小腹，反复操作 20 ～ 30 次。②扭揉法：用两手捏住患者整个腹壁肌，然后一手向外推，一手向里拉，把患者腹壁肌扭成 S 形，自上而下反复操作 30 ～ 50 次，手法要深透有力，可感到腹中肠管随手而动。③提抖法：用两手捏住整个腹壁肌，上下提三提，左右抖三抖，然后双手放松，反复操作 15 ～ 20 次。

［缓解通气法］①掌振法：以右手小鱼际着力，在患者剑突下，自上而下做高速震颤，反复操作 15 ～ 20 次，手法要求轻快柔和。②掌研摩法：以右手掌根大小鱼际着力于耻骨上，五指分开，紧贴于皮肤，在患者的腹部脐周围做快速搓揉 1min 左右。手法要求快速深透，以手指摆动摩擦带动腹部肌肉和胃肠左右动荡。③推抚法：双手全掌着力，手指分开，两拇指沿腹中线自剑突徐徐推至耻骨，反复操作 20 ～ 30 次，手法要求柔和深透，

似有要推胃肠容物于体外之意。(《中国民间疗法》)

(赖华寿)

115. 痔　疮

[临床表现] 痔，俗称痔疮，又名痔核，是直肠末端黏膜下、肛管和肛门缘皮下的静脉丛发生扩大、曲张所形成柔软的静脉团；或肛门缘皱襞皮肤发炎、肥大、结缔组织增生；或肛门静脉破裂、血液瘀阻形成血栓。任何年龄都可发生，但临床以 20—40 岁最为多见，多数患者随着年龄增长逐渐加重。本病属中医学“痔”的范畴。由于痔的发生部位不同，临床可分为内痔、外痔、混合痔三种。

(一) 中药内服

[药物] 金银花、生地黄、地榆、槐角各 20g，当归、白芍、牡丹皮、黄柏、苦参各 15g，黄连、厚朴、枳壳、甘草各 10g。加减：便秘加大黄、麻仁；痒甚加防风、白芷；肿甚加黄柏、猪苓、泽泻；痛甚加羌活、郁李仁；便血过多倍用黄柏、地榆、槐角；小便不利加茯苓、车前草仁、灯心草、萹蓄；病延日久，气血俱虚者加党参、黄芪。

[用法] 每日 1 剂，水煎 3 次取液 750ml，分 3 次服。(《四川中医》)

(二) 毫针疗法

[取穴] 以痔疮病灶所在肛门外侧臀肛皮肤黏膜交界外侧皮肤为进针选点。

[操作] 常规消毒后，使用直径 0.28mm、长 40mm 毫针，针尖向病灶平刺，直达肛周痔疮病灶底部，要求无针感。根据病灶大小选择针刺范围，并同时认数针斜刺痔疮病灶。留针 30 ～ 60min，期间不行针根据病情调整针刺范围。每天 1 次，10d 为 1 个疗程，治疗 3 个疗程。(《中国针灸》)

(三) 电针疗法

[取穴] 长强、腰俞、大肠俞、中髎、下髎。

[操作] 患者俯卧位，常规消毒后，选用 30 号 1 ～ 2 寸毫针，刺入所选穴位，得气后接电针治疗仪，每双电极接于双侧同名穴位上，选用连续波，低频率，强度以患者耐受为度，留针 30min。每日 1 次，10 次为 1 个疗程。嘱患者饮食有节，禁食辛辣、肥腻之物，增加纤维性食物，定时排便，保持大便通畅、肛门清洁。(《针灸临床杂志》)

(四) 穴位注射疗法

[取穴] 孔最穴（前臂桡侧，腕横纹上 7 寸），二白穴（腕关节上中 4 寸）。

[操作] 取丹参和山莨菪碱注射液各 2ml 抽注射器内，皮肤常规消毒，分别直刺上述穴位深 2.5 ～ 3cm，局部有酸、麻、胀感后推入药液各 2ml，次日换对侧取穴，连续 5d 为 1 个疗程。重者可连续治疗 2 个疗程。(《临床军医杂志》)

（五）火针疗法

［操作］患者取左侧卧位，屈膝弓背，暴露肛门，用 0.1% 新洁尔灭棉球将肛周及红肿的外痔消毒 2 次，视肿物大小确定点刺的针数，对直径 1 ～ 1.5cm 左右的小肿物，点刺 2 ～ 3 针，对直径 2cm 以上的较大肿物点刺十数针不等。具体为左手持点燃的酒精灯，靠近肛门，以利于操作，右手持中粗火针在灯上烧至通红而白，对准肿物点刺，疾进疾出，深度以恰到肿物基底部为宜，如有少量出血，任其流出，然后稍加压迫，涂湿润烧伤膏后纱布包扎即可。（《中国针灸》）

（六）铍针疗法

［操作］肛门常规消毒后，在局麻下，用弯止血钳将痔核凸起部分全部夹住，再用 0.5% 丁哌卡因 5ml 加亚甲蓝 1ml，混合注入靠钳夹下痔核根部周围皮下，然后取铍针置酒精灯上烧红后，迅速沿止血钳下部将痔核切除，由于本法主要靠铍针的高温将痔核灼割掉，因此切除一个痔核一般需将被针烧红 2 ～ 4 次。灼割时须做到稳准，切不可大意，以免伤及痔核以外的正常组织。术后用消炎生肌纱条每日便后换药。（《贵阳中医学院学报》）

（七）芒针疗法

［取穴］主穴：秩边穴；配穴：百会、支沟、承山。

［操作］秩边穴，用 0.3mm×100mm 芒针与矢状面和横断面均成 15° ～ 20° 夹角，斜向肛门方向进针，施芒针手法，令针感直达肛门，点刺 10 下后出针。以上 3 配穴均采用快刺不留针的方法，要求百会向前顶方向平刺 4cm 左右，行滞针手法后出针；支沟直刺 4 ～ 5cm，令针感达腕部后出针；承山直刺 4 ～ 5cm，令针感达足跟后出针。每周治疗 5 次，病情控制后改为隔日 1 次或每周 2 次，3 周为 1 个疗程。（《中国针灸》）

（八）艾灸疗法

［取穴］湿热内蕴型取穴大椎、十七椎；气血亏损型取穴涌泉、足三里、命门；气滞血瘀型取穴脊中、八髎。

［操作］上述各穴位均用艾炷灸 10 壮。各型患者均用艾条灸肛门局部 20min，每日 1 次，10d 为 1 个疗程，疗程间隔 3d。（《中国针灸》）

（九）耳穴压丸疗法

［取穴］主穴：直肠下段，神门、皮质下、肛门、直肠、痔核点，交感、大肠。配穴：炎症严重者加肾上腺、三焦，出血多者加脑点。

［操作］每次选主穴 4 ～ 5 个，双耳交替贴压，2 ～ 3d 治疗 1 次，配穴随症加减。取 5mm×5mm 的 1 块胶布，中间贴王不留行子贴在选好的耳穴上，反复按压有酸麻沉胀或疼痛灼热感为度。嘱患者每天自行按压 4 ～ 5 次。（《浙江中西医结合杂志》）

（十）点刺疗法

［取穴］第 7 胸椎两侧至腰骶部范围寻找痔点，其状为红色丘疹，一个或数个不等，出现的部位亦不一致。

［操作］痔点处常规消毒，每次选一个痔点，用粗三棱针刺破，并挤出血珠或黏液，7d 左右 1 次。点刺后的皮肤 1d 内避免沾水。(《针灸临床杂志》)

(十一）挑刺疗法

［操作］挑刺部位在背部第 7 颈椎下、第 5 腰椎上，整个背部寻找痔点，痔点的特征为稍突出皮肤表面，略带色素，如灰白色、棕褐色、暗黑色，大小不等约芝麻粒大小的丘疹，无一定形状，压之不褪色，或痔点上带毛。患者反坐在靠背椅上，背部暴露，常规消毒痔点，无菌操作。若使痔点挑刺不疼痛、出血少，也可局麻，先用三棱针划破痔点皮肤，继续向深部挑刺，挑刺可见白色坚韧纤维丝，将其挑断，挑后消毒，无菌纱布固定即可，不需换药。每次挑 1 ～ 2 个痔点，亦可重挑。痔点多的可分次挑治，6d 挑治 1 次，直至将痔点挑完。(《中国针灸》)

(十二）割治疗法

［操作］患者坐稳于靠背椅上，头部稍后仰，医者以左手拇指、示指、翻起病者上唇，唇内正中与牙龈交界处的系带上有形状、大小不等的小滤泡或小疙瘩，先后用 2% 碘酒及 75% 乙醇消毒后，用 3 号眼科小剪将其剪掉，术后无出血或出血点滴，即完成了整个治疗手术。对于出血期，急性期者，局部可用 1% 高锰酸钾溶液或淡盐温水清洗后采用“七花散”调醋涂于患处，每日 2 ～ 4 次。(《新中医》)

(十三）埋线疗法

［取穴］主穴：次髎、长强、承山、二白。加减：湿热瘀滞加会阳、阴陵泉、三阴交；气虚下陷加百会、脾俞、关元俞；便秘加大肠俞、支沟。

［操作］患者俯卧位，将选取穴位用甲紫作标记，常规消毒后，用 7 号一次性穴位埋线针从针尖端放入 3-0 号羊肠线 2cm，将埋线针快速刺入上述穴位，轻轻提插、捻转，得气后推针芯，将羊肠线注入穴位，同时缓慢退针，出针后用创可贴贴住针孔即可。在治疗期间忌食辛辣、刺激性食物，保持大便通畅，早晚各做提肛动作 50 次。(《中国针灸》)

(十四）中药外敷疗法

［药物］双柏散（大黄、侧柏叶、黄柏、泽兰、薄荷 5 味药材按 2 ∶ 2 ∶ 1 ∶ 1 ∶ 1 的比例组成）100g，蜜糖 10g。

［用法］上述药物加热并调和，待药物温度降至 40℃后均匀散布于玻璃纸上，外围棉花，贴敷于痔核表面。每天 2 次，治疗 4d。双柏散外敷治疗嵌顿痔能明显缓解患者疼痛，促进血栓吸收，减轻肛周组织水肿程度。(《新中医》)

(十五）中药熏洗疗法

［药物］苦参 30g，栀子 30g，艾叶 30g，鱼腥草 30g，朴硝 100g，草乌 30g，花椒 30g，槐角 30g，黄柏 30g，五倍子 30g。肿痛明显者加延胡索、枳壳、川芎、制乳香、制没药；瘙痒者加苍术、白鲜皮；便血明显者加白及、三七粉、大蓟、小蓟。

[用法] 上述药物加水大火煮沸后小火煎 20min，将浓缩药液 500ml 倒入盆内，加入 70 ～ 80℃的热水 1500ml 左右，使肛门距药液面 10cm 处熏蒸，边熏蒸边收缩肛门训练肛提肌，待药液凉至 40℃左右时，将臀部浸入药液内浸浴或淋洗。每天早晚各 1 次，7d 为 1 个疗程。(《甘肃中医学院学报》)

(十六) 推拿疗法

[取穴] 百会、二白、孔最、中脘、气海、天枢、神阙、会阴、足三里、肺俞、肾俞、大肠俞、八髎、龟尾、长强。

[操作] ①患者仰卧位，点揉二白、孔最各 1min，一指禅点中脘、气海、天枢各 1min，用掌振颤神阙 3min，顺时针摩腹 3min，示、中、环指齐压脐上 1min，医者双手中指同时点揉足三里 2min，嘱患者回家自己点揉会阴穴 3min（需辅导患者正确取会阴穴及点揉手法)。②患者俯卧，用推法和滚法操作于足太阳膀胱经 3min，按压督脉 1min，点拨肺俞、肾俞、大肠俞、八髎各 1min，擦八髎 5min 至局部灼热发红，揉龟尾 3min，一点一放长强穴 3min。便秘者向足方向压脐部，朝足方向擦八髎；大便正常或便稀者向头方向压脐部，横擦八髎;伴脱出者，加揉百会穴 2min。以上手法操作 40min，每日 1 次，治疗 10 次为 1 个疗程。(《按摩与导引》)

（赖华寿）

116. 肛管直肠脱垂

[临床表现] 肛管直肠脱垂是指直肠黏膜、肛管、直肠和部分乙状结肠向下移位，脱出肛外的一种疾病。可发生于任何年龄，但多见于儿童和老年人，且男性多于女性。本病起病缓慢，病程较长。排便或努挣时，直肠黏膜脱出，色淡红，质软，便后能自行回纳。排便或腹压增加时，直肠全层或部分乙状结肠脱出，色红，呈圆锥形，表面为环状有层次的黏膜皱襞，需手法复位。肛门坠胀，并有潮湿、瘙痒感。如未及时还纳，可致脱出物肿痛，甚至糜烂、坏死。本病在中医古籍中有“脱肛痔”“盘肠痔”“重叠痔”“截肠”等名称，现一般统称直肠脱垂。

(一) 中药内服

[药物] 黄芪 15g，白术 10g，柴胡 5g，升麻 5g，陈皮 10g，葛根 15g，生地黄 15g，白芍 12g，玉竹 10g，知母 10g，鸡内金 10g，槐花 10g，甘草 5g。加减：兼下痢者加白头翁、黄连各 6g；久泻者加赤石脂、诃子肉各 6g；便秘者加火麻仁、郁李仁、沙参各 6g；消化不良食欲缺乏者加神曲、鸡内金各 6g；合并黏膜糜烂出血者加地榆炭、黄芩炭各 5g。

[用法] 每日 1 剂，加水 600ml，煎至 200ml，复煎加水 400ml，煎至 100ml，将两

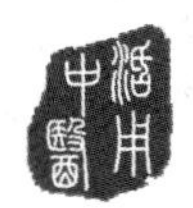

次药液混合，分 3 次口服。10d 为 1 个疗程。(《江苏中医药》)

(二) 毫针疗法

［取穴］主穴：百会、长强、足三里；配穴：肺俞、肾俞、脾俞、中脘。

［操作］常规消毒，选用 28 号 1.5 寸不锈钢毫针，针刺长强、足三里、肺俞、肾俞、脾俞、中脘，平补平泻，得气后留针。每日治疗 1 次，7 次为 1 个疗程。(《中国民间疗法》)

(三) 直接灸疗法

［取穴］百会穴。

［操作］做好标记，穴位消毒并涂医用凡士林，将米粒或黄豆大小之艾炷直立于百会穴上点燃。艾炷燃烧至患者呼烫时，用手指在穴位周围抚摸拍打以分散其注意力，减少灼痛，为了防止感染，施灸局部可用消毒敷料覆盖。一般 2d 灸 1 次，每次施灸 1 ～ 3 壮。(《内蒙古中医药》)

(四) 悬灸疗法

［取穴］百会、长强。

［操作］取百会、长强二穴，采用温和悬灸法，上下两穴各灸 10 ～ 15min，灸至潮红为度，每天 1 次，2 周为 1 个疗程。(《中医外治杂志》)

(五) 耳针疗法

［取穴］左耳取心、肝，右耳取脾、肾。

［操作］耳穴用针刺法，耳穴皮肤做严格消毒，用 0.5 寸不锈钢毫针，针尖达皮下至耳软骨之间为宜，每 5 分钟行针 1 次，留针 20min。每天治疗 1 次，12 次为 1 个疗程，间隔 5d 再进行第 2 个疗程。(《针灸临床杂志》)

(六) 梅花针叩刺疗法

［操作］充分裸露腰骶部，梅花针、腰骶部常规消毒，医者正规持梅花针坐在患者一侧，沿督脉经、膀胱经由上到下进行中强度刺激叩刺，以局部皮肤微出血为度，然后用消毒棉球擦干局部血液。每日 1 次，7 次为 1 个疗程。一般 1 ～ 3 个疗程即可治愈。(《陕西中医》)

(七) 耳穴压丸疗法

［取穴］主穴：肺、肾、脾、胃、大肠；配穴：皮质下、健脾、直肠下段、肛门。

［操作］取王不留行子贴在 0.6cm×0.6cm 的胶布块上，用 75% 的乙醇消毒患者耳廓并按摩耳部至发红发热，然后对准所取的耳穴将王不留子胶布块贴好压紧，先从左耳开始，24h 换耳压贴 1 次，每天压耳穴 5 ～ 7 次，轮换贴压 10 次为 1 个疗程。一个疗程后，大便已成形，肛门脱出明显减轻，可自行回缩。从第 2 个疗程开始改 1 周换压耳穴 2 次。(《陕西中医学院学报》)

(八) 中药外敷疗法

［药物］重楼、五倍子、野荞麦根、乌梅、枳实各等份，冰片 2%。先将前 5 味药炒干，

粉碎成细末，过 100 目筛。再把冰片碾成细末，与诸药粉混匀备用。药粉按 30% 的含量（儿童酌减）配医用凡士林调制成膏，将药膏加热灭菌，浸入纱布块。

［操作］患者侧卧于手术台上，清洗、消毒肛门及脱垂的直肠。按脱垂程度大小，选择合适的药膏纱条，填塞脱出的直肠管口，用双手把直肠和带药膏纱条轻轻推回肛内（经 3 ～ 4d 治疗直肠不再脱出者，将药膏纱块卷成棒状塞入直肠），肛门外再敷上药膏纱条，外用纱布、胶布固定。每天换药 1 ～ 2 次，便后换药。为了保证药膏在肛管内的有效治疗时间，对大便次数多的患者，应结合患者病情辨证施治。7d 为 1 个疗程。中、青、少年一般 1 ～ 2 个疗程；幼儿及老年人 2 ～ 3 个疗程。（《新中医》）

（九）中药熏洗疗法

［药物］苍术 10g，黄柏 15g，苦参 20g，五倍子 15g，白蒺藜 10g，地丁 15g，枯矾 20g，朴硝 30g。

［用法］以上药物除枯矾、朴硝外，加水 3000ml，煎沸 15min 后，将药汁倒入盆中，再将枯矾、朴硝加入药液中，先利用热气熏蒸肛门 10min，待药液至温热时，再将肛门坐浴盆中 10min。每天 1 剂，每天 2 次。第 2 次熏洗前只需将药液加热即可使用，2 周为 1 个疗程。（《中医外治杂志》）

（赖华寿）

117. 肛　　裂

［临床表现］肛裂是肛管皮肤破裂，或全层裂开形成感染性梭形溃疡，并以周期性疼痛为特征的一种肛肠疾病。肛裂是临床象形诊断，病理诊断为肛管溃疡，且溃疡多为单发，沿肛管放射成梭形。其发生部位绝大部分都在肛管后正中，其次是前正中，两侧的不多。发病年龄一般都在 20—30 岁，儿童及老年人较少。在性别上，根据我国调查及临床资料统计，男性多于女性。而且女性发病部位又大多位于前正中。肛裂的发病率仅次于痔疮，居肛肠疾病的第 2 位。肛裂属中医学“钩肠痔”“脉痔”“裂痔”等范畴。

（一）中药内服

［药物］白芍 30g，延胡索、生何首乌、桃仁、杏仁、地榆、槐米、炙甘草、防风各 15g，川楝子、大黄、锁阳、枳壳、仙鹤草、白芷、秦艽各 10g。

［用法］若为久病体虚，津气亏损者，可酌加黄芪、党参、当归、玄参、生地黄等益气养阴药。每剂水煎 2 次，混合取液 300ml，分 2 次早、晚空腹服，每天 1 剂。5d 为 1 个疗程。（《陕西中医》）

（二）中药内服加熏洗

［药物］玄参 15g，生地黄 15g，麦冬 15g，当归 10g，白术 10g，防风 10g，泽泻 10g，枳壳 10g，制乳香 6g，制没药 6g，炒地榆 12g，炒槐花 12g，生甘草 6g。

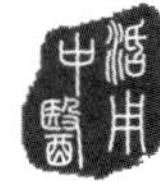

［用法］上方加水 500ml，文火煎 30min 口服，每日 1 剂，早、晚各服用 1 次；夜间以药物残渣加热水熏洗患处 20min。7d 为 1 个疗程，一般 2 ～ 3 个疗程。治疗期间禁忌辛辣刺激之品，勿用其他药物。（《青海医药杂志》）

（三）毫针疗法

［取穴］长强、承山。

［操作］穴位常规消毒后，用直径为 0.35mm、长度为 40mm 的一次性无菌毫针刺入，针刺泻法，得气后，留针 10 ～ 20min。每日 1 次，10 次为 1 个疗程。（《湖北中医杂志》）

（四）穴位埋线疗法

［取穴］长强穴。

［操作］术前嘱患者排便并清洗肛门。患者取左侧卧位，常规消毒长强穴、肛门及周围皮肤，铺巾。用 1% 普鲁卡因 4ml 局麻后，以尖刀刺破长强穴皮肤，继以穿刺针自长强穴向前上方刺向齿线（范围不超过齿线上 1cm）。此时以右手涂抹液状石蜡后伸入肛管触摸针尖位置以防止刺入肠腔，当针尖到达黏膜下 2 ～ 4mm 的预定深度时，退出示指，拔出针芯，将用生理盐水浸泡过的 2.5 ～ 3cm 长 1 号羊肠线用针芯推至顶端，边推边退，使羊肠线埋置于肌肉及皮下组织。最后消毒针眼并贴敷纱布，如有哨兵痔可一并剪除，手术全过程注意无菌操作。术后当日勿排便，3d 内不得坐浴并服缓泻药。（《中国针灸》）

（五）穴位注射疗法

［取穴］长强穴、承山穴（双）、阿是穴（即肛裂局部）。

［操作］长强、承山各注射伊痛舒注射液和利多卡因注射液的混合液 1.0 ～ 4.0ml，阿是穴注射利多卡因注射液和亚甲蓝注射液的混合液 1.0 ～ 5.0ml。患者取胸膝位，局部常规消毒后，用 5.0ml 注射器根据年龄抽取适量药液对准长强穴紧靠尾骨前面斜刺进针 1.5 ～ 2.5cm 深，回抽无血后注入药液。阿是穴注射需要戴手套操作，左手示指插入肛门引导，从距肛裂下缘 0.5cm 处进针回抽无血后在肛裂基底处做放射状注射。术后用碘伏棉球压迫针孔处 5min，预防出血。最后取俯卧位在双承山穴处各注射适量药液。每周注射 1 次，5 次为 1 个疗程。（《河南中医》）

（六）中药熏洗疗法

［药物］芒硝 2kg，月石 2kg，明矾 1.5kg，荔枝草 5kg，生川乌 2kg，红花 1kg。

［用法］将上述各药研碎成粗粉过筛，充分混匀，分别装入无纺布袋 200 包，每包重量 65g。取坐浴椅一把，上面放置一已消毒的坐浴盆。每次取配制好的药袋 1 包放入此坐浴盆内，往盆内注入开水 500ml，让患者坐于椅上，肛门与液面距离约 20cm 为宜，防止肛门距液面过近而烫伤，也避免肛门与液面距离过远而影响疗效。待水温渐降至 50 ～ 60℃时用消毒纱布蘸药液轻轻擦洗患处，当水温达 40℃时，嘱患者坐浸药液中，直至药水凉为止。每次熏洗 15 ～ 30min，早、晚各 1 次。（《四川中医》）

（七）中药外敷疗法

［药物］黄芪 30g，芍药 30g，川椒 30g，白及 30g，黄连 10g，孩儿茶 10g，薄荷 10g，将上述中药共研细末加入凡士林中搅拌（加热），配成 30% 软膏（裂痛宁膏）备用，冬季可适量加入香油。

［用法］嘱患者排便后温水坐浴 15min，将备用的裂痛宁膏涂于肛管裂口处，每日用药 2 次，15d 为 1 个疗程。（《光明中医》）

（八）挑割疗法

［操作］患者侧卧位于手术台上，肛门周围消毒铺巾，消毒肛管和直肠下段，腰俞穴麻醉或局部浸润麻醉；检查肛裂裂口位置、并发症、肛管及直肠情况。在直肠内示指的引导下，于截石位 3 点和 9 点处，分别用针刀于肛门皮皱外端连线外约 1cm 与肛门内括约肌纤维化下缘相对应处刺入，刀尖于垂直方向做切割动作，约 10 次；用肛门撑开器扩肛，使肛门明显开大后结束操作，伴有并发症和痔病的进行相应处理。（《陕西中医学院学报》）

（九）中药栓剂塞肛疗法

［药物］当归 10g，黄柏 30g，苦参、苍术各 15g，白芷 12g，蚤休 20g，五倍子 30g，地榆 15g，丹参 20g，甘草 9g，大黄、紫草各 20g。将上药放入 500ml 麻油中，浸泡 72h，上火煎，武火，煎至油沸，文火熬煎药为金黄色时捞出，过滤后，加白蜡 40g，置微火，徐徐搅拌，至白蜡溶化，制成油纱栓，消毒备用。

［用法］在常规局部消毒后，将丹黄生肌栓尖端向内纳入肛内，治疗时间选在肛裂疼痛周期的大便后间歇期进行。栓子大小因人而异，以达到扩肛目的为度，疗程 1 周，治疗期间普食（多食纤维食物），忌辛辣油腻。（《辽宁中医杂志》）

（赖华寿）

118. 血栓闭塞性脉管炎

［临床表现］血栓闭塞性脉管炎是发生于中小动脉（同时累及静脉及神经）的慢性进行性节段性炎症性血管损害，病变累及血管全层，导致管腔狭窄、闭塞。典型的临床表现为间歇性跛行、休息痛及游走性血栓性静脉炎。该病主要侵犯肢体，尤其是下肢的中、小动脉及其伴行的静脉和皮肤浅静脉，受累血管呈现血管壁全层的非化脓性炎症，管腔内有血栓形成，管腔呈现进行性狭窄以至完全闭塞，引起肢体缺血而产生疼痛，严重者肢端可生成不易愈合的溃疡及坏疽。属中医学“脱疽”的范畴。

（一）中药内服

［药物］当归 12g，红花、丹参各 15g，赤芍 12g，川芎、牛膝、地龙各 15g，壁虎 6g，水蛭 10g。加减法：患肢发凉怕冷，舌淡苔白，脉沉迟属脉络寒凝证者，加肉桂

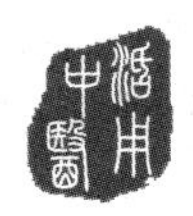

10g，干姜 15g，制附子 6g；患肢皮色黯红，舌边有瘀点，脉涩属脉络血瘀证者，加三棱、桃仁各 15g；患肢红肿，腐肉较多，舌红苔黄腻，脉滑数属脉络湿热证者，上方去川芎、水蛭、壁虎、地龙，加金银花 30g，玄参 12g，黄柏 15g；全身乏力，创面肉芽色淡，久不愈合属气血亏虚证者，加黄芪 30g，白芍、生地黄各 12g；疼痛剧烈者加延胡索 15g，制乳香、没药各 10g。

[用法] 水煎服，每日 1 剂。有创面者常规外科消毒换药，可配合蚕食清创疗法。(《中医院学刊》)

（二）毫针疗法

[取穴] 上肢主穴：大椎透身柱。耳针：内分泌、手区敏感点。头针：感觉区中 2/5。临证配穴：病变以拇指为重者，加中府、孔最、列缺；以示指为重者，加配天泉、曲泽、内关；以小指为重者，加配极泉、少海、支正。下肢主穴：神道透至阳。耳针：下肢区敏感点。头针：感觉区上 1/5。临证配穴：病变以踇趾为重者，配血海、阴陵泉、三阴交；病变以三趾为重者，配足三里、伏兔、解溪；病变以二趾为重者，配殷门、承山、昆仑。

[操作] 大椎透身柱、神道透至阳均用 125mm 长、1mm 粗的针，留针 5h。头针耳针用 28mm 毫针，留针 2h，命门穴拔火罐，3d 治疗 1 次，以紫红为度。配穴针刺采取刮针法，强刺激不留针，肢体溃烂者配以红外线照射，每日 1 次。治疗 10d 为 1 个疗程，休息 3d，继续下一个疗程。(《山东中医杂志》)

（三）穴位埋线疗法

[取穴] 主穴：灵台透至阳。配穴：肾俞、委阳。

[操作] 局部皮肤常规消毒，铺巾，5% 利多卡因穴位皮肤局部麻醉，将选择好相应长度的药物羊肠线从腰穿针尖部置入针腔内，刺入所选穴位，达到一定深度，有酸、麻、胀、痛感觉为得气，得气后将针芯从针尾置入，边进针芯边退针，使药线埋于皮下，针刺局部用消毒纱布包扎。灵台穴沿纵轴皮下平刺透至阳穴，埋线长 5cm，肾俞穴直刺，埋线 2cm，委阳穴直刺，埋线 3cm。(《江苏中医药》)

（四）蜂针疗法

[取穴] ①缺血期：病在上肢，取穴曲池、尺泽、中渚、内关、外关、少海、手三里；病在下肢者，取穴血海、阳陵泉、三阴交、足三里、太冲、内庭。②营养障碍期：主穴：膈俞、肝俞、心俞；上肢配穴：尺泽、外关；下肢配穴：血海、足三里、上巨墟、下巨墟、太冲。③坏死期：病在上肢者，取穴曲池、尺泽、中渚、内关、外关、少海、手三里；病在下肢者，取穴血海、阳陵泉、三阴交、足三里、太冲、内庭。

[操作] 对局部皮肤进行消毒后，用镊子夹住活蜂的腰段，对准穴位或痛点，蜜蜂由于受到刺激会做出自卫的本能反应，自然将尾针刺入，蜂毒通过螯针注入人体。若蜜蜂不放针刺，可轻压蜜蜂的胸部。一般留针几分钟后将蜂刺拔出。患侧和健侧交替选穴，

每次取穴 3 ～ 4 个。隔日 1 次，10 次为 1 个疗程。（《中国蜂业》）

（五）穴位注射疗法

［取穴］阳陵泉、阴陵泉、三阴交、悬钟、委中、昆仑等穴。

［操作］取骨肽针、伊痛舒针、野木瓜针各 1 支（每支 2ml）。用 10ml 注射器配 6 号针头，将三药吸入针管混合后，穴位做常规消毒，然后将药液缓慢注入穴位，每穴注射 0.5ml。每日 1 次，10 次为 1 个疗程。休息 7d 后进行第 2 个疗程。（《实用中医药杂志》）

（六）艾灸疗法

［取穴］主穴：关元、气海、足三里、三阴交；配穴：太冲、太溪、公孙、太白、悬钟、通谷、申脉、照海。

［操作］患者平卧，将生姜切成 0.2 ～ 0.3cm 薄片，刺数孔，贴于关元、气海穴，以艾炷灸，其余穴位以艾条施回旋灸。在施行回旋灸时，艾条的旋转方向以顺时针方向和逆时针方向交替进行，每个方向操作 10 ～ 15 次，以皮肤潮红为度，避免灼伤皮肤。每日 1 次，30d 为 1 个疗程。（《长春中医学院学报》）

（七）中药浸泡疗法

［药物］桂枝 50g，川芎 50g，木瓜 50g，生姜 50g，细辛 30g，独活 30g，白芷 30g，红花 30g，当归 30g。

［用法］加水煎取药汁 1000ml，趁热浸泡患处，每次 30min，每日 1 ～ 2 次，10d 为 1 个疗程。（《湖南中医杂志》）

（八）按摩疗法

［操作］患者仰卧位，医者在患者下肢上进行常规按摩。首先从足部由下至上拿揉 3 ～ 5 次，用擦法由下至上做 3 ～ 5 次，然后点揉大敦、隐白、解溪、三阴交、丰隆、足三里、血海、风市各 30s，重点点按三阴交和足三里穴可至 2min，点揉后再行推法，由下至上 3 ～ 5 次。然后，用双手拇指点压腹股沟处气冲穴（股动脉处）1min 之后，迅速抬起反复点压 3 ～ 5 次，使血流下达末端，最后抬患肢到 45°，摇动踝关节，先顺时针，后逆时针各转 8 圈。患者俯卧位，医者在患者下肢后侧肌群做常规按摩，首先由下至上拿揉 3 ～ 5 次，再点揉涌泉、太溪、昆仑、承山、委中、殷门、承扶、环跳穴各 30s，其中涌泉、委中、环跳穴可延长 1 ～ 2min，然后用擦法由下至上反复做 3 ～ 5 次。患者俯卧位，医者在患者背腰部做常规按摩，首先用掌按摩足太阳膀胱经第 1、2 侧线由上至下 3 ～ 5 次，再用拇指一指禅手法点、按、揉督脉 3 ～ 5 次，然后点揉肺俞、心俞、肝俞、脾俞、肾俞穴各 30s，再搓擦命门、大椎穴各 1min，然后用擦法擦背腰部 3 ～ 5 次。最后拍击腰部及双下肢 1 ～ 2min 结束。（《按摩与导引》）

（赖华寿）

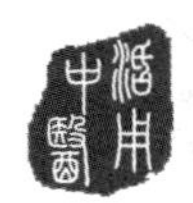

119. 血栓性静脉炎

［临床表现］血栓性静脉炎包括血栓性浅静脉炎和深部静脉血栓形成，由于创伤、手术、感染、药物注射和血管疾病引起静脉内膜损伤而导致血栓形成，继而出现静脉对血栓的炎症反应，主要累及四肢浅静脉。临床表现沿静脉分布的炎症反应，即红、肿、热、痛，可触及索状静脉。多发生于中老年人。中医学认为，血栓性静脉炎属中医学“脉痹”“血痹”等范畴。湿热侵袭、外伤、瘀血等因素均可致病。

（一）中药内服

［药物］当归 15g，川芎 15g，鸡血藤 30g，防风 15g，土鳖虫 10g，白芷 20 ～ 30g，细辛 10g，牛膝 15g，木瓜 10g，桂枝 10g，白芍 30g，丝瓜络 10g，土茯苓 30g，白术 10g，甘草 10g。加减：明显水肿者加猪苓 40 ～ 60g，泽泻 20 ～ 30g 或车前子 10 ～ 15g；红肿炎症期加金银花 30g，连翘 10g，地丁 10g，蒲公英 10g。

［用法］每天 1 剂，水煎分 2 次服，连用 14d。（《现代中西医结合杂志》）

（二）毫针疗法

［取穴］足三里、承筋、条口、承山、阳陵泉、阴陵泉、悬钟、三阴交穴。

［操作］常规针刺得气后，留针 30min，期间行针 3 ～ 4 次。每日治疗 1 次，10 次为 1 个疗程。疗程之间休息 2d。（《中国民间疗法》）

（三）芒针疗法

［操作］患者取仰卧位，局部皮肤常规消毒后，取 0.35mm×200mm 芒针，左手固定穴位，右手持针缓缓捻转进针，分别由足三里向承筋穴方向透刺；由条口向承山穴方向透刺；由阳陵泉向阴陵泉方向透刺；由悬钟向三阴交方向透刺。每次针刺时以小幅度高频率捻转泻法，局部均要有酸胀感，或向上扩散，或麻电感向下扩散。留针 30min。每日治疗 1 次，10 次为 1 个疗程。疗程之间休息 2d。（《中国民间疗法》）

（四）温针疗法

［取穴］主穴：双侧足三里、三阴交、阳陵泉。配穴：劳倦伤气加关元、太溪；寒湿凝筋加丰隆、阴陵泉；外伤瘀滞加血海、地机。

［操作］患者取仰卧位或坐位，用 75％酒精棉球常规消毒穴位，采用单手快速进针法进针，刺入穴位得气后，取约 2cm 长艾条一段，套在针柄上，距皮肤 2 ～ 3cm，后从其下端点燃施灸。待艾条段自然燃尽后，除去灰烬，再灸 1 壮。如患者自觉灼烫难忍，可在该穴区置一大小约 4cm×4cm 的薄纸片，以稍减火力。三阴交、关元、太溪用 28 号 1 寸针直刺 0.5 ～ 0.8 寸，足三里、阳陵泉、阴陵泉、丰隆、地机、血海用 28 号 1.5 ～ 2 寸针直刺 1.0 ～ 1.5 寸，提插捻转令其得气后，留针。每周治疗 3 次，治疗 4 周（共 12 次）。（《中国民间疗法》）

（五）火针疗法

［取穴］阿是穴，即局部曲张的静脉。根据静脉曲张充盈程度，选取 3 ～ 5 个阿是穴。

［操作］患者取坐位或扶治疗床站于床边，选用直径 0.5mm、长 5cm 的钨锰合金火针，用 20%的碘酊棉球消毒，再用 75%的酒精棉球脱碘。点燃酒精灯，左手持灯靠近针刺部位，右手以握笔式持火针在酒精灯的外焰加热针体。将针尖部分烧至红白通透后，对准迂曲血管垂直快速进针，进针 0.2 ～ 0.3cm，随即出针，令其出血，待血自然流尽后，用消毒干棉球按压针孔（若出血过多，每次出血量可控制在 50ml 左右，若出血不畅可在针刺部位施加拔火罐）。每周治疗 2 次，治疗 4 周（共 8 次）。（《中国民间疗法》）

（六）热敏点灸法

［操作］选择舒适、充分暴露病位的体位，用点燃的纯艾条，以患者病位附近的经穴，皮下条索状物为中心，距离皮肤 2cm 左右施行温和灸。当患者感受到“艾热”向皮肤周围扩散或有瘙痒酸胀感等，此点即为热敏点，可反复查找出多个热敏点，分别在每个热敏点上施行温和灸，直至上述现象消失为一次施灸量。施灸量大小及时间因人而异，每日 1 次。（《上海针灸杂志》）

（七）中药熏洗疗法

［药物］芙蓉叶 15g，木瓜 30g，桃仁 12g，鸡血藤 30g，羌活 15g，红花 12g，当归 20g，升麻 10g，大黄 6g，甘草 10g。

［用法］将方中所列诸药放入容器中，加水 1500ml，温火至沸腾，待药液温度适宜时熏洗患肢半小时，每天早、晚各 1 次，15d 为 1 个疗程。1 个疗程后未愈者，休息 5d 后再行第 2 个疗程。（《中医外治杂志》）

（郑景予）

120. 下肢静脉曲张

［临床表现］下肢静脉曲张是指下肢浅表静脉发生扩张、延长、弯曲成团状，晚期可并发慢性溃疡的病变。本病多见中年男性，或长时间负重或站立工作者。本病未溃破前属中医学“筋瘤”范畴，破溃后属“臁疮”范畴。下肢静脉曲张是静脉系统最重要的疾病，也是四肢血管疾病中最常见的疾病之一。

（一）中药内服

［药物］桂枝、生姜各 10g，赤白芍各 60g，甘草 30g，乳香、没药各 3g，川牛膝 6g，大枣 3 枚。加减：兼有刺痛、肤色紫暗等血瘀证者，加水蛭、莪术、京三棱各 10g，地龙 30g；兼有胀痛、攻窜不定等气滞证者，加枳实 10g，香附 20g，青木香 30g；兼有肤色㿠白、肿胀等痰阻证者，加白芥子、白附子、天南星各 10g；兼有脉管空虚，语

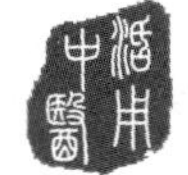

弱乏力等气虚证者，加黄芪 60g，川芎 15g。

［用法］上药水煎，每日 1 剂，早晚饭后服，14d 为 1 个疗程。其中赤白芍每日用量从 30g 开始使用，逐渐加大至 60g。(《山东医药》)

（二）贺氏三通法

［操作］采用微通法（毫针刺法）、温通法（火针）、强通法（点刺放血）相结合的治法。治疗中首先温通法、强通法合而用之，取静脉曲张部位为阿是穴，将直径 0.5mm、长 5cm 的钨锰合金火针的前中段烧红，对准穴位，速刺疾出，刺破曲张的静脉；对静脉曲张较重者，用止血带结扎曲张静脉的上部，用火针点刺放血后，松开止血带，无须干棉球按压，使血自然流出，待血止后，用干棉球擦拭针孔。之后用微通法，以毫针刺血海，进针后捻转或平补平泻，得气后留针 20min。每次治疗中三法合用，每周治疗 2 次，4 次为 1 个疗程，1 个疗程后观察效果。嘱患者保持局部清洁，针后 24h 内不要洗浴，避免针孔感染。(《中国针灸》)

（三）火针疗法

［操作］采用贺氏火针法。针具选用贺氏特制的盘龙中粗火针，散刺法。患者取坐位或卧位。选择患肢较大的曲张隆起的血管和皮损部位，常规消毒后，点燃酒精灯，左手持灯靠近针刺部位，右手以握笔式持针，将针尖、针体伸入火外焰烧红，对准瘀曲的血管或皮损中央及周围垂直快速进针，随即出针（约 0.15s），针刺十针至数十针不等，针刺深度 1 ～ 3 分，令其出血。血液多从针孔喷射而出，不必慌张，以流血自凝或血色变红后，用消毒干棉球将血迹擦净，或按压针孔。4 次为 1 个疗程，轻者每周 1 次，重者每周 2 次。(《针灸临床杂志》)

（四）芒针疗法

［取穴］主穴：阴海、漏骨、足三里。(注：阴海穴为芒针疗法中治疗静脉曲张主要穴，该穴在髌骨内侧膝上 5 寸、血海穴上 3 寸，骨边陷中。）配穴：髀关、三阴交、阴廉。

［操作］选用 31 号 5 寸长芒针 1 支，将针缓缓捻进（针刺深度是根据患者体质胖瘦的情况而定），一般深度达 3 寸左右，当针下有轻度感应时，可稍增大些捻转颤动手法，使酸麻胀的感觉扩散到全腿内侧后则将针提出。同时兼做局部放血法。(《陕西中医函授》)

（五）针刀疗法

［操作］体位视患者具体情况取俯卧位、仰卧位、侧卧位。按患者临床症状所反映的腿部病变压痛点定点，并用 1% 甲紫作皮肤标记。常规消毒后，医者左手拇指抵按病变压痛点，右手针刀按常规入路方法进针，对病变压痛点进行切割、剥离、疏通、松解。每 5 天治疗 1 次，3 次为 1 个疗程，一般治疗 1 ～ 2 个疗程。治疗期间患者应少走动，尽量卧床休息。(《中医外治杂志》)

（六）穴位注射疗法

［取穴］曲张的静脉丛处、三阴交、足三里。

［操作］用 10ml 注射器（带 7 号针头）抽取复方麝香注射液 4ml 和 10% 葡萄糖注射液 4ml，先在曲张的静脉丛处常规消毒，避开曲张的静脉垂直刺入，深浅视患者体形而定，回抽无血时推入 2ml 混合药液。若为大隐静脉曲张，则在三阴交穴注射 2ml 混合药液，进针后力求使针感向上传导至曲张的静脉丛处；若为小隐静脉曲张，则取足三里穴，使针感向下传导至曲张的静脉处；若大、小隐静脉均有曲张，同时取三阴交和足三里穴注射，每穴每次注射 2ml。每日 1 次，10 次为 1 个疗程，连续治疗 3 个疗程。（《中国针灸》）

（七）穴位贴敷疗法

［药物］大黄配方颗粒 12.5g，牡丹皮配方颗粒 2.4g，桃仁配方颗粒 6g，芒硝配方颗粒 15g，牛膝配方颗粒 5g，地龙配方颗粒 2g，薏苡仁配方颗粒 2.8g，延胡索配方颗粒 2.1g。

［取穴］血海、委中、足三里、三阴交、阴陵泉、地机、丰隆等穴位。

［用法］用白酒适量调成糊状，在微波炉里约加热 1min，稍冷却即可用穴位贴敷胶布贴在相应的穴位上。（《中国民间疗法》）

（八）中药熏蒸疗法

［药物］地龙 50g，苏木 50g，红花 50g，桃仁 50g，蜈蚣 4 条、穿山甲 10g，威灵仙 30g，黄芪 50g。加减：肢体疼痛甚者加细辛 30g；下肢坠胀加苍术 30g；局部或周身发热、红肿、胀痛、溃烂加蒲公英 30g，地丁 30g。

［用法］将中药饮片加水煎制 30min，取药液 3000ml，用纱布过滤，加入熏蒸仪内，温度设置成 45 ～ 49℃，以患者耐受为准，当温度达到设置温度时，即可进行自动工作状态，以中药蒸汽喷治功能，将中药蒸汽喷向患部，熏蒸过程为喷汽与送风交替工作，达到药蒸的效果及舒适感，整个治疗过程 30min，每日 1 次 ,10 次为 1 个疗程。（《中国实用医药》）

（九）中药外敷疗法

［药物］大黄 60g，附子 60g，细辛 30g。

［用法］加水至 500ml，武火煎至 300ml。将两条干净毛巾浸入药液中，取出后迅速热敷于双侧患肢上。毛巾凉后再浸入药液中加热，缠绕在患肢上，反复 3 ～ 5 次。此法每晚睡前应用，治疗后将双脚垫高入睡。每日 1 次，7d 为 1 个疗程。治疗时应注意毛巾热度，防止皮肤烫伤。（《河南中医》）

（十）浴足疗法

［药物］黄芪（或五爪龙）60g，桃仁 12g，红花、升麻、川芎、枳壳、柴胡各 10g，川牛膝、赤芍各 15g，桑寄生 30g。上方加生葱根茎 6 个，生姜 6 片，煎后加米酒、米醋各 50ml。

［用法］趁温热洗患处并泡浴患足，每天 2 ～ 3 次，每次 20 ～ 30min。郁久化热、热毒下注加皂角刺、青天葵、蒲公英、丹参；湿热流注加汉防己、草果、海桐皮；寒湿内停加艾叶、吴茱萸。（《新中医》）

（赖华寿）

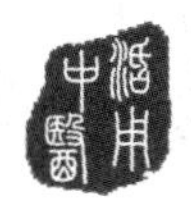

121. 勃起功能障碍

［临床表现］勃起功能障碍是指男子有性要求但阴茎持续不能达到或维持足够的勃起来获得满意的性交。勃起功能障碍是男科常见的疾病之一，在不同程度上会影响男性的身心健康，降低生活质量，有的甚至影响夫妻感情。据报道，40 岁以上男性的发病率可高达 52%，其中，中度和重度的则高达 34.8%。另据不完全统计，在 2010 年我国大约有 1 亿男性患有不同程度的勃起功能障碍。勃起功能障碍属中医学“阳痿”范畴。

（一）中药内服

［药物］柴胡、仙茅各 12g，白芍、枳实、山药各 15g，淫羊藿 20g。加减：早泄、遗精、盗汗者加煅龙骨、煅牡蛎各 30g，芡实 15g，山茱萸 12g；腰膝酸软、疼痛加补骨脂、菟丝子、杜仲各 15g；尿频、尿道灼热加败酱草、蒲公英各 30g，益母草 20g，蛇床子 12g；会阴、睾丸隐痛、下坠加当归、丹参、橘核、延胡索、川楝子各 15g；临房胆怯加石菖蒲、远志各 12g，茯神 15g；寐差、多梦加黄连 12g，干姜 6g，酸枣仁 15g，龙骨 20g；健忘、心悸加何首乌 15g，远志、石菖蒲各 12g。

［用法］每天 1 剂，水煎服，早晚分服。(《新中医》)

（二）毫针疗法

◎肾阳虚衰型

［取穴］白环俞、会阳、命门、肾俞穴。

［操作］白环俞、会阳两穴深刺 3 寸以上（用 0.35mm×100mm 毫针），使针感向会阴部、龟头放射为度。继而用 0.35mm×40mm 毫针针刺命门、双侧肾俞，得气并行捻转补法。留针 30min。每日 1 次，10 次为 1 个疗程，两疗程间休息 7d。

◎湿热下注型

［取穴］白环俞、会阳、阴陵泉、三阴交穴。

［操作］白环俞、会阳两穴深刺 3 寸以上（用 0.35mm×100mm 毫针），使针感向会阴部、龟头放射为度。继而用 0.35mm×40mm 毫针针刺双侧阴陵泉、三阴交，得气并行捻转泻法。留针 30min。每日 1 次，10 次为 1 个疗程，两疗程间休息 7d。(《上海针灸杂志》)

（三）温针灸疗法

［取穴］八髎穴。

［操作］穴位定位好后，以 75% 乙醇常规消毒，以毫针针刺八髎穴，上髎、下髎采用直刺、其余两穴稍向内倾斜，深度 1.5 ～ 2 寸，体质胖瘦各有调节深浅，进针行补法得气后，以针感放射至会阴部为宜。在针柄上穿置长约 2cm 的艾卷施灸，皮肤周围铺放硬纸块，避免灰火脱落烧伤皮肤。隔日 1 次，5 次为 1 个疗程，疗程间隔 3d。(《河

南中医》）

（四）小针刀疗法

［操作］患者俯卧位，根据损伤部位，主要以胸 12 ～腰 1 棘突旁、腰 3 横突、梨状肌附近找到阳性点选择进刀点，用甲紫做记号，常规消毒，铺无菌孔巾，戴无菌手套，局部麻醉下进针。棘突旁点，刀口线与脊柱纵轴平行进针；腰 3 横突点，刀口线与脊柱纵轴平行进针；梨状肌点，刀口线与坐骨神经平行，刀口向外。然后快速进针缓慢深入，分别进行内手法：当针刀抵达椎板或腰 3 横突骨质时，进行“十”字切摆，在横突尖可进行铲切，然后沿横突下缘，从横突向根部铲切，选一点进横突深部（腰大肌），进行纵横摆动（有腹股沟难受更好）；当针尖到达梨状肌阳性点附近时进行纵横摇摆。最后出针，用棉球压迫针孔片刻，创可贴敷贴。以上针刀每 5 天进行 1 次，共治疗 2 ～ 5 次。（《中国民族民间医药》）

（五）艾灸疗法

［取穴］腰骶部两侧背俞穴：三焦俞、肾俞、大肠俞、小肠俞和膀胱俞；任脉穴位：气海、关元和中极；督脉穴位：腰俞、腰阳关和命门。

［操作］选取艾盒温和灸法，每穴 10 ～ 15min，局部皮肤红晕有热感，但以不灼伤皮肤为度。每天 1 次，每周 4 次，1 周为 1 个疗程。（《湖北中医杂志》）

（六）穴位注射疗法

［取穴］第 1 组穴：双侧归来、三阴交。第 2 组穴：双侧次髎、足三里。第 3 组穴：长强、双侧肾俞。

［操作］以 5ml 注射器及 5 号牙科针头抽取复方丹参注射液 4ml，患者取仰卧位，乙醇常规消毒归来穴、三阴交之皮肤，将针头刺入穴位内 1 ～ 1.5 寸，每穴注药 1ml。隔日注射 1 次，再注第 2 组穴，再隔日注射第 3 组穴，反复交替注射。注射 10 次为 1 个疗程，治疗期间忌房事、饮酒、精神紧张如气恼、惊恐等。（《天津中医》）

［注意事项］患者取膝胸卧位，医生左手（戴手套）示指插入患者肛门做引导，右手持注射器将针头刺入消毒过的长强穴内深 1 ～ 1.5 寸，注药液 2ml。这样可避免刺破直肠影响疗效和发生感染。

（七）穴位埋线疗法

［取穴］中极、关元、气海、命门、百会、三阴交（双侧）。

［操作］采用注线法，使用一次性埋线针，将 2-0 号羊肠线剪成 0.3cm、0.5cm、1cm 长度，浸泡于 75% 乙醇内备用。选上述诸穴，用络合碘常规严格消毒，取出羊肠线（其中百会穴 0.3cm，命门穴用 0.5cm，余穴则用 1cm）放入针头，刺入穴位，行提插手法得气后，边推针芯边退针，使羊肠线埋入穴位后出针，消毒针孔，用创可贴贴 24h。每 20 天治疗 1 次，3 次为 1 个疗程。（《上海针灸杂志》）

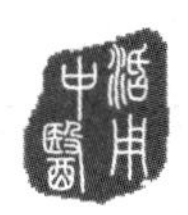

（八）火针疗法

［取穴］主穴：肾俞、命门、关元、中极、三阴交。配穴：肾虚精亏者加长强、曲骨；命门火衰者配腰阳关、长强；心脾两虚者配脾俞、心俞、足三里；肝郁气滞者配急脉、行间、曲泉；湿热下注者配阴陵泉、复溜、行间。

［操作］选定穴位后，常规消毒，然后点燃酒精灯。左手将酒精灯端起靠近针刺的穴位，将针尖、针体烧至发白，迅速准确地刺入穴位，并即刻敏捷地将针拔出。出针后即用消毒干棉球按压针孔以减轻疼痛。4d 治疗 1 次，8 次为 1 个疗程；1 个疗程未愈，休息 2 周再行第 2 个疗程，3 个疗程为限。

［注意事项］治疗后 1d 内不沐浴，治疗期间忌饮酒及食用生冷、辛辣食物，不同房，同时注意休息，保持心情愉快，防止过度劳累。（《针灸临床杂志》）

（九）中药贴敷疗法

［药物］鹿茸 10g，龟甲 15g，人参 12g，枸杞子 15g，海马 10g，熟地黄 15g，巴戟天 12g，淫羊藿 10g，仙茅 10g，煅龙骨 20g，煅牡蛎 20g，穿山甲 8g，附子 10g，肉桂 8g，山茱萸 10g，益智仁 10g，柴胡 10g，香附 12g，当归 12g，白芍 12g，茯苓 12g。将诸药按比例加工成细粉，蜂蜜炼成中蜜，将药粉调和成稠膏状，备用。

［取穴］神阙、关元、双侧肾俞。

［操作］每穴取 6g 药膏摊于 8 层厚的纱布上，贴神阙穴的一帖将药膏塑形成圆锥状，其他三帖塑形成直径约为 3.5cm 的圆片状，用橡皮膏固定穴位上，橡皮膏边缘的范围要超出纱布约 3cm，太少则不易黏附，太多则对局部皮肤的刺激范围过大。每 3 天更换 1 次，每 4 周为 1 个疗程。若在贴敷过程中出现局部皮肤发痒、发红现象，可暂时取下药膏，用温水洗净后擦少许生姜汁，待皮肤发痒、发红现象消退后，可继续贴敷。（《山东中医杂志》）

（十）药酒疗法

［药物］枸杞子、山茱萸、巴戟天各 300g，淫羊霍、蛇床子、金樱子、怀山药、熟地黄各 200g，锁阳、肉苁蓉、杜仲、黄芪各 150g，覆盆子、桑椹各 100g，五味子、韭菜子各 60g，甘草 50g，蜈蚣（去头、足）5 条，黄狗肾 3 具。诸药用 60° 白酒 10L 浸泡 10 ～ 15d 即可饮用。

［用法］每天 3 次，每次 50ml，饭前饮，用菜送下。20d 为 1 个疗程。治疗期间，嘱患者注意适当的体育锻炼，注意营养搭配膳食，严禁食用煎炒辛辣之品。（《光明中医》）

［注意事项］感冒咳嗽、脾虚泄泻、胃肠湿热、对乙醇过敏者不宜服。有胃病、肝病者慎用，不可饮用过多。

（赖华寿）

122. 脂肪瘤

［临床表现］脂肪瘤是由增生的成熟脂肪组织形成的良性肿瘤。多见于 40—50 岁的成年人。瘤体质地柔软，圆形或分叶状，位于皮下，可以推动；瘤体大小不等，小的如枣大，用手摸方能触知，大的可隆起皮面，但表面皮肤正常。肿瘤单发或多发，见于体表的任何部位，以肩、背、腹部为多见。多无自觉症状。血管脂肪瘤为一特殊类型的脂肪瘤，以年轻人较为多见，好发于下肢，可自觉疼痛，触之亦有压痛。脂肪瘤属于中医学“肉瘤”范畴。

（一）中药内服

［药物］姜半夏 15g，橘红 15g，白茯苓 12g，炙甘草 6g，煅牡蛎 30g，炒白芥子 10g，三棱 15g，莪术 15g。加减：气虚型在基本方上加黄芪 30g，人参 15g；气滞型加香附、青皮、木香各 10g。

［用法］水煎服，每日 1 剂，分 3 次服。（《中医临床研究》）

（二）毫针疗法

［取穴］足三里、丰隆、风市、阳陵泉、悬钟、三阴交、血海、阴陵泉、曲泉、太溪、殷门、委中、承山穴。

［操作］常规穴位消毒，针刺平补平泻，留针 30min，10 次为 1 个疗程。（《中国针灸》）

（三）针灸围刺加按摩疗法

［操作］常规消毒后，采用 0.25mm×50mm 的毫针围刺，分别从脂肪瘤的上下左右 4 个方向向瘤体根部刺入，刺入的深度依瘤体的大小而定，再在瘤体的中心直刺一针，然后接上电针，采用疏密波，强度以患者能耐受为佳，在局部用 TDP 神灯照射，留针 30min，拔针后即采用手法按摩。以拇指或手掌局部在瘤体表面，连同前臂做顺时针或逆时针地环旋按摩，适当加压，频率一般控制在每分钟 120 次左右，以局部皮肤微微发红发热为佳。10 次为 1 个疗程。（《浙江中医杂志》）

（四）小针刀疗法

［操作］标记瘤体大小，局部消毒，配制肿胀麻醉液（注射用水与 2% 利多卡因比例为 1 ∶ 1，可加入肾上腺素，以减少术后渗血）。先将注射针刺入脂肪瘤中心回抽，确认是否是脂肪瘤；再将肿胀液注射于瘤体正中，注意回抽避免刺入血管，应多方向注射，局部肿胀张力明显增高。沿原针孔刺入小针刀，做“十”字切削，范围不宜过大，略超过瘤体标记范围为宜，控制深度，可反复数次；随后局部拍打 5 ～ 10min，20ml 注射器沿原孔再次刺入负压抽吸数次，一般可见脂肪颗粒，出针即刻加压包扎至少 3h。观察 30min 无不良反应即可返家，24h 后去除敷料，48h 后可水洗。（《中西医结合与祖国医学》）

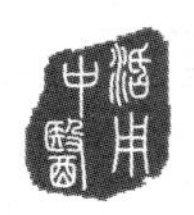

（五）火针加发疱灸疗法

［操作］先准备好酒精灯、艾绒、火柴、2 寸火针一枚。令患者暴露患部，用 75% 的乙醇常规消毒，确定要灸治的脂肪瘤周围五个点如五角星状。再将火针烧红，在患部快速点刺，深约 1 寸左右。刺毕再将艾绒捏成豌豆大的小艾炷，分放于五点上，点燃，让患者忍痛烧尽，吹去艾灰。治疗完毕后嘱患者保持局部干净，不要洗擦该部，以防感染。（《针灸学报》）

（六）隔蒜泥灸疗法

［操作］隔蒜泥艾灸，每次 5 炷，置于脂肪瘤上方。每天 1 次，30d 为 1 个疗程。（《中国中医药现代远程教育》）

（七）中药外敷疗法

［药物］阿魏 30g，硫黄 30g，苏合香 20g，麝香 1.5g。

［用法］上药打粉，瓶储，密封。用时取出适量，老陈醋调成糊状，敷肿块处，油纸盖贴，纱布外敷固定。（《中医学报》）

（八）食疗

［方法］薏苡仁 50g，煮粥食用，每日分 2 次口服，15d 为 1 个疗程。（《中医杂志》）

（赖华寿）

123. 精索静脉曲张

［临床表现］精索静脉曲张是指精索内蔓状静脉丛的异常伸长、扩张和迂曲，多见于青壮年，发病率占男性人群的 10% ～ 15%。本病左侧发病概率大于右侧，西医学认为本病按病因可分为原发性与继发性，原发性一般由精索静脉本身病变致血流淤积引起，而继发性则为腹腔内或腹膜后肿瘤、肾积水、异位血管压迫精索静脉等原因造成。中医学认为本病属于“筋瘤”“偏坠”“筋疝”的范畴，以阴囊坠胀疼痛并伴有局部放射痛为主要症状，严重者可在病变局部触及甚至看到盘曲的静脉血管团，影响患者的工作和生活，甚至引发不育。

（一）中药内服

［药物］黄芪、生地黄各 25g，党参、茯苓、赤芍、丹参、菟丝子各 15g，白术、当归、桂枝、桃仁、淫羊藿、枸杞子、炙甘草各 10g，柴胡 5g。

［加减］精子活动率低，活动力弱多属肾阳虚衰，加肉苁蓉 15g，熟附子、巴戟天各 10g，仙茅 5g；精子数量少多属肾阴虚，加山茱萸、黄精、何首乌各 10g；畸形精子增多，白细胞增多，液化不良和抗精子抗体阳性等多属肾虚兼有湿热，加板蓝根 20g，萆薢、土茯苓、地骨皮各 15g，知母、黄柏各 10g。

［用法］每天 1 剂，水煎 2 次，分早、晚服。3 个月为 1 个疗程，一般治疗 2 ～ 5 个疗程。

（《新中医》）

（二）毫针疗法

［取穴］主穴：关元、气海、中极、水道、血海、三阴交。配穴：气血亏虚型加足三里；肾精亏虚型加太溪、肾俞；肝郁气滞型加太冲、肝俞。

［操作］患者取仰卧位，穴位皮肤常规消毒。用一次性针灸针快速进针，针刺得气后，关元、气海、足三里施以提插捻转补法（以下插和左转为主），血海、太冲施以提插捻转泻法（以上提和右转为主），其余均平补平泻。关元施隔姜温针灸，取2.5cm×2.5cm、厚0.3cm的鲜姜片，从姜片中间向外切开一缺口，并套置于针身贴近穴位皮肤，用长3cm清艾条插于针柄，靠近针根部点燃，每次3段，待3段艾条烧尽后取针。然后俯卧位取肝俞、肾俞，常规针刺，留针20min，每隔10min捻转补法1次。每周治疗5次，15次为1个疗程，治疗期间禁房事。（《中国针灸》）

（三）温针灸疗法

［取穴］水道（患侧），足五里（患侧）。

［操作］选用28号1.5寸毫针，常规消毒后，水道直刺1～1.5寸，采用提插补法，至针感向患侧会阴部放散；足五里直刺1～1.5寸，采用提插泻法，使针感遍及大腿内侧上部至患侧会阴部。上述两穴位进针得气后，将艾绒捏在针柄上并点燃，同时采取措施防止燃烧后的灰烬落下灼伤皮肤。待艾绒燃尽后，留针30min，3d治疗1次，4次为1个疗程。（《中医杂志》）

（四）针挑疗法

［取穴］4组穴位按顺序循环使用，并加用2个阳性反应点：①肾俞、气海俞、大肠俞；②关元俞、小肠俞、膀胱俞；③上髎、次髎、中髎；④归来、大赫、关元、气海。

［操作］采用挑筋法，挑治量：壮实患者采用强刺激，针挑频率较高（每分钟60～80次），甚至可以适当少量放血。虚弱患者采用弱刺激，针挑频率较低（每分钟30～40次），挑断纤维后迅速按压挑治点。以上四组穴每周挑1次，连用12周为1个疗程。（《中国中西医结合杂志》）

（五）蜂针疗法

［取穴］风池、肺俞、厥阴俞、心俞、督俞、膈俞、命门、臀中、三阴交、太渊、睾丸反射区（外踝尖与足跟连线上凹陷、压胀感处）。

［操作］先以点穴手法按压刺激以上穴位及反射区，然后以蜂针点刺以上穴位及反射区。2d治疗1次，7次为1个疗程。（《蜜蜂杂志》）

（六）刺络放血拔罐疗法

［操作］常规皮肤消毒，在次髎穴处用三棱针点刺放血，出血后拔罐；在委中穴处寻找细小瘀络用三棱针点刺放血，出血后拔罐。俯卧位留针20min。放血拔罐待血色鲜红为度，约5min起罐。5d治疗1次，3次为1个疗程。（《四川中医》）

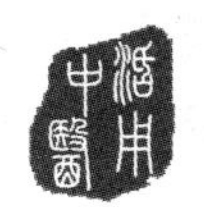

（七）中药外敷疗法

［药物］夏枯草 20g，白芥子 20g，象贝母 25g，五倍子 20g，儿茶 10g，白芷 20g。

［用法］上药碾末，取 50 度黄酒调合成粥状，装入布袋，每日 1 次外敷患处，布药袋处用热水袋以增加热透效能，每次大约 1h，30d 为 1 个疗程。（《黑龙江中医药》）

（八）中药熏洗疗法

［药物］伸筋草 50g，透骨草 25g，艾叶 40g，刘寄奴 25g，红花 15g。

［用法］上药混合，水煎 30min，局部熏洗，每次 15min，每天 3 次，30d 为 1 个疗程。（《黑龙江中医药》）

（九）按摩疗法

［操作］每晚睡觉前平卧位，用右手拇指和示指轻柔按摩于阴囊处，每晚 1 次，每次 20 ～ 30min，有利于促进精索静脉内血液回流。

（赖华寿）

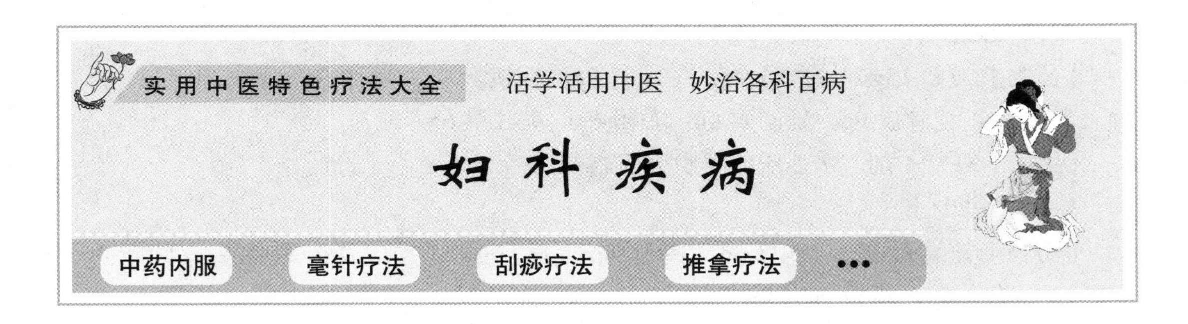

124. 月经不调

［临床表现］月经不调也称月经失调，是妇科常见病。表现为月经周期异常或出血量异常。月经不调通常分为以下几种：月经周期提前 1 ～ 2 周，经期正常，连续 2 个月经周期以上者，称为“月经先期”；月经周期错后 1 周以上，甚至 3 ～ 5 个月一行，经期正常，连续 2 个月经周期以上者，称为“月经后期”；月经周期或前或后 1 ～ 2 周，经期正常，连续 3 个周期以上者，称为“月经先后无定期”；月经周期、经期正常，经量明显多于既往者，称为“月经过多”；月经周期正常，经量明显少于既往，不足 2d，甚或点滴即净者，称为“月经过少”；月经周期正常，经期超过 7d 以上，甚者 2 周方净者，称为“经期延长”。该病病因可能是器质性病变或是功能失常。许多全身性疾病如血液病、高血压病、肝病、内分泌病、流产、宫外孕、葡萄胎、生殖道感染、肿瘤（如卵巢肿瘤、子宫肌瘤）等均引起月经失调。中医学认为，月经不调的主要机制是脏腑功能失常、气血失调，导致冲任二脉的损伤。其病因除外感邪气，内伤七情，房劳过多，饮食不节外，尚需注意

体质因素对月经病发生影响。

（一）中药内服

◎月经先期

［药物］地骨皮 9g，生地黄 12g，熟地黄 12g，白芍 9g，黄芩 9g，椿根白皮 9g，墨旱莲 12g，川续断 6g，生牡蛎 24g，乌贼骨 12g，生山药 15g。

［用法］每日 1 剂，水煎服，早晚分服。

◎月经后期

［药物］怀山药 9g，菟丝子 9g，金樱子 9g，黄芪 9g，白术 9g，桑寄生 9g，巴戟天 9g，陈皮 6g，椿白皮 12g，海螵蛸 9g。

［用法］每日 1 剂，水煎服，早晚分服。

◎月经先后不定期

［药物］当归 9g，川芎 6g，白芍 6g，制香附 9g，郁金 6g，枳壳 6g，合欢皮 9g，丹参 9g，巴戟天 9g，焦白术 6g，防己 6g，秦艽 9g。

［用法］每日 1 剂，水煎服，早晚分服。

◎月经过多

［药物］当归 15g，炒白芍 9g，生地黄 9g，棕榈炭 9g，阿胶 9g，侧柏叶 12g，丹参 9g，青蒿 9g，地骨皮 9g，延胡索 6g，香附 6g，炙甘草 6g。

［用法］每日 1 剂，水煎服，早晚分服。

◎月经过少

［药物］熟地黄 12g，砂仁 3g，黄精 9g，白芍 9g，金樱子 9g，杜仲 9g，续断 9g，白术 6g，陈皮 6g，阿胶 9g，川芎 6g。

［用法］每日 1 剂，水煎服，早晚分服。

◎经期延长

［药物］柴胡 12g，白芍 30g，枳壳 10g，金铃子 10g，延胡索 15g，香附 30g，山楂 15g，神曲 15g，麦芽 15g，谷芽 15g，白豆蔻 6g，茯苓 20g，川芎 3g。加减：痛甚加香橼、佛手；口干苔黄加牡丹皮、焦栀子；血虚加当归、熟地黄、鸡血藤；气虚加党参、黄芪；瘀血加桃仁、红花。

［用法］每日 1 剂，水煎早晚分服。（《实用中医药杂志》）

（二）毫针疗法

◎经后期、经中期、经前期

［取穴］将 1 个月经周期分为 4 期进行针刺治疗，正常 1 个月经周期以 28d 为例，经后期（卵泡期）：月经周期的第 5 ～ 14 天，取关元、肾俞、太溪、脾俞、膈俞；经间期（排卵期）：月经周期的第 15 ～ 23 天，取关元、气海、三阴交，同时艾灸气海、关元；经前期（黄体期）：月经周期的第 24 ～ 28 天，取关元、肾俞、太溪、气海、隐白、委中、血海。

［操作］以上各期，皆从各期第 1 天开始，连续针灸治疗 5d，每日 1 次，每次留针

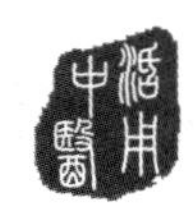

30min。

◎行经期

［取穴］行经期（子宫内膜脱落期）：月经周期的第 1 ～ 4 天，取中极、地机、血海、肝俞、阳陵泉、合谷、太冲，同时艾灸气海、关元。

［操作］从本期第 1 天开始，连续针灸治疗 3d，每日 1 次，留针 30min，1 个月经周期为 1 个疗程，治疗 3 个月经周期。（《中国针灸》）

（三）腹针疗法

［取穴］主穴：中极、关元、中脘。次穴：气门、外四满、经中。配穴：血虚者加血海、三阴交；气虚者加足三里、脾俞、归来、三阴交；血热者加行间、太溪；肝郁气滞者加中脘、期门、内关；肾虚者加肾俞、水泉。

［操作］选用华佗牌一次性针灸针，1.5 寸毫针，按腹部的标准化取穴，刺主穴时将针刺入地部，患者可无针刺反应或略有胀感，次穴将针刺入人部。辨证取配穴治疗，补虚泻实。虚证、寒证者可在主穴温针灸，或在神阙穴艾灸。（《光明中医》）

（四）耳针疗法

［取穴］月经先期者，血热型取耳穴三焦、降压沟、止血点、肝、肝阳 1 ～ 3；气虚型取心、脾、肾、激素点、内分泌。月经后期者，气虚、虚寒型取子宫、激素点、肾上腺、垂体、卵巢、肾、脾；痰湿型取甲状腺、肾上腺、垂体、丘脑、前列腺、三焦、卵巢、肺、脾；月经先后不定期者，肝郁型取肝、三焦、内分泌、卵巢、肾、脾；肾虚型取肾上腺、前列腺、甲状腺、激素点、肾、脾。

［操作］治疗时以上各穴交替使用，首先使用探针找到穴位敏感点，常规消毒后，以 2mm 长的环针刺入，胶布固定，每日按压 3 ～ 5 次，每次 3 ～ 4min，两耳交替使用。月经先期于前 1 周开始治疗，5 次为 1 个疗程；月经后期于行经前 2 周开始治疗，至月经来潮时止；月经先后不定期者以月经整个周期为治疗时间。（《新中医》）

（五）耳穴压丸

［取穴］主穴：内分泌、子宫、卵巢、肾。配穴：伴有贫血者配肝、肾；伴有失眠者配心、肾、枕、脑点；伴有食欲缺乏者配三焦、胃。

［操作］先用 75% 乙醇消毒耳部，清除耳垢后，用 2.5mm×2.5mm 胶布贴一粒王不留行子，贴在准确穴位上，同时嘱患者每日按压 4 ～ 6 次，每次按压至耳廓红、热、发胀为止。两耳交替贴，2 ～ 3d 为一次，7 次为 1 个疗程。（《甘肃科技》）

（六）穴位注射

［取穴］腹部取气海、关元、子宫、水道；背部取脾俞、肾俞、三焦俞、关元俞、气海俞、膈俞、次髎；肢体取血海、阳陵泉、足三里、三阴交。

［操作］根据临床辨证取穴，选用黄芪、丹参注射液交替进行，隔天 1 次，取腰背部及肢体穴位，前后交替进行。患者取卧位，每次选用 4 个穴位，用 75% 的酒精棉球常规

消毒，采用一次性 5 号注射器，每次抽取 4ml 黄芪注射液或丹参注射液，右手持注射器，对准穴位，快速刺入皮下，缓慢进针，得气后回抽无血，缓慢将药液注入，每穴 0.5 ～ 1ml。隔天 1 次，经期停止治疗，1 个月为 1 个疗程。（《上海针灸杂志》）

（七）穴位埋线

［取穴］主穴：气海、关元、三阴交。配穴：兼血寒凝滞：加肾俞、膀胱俞、归来；兼肝血亏虚加脾俞、足三里、血海；兼肝气郁滞加肝俞、阳陵泉、太冲。每次治疗主配穴各取 1 对（均双侧取穴），交替使用。

［操作］用一次性 7 号注射针头从针尖置入备好的 0 号羊肠线（长 0.5 ～ 1cm）；另用 2 寸毫针从针柄端插入针身内，常规消毒埋线部位皮肤，右手持针刺入皮下，肌肉丰厚处直刺入 1 寸以上，肌肉稍薄处斜刺入 0.7 ～ 1 寸，推动毫针使羊肠线从针尖端被推入穴位下的组织内，拔出注射针头，针孔以消毒棉球按压片刻后，贴上创可贴，埋线后适当休息。每 10 天埋线 1 次，3 个月为 1 个疗程。月经期暂停埋线。（《社区医学杂志》）

（八）按摩疗法

［操作］①患者仰卧位，术者站其一侧，单掌揉按小腹，双拇指揉按脐下冲、任督路线，揉按关元、天枢穴，双拇指同时压气冲穴，反复 3 ～ 5 次。掌或拇指揉按大腿内侧敏感点。②患者俯卧位，术者站其一侧，两掌分推背腰部，掌根按揉脊柱两侧（重点部位肝俞、肾俞、至大肠俞及腰骶部）。拇指按压肝俞、三焦俞、肾俞、次髎等穴，手掌揉按八髎部位。③患者仰卧，双拇指揉压气海、归来、足三里、三阴交等穴。④患者左侧卧位。医者站在患者背后，两掌在右肋下，自上而下分推，掌摩胁肋部，然后用双掌做推颤法（用力一定要适度）。拇指揉压肺俞、肝俞、三焦俞。⑤患者仰卧，按压膻中、气海、期门。（《按摩与导引》）

（傅诗书）

125. 功能失调性子宫出血

［临床表现］功能失调性子宫出血简称功血，是除外全身或生殖道器质性病变，由下丘脑 - 垂体 - 卵巢轴生殖内分泌功能失调引起的异常子宫出血，是妇科常见病及疑难病之一，发病率占门诊的 10%。中医学无“功血”这一病名，但根据其临床表现无排卵型功血属中医学的“崩漏”范畴。临床表现为无规律地子宫出血，出血量时多时少，或突然增多。

（一）中药内服

［药物］脾虚证——固本止崩汤：人参 10g，黄芪 20g，白术 10g，熟地黄 10g，当归 15g，黑姜 6g；肾气虚证——加减苁蓉菟丝子丸：肉苁蓉 10g，人参 10g，沙参 10g，玄

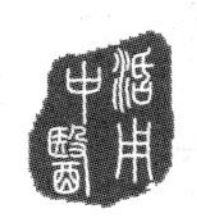

参 10 个，麦冬 10g，玉竹 10g，五味子 5g，川牛膝 10g，车前子 10g；实热证——清热固经汤：黄芩 10 个，焦栀子 10g，生地黄 10g，地骨皮 6g，地榆 10 个，生藕节 10g，阿胶 10g，棕榈炭 10g，龟甲 30g，牡蛎 20g，生甘草 10g；血瘀证——逐瘀止血汤：生地黄 10g，大黄 10g，赤芍 10g，牡丹皮 10g，当归尾 10g，枳壳 10g，龟甲 30g，桃仁 10g。

[用法] 每日 1 剂，水煎早晚分服。(《中国现代药物应用》)

(二) 毫针疗法

[取穴] 百会、天枢、气海、关元、中极、水道、血海、梁丘、阴陵泉、地机、足三里、三阴交、太溪、太冲、神门。

[操作] 穴位常规消毒，用 1 ～ 1.5 寸 30 号毫针针刺，平补平泻，留针 30min，行针 2 次，隔日 1 次。(《北京中医药》)

(三) 头针疗法

[取穴] 取头部双侧生殖穴，辅以足运感区。

[操作] 用酒精棉球消毒针刺部位，先刺双侧生殖穴，用 0.35mm×40mm 毫针，针刺时针尖与头皮成 30°，刺入帽状腱膜下，再以同样角度刺入双侧足运感区至帽状腱膜下，双手同时快速捻转双侧头针，每次捻针 2 ～ 3min，间隔 5min 后行第 2 次捻针，如此捻针 3 次后再留针 15min 可出针。每天治疗 1 次，经前 3d 开始至经净为止，每个经期为 1 个疗程。(《中国针灸》)

(四) 针刺加火罐疗法

[取穴] 血海（双侧）、三阴交（双侧）。

[操作] 捻转进针，用平补平泻手法，患者有酸、麻感后即可停针；留针 15 ～ 20min，留针期间捻针 3 ～ 4 次，每次以患者有酸、麻感为度。隔日针灸 1 次。第 1 次针刺出针后，用中号火罐拔于双侧气海穴，留罐 15min；第 2 次针刺出针后，用小号火罐拔于双侧三阴交穴，留罐 15min；每次针刺后拔 1 对穴，两穴轮流使用。(《上海中医药杂志》)

(五) 耳穴压丸

[取穴] 主穴：子宫、卵巢、内分泌、脾、膈、肾。配穴：肝郁型配肝、神门；心脾两虚型配心、胃、神门；脾虚型配疲劳穴、胃；肝肾阴虚型配肝、神门、皮质下。

[操作] 耳廓皮肤用酒精棉球消毒后，用耳穴探测仪探准所选穴位，将置有王不留行子的 0.6cm×0.6cm 方形胶布贴压在所选耳穴上。两耳交替使用，隔 5 ～ 7d 换 1 次。嘱患者每日自行按压耳穴 3 ～ 5 次，每次 3 ～ 5min。视患者体质强弱，采用直压强刺激或弱刺激不同手法。10 ～ 14d 为 1 个疗程。(《重庆医药》)

(六) 耳针疗法

[取穴] 子宫、卵巢、内分泌、肝、肾、神门。

[操作] 用探针找到穴位敏感点，常规消毒后，以耳针刺入，中等刺激。每次选用 3 ～ 4 穴，每日或隔日 1 次，留针 30 ～ 60min。两耳交替，5 次为 1 个疗程。(《针灸临床杂志》)

（七）梅花针疗法

［取穴］膈俞、肝俞、脾俞、胃俞、肾俞、膏肓俞、八髎穴、夹脊穴（胸$_1$～骶$_4$）、百会、足三里、关元、血海、三阴交。

［操作］每次轮流选用上穴，梅花针及穴位常规消毒，中等强度叩刺，以叩刺部位有微小血珠或潮红为度。每日或隔日1次。（《针灸临床杂志》）

（八）中药外敷疗法

［药物］人参、白术、益母草各20g，升麻12g，马齿苋30g，三七10g。

［用法］上药共研细末，瓶装密封备用，临用时取药末10g，加适量水调和成团，涂于神阙穴，外以纱布盖上，胶布固定，3d换1次，10次为1个疗程。（《山西中医》）

（九）艾炷灸疗法

［取穴］双隐白穴。

［操作］把艾绒做成米粒大小圆锥形艾炷，每次1炷，置于两侧隐白穴，点燃，待快燃尽时用拇指按压艾炷。每日灸4次，待出血停止后可再灸1～2d。（《临床研究与经验》）

（傅诗书）

126. 痛　经

［临床表现］妇女正值经期或行经前后，出现周期性小腹疼痛，或痛引腰骶，甚至剧痛晕厥者，称之为痛经，又称“经行腹痛”，是临床常见病。西医将痛经分为原发性痛经和继发性痛经。原发性痛经又称功能性痛经，是指生殖器官无器质性病变。由于盆腔器质性疾病如子宫内膜异位症、子宫腺肌病、盆腔炎或宫颈狭窄等所引起的属于继发性痛经。原发性痛经以青年女性多见，继发性痛经则常见于育龄期妇女。

（一）中药内服

［药物］熟地黄30g，白芍30g，丹参20g，红参15g，当归15g，川芎15g，延胡索（醋炙）12g，香附（醋炙）12g，乌药12g，桃仁10g，红花15g，甘草（蜜炙）6g。加减：属气虚者，倍用人参，加黄芪50g；属血虚者，加阿胶（烊化服）30g，枸杞子20g；属肾气亏虚者，加巴戟天、淫羊藿、补骨脂、杜仲各15g；属寒凝血瘀者，加艾叶、小茴香各10个，肉桂、吴茱萸各5g；如头痛剧烈，倍用川芎，加天麻20g，白芷15g；如出血较多，去桃仁、红花，加小蓟门、地榆炭、炒蒲黄各20g。

［用法］每日1剂，水煎早晚分服。（《四川中医》）

（二）毫针疗法

［取穴］主穴：关元、双侧三阴交、双侧地机。配穴：①寒湿凝滞：关元用灸法，加

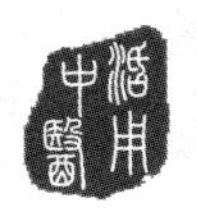

灸水道，采用温和悬灸。②气滞血瘀型：加合谷、太冲、次髎，用泻法；③气血不足型：加血海、脾俞、足三里，用补法。

［操作］取仰卧位，穴位处皮肤用 75% 乙醇常规消毒后，用 28 号 2 寸毫针斜刺关元，针刺反向朝向曲骨，针感要求放射到会阴部，行连续捻转；再用 28 号 1.5 寸毫针直刺双侧地机、三阴交，针感要求放射到足部，行平补平泻手法。每隔 10min 行 1 次，每次留针 30 ～ 40min。(《中国民间疗法》)

(三) 踝三针疗法

［取穴］选择双侧三阴交、悬钟及与之近水平的足阳明胃经部穴位为“踝三针”。

［操作］穴位常规消毒，用 1.0 ～ 1.5 寸 30 号毫针针刺，刺法用平补平泻法，正值行经且程度较重者加合谷穴。隔日针 1 次，每次留针 45min，行针 2 次，7d 为 1 个疗程。(《中医药导报》)

(四) 电针疗法

［取穴］次髎（双）、三阴交（双）。

［操作］局部常规消毒后以 50mm 30 号不锈钢毫针，垂直进针，视患者体质及针刺部位刺入 24 ～ 40mm。先针刺次髎，以针感向会阴部放射为度，再针刺三阴交，以局部出现酸、麻、沉、胀感为度，然后接电针治疗仪，采用周期为 5s 的 2Hz/100Hz 疏密波（即 2Hz 和 100Hz 电针各持续 2.5s，交替进行），电流强度为 2 ～ 5mV（以患者稍微有感觉为度），留针 30min 后出针。第 1 次治疗于月经周期第 1 天开始针灸治疗，连续 3d；以后每次月经周期 3d（基础体温上升 12d）开始治疗，每日 1 次，至月经来朝后 2d 为止。连续 3 个月经周期。(《中华中医药学刊》)

(五) 火针疗法

［取穴］主穴：中极、关元、水道、秩边。配穴：伴腰痛者，点刺肾俞、命门。

［操作］患者取坐位，选用特制的细火针，先用 20% 的碘酊棉球从穴中心向四周划同心圆消毒，再用 75% 的酒精棉球用同法脱碘。点燃酒精灯，左手持灯靠近针刺部位，右手持针在酒精灯烧至发白，并迅速进针出针，进针 2 ～ 5 分深，隔日 1 次。针刺完毕后用创可贴贴敷，当天勿碰水，2d 后除去创可贴，每周治疗 1 次，休息 1 周后治疗下一次，针眼处结痂让其自然脱落。以上治疗方法于月经前 7d 开始，至月经干净止，1 个月经周期为 1 个疗程，共治疗 2 ～ 4 个疗程。(《山西中医》)

(六) 腹针疗法

［取穴］主穴：引气归元穴组（中脘、下脘、气海、关元）。辅穴：取下风湿点（气海旁开 2.5 寸，双侧）。

［操作］常规皮肤消毒，上述腧穴用 0.25mm×40mm 规格的毫针，按腹针的标准化取穴，主穴迅速刺入皮下，再缓慢进针入地部，辅穴刺入天部，患者可无针刺反应或略有胀感。不用提插捻转等针刺手法，留针 30min，隔日 1 次；每于经前半个月进行治疗，

至月经来潮为 1 个疗程。(《山西中医》)

(七) 耳针疗法

[取穴] 主穴：子宫、卵巢、盆腔、内分泌、交感、肾、脾等穴。配穴：伴腰痛加腰骶区；消化道症状加肝、胃、大肠；尿频加膀胱、肾；头痛加脑点。

[操作] 每次选取 2 ～ 4 穴，常规消毒耳廓后取 28 号 1 寸毫针，左手用拇指及示指固定耳廓，中指顶托针刺部位耳背，右手持针快速刺入穴位，以不刺透耳背皮肤为度，留针 30min，期间行针 2 次，中等刺激强度。治疗自经前 1 周起至经停每天 1 次，共治疗 3 个月经周期。(《人民军医》)

(八) 眼针疗法

[取穴] 根据痛经的临床分型分为气滞血瘀、寒湿凝滞、肝郁湿热及肝气亏损和气血虚弱型，选取双眼的下焦区、肾区和肝区。临床上还要根据两眼的巩膜（白睛）上所出现的瘀点、血络怒张等阳性反应等随机选取相应的眼针区，可以配合脾区和心区等。

[操作] 用 75% 酒精棉球消毒眼眶后，嘱患者闭目，取双侧眼区选用 50 号 0.5 寸不锈钢毫针，左右保护眼球，把皮肤拉直，右手持毫针迅速刺入眼眶边缘的穴区内，具体操作时，可酌情采用眶外横刺法和眶内直刺法刺之（为避免出血临床多采用眶外横刺法），不提插，不捻转，以得气为度。得气后一般不留针，每次出针时用棉球按压 3 ～ 5min，以防出血。痛经发作时治疗：每日 1 次，治疗时间一般为 4 ～ 5d。平时调经：无论痛经有无复发，均在下次月经来潮前 3d 按上述方法操作，一般治疗 3 个月经周期。(《针灸临床杂志》)

(九) 穴位注射

[取穴] 双侧三阴交。

[操作] 患者坐位，确定穴位后，用 75% 的酒精棉球常规消毒，采用一次性 5 号注射器，每次抽取丹参注射液 2ml，分别注射双侧三阴交。以右手持注射器，对准穴位，快速刺入皮下，缓慢进针，得气后回抽无血，缓慢将药注入。每次于行经前 5d 开始，隔日 1 次，至行经第 3 天，3 个月为 1 个疗程。(《中国民族民间医药》)

(十) 皮内针疗法

[取穴] 中极、三阴交、内关穴。

[操作] 患者仰卧位，常规消毒局部皮肤，用镊子夹住皮内针针身，沿皮横刺入皮内，针身埋入皮内 0.5 ～ 1 寸，然后用胶布将留在皮外的针柄固定。留置期间，令患者每日 3 ～ 5 次用手力量适中的按压埋针处各约 1min，以加强刺激，增加疗效。埋针处禁止沾水、搔抓，应保护好，不要使针具移位。7 次为 1 个疗程，4 ～ 7d 换针 1 次，连续治疗 3 个疗程。(《针灸临床杂志》)

(十一) 穴位埋线

[取穴] 关元、三阴交、十七椎、次髎。

[操作] 常规消毒局部皮肤，用 9 号注射针针头作套管，28 号 2 寸长的毫针剪去针

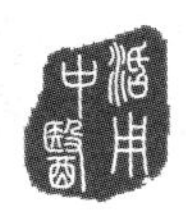

头做针芯，将 0 号羊肠线 1.0 ～ 1.5cm 放入针管的前端，后接针芯，左手拇、示指绷紧或提起进针部位皮肤，右手持针刺入。当出现针感后，边推针芯，边退针管，将羊肠线埋在穴位的皮下组织或肌层内，针孔处敷盖消毒纱布，连续治疗 3 个月经周期。(《中国民族民间医药》)

（十二）隔药饼灸疗法

［取穴］神阙、三阴交。

［药物］蒲黄、五灵脂、乌药、延胡索、川芎、红花。将上述药物研成细末，过筛，用黄酒调为药饼，上扎数个小孔。

［操作］治疗时患者取仰卧位，用 75% 酒精棉球消毒穴位后，分别将药饼置于神阙、三阴交穴处，再将艾条点燃后施灸，灸距由远及近以患者感温热无灼痛为宜。每日 1 次，6d 为 1 个疗程。于每次痛经出现前 2 ～ 4d 进行药灸，连续治疗 3 个月。(《四川中医》)

（十三）热敏灸疗法

［操作］患者选择舒适、充分暴露病体的体位。用点燃的纯艾条，手持调控，在患者热敏化腧穴常见出现部位，例如：中极、关元、次髎、三阴交等穴位，距离皮肤表面 3cm 左右高度施行悬灸。当患者感受到艾热发生透热、传热和扩热等感觉，甚至发生感传时，此穴即为热敏点；重复上述步骤，直至所有的热敏点被探查出。记录热敏点出现部位。分别在每个热敏点上实施艾条悬灸，直至透热、扩热甚至感传现象消失为一次施灸剂量。对热敏点完成一次治疗剂量的时间因人而异，一般 5 ～ 10min 不等，以热敏点的透热、传热、扩热的感传现象消失为标准。每于月经前 1 周予以，每日 1 次。(《江西中医药》)

（十四）穴位贴敷疗法

［药物］舒经膏：桃仁 30g，红花 20g，当归 60g，川芎 20g，乳香 30g，没药 30g，肉桂 20g，续断 15g，打碎成粗末，倒入 600ml 麻油浸泡 1 周，煎至药枯，用双层纱布过滤去渣，再次加热，分别加入血竭粉 10g，冰片 10g，以蜂蜡 50g 入油，收膏，装广口容器冷却后备用。

［操作］每次取伤湿止痛膏 1/3 张，中央抹直径约 0.5cm 的舒经膏敷贴于关元穴、阿是穴，每日贴敷 1 次。(《四川中医》)

（十五）中药热熨疗法

［药物］制川乌、制草乌、白芷、川芎、肉桂、吴茱萸各 30g。

［操作］上述药物炒热，温度 40 ～ 45℃，用手试之，以不烫手为原则。布包上药外熨中极穴，每次 30min，每日 2 次，至月经完毕为止。(《中国中医急症》)

（十六）推拿疗法

［取穴］气海、关元、中极、归来、血海、合谷、足三里、地机、三阴交、太冲、腰阳关、气海俞、八髎穴。

［手法］揉法、滚法、按法、擦法、震颤法。

［操作］患者俯卧位，医者在其腰骶部沿两侧膀胱经及督脉施以掌揉法 3min。点按腰阳关、气海俞、八髎穴，每次 1min。在第 4 腰椎至下髎穴处涂冬青膏，施以横擦法，以透热为度。患者仰卧位，沿任脉从中脘穴至曲骨穴做掌揉法 3min。点按合谷、气海、关元、中极、归来、血海、足三里、地机、三阴交、太冲等穴，每穴 1min。双手叠掌以关元穴为中心施震颤法，以患者有热感为度。治疗时间：经前 10d（若经期有波动者，根据前 3 个月周期，酌情提前做手法治疗）开始，每日 1 次，10 次为 1 个疗程，共治疗 3 个疗程。（《安徽中医学院学报》）

（十七）中药沐足疗法

［药物］青皮、乌药、益母草各 30g，川芎、红花各 10g。

［用法］加水约 2L，50ml 左右的醋，大火煮开，再用小火煎煮 30min，等药水冷却至 50℃时连渣倒入盆中泡足，盆中药液浸没踝关节为宜，如果药液不足，可加适量温水。足在药中不停地活动，让足底接受药渣轻微的物理刺激，每次 30min 以上。（《中医中药》）

（傅诗书）

127. 闭　　经

［临床表现］女子年逾 16 周岁月经尚未初潮，或月经来潮后又中断 6 个月以上者，称为闭经。前者称为原发性闭经，后者称为继发性闭经。本病以月经停闭不来潮为特征，为临床常见病，属难治之症，病程较长。临床有生理性闭经，如青春期前，初潮后月经的自调节期，妊娠期，哺乳期，绝经后的月经停闭，可不用药；另有服用避孕药或皮下埋置避孕药导致的月经停闭。多于停药后有自恢复趋势。

（一）中药内服

［药物］菟丝子 30g，桑寄生 15g，续断 25g，鸡血藤 30g。加减：肝肾不足型加熟地 30g，山药 25g，山茱萸 15g，茯苓 30g，当归 15g，白芍 20g，川芎 15g。加减：气滞血瘀型加桃仁 15g，红花 10g，当归 15g，熟地黄 20g，柴胡 15g，枳壳 15g，桔梗 12g 等；痰湿阻滞型加法半夏 30g，陈皮 15g，茯苓 30g，薏苡仁 30g，杏仁 15g，草豆蔻 25g，厚朴 15g 等；寒凝胞宫型加熟附片 30g，桂枝 30g，白术 20g，茯苓 30g，吴茱萸 15g，小茴香 15g，生姜 15g 等；气血虚弱型加人参 15g，白术 15g，黄芪 40g，茯苓 30g，当归 20g，熟地黄 30g，白芍 20g，炙甘草 15g，香附 15g 等；阴虚血燥型加生地黄 25g，熟地黄 25g，赤芍 15g，麦冬 15g，黄柏 15g，知母 15g，地骨皮 15g 等。

［用法］结合 BBT 测定，采用中药调周序贯疗法。待 BBT 约 36.8℃并持续半个月左右时以补肾通经为主，在主方中加入通经之品菟丝子 30g，桑寄生 15g，续断 25g，鸡血

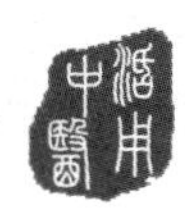

藤 30g，路路通 15g，益母草 15g，小茴香 15g 等。（《实用中医药杂志》）

（二）毫针疗法

［取穴］第 1 组：心俞、肾俞、足三里、气海；第 2 组：脾俞、血海、三阴交。

［操作］常规穴位消毒，选用华佗牌一次性针灸针，规则为 32 号 1.5 寸毫针，迅速刺入皮下，用平补平泻法，两组交替使用，得气后留针 30min，行针 3 次，每日 1 次，6 次为 1 个疗程。（《上海针灸杂志》）

（三）腹针疗法

［取穴］主穴：引气归元穴组（中脘、下脘、气海、关元）、商曲、气穴、滑肉门、外陵、上风湿点。加减：伴烦躁易怒加右下风湿点；伴不孕症加石关；伴肥胖症加天枢、大横；伴腰膝酸痛加关元下（关元穴下 0.5 寸）；伴便秘加左下风湿点。

［操作］选用 0.25mm×40mm 的毫针，针刺得气，留针 40min，每周 5 次，10 次为 1 个疗程，疗程间不休息，但月经来潮后改为每周 2 ～ 3 次，治疗 2 ～ 3 个月经周期以巩固疗效。（《中国针灸》）

（四）梅花针疗法

［取穴］患者脊柱两侧及其他部位检查结果：阳性物分条索、结节、泡状软性物，阳性反应分酸、痛、麻、木等。闭经患者在胸椎 $_{8\sim10}$ 和腰椎 $_{4\sim5}$ 体表区域发现阳性物率达 86.4% ～ 95.5%，还可以在三阴交穴上下部位，髂嵴终端部发现压痛和阳性物。

［操作］闭经时间尚短，无自觉症状或症状不明显者，采用胸椎 $_{5\sim12}$ 两侧，腰骶部，下腹部，中脘、期门、带脉区的阳性物处。重点叩刺腰、骶部、带脉点、中脘的阳性物处。闭经时间较长，腰酸痛，少腹有胀痛，神乏，便秘者采用脊柱两侧、下腹部、区腹部沟、中脘、带脉区、小腿内侧的阳性物处，重点是腰、骶部、下腹部、带脉区、三阴交的阳性物处。兼见心悸、失眠、头痛、记忆力减退加内关、神门、风池、百会、头部；兼见气虚神倦者加大椎、足三里、关元。月经来潮后采用脊柱两侧，重点是腰、骶部进行巩固调理。按照患者体质虚实采取不同手段，一般以中等度刺激。手法要求用腕力弹刺。隔日治疗 1 次，15 次为 1 个疗程，休息半个月，以后根据病情而治。（《北京医学》）

（五）耳穴压丸

［取穴］子宫、卵巢、缘中、内分泌、肝、肾、脾。

［操作］以王不留行子（也可用白芥子、菟丝子或磁珠）1 粒用适当大小（0.6cm×0.6cm）的方块橡皮膏或伤湿止痛膏贴于选好的穴位上，而后用拇、示指夹压之以刺激耳穴，使患者产生酸、麻、胀痛、热等感觉为度，并嘱患者每日按压 4 ～ 6 次，每次 5 ～ 10min。（《成都医药》）

（六）耳针疗法

［取穴］子宫、内分泌、皮质下、卵巢、肝、肾、三焦、脾。

［操作］首先使用探针找到穴位敏感点，常规消毒后，以常规耳针刺入，中等刺激，

每次 3 ～ 4min，治疗时以上各穴交替使用，每次 3 ～ 4 穴，隔日 1 次，10 次为 1 个疗程。（《针灸临床杂志》）

（七）皮内针疗法

［取穴］梁丘、公孙。

［操作］皮内针、镊子、埋针部位皮肤严格消毒后，用镊子夹住皮内针针身，沿皮横刺入皮内，针身埋入皮内 0.5 ～ 1.0cm，然后用胶布将留在皮外的针柄固定。梁丘和公孙两个穴位交替使用，每次选 1 穴，7 次为 1 个疗程，连续治疗 3 个疗程。留置期间，每隔 4h 左右用手按压埋针处 1 ～ 2min，以加强刺激，增加疗效。（《中医药信息》）

（八）温针灸疗法

［取穴］合谷、气海、关元、肝俞、肾俞、三阴交、天枢、公孙、血海、足三里、太冲。

［操作］腹部穴位每次取 2 ～ 3 个，温针灸 1 壮，留针 20min。改变体位取背部穴位，温针灸 1 壮，留针 20min，隔日 1 次，10 次为 1 个疗程，休息 5d，继续 1 个疗程。坚持治疗 3 个月后，调整治疗方案，经净后 3d 至经前 7d，取肝俞、脾俞、肾俞、胃俞、足三里、合谷以滋养肝肾，行气活血，调理冲任，温针灸 1 壮，留针 30min。经前 7d 至行经取曲池、支沟、足三里、三阴交、子宫穴、石门、天枢以活血调经为主，温针灸 1 壮，留针 30min。行经时停止针刺。（《山东中医药杂志》）

（九）中药敷脐疗法

［药物］鹿茸 6g，巴戟天 40g，肉苁蓉 30g，紫河车 30g，熟地黄 30g，益母草 30g，黄芪 40g，当归 30g，人参 30g，山楂 30g，鸡内金 30g，香附 30g。

［用法］上药共为末，瓶装备用。临用时，取药末 10g，以酒调和成团，纳入脐中，外盖纱布，胶布固定，3d 换药 1 次，10 次为 1 个疗程。（《中医外治杂志》）

（十）中药熏洗疗法

［药物］益母草 40g，郁金 18g，香附 15g，当归 12g，赤芍 12g，桃仁 9g，吴茱萸 5g，小茴香 6g。

［用法］将 8 味中草药同等量两份，一份煎汤，一份烘干碾成细末，装入无毒保鲜袋内保存备用。在室温下将备用煎汤的 8 味中草药加水至 2000ml，浸泡 2 ～ 3h。用武火煮沸，文火煎熬至 30min，去药渣得滤液 800ml 左右，药渣加水 500ml，煎熬 15min 左右，去渣得滤液 200ml，共得药汤 1000ml 放入容器内摇匀加热，趁热先用蒸汽熏蒸脐下腹部，带药液降温后在淋洗脐下腹部，每次约 30min，熏洗后再擦干脐眼、脐下腹部。取备用的药粉 15g 左右，用黄酒调成膏，将膏置入脐眼后，外用一层无毒保鲜膜覆盖，再用敷贴固定，每晚 1 次，7d 为 1 个疗程，休息 3d，再进行下 1 个疗程，一般用 3 ～ 4 个疗程。（《齐鲁药事》）

（十一）按摩疗法

［取穴］气海、关元、归来、血海、三阴交、膈俞、脾俞、肾俞等。

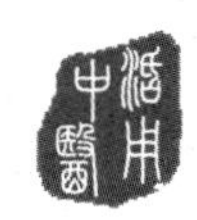

［操作］气虚者：①仰卧：手掌轻揉小腹部，拇指并压小腹胃经线，多指分推带脉线；从神阙至曲骨，行拇指下行推搓法。推揉肓俞，点气海、中脘、阳池。揉、搓大腿内侧，点血海、三阴交。②俯卧：手掌或手掌根部反复下揉腰骶部，然后行竖掌揉搓法，以透热为度。掌根上揉督脉线，点膈俞、脾俞、肾俞。③正坐：捏肩，点风池、曲池。血虚者：①仰卧：轻揉小腹，以关元穴为主；点中脘、归来、足三里、三阴交。②俯卧：掌根揉压背部，点膈俞、脾俞、胃俞、肾俞。气滞血瘀者：①仰卧：揉搓小腹，重按气海穴，使热感向下直达涌泉，以行气活血，点血海、曲泉。②俯卧：推揉背部，点压膈俞、肝俞、三焦俞。（《按摩与导引》）

（傅诗书）

128. 妊娠呕吐

［临床表现］妊娠早期，出现严重的恶心呕吐，头晕厌食，甚至食入即吐者，称为“妊娠呕吐”，又称为“妊娠恶阻”等。本病是妊娠早期常见的病症之一。以恶心呕吐，头重眩晕，恶闻食气或厌食，甚则食入即吐为特点。初时表现为择食、食欲缺乏、轻度恶心等早孕反应，以后症状逐渐加重，直至呕吐频繁，不能进食，或食入即吐，呕吐物多为食物、黏液等，有些可为胆汁或咖啡渣样物。患者表现为明显消瘦，极度疲乏，脉搏增快，皮肤黏膜干燥、眼球下陷等失水症。

（一）中药内服

［药物］橘皮 10g，竹茹 10g，砂仁 6g，苏梗 10g，茯苓 15g，沙参 10g，白芍 15g，芦根 10g，生姜 5g。加减：无心烦躁、舌红口干者加玉竹 10g，麦冬 15g，五味子 10g；胸胁满闷、急躁心烦者加紫苏叶 10g，黄连 6g；胸胁满闷呕吐痰涎者加藿香 10g，厚朴 10g；呕吐物带血加藕节 10g，煅牡蛎 15g。

［用法］浓煎，每日 1 剂，早晚分服，呕吐较剧者可少量频服。（《黑龙江医药》）

（二）单穴毫针疗法

［取穴］鼻隔穴（位于水沟穴之上，在两鼻孔间的中隔下面与皮肤相接之点）。

［操作］患者取仰卧位，选准穴位，局部常规消毒，然后，术者以一手拇、示指捏住鼻尖向上推，充分暴露穴位，另一手持消毒 28 号 0.5 寸短毫针，快速刺入。实证呕吐，三快手法，即进针快、捻针快、出针快。虚证呕吐，二快一慢，即快进针、慢捻转、快出针，不留针。起针后，用消毒干棉球按压片刻，以防出血。每日 1 次，3 次为 1 个疗程。（《中国针灸》）

（三）远端毫针疗法

［取穴］内关（双）、足三里（双）、公孙（双）。

［操作］患者仰卧体位，局部常规消毒后，采用 1.5 寸毫针直刺内关 0.8 寸，用 2.0

寸毫针直刺足三里 1.5 寸，1.0 寸毫针直刺公孙 0.5 寸，得气后，施平补平泻手法 30s，然后同侧公孙和足三里接电针，用连续波，每次留针 30min，以舒适为度。疗程为 1 周。（《中国民间疗法》）

（四）毫针加温灸盒疗法

[取穴] 中脘、下脘、关门、内关、足三里。

[操作] 患者取平卧位，常规消毒，用 0.25mm×45mm 一次性无菌针灸针，针刺得气后，把艾条切成 3cm 长的艾段，每次取 2 段，同时将一端点燃放入底面积为 12cm×12cm 艾灸盒中，罩在中脘、下脘、关门 3 个穴位上艾灸。留针 30min，每日 1 次，5d 为 1 个疗程。针刺治疗时需注意进针要快，刺激宜轻，得气即可。（《中国针灸》）

（五）头针疗法

[取穴] 头针胃区、中脘、内关（双）、足三里（双）。

[操作] 用酒精棉球消毒针刺部位，针刺时针尖与头皮成 30°，先刺双侧胃区，用 0.35mm×40mm 一次性毫针，刺入后行捻转手法至得气。余穴用 0.35mm×50mm 毫针快速进针，同时快速捻转，每次捻针 2 ～ 3min，间隔 15min 后行第 2 次捻针，留针 30min 可出针。每日 1 次，10 次为 1 个疗程。（《辽宁中医药大学学报》）

（六）梅花针疗法

[取穴] ①阳明胃经：巨髎、地仓、颊车、下关到头维穴；②少阳三焦经：从天牖、颅息至颞部；③厥阴肝经：环绕口唇。沿面颊至前额，头顶与督脉会合处；④少阴心经：面颊后方上至眼外角。

[操作] 在基础治疗上给予梅花针循经叩打患者的头额部、双侧颞部及耳廓。患者暴露要叩刺的部位，穴位皮肤常规消毒，然后用消毒的梅花针沿患部的络脉叩刺至皮肤微红或微小出血。每次叩打 15 ～ 20min，每日 2 次，4d 为 1 个疗程。（《医学理论与实践》）

（七）穴位注射

[取穴] 双侧内关、足三里。

[操作] 穴位常规消毒后，将维生素 B_1 注射液 100mg，维生素 B_6 注射液 50mg，维生素 B_{12} 注射液 50mg 共 4ml 吸入注射器。进针得气后，回抽无回血，每个穴位注射药液 1ml。隔日 1 次，有严重脱水或电解质紊乱者，予补液或调节电解质紊乱。（《河北中西医结合杂志》）

（八）耳穴压丸

[取穴] 脾、胃、贲门、大肠、小肠、十二指肠、腹、神门、皮质下、肝。

[操作] 患者取坐位，首先右耳廓局部用 75% 酒精棉球擦去皮肤表面油垢，取中药王不留行子置于 0.5cm×0.5cm 的胶布中间，将带药粒的胶布贴在选定的耳部穴位上，用拇、示指指腹相对按压王不留行子（不能揉搓），以能耐受为度。每日按压 2 ～ 3 次，按

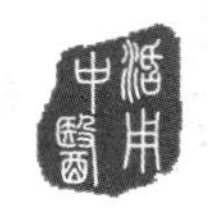

至全耳发热发红为宜，2d 后换贴左耳，交替贴。(《湖北中医杂志》)

(九) 耳针疗法

[取穴] 胃、脾、肝、三焦、神门。

[操作] 患者坐位，在一侧耳廓局部用 75% 酒精棉球消毒，取 0.25mm×30mm 的一次性毫针轻刺，刺后不留针。每日 1 次，10 次为 1 个疗程。(《针灸临床杂志》)

(十) 拔罐疗法

[取穴] 中脘、三阴交。

[操作] 用胶皮罐吸在中脘穴上，进食前使用 1 次，饭后 30min 拿下，可配合三阴交穴。每天操作 2 ～ 3 次，7d 为 1 个疗程。若无胶皮罐，可使用火罐，用闪火法迅速将火罐吸在中脘穴上，吸拔 10min 即可。(《山西中医》)

(十一) 艾灸疗法

[取穴] 中脘、内关(双)、足三里(双)、公孙(双)。

[操作] 自制艾条(藿香 50g 研细末，两年以上陈艾叶 250g 揉搓成绒团状，两者混合均匀，用细麻纸或易燃的薄纸卷裹而成)，点燃艾条对准选定穴位，距皮肤约 1 寸左右行温和灸，直至所有穴位的皮肤潮红为止，每日 1 次。(《中国外治杂志》)

(十二) 推拿疗法

[操作] 首先，调达任督二脉，患者仰卧，医者立于患者右侧，以中指一次按揉患者印堂、天突、膻中、中脘、阴交、关元、曲骨等穴；以一指禅推法从天突穴起，沿任脉反复推至曲骨穴；在膻中、中脘、关元反复施以掌揉法，使热力渗透入里；然后以掌振法从中脘穴振至曲骨穴，反复数遍。接着让患者俯卧，双手交叉枕于前额，在其腹部垫一薄枕，医者立于患者右侧，以中指依次揉患者百会、风府、大椎、身柱、至阳、中枢、命门、长强等穴；以一指禅推法从大椎穴起，沿任脉反复推至长强穴；以㨰法反复施于背部督脉；以掌法反复按揉中枢穴和命门穴，使热力渗透入里；以掌振法施于百会穴。然后辨证施术：对脾胃虚弱者按揉脾俞、足三里、胃俞、公孙、内关穴，摩腹，使热力渗透入里；对肝胃不和者按揉肝俞、期门、太冲、冲阳、章门穴，继以一指禅推法推两侧肋间隙，分推膻中穴，斜擦两肋至微热。整个施术过程约 30min，每天 1 次，7 次为 1 个疗程。对病情严重者，应加对症疗法，纠正酸中毒及电解质紊乱。(《中国民间疗法》)

(十三) 足部按摩疗法

[操作] 用手拇指按揉足部冲阳、太白穴各 10min，每日 1 ～ 3 次；轻轻按揉足部胃、肝脏、生殖腺、甲状腺区各 3min，每日 1 ～ 2 次；揉按足部内庭穴 1min 左右；按压足部厉兑、隐白 2 穴 10 ～ 25min。辅助按摩疗法：对于症状严重者，在足部按摩治疗的同时，可揉按手示指指甲旁的商阳穴 3 ～ 5min，每日 1 次。(《中国民间疗法》)

（十四）中药敷脐

［药物］丁香粉、半夏粉、生姜汁。

［用法］上药调成稀糊状，再用文火熬成膏状，待其温度降至40℃时用以敷脐。先用75%乙醇消毒脐部及周围皮肤，取药膏50g敷于脐孔上，面积2cm×2cm，外用纱布覆盖，胶布固定。每次敷4h，每日2次，直至病愈为止。（《中国民间疗法》）

（十五）中药熏鼻法

［药物］藿香6g，紫苏叶6g，香橼皮10g，芫荽10g，砂仁9g，陈皮9g，竹茹6g。

［用法］上药煎沸后倒入壶中，将壶嘴对准患者鼻孔趁热令其吸气熏鼻。若呕吐缓解后，可用以上药液少量饮服。严重呕吐致电解质紊乱者可用时配合输液治疗。治疗3～5d为1个疗程，共1～2个疗程。（《光明中医》）

（傅诗书）

129.流　　产

［临床表现］凡妊娠不足28周，胎儿体重不足1000g而终止者，称为流产，流产发生于妊娠12周前者称为早期流产，发生在妊娠12周至不足28周者称为晚期流产。流产的主要症状是阴道流血或腹痛。妊娠12周内流产者，先出现阴道流血；当胚胎完全剥离排出后，由于子宫收缩，出血逐渐停止。晚期流产时，胚胎已形成，流产过程与早产相似，胎盘继胎儿分娩出后排出，一般出血不多，且往往先有腹痛，然后出现阴道出血。

（一）中药内服

［药物］菟丝子20g，熟地黄20g，炒黄芩10g，白芍10g，焦白术15g，续断15g，杜仲15g，枸杞子15g，桑寄生15g，黄芪15g，山药15g，阿胶（烊化）15g。加减：偏气虚者重用黄芪30g，党参15g；偏血虚者加何首乌15g；血热酌加地骨皮10g；出血量多者加艾叶炭10g；恶心呕吐者加紫苏叶10g。

［用法］每天1剂，水煎2次，将2次药液相兑，分2次饭后1h温服，服药期间定期检查hCG及B超，检测胚胎发育情况；妊娠60d后改为每周服2剂，煎服法同上。坚持治疗至妊娠100d或超过既往妊娠流产最大月份1个月后为佳。（《新中医》）

（二）穴位注射

［取穴］双侧足三里。

［操作］选用5ml一次性注射器，将hCG 1000U用生理盐水稀释至2ml，交替选一侧足三里，常规消毒穴位皮肤，快速刺入穴位皮下，缓慢进针提插后产生酸麻重胀感，回抽无血，将药液快速推入，出针后压迫止血。（《陕西中医》）

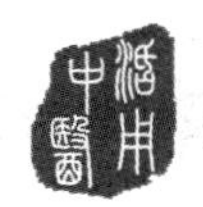

（三）食疗

［用法］将鲜鸡蛋 2 个，艾叶 12g 放入砂锅内，用文火煮（蛋熟后去壳再煮 20min）。怀孕 1 个月者每日服食 1 次，可连服 1 周，怀孕 2 个月者，每 10 天服食 1 次，怀孕 3 个月者每 15 天服食 1 次，怀孕 4 个月以上者每个月服食 1 次，直至妊娠足月。（《健康顾问》）

（傅诗书）

130. 胎位不正

［临床表现］妊娠后期（32 周以后）发生胎先露及胎位异常者，称为“胎位不正”，又称为“胎位异常”。本病是造成难产的常见因素之一。通常分娩时只有枕前位是正常胎位，约占 90%，而胎位异常约占 10%。中医学认为，本病主要由于气虚、气滞使胎气失和所致。

（一）中药内服

［药物］当归 9g，川芎 6g，熟地黄 9g，白芍 9g，党参 9g，白术 9g，炙甘草 6g，黄芪 9g，川断续 9g。

［用法］水煎服，每日 1 剂，早、晚空腹服下，连服 3 剂为 1 个疗程，一般服 1 ～ 2 个疗程。（《中国民间疗法》）

（二）针灸疗法

［取穴］少泽、尺泽、至阴、三阴交。

［操作］患者取仰卧位，下肢屈膝，松解腰带，常规消毒后，以 1 寸毫针针刺少泽、尺泽、至阴，入针 2 ～ 3 分，以艾条灸双侧三阴交穴，留针及艾灸 30min，7d 为 1 个疗程。（《社区医学杂志》）

（三）灸至阴疗法

［取穴］至阴穴。

［操作］嘱其先排尽小便，取仰卧位，松解腰带，双下肢伸直，足放置于中立位、暴露两侧至阴穴，医者双手各持一点燃艾条，在距至阴穴 2 ～ 3cm 进行温和熏灸，使局部有湿热舒适感而无灼痛为宜，每日 1 次，每次 15 ～ 20min，连续治疗 5 次。（《中国中医急症》）

（四）灸三阴交疗法

［取穴］双侧三阴交。

［操作］用点燃的艾条悬灸患者双侧三阴交穴，距离 1 ～ 3cm，1 ～ 2min 后，患者感觉烫时，移至离皮肤 3cm 左右，此时医者可使小指及小鱼际放在患者小腿上，以患者感觉三阴交穴处皮肤热而不烫为度，并保持这一姿势，每次 40min，每日 1 次。至次日

灸前为患者检查胎位，胎位正则停灸，不正则继续灸。4 次为 1 个疗程，最多治疗 2 个疗程。（《上海针灸杂志》）

（五）耳穴贴压

［取穴］子宫、交感、皮质下、肝、脾、肾、腹。

［操作］用火柴棒头在耳部相应穴位上找到敏感点，用 75% 乙醇或者碘伏棉球消毒皮肤，将王不留行子放在 0.25cm×0.25cm 的胶布上贴压在上述敏感点穴位上固定。每 3 ～ 4 天更换 1 次，左右两侧耳穴轮换贴压，每日早、中、晚饭后约 30min，依次按压穴位 15min，每晚临睡前放松腰带，取半卧位再依次按压耳穴。（《社区医学杂志》）

（六）穴位贴敷

［取穴］至阴穴。

［操作］取生姜适量，捣成泥状，分别敷于双侧至阴穴，然后用塑料薄膜包裹，使姜泥始终保持潮湿状态，如干燥可重新更换，贴 24h 后，产科检查，如未转正，可继续 2 ～ 3d。（《中外医疗》）

（七）手法矫正

［操作］常规消毒外阴及阴道，子宫缩间隙，将右手深入阴道内，与矢状缝平行，示指与中指约成 30°，指端位于囟门处，在宫缩时缓慢旋转，同时嘱孕妇屏气以利胎儿头下降并防止胎头回转。ROT 做顺时针旋转 45°，10T 做逆时针旋转 45°，ROP 做顺时针旋转 90°，10P 做逆时针旋转 90°，助产者感儿头有下降并不在回转时将手抽出。旋转胎儿头的同时助手于孕妇腹部向胎儿肢体方向推送儿背至脊前方位，旋转困难时可上推胎儿头使先露退至坐骨棘水平或棘上，操作时动作切忌粗暴。（《基层医学论坛》）

（傅诗书）

131. 胎动不安

［临床表现］妊娠期间出现腰酸、腹痛、小腹下坠者，或伴有少量阴道出血者称为“胎动不安”。西医称为“先兆流产”。流产是一个动态变化的过程，在先兆流产阶段，入胚胎或胎儿正常，并经过适当的安胎治疗，可继续妊娠，正常分娩。导致胎动不安的主要病机主要是冲任损伤、胎元不固。妊娠是胚胎、胎儿在母体子宫内生长发育和成熟的过程，母、胎必须互相适应，中医学把母、胎之间的微妙关系以“胎元”来涵盖。胎元包括胎气、胎儿、胎盘三个方面的含义。引起冲任损伤、胎元不固的常见的病因病机有肾虚、血热、气血虚弱和血瘀。

（一）中药内服

［药物］党参 20g，山药 20g，炒白芍 15g，炙甘草 6g，阿胶 12g，炒白术 15g，炒杜仲

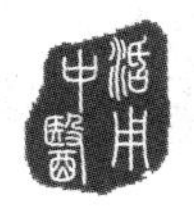

15g，菟丝子 15g，桑寄生 15g，苎麻根 12g，苏梗 6g，炒黄芪 9g。加减：气虚者党参加重至 30g，另加黄芪 30～40g，升麻 6g；血虚者加熟地黄 15g，仙鹤草 15g；阴虚者加墨旱莲 12g，女贞子 12g；腹痛严重者重加炒白芍 30g；阴道出血多者加侧柏叶 15g，桑叶 15g。

［用法］水煎服，每日 1 剂，早、晚服，10 剂为 1 个疗程。（《浙江中医学院学报》）

（二）毫针疗法

［取穴］主穴：公孙穴。配穴：有阴道流血者，配断红穴（经外奇穴，位于手背第 2、3 指缝中的赤白肉际处。）。

［操作］令患者仰卧，用 30 号 1.5 寸毫针快速刺入双侧公孙穴，进针 0.5～1.0 寸，施捻转补法，使酸、麻感上传至膝。断红穴用 30 号 1 寸毫针向掌心方向快速刺入 0.8 寸，施捻转泻法，使酸、麻感上传至肘至肩。每日 1 次，10 次为 1 个疗程。（《针灸临床杂志》）

（三）艾卷灸疗法

［操作］产前 1 个月左右，艾卷灸至阴连续多次，每次 30min。直接灸至阴亦佳。配合做膝胸卧位艾卷灸阴部多次，30min 以上，连续做 1～2 周，也可配合肾俞、关元、三阴交、足三里等穴位。（《中国民间疗法》）

（四）中药敷脐疗法

［操作］取杜仲 25g，补骨脂 30g，共研成粉末，以茶水调敷脐部，每日换药 1 次，连敷 5～7d。适宜于肾气亏损，冲任不固而致的胎动不安。（《四川中医》）

（五）灌肠疗法

［药物］黄连 3g，紫苏梗 10g，佛手 10g，甘松 10g，杜仲 10g，竹茹 12g，法半夏 12g，续断 15g，桑寄生 15g，菟丝子 15g。

［用法］上药水煎，保留灌肠。药物浓煎取药液 80～100ml，温度保持在 39～40℃，滴速为 40～60 滴 /min，一般 20～30min 滴完，并保留 1h 以上，每天 1 次，3d 为 1 个疗程。宫缩明显者慎用。（《新中医》）

（傅诗书）

132. 难　产

［临床表现］难产，是指妊娠足月临产时胎儿不能顺利娩出，总产程超过 24h。西医学称为“异常分娩”。难产通常是由下列两种原因引起：一种原因是子宫肌肉无法产生足够强烈或规则性的收缩。另一种原因是正常分娩受到梗阻。梗阻发生的原因是胎儿的头太大，而盆腔的骨质出口处太小，这叫作头盆不称，或者是由于胎儿的位置使得分娩发生困难所致。中医学认为，难产的发生有虚、实两种因素。虚主要是气血虚弱；实主要是气滞血瘀。无论何种因素，均是由于胞宫的收缩力不足而不能顺利分娩。

（一）中药内服

［药物］丹参 12g，赤芍 9g，当归 9g，红花 9g，桃仁 9g，五味子 9g，姜黄 9g，生大黄 9g，穿山甲片 15g，川牛膝 9g。

［用法］将上述诸药加水浸泡 30min（水量为药材的 3～4 倍），穿山甲片先煎 30min 后，加入其余各药煎煮 1h，提取煎液，再加入 2～3 倍水量煎煮 40min，提取煎液。合并煎液加蒸馏水至足量，冷藏 48h，过滤，以 250ml 玻璃瓶灌装，灭菌 40min，即成汤剂。每晚口服 250ml，每天 2 次，最多服 3d，服药后注意宫缩情况，如有效立即停用，连用 3d 仍无效者改用他法引产。（《现代中西医结合杂志》）

（二）毫针疗法

［取穴］中极、关元、维道、合谷、三阴交（均双）。每次取主穴 1～2 个，辨证取配穴 1～2 个。一般主穴采用补法，配穴采用泻法。

［操作］局部行常规消毒后以 30mm35 号不锈钢毫针，垂直进针，视患者体质、体型、针刺部位刺入 10～15mm。行捻转补法，不留针，用针刺治疗时，其他方法暂停。（《针灸临床杂志》）

（三）艾灸疗法

［操作］灸前排空膀胱，松解裤带，卧或坐位。艾灸双侧至阴穴 15min，施温和灸法，隔 30min 产程无进展再灸 1 次。（《上海针灸杂志》）

（四）针灸配合疗法

［取穴］主穴：合谷、三阴交、关元、独阴。配穴：气虚型配足三里、神阙；血瘀型配中极、肩井。

［操作］取穴常规进针后用平补平泻手法，每穴均连续进针 1～2min，然后关元穴用温针灸，其他三穴间隔 10min 1 次，若胞衣不下，可再行前法 1 次。配穴足三里用补法施术 1 次后，亦用温针灸法，神阙穴隔盐灸 3～7 壮。中极、肩井穴常规消毒进针行强刺手法 1～2min，每间隔 10min 行术一次。3 次后仍无胎盘娩出时，可终止治疗，行人工剥离胎盘术。（《针灸临床杂志》）

（五）穴位注射

［取穴］合谷、三阴交。

［操作］将缩宫素 10U 加入 0.5% 奴夫卡因 100ml 内，行一侧合谷、三阴交穴位注射，患者有酸、麻、胀感后推药 1ml。观察 5min 仍不见宫缩明显改善者，同侧或对侧重复注射 1 次。病例选择指征：宫口全开，胎头已达盆底（压近直肠有便意感），或胎头已剥露，且无盆狭窄存在，主要是由于宫缩不好致胎儿不能娩出者。穴位注射治疗时滞产不能超过 1.5h。（《安徽中医学院学报》）

（六）电针疗法

［取穴］合谷、三阴交、次髎、长强、中极。

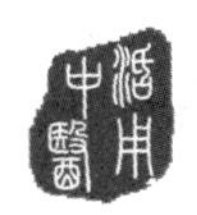

［操作］产妇取侧卧位，穴位常规消毒后，合谷穴直刺 1 寸，施捻转补法，三阴交直刺 1 ～ 2 寸，施提插泻法，长强斜刺 0.5 寸，次髎直刺 1 ～ 2 寸，平补平泻手法，穴位得气产生酸胀感后，在长强、中极针柄上加电针治疗仪，采用连续波，频率每分钟 300 ～ 600Hz，电针强度以适宜为度。留针 30min 后取针，每天 1 次。（《中国针灸》）

（七）耳针疗法

［取穴］内分泌、子宫。

［操作］将孕妇左耳洗净常规消毒，选内分泌、子宫两穴，耳针刺入后，用 0.4cm×0.4cm 麝香膏固定耳针，令孕妇每隔 20min 左右自行按压 1 次，持续 5min，待分娩后 24h 取下。（《针灸临床杂志》）

（八）耳穴压丸

［取穴］内生殖器、子宫、肾、皮质下、交感。

［操作］用 75% 乙醇消毒耳部，清除耳垢后，用 0.5cm×0.5cm 胶布粘一粒王不留行子，贴在准确穴位上，同时嘱患者自行按压，按至耳廓红、热、发胀为止。两耳交替贴，直至胎儿娩出。（《针刺研究》）

（九）外敷疗法

［操作］取蓖麻子 15 粒，去皮、捣，分成两等份，置双足涌泉穴上，用纱布条固定，产后即取下。蓖麻子贴于足心后，早者半小时开始宫缩，晚者 1h 开始宫缩。（《中国民间疗法》）

（傅诗书）

133. 产后尿潴留

［临床表现］产后小便点滴而下，甚或闭塞不通，小腹胀急疼痛者，称为“产后小便不通”，又称“产后小便难”。本病多发生于产后 3d 内，尤其在产后 12h 最常见，亦可发生在产褥期中，以初产妇，滞产及手术助产后多见，为产后常见病。中医学认为，小便的正常排出有赖于膀胱气化的调节。膀胱气化不利，而致小便不通为其主要病机。常见的症型有气虚、肾虚、气滞、血瘀。

（一）中药内服

［药物］肉桂（后下）20g，肉苁蓉 15g，炒山药 30g，炒白术 15g，茯苓 15g，党参 20g，黄芪 30g，当归 15g，车前子（布包）15g，泽泻 10g，猪苓 10g，陈皮 15g。加减：若精神紧张、心情烦躁者加柴胡 15g，远志 15g 以安定情绪；因疼痛引起加川楝子 10g，僵蚕 10g 以解痉止痛。

［用法］每日 1 剂，煎取药液 300ml，早、晚分服。（《实用中医内科杂志》）

（二）毫针疗法

［取穴］主穴：中极、关元、水道、三阴交。配穴：小腹胀痛明显者，加归来；脾虚者加足三里、阴陵泉；肾虚者加太溪；气滞者加合谷、太冲。

［操作］患者仰卧位，常规消毒后进针，关元穴采用 2 寸针斜刺透中极，水道穴采用 2 寸针斜刺透归来，得气后均行捻转补法，使针感传导到会阴部。足三里、三阴交、太溪直刺，得气后行捻转补法，使针感向上传导，合谷、太冲直刺，行捻转泻法。手法完毕后，接电针治疗仪，选用疏密波，留针 30min，强度以患者能耐受为度，中间不行针，完毕后嘱患者自行按摩小腹部。（《现代医院》）

（三）电针疗法

◎剖宫产者，以腰部和双下肢穴位为主

［取穴］主穴：次髎。配穴：关元俞、阴陵泉、血海、三阴交，均取双侧穴位。

［操作］患者取侧卧位，穴位皮肤用 0.5% 碘伏消毒，各穴使用 30 号长 40 ～ 50mm 一次性针灸针直刺 30 ～ 40mm，行提插捻转约 1min，得气后加用电针治疗，选用疏密波型，频率 10/min，逐渐增大电流强度，以患者能耐受为度。每次治疗 30min，每日治疗 1 次，留置导尿的患者连续治疗 3 次后拔除导尿管观察疗效；针刺时未行导尿的患者则于第 1 次治疗后嘱其排尿，能自行排尿则停止治疗，排尿障碍未解除的则行留置导尿并继续治疗至能自主排尿，5 次为 1 个疗程。

◎阴道分娩者，取穴以腹部、双下肢腧穴为主

［取穴］主穴：气海、中极；配穴：双侧水道、阴陵泉、足三里、太冲。

［操作］取仰卧位，留置导尿者针刺前放尿 1 次，中极、水道取 30° 斜刺，针尖朝向耻骨联合，针刺深度 20 ～ 30mm，以患者出现胀感为度，忌大幅度提插手法，针刺后取穴加用电针刺激，皮肤消毒方法、针具选择、电针参数选择、疗程等同剖宫产组。（《针灸临床杂志》）

（四）穴位注射疗法

［取穴］膀胱俞。

［操作］穴位常规消毒后，用普通一次性注射器吸取新斯的明 0.5mg/ml，于右侧膀胱俞常规消毒后，实施穴位注射，并用无痛快速进针法将针刺入皮下组织，然后慢慢推进或上下提插，待患者自觉酸、胀、麻、痛等感觉后，回抽无血液、无脑脊液、无气后，推注药液。同法行左侧膀胱俞穴位注药，推注完毕后轻轻按揉。（《中国社区医师》）

（五）温针灸

［取穴］气海、中极、足三里、阴陵泉、三阴交。

［操作］令患者取仰卧位，平放下肢，暴露腹部、双下肢，取腹部气海、中极穴双侧足三里、阴陵泉、三阴交，用 28 号 2 寸毫针快速刺入皮下，提插捻转，使腹部穴位针感传至小腹部或会阴部，阴陵泉、三阴交针感传至大腿内侧，足三里针感传至大腿外侧。气海、

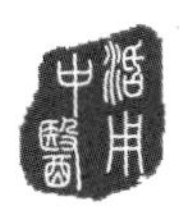

足三里用补法；中极、阴陵泉、三阴交用泻法。留针过程中，将切成 2cm 长的艾条置于针柄末端点燃，为避免艾灰落下灼伤皮肤，在针体周围铺上 1 张宽 4cm 的厚方纸，待艾火燃尽后出针。(《中国现代药物应用》)

（六）药罐疗法

［药罐制作］取中草药艾叶 50g，益母草 60g，放入 400ml 的 95% 乙醇中，并以此为比例，共浸泡于一适量容器里。待浸泡 7d 后，用纱布过滤出药液，并把草药中的余液用纱布尽力扎紧拧出，用已备好的脱脂棉球吸附药液，湿润程度以手指用力捏拿微有药液滴出为度，放入一定量的容器中（中号或大号广口瓶）备用。同时选用 3 ～ 4 个 4 号玻璃火罐作为施术工具。

［取穴］兼气虚者症见腹急、少气无力、舌淡苔薄白、脉缓，取肾俞 1（肾俞 1 是指每次用其中 1 个穴位）、膀胱俞 1 和关元穴；兼肾虚者症见腹痛、腰膝酸软、苔润、脉迟，取肾俞 1 膀胱俞 1 和中极穴。

［操作］采用对置火罐法。以患者腹部的募穴和腰骶部的腧穴为施术部位。待选取穴位后，把适量的棉球（约 10 个花生米大小）用手指轻按在罐底部，并贴于底部，使其口向上反置于一边备用。令患者侧卧，术者站立于患者的腹前或背后，然后右手拿着点燃的火柴，左手持罐，与施术部位保持 20cm 左右距离，火罐口要分别对准所取穴位的腹部或腰部，点燃罐底棉球，并迅速抽出火柴，以防烫伤皮肤。左手快速把火罐一次扣置在所取穴位上。此时火焰已灭，火罐靠内部负压牢牢吸附在皮肤上。春夏季每次留罐 10 ～ 15min，秋冬季留罐 15 ～ 20min。每日 1 ～ 2 次。(《中国针灸》)

（七）火罐疗法

［操作］取 3 个罐口直径 6 ～ 8cm 的玻璃罐。患者取平卧位，暴露下腹部，术者用镊子夹酒精棉球点燃后，在罐内绕 1 周后抽出，迅速将罐罩在膀胱充盈区，以品字形排罐法，保留 10min 取下。一般在治疗 30min 内即能顺利排尿。(《安徽中医临床杂志》)

（八）耳穴压丸

［取穴］膀胱、尿道。

［操作］将橡皮膏剪成 0.6cm×0.6cm 的方块，将王不留行子放置在中央，贴在双耳的膀胱和尿道穴上，两天贴压 1 次，2 次之间休息 1d，5d 为 1 个疗程，可重复进行。在贴压过程中，每个穴每隔 2h 按压 1 次，每次 5min，按压强度以患者感到刺痛为宜，防止过于用力按压造成皮肤破损而感染。(《中国针灸》)

（九）中药外敷疗法

［药物］车前草 30g，食盐 3g，捣烂为泥。

［用法］患者取仰卧位，将药泥贴敷于脐下气海或关元穴部位，范围为 10cm×10cm 为宜，涂敷成一片。药泥可直接接触皮肤，无明显刺激反应，待药泥干后再反复涂敷 2 ～ 3 次。用塑料薄膜封包效果更好。(《四川中医》)

（十）灌肠疗法

［药物］竹叶 30g，大黄 15g，荆芥 15g。

［用法］先将竹叶、荆芥加水至 600ml，浸泡 30min，水沸后慢火煮 15 ～ 20min 下大黄，去渣，过滤取煎剂 200ml，每次 1 剂保留灌肠，必要时每日 2 次保留灌肠。（《基层医学论坛》）

（十一）艾灸疗法

［取穴］关元、中极，双侧三阴交、阴陵泉。

［操作］施灸艾条距穴位 4 ～ 6cm，每穴每次 4 ～ 6min，使局部皮肤红润并有灼热感，以不烫伤皮肤为原则。以上穴位轮流灸治，直至自行排尿为止。（《湖北中医杂志》）

（十二）隔姜灸疗法

［取穴］关元、气海、中极、肾俞、膀胱俞等，选其中 2 ～ 3 穴。

［操作］切取厚约 0.2cm，宽约 4cm×4cm 的生姜一片，用牙签穿刺数孔，然后将底部直径 2cm 左右的圆锥形艾绒放置在姜片上，点燃艾绒，置放在穴位上，每穴 3 ～ 4 壮。（《浙江中医杂志》）

（十三）隔盐灸疗法

［药物］生姜 2 个，食盐及艾绒各适量。

［操作］将生姜切成厚约 0.5cm 的薄片，刺数个小孔。艾绒捻成蚕豆大小。圆锥形艾炷数个。令患者仰卧屈膝，将纯白干燥食盐填平脐孔，姜片置于盐上，再将艾炷放在姜片上，尖朝上，点燃，使火力由小到达，缓缓燃烧。待皮肤有灼痛感时即换一炷，直到温热入腹部。根据病情，常灸 1 ～ 4 炷。（《医药世界》）

（十四）按摩疗法

［操作］患者取仰卧位，两腿屈曲外展（膀胱截石位），臀下置医用一次性便盆，术者位于患者左侧，面向患者足端，右手手指并拢，手掌平放脐与耻骨联合上缘连线中点偏上方，与腹白线平行方向，左手平行重叠压在右手背上，按逆时针方向轻轻推压，先轻后重，治疗一次持续 5 ～ 10min，腹部酸胀感至尿排尽为止。在操作过程中，若发现膀胱过度充盈，推拿时手法要轻，以免造成膀胱破裂。（《辽宁中医药大学学报》）

（陈世云）

134. 缺　　乳

［临床表现］哺乳期间，产妇乳汁甚少，或全无，称为“缺乳”。亦称为“乳汁不行”或者“乳汁不足”。本病的特点是产妇乳汁甚少或全无，不能满足哺育婴儿的需要。有的是由于营养不良或手术创伤导致乳少；有的是由于七情所伤，导致乳汁骤减。若是由于

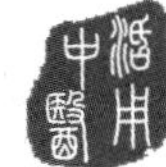

乳腺发育欠佳引起的，治疗效果较差。本病的主要病因是一为化源不足，二为瘀滞不行。常见分型有气血亏虚、肝气郁滞。

（一）中药内服

［药物］①气血亏虚型：党参 15g，当归 10g，熟地黄 15g，茯苓 15g，白术 10g，川芎 7g，炙甘草 6g，大枣 10g，山茱萸 10g，枸杞子 10mg，王不留行 15g，漏芦 15g，炮山甲 15g。②肝郁气滞型：当归 10g，川芎 6g，白芍 12g，柴胡 15g，青皮 6g，漏芦 15g，桔梗 10g，通草 15g，炮山甲 15g，王不留行 15g，郁金 15g，路路通 15g。

［操作］每日 1 剂，水煎，分 3 次服。（《中外健康文摘》）

（二）毫针疗法

［取穴］主穴：膻中、乳根、少泽。配穴：足三里、太冲。

［操作］患者仰卧位，穴位常规消毒后，用 30 号 2 寸毫针，直刺膻中穴 1 ～ 2 分，然后向下平刺 1.5 寸，捻转得气后中等刺激 1 ～ 2min，再将针尖退至皮下，分别向左右水平平刺，得气后行平补平泻法，留针时仍将针向下平刺，留针 30min。注意：乳根穴不宜向胸腔方向深刺以免刺伤心肺。实证患者，少泽穴采用点刺放血的疗法，少泽穴常规消毒后用毫针点刺，放血 3 ～ 4 滴即可，不宜放血过多。虚证患者，少泽穴采用毫针浅刺的方法，斜刺 2 ～ 3 分，捻转后出针。辨证配穴：乳房干瘪，柔软无汁，纳呆食少，体质虚弱者，针刺足三里 1 ～ 1.5 寸，行捻转提插补法，留针 30min；乳中有汁不出，乳房肿大硬痛或有胀感，情志不遂者直刺太冲 0.5 ～ 1 寸，行捻转泻法，留针 30min，出针时摇大其孔。每次 30min，每日治疗 1 次，5d 为 1 个疗程。（《陕西中医》）

（三）电针疗法

［取穴］双侧少泽穴。

［操作］选择 0.5 寸一次性针灸针，电针选择韩氏穴位神经刺激仪。患者取正坐位或仰卧位，定取穴位后，使针尖与皮肤成 10° ～ 15° ，迅速刺进皮下，进针后针尖向腕关节方向刺入 0.2 寸，待针刺得气后将电极接针柄，用断续波（电压 9V，电流 0.1A，频率 20Hz），强度以患者能够耐受为度。每次留针 30min，每日 1 次，5 次为 1 个疗程，休息 2d 后进行下一个疗程。（《中医杂志》）

（四）半刺疗法

［取穴］胸部气户、神藏、灵墟、神封、周荣、胸乡、天溪、乳根、膻中等及乳房硬块部；背部肩井、天宗、膈俞、肝俞、脾俞、胃俞、肾俞及督脉循行线。

［操作］患者端坐在靠背椅上，充分暴露前胸及乳房，局部皮肤常规消毒，先用 32 号 0.5 寸毫针快速刺入胸部腧穴的皮内（半刺），快速出针，采用指摩法适度按摩乳房硬结，顺着输乳管方向，从乳房根部向乳头方向按摩数次，再用拇、示指挤压乳晕部，迫使乳汁从输乳管口流出，反复多次，直到硬结消失。然后充分暴露背部，局部皮肤常规消毒，同样采用上述方法半刺背部腧穴，最后按摩背部督脉循行线。疗程：上述操作每日 1 次，

连续 3 次为 1 个疗程。(《陕西中医》)

(五)梅花针疗法

[取穴] 背部从肺俞至三焦俞的膀胱经穴位及乳房周围阿是穴。

[操作] 患者端坐位，消毒局部皮肤，然后用消毒的梅花针沿背部的肺俞向三焦俞叩刺至皮肤微红或微小血珠，叩刺的强度根据证候的虚实决定轻重，一般多采用轻刺激或中等刺激。背部的腧穴从上而下每隔 2cm 叩打一处，并可沿肋间向左右两侧斜行叩刺，乳房周围做放射状叩刺，乳晕部做环形叩刺，每次叩刺 10min，每日 1 次，5 次为 1 个疗程。(《针刺研究》)

(六)穴位注射

[取穴] 乳根、膻中、肝俞、脾俞。

[操作] 患者取坐位，确定穴位后，用 75% 酒精棉球常规消毒，采用一次性 5 号注射器，每次抽取维生素 B_1、维生素 C 注射液各 10ml 混合，右手持注射器，对准穴位，快速刺入皮下，缓慢进针，得气后回抽无血，缓慢将药液注入，每穴注入 1 ～ 2ml，每日 1 次，7 次为 1 个疗程。(《新中医》)

(七)耳穴压丸

[取穴] 胸、内分泌、交感、肝、脾。

[操作] 先用 75% 乙醇消毒耳部，用 0.5cm×0.5cm 胶布粘一粒王不留行子，贴在上述穴位上，同时嘱患者每日自行按压 4 ～ 6 次，每次按至耳廓红、热、发胀为止。两耳交替贴，2 ～ 3d 治疗 1 次，7 次为 1 个疗程。(《针刺研究》)

(八)拔罐治疗

[操作] 选用小口径玻璃罐，清洗干净，用镊子夹住含 95% 乙醇的棉球，点燃后放置在瓶内环绕几下，再迅速拿出，将瓶口扣住乳头，使罐瓶吸住乳房。拔罐促使输乳管通畅，帮助排出淤积的乳汁，还可以使凹陷的乳头突出，解除婴儿吸乳困难，使乳汁排出通畅。但玻璃罐口径不宜过小，否则负压过大会压迫口径周围的乳腺导管，引起产妇乳房胀痛，甚至会引起急性乳腺炎等病症。(《中国针灸》)

(九)推拿疗法

[取穴] 中府、云门、合谷、曲池、膻中、膺窗、乳根、足三里、脾俞、膈俞、胃俞、肾俞、渊腋、肩井、期门、神阙、中脘。

[操作] 采用梳法、揉法、按法、拿法、一指禅推法、摩法、捏法等手法。

首先，模仿婴儿吸吮乳头的动作拿捏产妇乳头，约 15 次；其次按揉乳根、中府、云门、合谷、曲池、膻中，一指禅推脾俞、膈俞、胃俞、肾俞，每穴操作约 1min；然后按揉渊腋、拿肩井；最后沿乳腺导管的方向做梳理手法，约 5min。根据分型可做加减操作，气血虚弱型加按揉中脘、血海、足三里等，肝郁气滞型加搓胁肋部位、揉按期门等。每日 1 ～ 2 次，3 ～ 5d 为 1 个疗程，可坚持 2 ～ 3 个疗程。(《黑龙江中医药》)

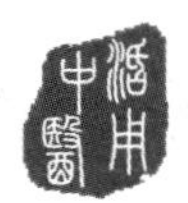

（十）足疗

［取穴］反射区选定：以肾上腺、肾、输尿管、膀胱、垂体、脑、三叉神经、松果体、生殖腺、子宫、卵巢、胸部及乳房、心、肝、脾、胃、肠、胸淋巴、上下身淋巴、甲状腺等反射区为主。

［按摩方法］①先用温热水（38 ～ 40℃）浸泡双足 20min，后用毛巾将另一足包裹，保暖；②按摩者双手涂按摩膏，用单示指扣拳法，以示指第 1、2 指关节扣紧，其余 4 指握拳，以拇指为基，垫于示指第 1 关节处，着力点为示指第 1 指间关节。③按压足底肾上腺、肾、腹腔神经丛、输尿管、膀胱、尿道等基本反射区；按子宫等重点部位；④拇指推拿法，自足跟向足心推压 3 次。对脚部特别敏感者，用拇指指腹代替示指扣拳法推、点、按、揉等，每个反射区按 1 ～ 2min，按摩时间从分娩后 6h 开始操作，每天上、下午各一次，间隔 6h，按摩全程 30min。（《中国针灸》）

（十一）外敷与推拿疗法

［操作］取葱白 500g，放入 2000ml 水中加热，沸腾后过滤，取干净毛巾浸湿葱水，敷于双乳（防烫伤），每次 15min。同时按摩乳房，患者取坐位或半坐位，护理人员洗净双手后，于葱水湿热敷后，一手托起乳房，另一手指自然伸开，用掌根或鱼际部位，顺时针方向从瘀乳肿块处，向乳头方向做轻柔缓和的回旋揉动，揉动幅度由小渐大，力量由轻渐重，至有乳汁滴出。然后按捏肿块（以患者耐受为度），将瘀积在乳腺管中的乳汁向乳头方向推移，并反复捻转乳头，挤出乳汁，使之逐渐形成线流。每次按摩 30 ～ 60min。治疗 2 次为 1 个疗程。（《湖北中医杂志》）

（陈世云）

135. 子宫肌瘤

［临床表现］子宫肌瘤，又称子宫平滑肌瘤。由子宫平滑肌增生而成，是妇科临床常见病和多发病之一，为女性生殖器中最常见的良性肿瘤，多无明显症状，主要临床表现可见月经改变，不规则阴道出血，月经量过多，经期延长或周期缩短，少数患者腹部扪及肿块，子宫肌瘤过大时，出现疼痛或压迫症状。另外，还可见白带增多、不孕以及继发性贫血等症状。本病发生率在妇科良性肿瘤中约占 90%，多见于 30—50 岁妇女。中医学属于“癥瘕”范畴。

（一）中药内服

◎月经期（即行经期）

［药物］当归 10g，赤芍 10g，牡丹皮 15g，蒲黄 10g，茜草 10g，血竭 10g，三七（吞）3g。加减：气虚加党参 15g，黄芪 20g；少腹疼痛加炮姜 10g，熟艾叶 10g；湿热加忍冬藤 10g，鹿含草 10g。

［用法］水煎服，连服 7 ～ 10 剂。3 个周期为 1 个疗程。

◎经后期（月经干净 3 ～ 7d）

［药物］大黄 5g，䗪虫 5g，水蛭（研粉吞）3g，桃仁 10g，生地黄 10g，赤芍 10g，丹参 10g。加减：血虚加当归 10g，鸡血藤 10g；气虚加党参 15g，黄芪 20g；少腹冷痛加桂枝 10g，乌药 10g。

［用法］水煎服，连服 7 ～ 10 剂。3 个周期为 1 个疗程。（《浙江中医药大学学报》）

（二）毫针疗法

［取穴］主穴：中极、水道、天枢、曲骨、子宫。配穴：血海、地机。

［操作］患者针刺前排空膀胱，取仰卧位。穴位常规消毒，选用直径 0.30mm 华佗牌不锈钢毫针，所选穴位全部进针 40mm，行平补平泻手法，捻转得气后留针 30min，每隔 10min 行针 1 次，每日治疗 1 次，10 次为 1 个疗程，疗程间休息 7d，再行下 1 个疗程，共治疗 5 个疗程。（《中国针灸》）

（三）蜂针疗法

［取穴］主穴：丹田、下曲骨、命门。配穴：八会、子宫、气门。

［操作］对局部皮肤进行消毒后，用镊子夹住活蜂的腰段，对准穴位或痛点，蜜蜂将尾针刺入，蜂毒通过螫针注入人体。若蜜蜂不放针刺，可轻压蜜蜂的胸部。一般留针几分钟后将蜂刺拔出。用蜂蜇刺每次用 6 ～ 12 只蜂，每周 2 次，最短治疗为 6 周，最长 12 周。（《中国针灸》）

（四）火针疗法

［取穴］关元、中极、归来、痞根、阿是穴。

［操作］患者仰卧位，选用中粗钨锰火针，先用 20% 碘酊棉球从穴中心向四周画同心圆消毒，在用 75% 的酒精棉球用同法脱碘。左手持酒精灯靠近针刺部位，右手持针用酒精灯火焰外焰将火针针体烧红，烧红后速刺入已行常规消毒的穴位内，疾进疾出，不留针。在针阿是穴时有坚硬感留针 0.5min，针刺完毕后，可用创可贴贴敷，当天勿碰水，每周治疗 1 次，休息 1 周后治疗下 1 次，10 次为 1 个疗程。注意针眼处结痂让其自然脱落。（《针灸临床杂志》）

（五）隔姜灸疗法

［取穴］关元、子宫、归来、三阴交、子宫区域和子宫肌瘤对应区域。

［操作］患者仰卧位，将鲜姜切成直径 2 ～ 3cm，厚 0.2 ～ 0.3cm 的薄片，中间以针刺数孔，穴位常规消毒后，将姜片置于应灸的俞穴部位，再将艾炷做成米粒大小艾绒，将艾绒放置在姜片上点燃施灸，当艾炷燃尽，再换艾炷施灸，每穴每次灸 3 ～ 5 壮，以使皮肤红润不起疱为度。每天 1 次，7 次为 1 个疗程。（《中华中医保健》）

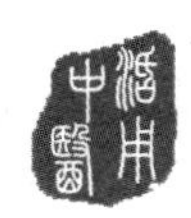

（六）针刺推拿结合疗法

［取穴］排卵期、黄体期：关元、子宫穴、足三里、三阴交。经期、卵泡期：关元、八髎。配穴：肝郁血瘀型加蠡沟，气虚血瘀型加阴陵泉。上述穴位按经期分别选取治疗。

［操作］穴位常规消毒，取直径 0.30mm，长 30 ～ 40mm 的一次性不锈钢针灸针，迅速刺入所选穴位，进针得气后，施平补平泻手法，留针 20min，下肢穴位进针得气后留针 20min。摩小腹 8 ～ 10min，揉关元 8 ～ 10min，擦八髎以热为度。肝郁血瘀型加按揉蠡沟、太冲各 2 ～ 3min，气虚血瘀型加揉气海、血海各 2 ～ 3min。（《中国针灸》）

（七）耳穴疗法

［取穴］子宫、内分泌、交感、三焦。

［操作］耳廓部位常规消毒，用 2mm 环形针刺入耳穴，针刺有酸痛肿胀麻感后行中强度刺激，留针 30min，起针后穴位贴压王不留行子，嘱患者每日自行按压穴位 1 ～ 2 次，每次 10 ～ 20s，强度以得气感为宜，每次贴压保留 3d，3d 后重复耳穴贴压，经期停用，每月从经期第 5 天开始重复治疗，连用 3 个月。（《中国针灸》）

（八）中药贴敷法

［取穴］关元、气海、中极、子宫。

［药物］生天南星 30g，乳香 30g，没药 30g，滑石粉 60g，将上述药物研成粉末，加上甘油调配成膏状。

［操作］将药膏置于纱布上制成 5cm×8cm 大小、厚度约 2mm 的膏贴，外敷上述穴位，每天 1 次，每次 6 ～ 8h，3 个月为 1 个疗程，连续治疗 2 个疗程。（《新中医》）

（九）中药灌肠疗法

［药物］桃仁、红花、牡蛎、桂枝、三棱、莪术、蜈蚣、皂角刺。加减：若气滞加木香、槟榔；气虚加黄芪、炙甘草；痰瘀加昆布、胆星；寒凝加细辛、吴茱萸；阴虚有热加黄柏、丹参。

［用法］将上药用冷水浸泡 30min，浓煎约 100ml，灌肠前将药液温至 38 ～ 40℃，用 14 ～ 16 号导尿管，插入肛门 12 ～ 15cm 缓慢注入药液，每次 100ml，保留 40min 以上，每日 1 次，经期停用。（《实用中医内科杂志》）

（陈世云）

136. 子宫脱垂

［临床表现］子宫从正常位置向下移位，甚至完全脱出于阴道口外，称为“子宫脱垂”。本病常发生于体力劳动妇女，以产时损伤、产后操劳过早者多见。常伴有阴道前壁和后壁膨出。本病以子宫下移或脱出阴道口外，状如鹅卵，咳嗽、走路时加重为特征，伴有

下坠感、腰骶酸痛。本病中医学称“阴挺”，主要病机为冲任不固、带脉失约、提摄无力。常见脾虚、肾虚两个类型。

（一）中药内服

◎脾虚型

［药物］黄芪 30g，炙甘草 9g，党参 15g, 当归 6g, 陈皮 6g，升麻 10g，柴胡 6g，白术 9g，枳壳 10g，肉苁蓉 10g，沙蒺藜 10g。

［用法］水煎煮，日服 1 剂，连服 3 个月，经期停服。

◎肾虚型

［药物］党参 30g，山药 15g，熟地黄 30g，杜仲 10g，枸杞子 10g, 当归 10g，山茱萸 10g，炙甘草 10g，鹿角胶（烊化）10g，升麻 10g，枳壳 10g。

［用法］水煎煮，日服 1 剂，连服 3 个月，经期停用。(《实用中医药杂志》)

（二）毫针疗法

［取穴］子宫、气海、关元、百会、足三里、三阴交。

［操作］嘱患者排空尿液后，仰卧位，针刺子宫、关元穴时，针尖向耻骨联合方向成 45° 斜刺 2 ～ 3 寸，行提插补泻手法的补法，当患者小腹部有收缩感时停止行针，将针留在穴位内。针刺足三里、三阴交穴时直刺 1.5 ～ 2.0 寸，行提插补泻手法的补法，当有经气感应时，将针留在穴位内，百会穴行平刺 1.0 ～ 1.5 寸，用平补平泻法。留针 30min，每日 1 次，10 次为 1 个疗程。(《长春中医学院学报》)

（三）电针疗法

［取穴］双侧子宫穴、足三里。

［操作］局部常规消毒后以 50mm30 号不锈钢毫针，垂直进针，视患者体质及针刺部位刺入约 25mm，以局部出现酸、麻、沉、胀感为度，足三里用补法，子宫穴用 2 寸毫针向子宫方向斜刺。以患者感到子宫上轴、腰部和阴部酸胀为度。双侧子宫穴用电针仪通电 30min，连续波，每分钟 60 次左右。每日 1 次，10 次为 1 个疗程。(《针刺研究》)

（四）头皮针疗法

［取穴］双侧头部额旁线。

［操作］选取 30 ～ 32 号 1.5 寸不锈钢毫针，对上述部位严格消毒，针与头皮成 15° ～ 30° 夹角，快速将针刺入头皮下，当针达到帽状腱膜下层时针下阻力减少，可使针与头皮呈平行状继续推进 1 寸左右。快速捻转每分钟 200 次左右，每隔 10min 行针 1 次，每次 2min，共 30min，隔日 1 次，10d 为 1 个疗程。(《北京中医药大学学报（中医临床版）》)

（五）芒针疗法

［取穴］维道、曲骨。

［操作］嘱患者排尽小便，仰卧位，屈膝。维道穴用 26 号 6 寸长芒针，快速进针，针尖沿腹股沟向耻骨联合方向透刺，深度在肌层与脂肪层之间，得气后进行捻转，直运

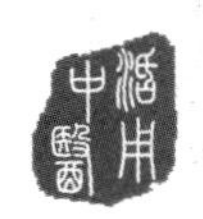

针至会阴部有抽动感，自觉子宫徐徐上升。曲骨穴直刺，捻转使针感向会阴部放射。然后接上电针，取疏密波，强度以患者能忍受为度，每次 20min，双侧轮流取穴，每天 1 次。（《上海中医药大学学报》）

（六）药灸疗法

［药物］艾叶、桂枝、高良姜、广藿香、降香、香附、白芷、陈皮、丹参、生川乌。将上述药物均匀混合，制成圆柱状，长 20 ～ 21cm，直径 1.7 ～ 1.8cm，备用。

［取穴］三阴交、气海、关元穴。

［操作］点燃艾条，分别对准穴位，每穴悬灸 10min, 以各穴位皮肤潮红为度。（《浙江中医杂志》）

（七）耳穴压丸

［取穴］子宫、盆腔、外生殖器、卵巢、脾、肾、神门。每次只取一侧耳穴，两侧耳穴交替使用。

［操作］施术部位常规消毒，将王不留行用 75% 乙醇消毒，晾干后粘于 0.5cm×0.5cm 的医用脱敏胶布上，贴压于所选穴位处的敏感点上。嘱患者每日自行按压 3 ～ 5 遍，每穴按揉 1 ～ 3min，刺激量以能耐受为度。若病情长、病情较重者，可适当延长刺激时间，加强刺激强度。按揉时以有疼痛、麻热感为得气，气感扩散至同侧身体为佳。每隔 6d 换压 1 次，2 次为 1 个疗程。可在子宫完全回纳后坚持使用 2 ～ 3 个月，以巩固疗效。（《实用中医药杂志》）

（八）穴位注射

［取穴］三阴交、足三里。

［药物］三七注射液。

［操作］患者仰卧位，用 5ml 一次性注射器抽取上述药液 3ml。皮肤常规消毒后，快速刺入上述穴位 0.5 ～ 1.0 寸，回抽无血后注射，每穴 1ml。每日 1 次，双侧轮流取穴。10d 为 1 个疗程。（《中国针灸》）

（九）穴位埋线

［取穴］肾俞透气海俞；曲骨透横骨；关元透中级；带脉透维道。每次选择两组穴位。

［操作］用一次性 7 号注射针头从针尖置入备好的 3-0 号羊肠线（长 0.5 ～ 1.0cm）；另用 2 寸毫针从针柄端插入针身内，常规消毒埋线部位皮肤，右手持针刺入皮下，肌肉丰厚处直刺入 1 寸以上，肌肉稍薄处斜刺入 0.5 寸，推动毫针使羊肠线从针尖端推入穴位下组织内，拔出注射针头，依法埋入羊肠线 2 ～ 3cm，棉球按压片刻后，贴上创可贴，埋线后适当休息。20d 后再埋线 1 次。（《针灸临床杂志》）

（十）穴位贴敷疗法

［药物］五味子 15g，升麻 10g。

［取穴］涌泉穴（双侧）、关元穴。

［操作］将上药共研细末，用姜汁调为糊状，敷贴于双足心涌泉穴，并可配合贴脐下三寸关元穴。敷料覆盖，胶布固定。每天换药 1 次，连续用药 7 ～ 10d 为 1 个疗程，一般用药 2 ～ 3 个疗程可愈。(《家庭中医药》)

（十一）中药熏洗疗法

［药物］黄芪 60g，枳壳 30g，乌梅 15g，升麻 15g，柴胡 15g，蛇床子 10g。

［用法］上述药物浸泡 30min 后，文火煎煮 30min，煎煮好后，趁热熏洗，每天熏洗 2 次，连用 3 个月，经期停用。(《实用中医药杂志》)

（陈世云）

137. 多囊卵巢综合征

［临床表现］多囊卵巢综合征是一种发病多因性、临床表现多态性的综合征，是育龄妇女常见的内分泌紊乱性疾病。以高雄激素血症、胰岛素抵抗及高胰岛素血症、促性腺激素水平异常、月经紊乱、闭经、无排卵、多毛、肥胖、不孕合并双侧卵巢增大呈多囊改变为特征，也是生育期妇女月经期紊乱的最常见病因。本病属中医学“月经不调”“闭经”等范畴。

（一）中药内服

［药物］黄精 15g，淫羊藿 15g，补骨脂 15g，菟丝子 15g，枸杞子 20g，生地黄 15g，当归 15g，皂角刺 15g，白芥子 20g。

［用法］自月经周期第 4 天起服药，每天 1 剂，连服 10d，每个月 1 次，连服 3 个月为 1 个疗程。(《云南中医中药杂志》)

（二）电针疗法

［取穴］双侧子宫穴、中极。

［操作］上述穴位常规消毒后，用直径为 0.3mm，长 40 ～ 50mm 的一次性无菌毫针直刺上述穴位，根据体形、体质差异进针 30 ～ 40mm 不等，使局部产生酸、麻、胀、痛感觉，子宫穴，中极穴以向会阴部放射为度，双侧子宫穴，接上电针仪，选用疏波，中等强度刺激。治疗 3 个月为 1 个疗程。(《针灸临床杂志》)

（三）腹针疗法

［取穴］主穴：引气归元穴位（中脘、下脘、气海、关元）、中极、大赫（双）。配穴：外陵（双）、下风湿点（双）、水道（双）。

［操作］以上各穴位常规消毒后，选用华佗牌一次性针灸针，规格为 32 号 1.5 寸毫针，直刺入各穴位中 1.0 ～ 1.5 寸，平补平泻，各穴位针刺得气后，留针 30min，于月经周期第 5 天开始治疗，闭经患者需先用黄体酮以引起撤退后出血后再开始治疗，治疗最初 3d 每日 1 次，以后隔日 1 次，30d 为 1 个疗程，治疗 3 个疗程为限。(《首届全国中医外治

法学术研讨会论文汇编》）

（陈世云）

138. 盆腔炎

［临床表现］盆腔炎是指女性盆腔生殖器官、子宫周围的结缔组织及盆腔腹膜的炎症。慢性盆腔炎往往是急性期治疗不彻底迁延而来，因其发病时间长，病情较顽固，外阴部的细菌可以逆行感染，通过子宫、输卵管而到达盆腔。盆腔炎患者易感疲劳。慢性炎症形成的瘢痕粘连以及盆腔充血，可引起下腹部坠胀、疼痛及腰骶部酸痛，常在劳累、性交、月经前后加剧。

（一）中药内服

［药物］延胡索 15g，赤芍 15g，当归 10g，川芎 10g，蒲黄 10g，五灵脂 10g，小茴香 6g，干姜 6g，肉桂 3g。加减：气虚者加黄芪、太子参各 20g；肾阳虚者加淫羊藿、杜仲各 20g；肾阴虚者减小茴香、干姜、桂皮，加熟地黄、山药各 20g，枸杞子 15g；湿热盛者减小茴香、干姜、桂皮，加黄柏 10g，车前子 30g。

［用法］每日 1 剂，水煎 2 次，早、晚温服。10d 为 1 个疗程。（《山西中医》）

（二）毫针疗法

［取穴］关元、气海、子宫穴（双）、提托（关元旁开 4 寸）（双）、足三里（双）、三阴交（双）、太冲（双）。

［操作］患者取仰卧位，用 0.25mm×40mm 的一次性毫针，局部常规消毒后，关元、气海、子宫穴、提托用提插泻法（紧提慢插法），足三里（双）、三阴交（双）、太冲（双）用平补平泻手法，留针 30min，出针后，再用中频、超短波治疗。每日 1 次，10 次为 1 个疗程。（《中医杂志》）

（三）腹针疗法

［取穴］引气归元（中脘、下脘、气海、关元）、气穴（双）、水道（双）、大横（双）。

［操作］定位取穴后，常规消毒，快进针，针刺至人部（即中刺），轻捻转慢提插，3 ～ 5min 再捻转使局部产生针感后留针 30min，每日 1 次。全下腹疼痛加外陵；一侧少腹疼痛为甚，或一侧有包块，加同侧下风湿点。每日 1 次，7 次为 1 个疗程。（《河北中医》）

（四）电针疗法

［取穴］以任、带二脉为主，配合以膀胱经穴及强壮要穴。共分 3 组：①带脉（双）、关元、气海、三阴交（双）；②维道（双）、中极、石门、足三里（双）；③肾俞（双）、大肠俞（双）、次髎（双）。根据辨证分析可随证加减。3 组穴位每日取 1 组，交替使用。

［操作］常规消毒，采用华佗牌无菌针灸针，规格为0.30mm×25mm或40mm，捻转进针，行针，出现酸麻胀等得气感觉后，接电针仪，疏密波、频率为16～18次、幅度15°～30°，电流输出以患者感舒适为度。每日1次，每次30min，15d为1个疗程。每疗程结束后做妇科检查及B超检查1次。治疗期间，遇经期时停止治疗至月经干净后2d，治疗3个月经周期。(《辽宁中医杂志》)

（五）火针疗法

［取穴］主穴：关元、中极、水道、归来、三阴交、次髎。加减：属肾虚寒凝者，加肾俞、关元；湿热瘀阻者，加阴陵泉、蠡沟；肝郁气滞者，加肝俞、太冲；脾胃虚弱者，加脾俞、足三里。

［操作］先让患者取仰卧位，局部常规消毒后，选择中粗火针，将针烧红至白亮迅速刺入选定部位，只点刺不留针。腹部穴位刺3～5分，三阴交刺2～3分。然后再令患者俯卧位，局部消毒后，火针点次髎，深度2～3分。针毕均用消毒干棉球，按揉穴位。隔日1次，7次为1个疗程，间隔3d进行下1个疗程。(《中国针灸》)

（六）药灸疗法

［药物］陈艾叶300g，红花30g，桃仁30g，芍药30g，木香30g，丁香30g，三棱30g，枳壳30g，莪术30g，青皮30g，川楝子30g，小茴香30g，延胡索30g，田七30g。先将艾叶揉搓成团，再将上药研成细末，两者混匀，用易燃纸卷成25cm，直径2cm的药艾条。

［取穴］关元、中极、子宫、次髎、三阴交、足三里。

［操作］用药艾条1根或将艾条剪成寸许的几段，放入艾灸盒中，点燃艾条，放于小腹部或腰骶部（二者交替使用），将所选穴位关元、中极、子宫、次髎罩于灸盒下，每次20min，艾条燃尽再续，灸至皮肤潮红为度。三阴交、足三里分别点燃艾条对准，距皮肤1寸左右，灸至皮肤呈潮红色为度，每日1次，12次为1个疗程。(《中国针灸》)

（七）穴位注射

［取穴］八髎穴。一般多使用上髎及次髎穴，中髎、下髎穴不易进针。

［操作］用5ml注射器抽林可霉素0.6g，2%利多卡因2ml，病情严重者加糜蛋白酶4000U，用7号针头于穴位处垂直进针1.5～2.0cm，缓慢推注，针感可放射至臀部或大腿等部位。每日注射一次，每次注射1穴，穴位可轮换使用，10d为1个疗程，可连用2个疗程。(《贵阳中医学院学报》)

（八）刺络拔罐疗法

［取穴］气滞血瘀型选取三阴交、肾俞、关元、腰眼穴等；寒凝湿滞型选取腰眼穴、肾俞、关元、三阴交、气海等。

［操作］气滞血瘀型采取先刺络、后拔罐、刺拔兼施的方法，1次选取2个穴位，14d为1个疗程。寒凝湿滞型采用先拔罐、后刺络、拔刺交替之法，1次选择2个穴位，

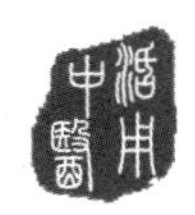

14d 为 1 个疗程。(《国医论坛》)

(九) 针砭疗法

[取穴] 双侧天枢、子宫、气海、关元、中极。

[操作] 患者平卧于砭毯上，针刺上述穴位，15° 斜刺，针上放置 20cm×30cm 热砭敷之，砭石温度 45℃，同时直刺三阴交、足三里得气为度，针砭留置 30min。以上方法隔日 1 次，9 次为 1 个疗程。(《首届全国外治法研讨会论文汇编》)

(十) 温针灸疗法

[取穴] 主穴：关元、中极、水道、归来、三阴交、足三里、蠡沟。配穴：腰部酸痛加肾俞、次髎、委中；白带增多加地机、阴陵泉；月经不调加照海、行间；腹胀加带脉、气海；炎性肿块加府舍；发热加曲池、大椎。

[操作] 根据辨证，选定取穴 2 ~ 3 个、配穴 1 ~ 2 个，先让患者排空小便，以 1.5 ~ 2.0 寸毫针刺入穴位，得气后采用中等量刺激 1 ~ 2min。然后在针柄上套一段 2 ~ 3cm 长艾段点燃。以防烫伤，可在穴区垫一方纸片，待艾断燃尽针冷后出针。每日 1 次，10 次为 1 个疗程，疗程间隔 3d，共治疗 3 个疗程。注意：①关元穴针感要求达到阴道，水道、归来、中极穴针感宜往附件部放射，手法要求提插均匀，并结合小幅度捻转，重在激发经气，以停针时患者腹内有一阵阵如发病时的隐痛感为佳。②腹部穴留针时加用温针灸或艾盒灸。③腹部针刺时针尖不宜直接刺向炎症部位和包块区。④月经期不采用温针灸等治疗。(《四川中医》)

(十一) 中药灌肠疗法

[药物] 金银花 12g，野菊花 12g，紫花地丁 10g，蒲公英 15g，败酱草 15g，丹参 20g，赤芍 15g，香附 15g，乳香 15g，没药 15g。加减：腹痛甚者加延胡索 15g；有包块者加三棱 15g，莪术 15g；便秘者加大黄 9g，厚朴 9g。

[用法] 水煎至 100ml，用纱布过滤，待温度冷却至 38℃左右备用。治疗前先排空大便，取侧卧位，垫高臀部，用输液器插入直肠 15cm 左右注入药液，保留 30min。每天 1 次，10d 为 1 个疗程，月经期停止灌肠，疗程间隔 5d。(《甘肃中医》)

(十二) 中药外敷治疗

[药物] 双柏散（成分为柏叶、黄柏、薄荷、大黄等。）

[用法] 上药取出适量，放在调配中药专用碗内，加适量温开水、蜂蜜调成糊状，保持适当温度（约 40℃左右），备用。患者取平卧位，暴露患处，根据疼痛面积选择大小合适的舒适妥胶布，用压舌板将调好的双柏散平摊于舒适妥胶布上。再将舒适妥胶布覆盖患者盆腔的患处，敷药厚度 2 ~ 3cm，敷药后用药时间 6 ~ 8h 为宜。敷药温度适宜。(《临床护理杂志》)

(十三) 中药布袋热敷法

[药物] 乌头 9g，艾叶 40g，鸡血藤 60g，乳香 15g，没药 15g，红花 15g，白芷

15g，羌活 20g，独活 20g，追地风 20g，伸筋草 20g，透骨草 20g。

［用法］上药磨成细粉，装入布袋缝好，隔水蒸 38min，趁热敷于下腹部，药袋上放置 1 暖水袋，每次热敷 30min，每日 2 次，每剂药物可反复应用 5d，10d 为 1 个疗程。（《河北中医药学报》）

（十四）推拿疗法

［操作］腹部双掌环形抚摩 5 ～ 7 遍；双掌交替推摩下腹部 1 ～ 2 遍；双掌轻揉腹部约 1min，点左大巨、曲骨、气海、子宫（奇穴）等穴，一手点中脘，另一手点左阳池；双手拇指快速交替按压两侧胫骨内缘约 1min；之后重复第一式；大腿两侧，做手掌上行重推 5 ～ 7 遍；小腿内做双手指揉，压法各 3 ～ 5 遍；双手拇指同点血海、足五里、太溪、阴陵泉各 1min，交叉同足三里、三阴交；双手拇指同时推、揉、压双足内侧缘 2min，揉点然谷、太阳穴各 1min。俯卧位推拿治疗：双掌下行揉腰，背部 3 ～ 5 遍，重点揉压肝俞、带脉约 1min；手根重压腰部两侧，揉点穴位肾俞均 1min；双手掌重叠揉腰骶部，揉点腰俞、次髎 1min；用双手拇指揉压骶尾骨部两侧边缘，有压痛是重揉；搓八髎部、搓承山、涌泉，均以发热为度。（《山西医药杂志》）

（十五）足部按摩

［取穴］肾上腺、大脑、小脑脑干、垂体、肝、脾、肾、生殖腺、子宫、淋巴（腹部）、足部反射区。

［操作］在全足按摩的基础上，重点加强上述反射区，每日 1 次，每次 30min，15 次为 1 个疗程。（《双足与保健》）

（陈世云）

139. 不孕症

［临床表现］凡生育年龄的妇女，配偶生殖功能正常，婚后同居 2 年以上，未采取避孕措施而未能受孕者，或曾经受孕而 2 年又不再受孕者，称为不孕症。前者称为原发性不孕，后者称为继发性不孕。

（一）中药内服

［药物］熟地黄、当归、巴戟天、淫羊藿、莪术、牛膝各 12 克，枸杞子、菟丝子、茺蔚子、山药、续断、丹参、太子参各 15 克，制香附、桃仁各 10 克，紫河车 6 克。加减：气虚加党参、黄芪各 15 克；血虚加鸡血藤 15 克，鹿角胶 10 克；阴虚加女贞子 15 克，墨旱莲 15 克；阳虚加仙茅 12 克，淡附片 6 克，在卵泡期重用熟地黄 18 克，当归 15 克，枸杞子 18 克，在排卵前期重用淫羊藿 18 克，巴戟天 15 克，鹿角片 15 克；月经期加桃仁 10 克，红花 10 克。

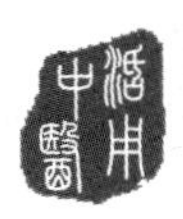

［用法］每日 1 剂，水煎取汁 300ml，早、晚分服。(《山东中医杂志》)

（二）毫针疗法

［取穴］主穴：关元、三阴交、大赫、肾俞、次髎、足三里穴。配穴：肾阳虚配气海、中极、命门穴；肾阴虚配太溪、照海；脾虚配手三里、脾俞、中脘、天枢；夹湿配丰隆、阴陵泉；肝郁配阳陵泉、太冲、内关、合谷穴；血瘀配上髎、血海、肝俞；经后期配太溪、照海穴；排卵期配太冲、血海、内关；黄体期配气海、血海；月经期配合谷、太冲、涌泉。

［操作］上述穴位常规消毒，用一次性无菌毫针，规格 0.30mm×40mm，直刺入穴位，根据体型、穴位部位刺入深浅不同，平补平泻法，要求针刺有酸麻胀痛的感觉，得气即可，留针 25min，每周 2 次。(《上海针灸杂志》)

（三）电针疗法

［取穴］①主穴：子宫、关元、中极、足三里、三阴交。②配穴：湿热瘀滞型加阴陵泉、次髎、蠡沟；气滞血瘀型加血海、地机；伴经前乳房胀痛或便秘腹胀甚者加太冲、天枢；腰骶痛，肾虚明显者加肾俞穴。

［操作］选定穴位，局部皮肤常规消毒，取 0.3mm×40mm 的一次性毫针直刺，用平补平泻手法，肾虚者关元、肾俞施以补法，针刺得气后通电针 25min，用连续波频率 3 ～ 5Hz。(《山东中医杂志》)

（四）耳穴压丸

［取穴］子宫、卵巢、内分泌、肝、肾、脾。

［操作］选准单侧耳朵耳穴，75％乙醇常规消毒耳穴皮肤，然后用 0.5cm×0.5cm 胶布将王不留行子固定于相应耳穴上，并嘱患者每天用拇、示指在耳廓内外按压进行刺激，使其耳感到酸麻胀或发热，每天按压 5 次，每次 2 ～ 3min，5d 贴穴 1 次，两耳交替贴穴，共治疗 12 周，月经来潮，暂停治疗。(《中国实用医药》)

（五）耳针疗法

［取穴］内生殖器、皮质下、肾、肝、内分泌。

［操作］上述耳部穴位常规消毒后，采用 0.25mm×30mm 的毫针刺入，每次 2 ～ 4 穴，或两耳交替。每次捻转 1 ～ 2min，不留针，毫针刺法，在月经周期的第 12 天开始，连续 3d，中等刺激。(《针刺研究》)

（六）穴位埋线

［取穴］双侧三阴交。

［操作］穴位处常规消毒，准备好 0 号无菌羊肠线（长 0.5 ～ 1cm）；准备一次性 7 号注射针头，另用 2 寸毫针从注射针头针柄插入针身内，后将准备好的 0.5 ～ 1cm 的羊肠线从针尖处置入注射器针头内。常规消毒埋线部位皮肤，右手持针刺入皮下 0.5 ～ 1 寸，推动毫针使羊肠线从针尖端被推入穴位下组织内，拔出注射针头，针孔以消毒棉球按压，埋线后适当休息。(《针灸临床杂志》)

（七）穴位注射

［取穴］实证：肝俞、归来、子宫、丰隆、三阴交；虚证：关元、气海、归来、子宫、肾俞、三阴交。配穴：肝气郁结加曲泉、太冲；痰瘀加阴陵泉、膈俞；胸胁胀痛加内关、膻中；经行涩滞加血海、合谷；白带量多加次髎、水分；纳差加中脘、足三里。肾虚加太溪、命门；头晕、耳鸣加百会、然谷；腰膝酸软加腰眼、阴谷。

［操作］上述穴位常规消毒，将胎盘注射液、当归注射液，每次抽取 1 ～ 2ml，刺入选定的穴位内，得气后，回抽无血，注射药液 1ml，每次 2 穴，治疗从月经周期的第 12 天开始，每天 1 次，连续 5 次。（《针刺研究》）

（八）中药外敷

［药物］川乌 10g，生水蛭 10g，鸡血藤 15g，透骨草 30g，威灵仙 20g，肉桂 10g，乳香 20g，没药 20g，红花 10g，丹参 30g，路路通 20g，皂角刺 15g。

［用法］以上诸药研细成末，装入长条形布袋中，加水适量，蒸 20min，撒上酒，敷于两侧附件体表位置，每月月经干净后敷 10 ～ 14d，每日 1 次，于睡觉前外敷，次日起床时取下。3d 更换 1 剂，3 个月为 1 个疗程，敷后局部皮肤过敏者停用。（《中国民间疗法》）

（九）中药填脐加灸法

［药物］食盐 30g，巴戟天 10g，川椒 10g，川芎 6g，香附 10g，小茴 6g，麝香 0.1g，生姜片 5 ～ 10 片，艾炷 21 壮如黄豆大，面粉适量。

［用法］先将食盐、麝香分别研细末分放待用，次将其余诸药混合研成细末另备用。嘱患者仰卧床上，首先以温开水调面粉制成面条，将面条绕脐周围一圈（内径为 1.2 ～ 2.0 寸），然后把食盐填满脐窝略高 1 ～ 2cm，接着取艾炷放于盐上。点燃灸之。连续灸 7 壮之后，把脐中食盐去掉，再取麝香末 0.1g 纳入患者脐中，再取上药末填满脐孔，上铺生姜片，姜片上放艾炷，点燃频灸 14 壮，月经第 6 天开始，每隔 2d 灸 1 次，连灸 6 次为 1 个疗程。（《陕西中医函授》）

（十）中药灌肠疗法

［药物］桂枝、赤芍、当归、败酱草、蛇舌草各 15g，川芎、三棱、莪术、皂角刺、乌梅、川柏、生地黄各 10g，茯苓 12g。

［用法］上药水煎取汁，约 200ml。在月经干净后第 6 天用中药肛门点滴保留灌肠。灌肠前嘱患者排空大小便，取屈膝侧卧位，暴露臀部，取中药汁，装入输液瓶内，温度约 37℃，用一次性导尿管，有孔端涂上液状石蜡，将导尿管缓慢插入肛门内 7 ～ 8cm，将一次性输液器插入输液瓶里，导尿管接在输液器连接处，使药液缓慢点滴进入肠腔内，待药液滴空后，患者原位休息 10min，然后平卧 30min 后再去排便。每日 1 次，14d 为 1 个疗程。（《浙江中医杂志》）

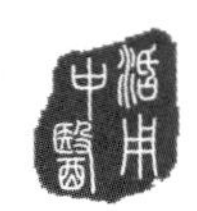

（十一）中药熏洗法

［药物］黄芥子 35g，艾叶 30g。

［用法］先将黄芥子研末，用水 2000ml 先煎艾叶 15min 后再将黄芥子末放入包煎 5min，去渣取汁，趁热盛于干净痰盂内坐浴熏洗 20min 或等凉后再加热坐浴 20min，每日 1 次，于月经结束后 5d 开始，20d 为 1 个疗程。用药最少 4 个疗程，最多 6 个疗程。（《中国民间疗法》）

（陈世云）

140. 子宫内膜异位症

［临床表现］子宫内膜异位症是指具有生长功能的子宫内膜组织出现在子宫腔被覆内膜及宫体肌层以外部位，以增生、浸润、转移、复发等恶性行为造成痛经、慢性盆腔痛、性交痛、月经异常、不孕等症状的疾病。中医学无子宫内膜异位症的病名，根据其临床表现可归于“癥瘕”“痛经”“月经不调”“不孕”的范畴。本病多发于 30—40 岁的妇女，是造成不孕或慢性盆腔疼痛的潜在原因，并且发病率呈逐渐上升趋势，人群中为 10% ～ 15%，占普通妇科手术的 30%。

（一）中药内服

［药物］经后期主要以补肾温阳、活血化瘀为主；方药：三棱、莪术、淫羊藿各 15g，水蛭 5g，菟丝子、肉苁蓉各 24g，巴戟天 12g。经前期主要以疏肝理气、活血化瘀为主；方药：三棱、莪术、香附各 15g，水蛭 5g，血竭 1g，柴胡、延胡索各 12g。经期主要以活血化瘀、和气止痛为主；方药：三棱、莪术、延胡索各 15g，水蛭 5g，血竭 1g，炒蒲黄、五灵脂各 12g。

［用法］经后方月经干净前后每天水煎后服用 1 剂，连续服用 5d；经前方每天水煎后服用 1 剂，连续服用 10d；经期方每天水煎后服用 1 剂，连续服用 5d；连续治疗 5 个月。（《中国现代药物应用》）

（二）温针疗法

［取穴］气海、关元、中极、子宫穴、血海、三阴交、行间、太冲。

［操作］患者取仰卧位，穴位局部皮肤常规消毒，选用 0.30mm×40mm 一次性针灸针快速进针，针刺腹部穴位时，针体与皮肤成 45°，气海、关元、中极穴针尖向下进入脂肪层，子宫穴针向子宫方向斜刺入脂肪层，使酸、麻、重、胀感扩散至整个盆腔为最佳。提插捻转得气后，在气海、关元、中极、子宫穴的针柄上插 2.0cm 长的药用艾条段，点燃施灸，待艾条燃尽后去灰，重复施灸 3 次后起针，每次治疗时间 30min。隔日治疗 1 次，月经期间停止治疗，共治疗 6 个月。（《上海针灸杂志》）

（三）腹针疗法

［取穴］主穴：引气归元（中脘、下脘、气海、关元）及中极。配穴：以下腹痛为主者加外陵、水道；以下腹痛、肛门坠胀为主者加外陵、水道、气穴；以下腹痛、腰骶部疼痛为主者加外陵、水道、气旁。

［操作］局部皮肤消毒后，选用专用薄氏腹针针具，根据中脘、下脘、气海、关元、中极、外陵、水道、气穴、气旁依序针刺，然后将针分别刺入地部、人部、天部，留针20min后，根据进针顺序起针。经前1周开始腹针治疗，包括经期当天，每隔1～2d治疗1次，至少治疗3次，3个月经周期为1个疗程，共治疗1个疗程。（《中国针灸》）

（四）火针疗法

［取穴］中极、关元、双侧子宫、八髎、水道、归来、肾俞、痞根、三阴交，每次选4～6个穴位，交替选用。

［操作］患者根据施针要求选择相应的体位，暴露施针部位，局部用0.5%碘伏常规消毒后，采用明火将常规的火针烧至针体通红，再针刺相应的穴位（要求快且准），随即出针，火针提离皮肤后，用干棉球迅速按揉针孔，以减轻疼痛。月经前1周开始治疗，直至月经结束，每周2次，共治疗3个月。（《上海针灸杂志》）

（五）耳穴电针

［取穴］选取耳穴子宫与皮质下或者神门与内分泌（均为双侧）作为主穴，随证选取肝、肾、交感穴中1～2穴作为配穴。

［操作］消毒穴区皮肤，选取规格为0.22mm×25mm的一次性毫针垂直刺入穴区敏感点2～5mm，使针身能稳定而不摇摆，进行捻转补泻。实证者施以泻法，虚实夹杂者用平补平泻，每穴行针30s。再将韩氏穴位神经刺激仪输出导线连接毫针针柄，同侧子宫与皮质下或者神门与内分泌为一组电极，给予频率50Hz的连续波刺激，刺激强度为0.5～0.8mA，每次留针30min，起针后以消毒干棉签按压针孔30s。隔天治疗1次，10次为1个疗程，每个疗程自月经干净后次日开始，共治疗3个疗程（即3个月经周期）。（《针刺研究》）

（六）穴位埋线

［取穴］月经前1周内：三阴交、肾俞、次髎（第1组）。月经期后：血海、子宫、关元（第2组）。

［操作］患者取适当体位，使用安尔碘液于穴位处常规消毒，医者将约1cm长的羊肠线从8号注射针头的针尖处装入针体，线头与针尖内缘齐平。穴位皮肤消毒，术者左手绷紧皮肤，右手将针头快速刺入穴内。然后将针芯内的毫针向内轻推，同时缓慢将8号针头退出，使羊肠线留于穴内，查无线头外露，胶布敷贴针孔24h。于经周期经前1周内开始埋线，月经前1周内选用第1组穴位，月经期后选用第2组穴位，每个月经周期共进行2次穴位埋线。治疗3个月经周期后停止治疗。（《广州中医药大学博士论文》）

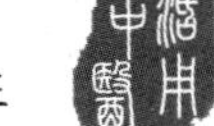

(七) 穴位注射加隔药饼灸

［取穴］足三里、血海；次髎、三阴交。

［操作］丹参注射液注射两组穴位，隔日交替，每穴注射 2ml。

［药物］附子、鹿角霜、肉桂、乳香、五灵脂。

［操作］上药以 5 ∶ 2 ∶ 1 ∶ 1 ∶ 1 比例研末，用时以黄酒调和，做成厚 0.4cm，直径 2cm 药饼，垫纱布，置艾绒于药饼上，取关元、次髎两穴，隔天交替灸，每次灸 3 壮。以上 2 种方法治疗 2 个月为 1 个疗程，一般治疗需 3 ～ 5 个疗程。(《中国针灸》)

(八) 穴位贴敷

［取穴］神阙穴。

［操作］取七厘散 1g 用少量黄酒调和，敷贴于患者神阙穴，用艾条灸 20min，用麝香止痛膏外贴（皮肤敏感者用肤疾宁外贴），48h 更换 1 次，3 次治疗后让患者自己操作治疗。每次月经干净后第 10 天开始治疗，到第 2 次月经干净时结束，治疗 2 个月为 1 个疗程，一般治疗需 2 ～ 4 个疗程。(《上海针灸杂志》)

(九) 中药保留灌肠

［药物］桂枝 15g，乳香 15g，没药 15g，白花蛇舌草 10g，皂角刺 15g，赤芍 10g，虎杖 15g。

［用法］中药加水 500ml，浓煎至 100ml，滤渣取汁，药液约 35℃时灌注到患者直肠内，留药 30min 以上，根据患者耐受程度延长时间，时间越长，疗效越好；灌肠操作前嘱患者排尽大小便，患者取仰卧位，臀部垫高 10cm，用灌肠器抽取煎好的中药汁，接大号导尿管，排尽空气，轻轻插入肛门 15cm 左右，慢慢注入药汁即可。若操作时患者有便意，可轻轻按揉肛门部位。每日 1 次，20d 为 1 个疗程。(《南京中医药大学学报》)

（陈世云）

141. 围绝经期综合征

［临床表现］围绝经期综合征是指妇女在自然绝经前后，由于卵巢功能渐进性衰退而引起的一组症候群，如出现月经紊乱、阵发性潮热、头昏、心悸、失眠、心慌、情绪不稳定、易激动等症状。本病属中医学“绝经前后诸证”范畴，本病的发病年龄一般多在 45—55 岁，有研究发现，我国妇女的平均绝经年龄在 49 岁左右。

(一) 中药内服

［药物］坤泰胶囊，药物组成：熟地黄、黄连、白芍、黄芩、阿胶、茯苓。

［用法］每粒 0.5g，每次 4 粒，每日 3 次。连续用药 12 周。(《中医杂志》)

（二）腹针疗法

［取穴］主穴：中脘、下脘、气海、关元、滑肉门、外陵、气穴、水分、关元下、大横。配穴：头昏头痛加商曲、阴都；下肢水肿加水道；肝肾阴虚加太溪、太冲；肾阳虚温灸神阙（高血压患者禁灸）。

［操作］治疗前确定无肝大，患者排空小便，仰卧位，常规皮肤消毒后，选用0.30mm×40mm毫针，进针时避开毛孔、血管、瘢痕，施术应轻缓，针刺到所需的深度后，一般采用轻度捻转不提插的手法，腹针穴位定位要准确，进针的深度以患者胖瘦和病程长短决定。留针30min。每日1次，10次为1个疗程，疗程间隔1周，治疗3个疗程后观察效果。（《上海针灸杂志》）

（三）毫针针刺

［取穴］背腧穴、三阴交、神门、中极、太冲。

［操作］患者先取坐位，在背部选取相应穴位后，用75%乙醇常规消毒，选用1寸毫针平刺进针，再嘱患者仰卧位，局部消毒后，选用2寸毫针直刺进针，均为平补平泻手法，得气后留针40min，每天治疗1次，10d为1个疗程。（《针灸临床杂志》）

（四）穴位埋线

［取穴］主穴：肝俞、脾俞、肾俞、期门、章门、京门。配穴：潮热汗出较重者加大椎、肺俞、三阴交；心烦失眠较重者加百会、内关；疲倦乏力明显者加气海、关元、足三里；关节疼痛、肢体麻木明显者加局部取穴。基本穴位每次取单侧，两侧交换使用，每次取穴总数12～15个。

［操作］穴位处皮肤常规消毒，用自制的一次性埋线针迅速刺入皮下，推动针芯，将可吸收线送入体内，拔出针体，用干棉球止血。埋线针的进针深度根据不同的穴位部位和患者皮肉厚薄的不同有所差异。治疗结束后嘱患者6h之内禁止沐浴，当日避免剧烈运动，适当休息。10d治疗1次，共治疗3次。（《中国针灸》）

（五）穴位贴敷疗法

［取穴］关元、子宫、肝俞（双侧）、肾俞（双侧）、三阴交（双侧）。

［药物］淫羊藿、巴戟天、当归、黄柏、知母。

［操作］将上述药物研细成粉末，将药粉用鲜姜汁、香油、麝香调成药膏，做成直径约2cm的圆锥状药饼，放在制备好的辅料上。贴敷的时间大约5h左右（以穴位局部皮肤潮红或红为度），每日1次，10d为1个疗程，连续治疗3个疗程。（《中华中医药学刊》）

（六）电针加耳穴贴压

［取穴］主穴：百会、安眠、神门、足三里、三阴交、太冲。配穴：心脾两虚配心俞、脾俞；心肾不交配心俞、肾俞；心胆气虚配心俞、胆俞、气海；痰热扰心配丰隆、内关；脾胃虚弱，胃气不和配中脘、脾俞、胃俞。耳穴：神门、心、交感、内分泌、神经衰弱点，随症加减。

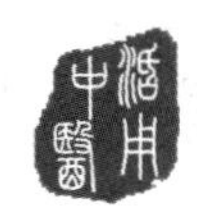

［操作］针刺得气后加电针治疗仪，选用连续波，留针半小时，每天 1 次。用王不留行子贴上述耳穴，嘱每天按压 3 次，每次每穴 1min，两耳交替贴，每天 1 次。10d 为疗程，休息 5 ～ 7d 后再行第 2 个疗程，共治疗 2 个疗程。(《新中医》)

（七）梅花针结合捏脊

［取穴］自项至腰部督脉经线和足太阳膀胱经第一侧线。

［操作］①梅花针叩刺：用 75% 乙醇常规消毒后，以右手拇指、中指、环指握住针柄，示指伸直按住针柄中段，运用腕部的弹力，针头对准皮肤自上而下，每隔 1cm 叩刺一下，叩刺 8 ～ 10min，叩击时针尖与皮肤垂直，强度要均匀，用力宜轻，以皮肤潮红不出血为度。②捏脊：患者俯卧，沿脊柱由下而上提捏皮肤，用拇指桡侧缘顶住皮肤，示、中两指前按，三指同时用力提拿肌肤，双手交替捻动向前推行。捏脊时行三捏一提法，即每捏 3 次向上提拿 1 次，如此反复捏脊三遍。以上治疗隔日 1 次，6 次为 1 个疗程，疗程间隔 3d。(《针灸临床杂志》)

（陈世云）

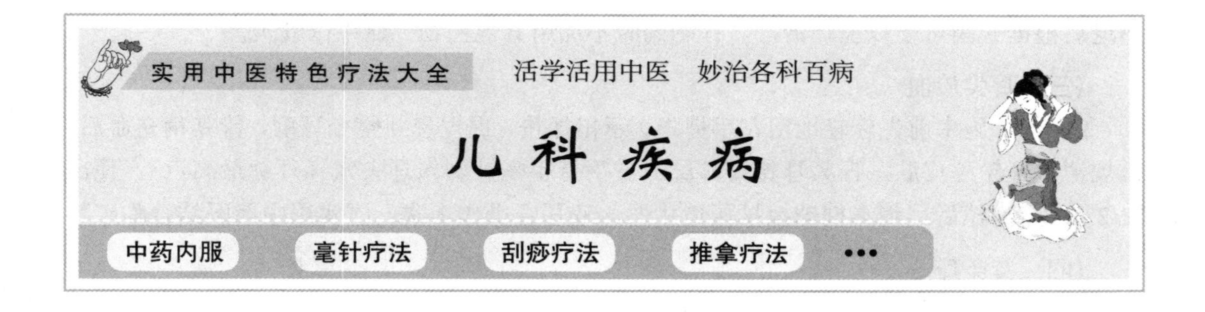

142. 小儿发热

［临床表现］发热是指机体在致热原作用下体温调节中枢的调定点上移，从而引起的调节性升高。当腋下温度超过 37.3℃或口腔温度超过 37.5℃，一昼夜温度波动在 1℃以上，可称为发热。小儿高热亦是儿科临床常见急症之一，对机体危害较大，过高的体温使机体各种调节功能紊乱，特别是大脑皮质的调节功能失常。患儿易出现神昏、惊厥、甚至死亡。中医学认为发热是体表阳气抗邪于外，或内外因导致体内阴阳失衡、阳气相对亢盛引起的。外因包括六淫之邪和疫疠之气，内因包括饮食劳倦和七情变化。

（一）中药内服

［药物］莱菔子、连翘、半夏、葛根、蝉蜕、荆芥、瓜蒌、焦槟榔、甘草。药量随年龄不同而调整。加减：普通感冒加桑叶、金银花、芦根。肺部感染加黄芩、知母、金银花。急性扁桃腺炎加牛蒡子、桔梗、生地黄、元参、板蓝根。腮腺炎颌下腺炎加元参、贝母、

金银花、马勃。急性胃肠炎去蝉蜕、荆芥加砂仁、木香、藿香、苍术、泽泻。发热重者加麻黄、石膏，咳嗽痰多者加杏仁、前胡、紫菀。大便不通者加大黄，不欲饮食者加白术、鸡内金、焦山楂。

［用法］每日 1 剂，水煎服，早晚分温服。(《中外医疗》)

（二）飞针疗法

［取穴］前额区、手三阴区、手足背线、少商。①前额区：共 5 条刺激线。额中线，自印堂穴至前发际正中的连线；额侧 1 线，瞳孔正中直上至前发际的连线，左右各 1 条；额侧 2 线，目外眦直上至前发际的连线，左右各 1 条。②手三阴区：手三阴经在前臂的循行线。③手背线为从手背腕横纹分别沿手背指筋间隙至各手指根部的连线，每手 4 条刺激线，双手共 8 条；足背线为从踝关节横纹沿足背各伸肌腱至趾根部的连线，每足 4 条刺激线，双足共 8 条。

［操作］常规消毒皮肤，以右手拇指、示指紧握针体中段，中指稍伸直封住针体下端，仅露出针锋。按照先上后下、先中线后侧线的原则，在所选区域以“轻、快、点”的手法进行针刺，同一经络线以 0.5 ～ 1cm 为距，每条线平均刺 3 ～ 7 点。另外，点刺少商，挤出血液 2 ～ 3 滴。若针后热仍不退或退而复升，半日后可再行针刺，一般最多 2 次。热退后根据病因可予以药物治疗。针刺同时不加用其他药物。(《中国针灸》)

（三）耳尖放血

［操作］施术前先轻轻地用左手拇指、示指揉按、提捏患儿整个耳廓，待其稍充血后，常规消毒耳轮外皮肤，捏紧耳轮与耳屏，右手持粗毫针刺入耳尖穴（耳廓最高点），使出血 2 ～ 3 滴，然后用消毒棉球擦拭压迫止血。双耳各操作 1 次。(《实用中西医结合临床》)

（四）艾灸疗法

［取穴］肺俞（双）、足三里（双）。

［操作］暴露上述穴位，施以雀啄灸，每穴 5 ～ 7min，以皮肤红晕、湿润为度。每日治疗 1 次。(《山东中医杂志》)

（五）推拿疗法

［操作］予三字经流派推拿进行辨证施治：风寒感冒发热取穴：揉一窝风，平肝清肺，不得汗加提捏大椎穴，头痛加揉阳池，鼻塞不通加揉迎香，腹痛加揉外劳宫，呕吐加清胃。风热感冒发热取穴：平肝、清肺、清天河水；头痛加揉阳池，鼻塞不通加揉迎香，腹泻加清补大肠、清补脾，高热不退加退六腑。挟痰取穴：平肝清肺，清天河水，运八卦，痰盛者加清补脾，高热者加退六腑；挟滞取穴：平肝清肺，清天河水，运八卦，清补脾，呕吐加清胃，高热加退六腑；挟惊取穴：平肝（加重），清肺，清天河水（加重），捣小天心，高热不退加退六腑。推拿时，用滑石粉作介质，手法要求轻快、柔和、均匀、持久、有力，轻而不浮，快而不乱，平稳着实，操作认真，手法熟练，操作频率每分钟 150 ～ 300 次。每天推拿 1 次，连续推拿 3d。(《中医学报》)

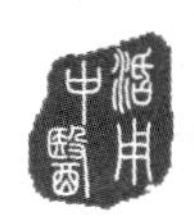

（六）中药灌肠

［药物］桂枝 10g，柴胡 15g，黄芩 10g，杏仁 6g，甘草 3g 等。煎药装成每瓶 50ml，备用。

［操作］患儿采用侧卧位，使用前将药液加热到 28 ～ 32℃，采用一次性注射器（50ml）拔去针头，接上一次性 7 号去针头输液管（前端涂上液状石蜡或其他润滑剂），缓缓插入患儿肛门 5 ～ 10cm 即可，将中药滴入液缓慢推入直肠内，然后用左手捏紧患儿肛周臀部以防止药液反流，让患儿保持侧卧体位休息 15min 左右即可。用量：6 个月—2 岁：每次 30ml；2—5 岁：每次 50ml；5—12 岁：每次 80 ～ 100ml。疗程：患儿每天 2 次，3d 为 1 个疗程。（《时珍国医国药》）

（七）中药外敷疗法

［药物］栀子 5g，桃仁 5g。

［操作］上药捣烂如泥，加面粉 15g 及蛋清各适量，调拌均匀，以纱布做外垫分别外敷于两足心（即涌泉穴），6h 换一次，每天 4 次，3d 为 1 个疗程。（《四川中医》）

（八）刮痧疗法

［取穴］夹脊穴、膀胱经肺俞到三焦俞、大椎穴。三关：位于前臂桡侧缘，自腕横纹至肘横纹。六腑：前臂屈侧尺侧边，自肘至腕一线。天河水：位于前臂正中总筋至洪池（曲泽）一线。

［操作］患儿取平卧位，充分暴露刮治部位。操作者握持刮痧板，先用刮痧板边缘将滴在皮肤上的刮痧油自下向上涂匀，沉肩、垂肘、运腕、用指，使刮板与刮拭部位角度为 45° ～ 90° 。运板宜轻灵勿滞，均匀柔和，持久有力，一气呵成，从上到下，由内向外，尽量减少患儿变换体位。刮拭结束后，用清洁的卫生纸或毛巾按压在所刮之处，擦拭干净残留油渍，迅速穿衣保暖。（《吉林中医药》）

（周凌云）

143. 婴幼儿腹泻

［临床表现］婴幼儿腹泻是一组多病因引起的临床综合征，为婴幼儿时期的常见病。临床主要表现为大便次数增多、排稀便和水电解质紊乱。按其病因可分为感染性和非感染性两类。前者多与病毒、细菌、真菌、寄生虫感染有关；后者多由饮食因素和气候因素引起；痢疾、霍乱和食物中毒等以腹泻为主要表现的法定传染病不包括在婴幼儿腹泻之内。本病属于中医学“泄泻”范畴，四季均可发生，在我国婴幼儿疾病中是仅次于呼吸系统疾病的第二类常见多发病。

（一）中药内服

［药物］山药 10 ～ 15g，白术、茯苓各 6 ～ 9g，扁豆、薏苡仁各 8 ～ 10g，砂仁 3 ～ 5g，

桔梗 5g，诃子 3 ～ 5g。加减：伤食者加神曲、山楂各 10g；呕吐加姜半夏 3 ～ 6g；久泻不止加乌梅、粟壳各 5g；腹胀者加木香 3 ～ 5g；外邪未尽者加藿香、荆芥各 5g；发热加黄芩、葛根各 5g。

[用法]上药加水 500 ～ 1000ml，先武火后文火，煎至 150 ～ 300ml，每日 1 剂，1 剂 3 ～ 4 次，婴儿酌减。（《内蒙古中医药》）

（二）毫针疗法

[取穴] 双侧足三里、天枢穴。

[操作] 局部常规消毒后，采用长 25 ～ 40mm 的一次性毫针，定位后迅速刺入穴位，行捻转平补平泻手法，3 次后起针。每天治疗 1 次，3 次为 1 个疗程。（《上海针灸杂志》）

（三）艾灸疗法

[取穴] 神阙穴。

[操作] 患儿取侧卧位（最好于睡眠状态），以肚脐（神阙穴）为中心暴露腹部直径约 8cm 左右，点燃艾条，待其燃烧均匀，医者用左手触摸患儿腹部，轻轻揉摩，右手握住艾条，在距离皮肤 3 ～ 6cm 处，以肚脐为中心呈环形旋转熏灸，先顺时针，后逆时针，意在平补平泻。每次温和灸 30min，以医者手下有温热感，患儿局部皮肤微红为度，每日 2 次。（《山东中医杂志》）

（四）穴位注射

[取穴] 止泻穴（脐下 0.5cm），足三里穴（单侧）。

[操作] 患儿仰卧，暴露腹部肚脐周围的皮肤及一侧足三里穴，用活力碘消毒上穴，取 100mg 维生素 B_1 注射液予止泻穴、足三里穴各 50mg 穴位注射，拔针后用棉签按压片刻，每日 1 次。（《中国中西医结合消化杂志》）

（五）刮痧疗法

[取穴] 主穴：胃俞、脾俞、大肠俞、足三里、中脘、天枢、内关。配穴：伴发热者加曲池；伴头痛头晕者加合谷；伴转筋者加承山、委中。

[操作] 常规消毒后，在相应的部位上涂刮痧油，先从颈部风府刮至大椎，再重刮中脘、天枢、胃俞、脾俞、足三里，以皮肤发红、皮下有瘀血点、痧斑为度，切忌重手法，同时加个别穴位拔罐，使小儿感觉到有温热感、无疼痛感为度，留罐 5 ～ 10min。脱水者嘱患者多饮淡糖盐水或流质饮食，病情需要时给予静脉补液。3d 为 1 个疗程，最多治疗 3 个疗程。每次刮痧后均服温水或糖盐水 1 杯（500 ～ 800ml）。（《中国民间疗法》）

（六）中药外敷疗法

[药物]将肉桂 3g，炒白术 10g，吴茱萸、干姜、丁香各 5g 等份研末过筛，装瓶密封备用。

[操作] 先用生理盐水棉球把患儿脐部擦净，将药粉置于脐内，稍加压，以填平脐窝为度（药粉用量 0.3 ～ 0.6g），再用约 3.0cm×3.0cm 的纱布覆盖，最外用约 4.0cm×4.0cm 胶布覆盖固定，2d 换药 1 次。（《浙江中医杂志》）

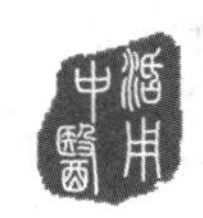

（七）中药保留灌肠

［药物］附子 15g，干姜 6g，炙甘草 6g。先煎附子 2h 后三药煎汤浓缩到 60ml，分成 4 份，灌装于耐高温玻璃瓶中，待灌肠时用。

［操作］操作时取药液 15ml，加热至与肠腔温度接近，以 37 ～ 39℃为宜。灌肠时患儿取左侧卧位，抬高臀部 20cm，将灌肠管插入肛门 15cm 左右，用一次性灌肠器抽取药液 15ml 缓慢注入。灌入后取平卧位，使药物在肠内保留 60min 左右排出，每日 2 次，早晚各 1 次。灌肠前让患儿排空大、小便。（《中国实验方剂学杂志》）

（八）中药外洗疗法

［药物］络石藤鲜品。

［操作］络石藤鲜品 200g，加水 2500ml，煎煮至沸后，用文火维持 15min，去渣留汁，待温，外洗，外洗部位为小儿双膝以下。轻者每日 1 次，略重者每日 2 次，早晚分洗。（《中医外治杂志》）

（九）三字经推拿疗法

［操作］伤食泄泻清胃 10min，清天河水 5min，运八卦 5min，清补大肠 10min。风寒泄泻揉一窝风 5min，揉外劳宫 5min，清补大肠 20min。脾虚泄泻揉外劳宫 5min，清补大肠 10min，清补脾 10min，补脾 5min。脾肾阳虚泻揉二马 10min，揉外劳宫 5min，清补脾 10min，平肝 5min。各型均每日治疗 1 次，连续治疗 3d。（《光明中医》）

（周凌云）

144. 百日咳

［临床表现］百日咳是小儿时期感受百日咳时邪引起的肺系传染病，临床以阵发性痉挛性咳嗽和痉咳末伴有较长的鸡鸣样吸气性吼声为特征。中医学以其咳嗽特征称之为“顿咳”“顿呛”，又因其具有传染性，故称为“疫咳”“天哮呛”。本病一年四季均可发生，但以冬春季节多见。因小儿肺常不足，易于感受百日咳时邪，5 岁以下小儿最易发病，年龄越小，病情大多越重，10 岁以上儿童较少发病。本病病程较长，如不及时治疗，可持续 2 ～ 3 个月或以上。重症或体弱婴儿因体禀不足，正气亏虚，若痰热壅盛，闭阻于肺，易并发肺炎喘嗽；若痰热内陷心肝，则可致昏迷、抽搐之变证。

（一）中药内服

［药物］桑白皮 9g，生石膏 15g，党参 6g，炙枇杷叶 7g，黄芩 5g，杏仁 7g，麦冬 7g，川贝母 7g，桔梗 7g，炙百部 7g，厚朴 7g，甘草 3g。加减：咳喘重，加炙麻黄 5g；病程大于 1 个月，咳痰不利者加僵蚕 5g，桃仁 5g；咳血加茅根炭 7g；食纳差加鸡内金 5g。

［用法］上药以凉水浸泡 20min，先以大火烧开后，改为文火煎煮 20min，滤取药液

250ml。1 岁以内每天 100ml，1—3 岁每天 180ml，3—6 岁每天 250ml，10d 为 1 个疗程。（《甘肃中医》）

（二）中药膏剂

◎贝母梨膏

[药物] 雪梨 1000g，川贝母、半夏、杏仁、橘皮粉各 30g，百部 50g，款冬花 20g，甘草、香木橼粉各 10g。

[用法] 除二味药粉外，各药切碎，水煎取汁 4 次，去渣；合并药汁，小火煮至稠厚时，加入白糖 500g 及二味药粉，再煮煎即可。每次 10ml，开水冲服，每日 3 次。（《药膳食疗研究》）

◎二冬膏

[药物] 天冬 500g，麦冬 500g。

[用法] 将天冬、麦冬洗净，加水煎煮 3 次，第 1 次 3h，第 2、第 3 次各 2h，合并煎液，过滤，滤液浓缩成清膏，待 80 ～ 85℃，每 100g 清膏加炼蜜 50g，混匀即可。每次服 10 ～ 15g，白开水调服，每日 2 次。（《药膳食疗研究》）

（三）毫针疗法

[取穴] 久病日弱者，取足三里、合谷；发热加大椎、曲池；食欲缺乏加内关、商丘；鼻出血者加太渊、经渠。

[操作] 常规穴位消毒，足三里穴先补后泻，合谷穴用泻法。每日 1 次，不留针，7d 为 1 个疗程。（《针灸临床杂志》）

（四）耳针疗法

[取穴] 支气管、肺、神门、交感。

[操作] 以上穴位常规消毒，常规耳针刺入，中等刺激。每次用 2 ～ 3 穴，两耳交替使用。（《针刺研究》）

（五）梅花针叩刺法

[取穴] 巨阙、中脘、下脘、气海、梁门、身柱、尺泽、商丘。

[操作] 轻压叩打穴位皮肤至充血，每日 1 次。（《针灸临床杂志》）

（六）针罐疗法

[取穴] 肺热型主穴取大椎、肺俞，配合肝俞、丰隆；肺寒型主穴取肺俞、脾俞，配合足三里、太渊。

[操作]用直径 0.25mm、长 25 ～ 40mm 的毫针，肺热型用捻转泻法，肺寒型用捻转补法，均不留针。针刺后将维生素 K_1 注射液 0.5ml（5mg）装入小罐内，扣放在针刺后的主穴上，再用注射器经胶皮盖抽出小罐内空气，使罐内形成负压，留罐 15 ～ 20min（把注射用青霉素小瓶的底磨掉制成小罐，起罐时用注射器向罐内注入少许空气即可）。治疗每天 1 次，5 次为 1 个疗程。（《中国针灸》）

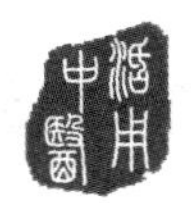

（七）刺血疗法

［取穴］少商、商阳。

［操作］常规穴位消毒，以左手握住患者被刺拇指或示指，用右手持三棱针点刺放血如粟米大数滴，血少者可挤压。取双侧，每日点刺放血 1 次，10d 为 1 个疗程。（《黑龙江中医药》）

（八）穴位注射

［取穴］天突穴。

［操作］在胸骨柄上线皮肤常规消毒后，用 5.5 号针头从胸骨柄上缘成 45° 斜向胸骨柄后缘进针，约 1cm 即到达天突穴，注射器回抽无血时，注入注射用水 1.5ml，隔日 1 次，3 ～ 5 次为 1 个疗程。（《黑龙江医药科学》）

（九）中药外敷疗法

［药物］百部、麻黄、白及、黄连、甘草各 60g，芦根 150g。

［操作］用麻油将上述药物熬枯，去渣，过滤，沉淀；再熬至滴水成珠，下黄丹收膏备用。用时取药膏贴于气户、库房、风门、肺俞、身柱，一次取穴 3 ～ 4 个，轮流贴药，每日 1 次，每次贴 12 ～ 24h，连用 7d 为 1 个疗程。（《中国民间疗法》）

（十）涌泉穴贴敷

［药物］大蒜。

［操作］用鲜紫皮大蒜 5 枚，敷料长宽各 1.5 寸，胶布 2 条各二寸。将大蒜瓣（即蒜头）捣成蒜泥为度，把蒜泥敷贴脚底涌泉穴，用敷料固定，男左，女右，夜晚睡前敷，次晨揭去。4 次为 1 个疗程。（《新中医》）

（十一）按摩疗法

［取穴］八风、合谷、二扇门、鱼际、太渊、尺泽。

［操作］运八风，掐合谷，推肺经，掐揉二扇门，掐揉 5 指节，推脾胃，掐合谷，揉太渊，掐尺泽。每日 1 次。（《陕西中医函授》）

（周凌云）

145. 小儿疳证

［临床表现］疳证是由于喂养不当或多种疾病影响，导致脾胃受损，气液耗伤而形成的一种慢性疾病。临床以形体消瘦、面色无华、毛发干枯、精神萎靡或烦躁、饮食异常为特征。本病发病无明显季节性，各种年龄均可患病，临床尤多见于 5 岁以下小儿。因其起病缓慢，病程迁延，不同程度影响小儿的生长发育，严重者还可导致阴竭阳脱，猝然变险，因而被古人视为恶候，列为儿科四大要证之一。本病恰当治疗，绝大多数患儿

均可治愈，仅少数重症或严重兼症者，预后较差。

（一）中药内服

［药物］党参、白术、茯苓各 12g，山药 10g，白扁豆、藿香（后下）各 5g，麦芽 5g，山楂 5g，陈皮 3g。上述为 3 岁患儿的用药剂量。脾气虚加黄芪 5g，腹胀加鸡内金 3g，腹痛加木香 5g，大便溏加炮姜 2g，大便干结加莱菔子 3g。

［用法］水煎 2 次，共取汁 100 ～ 200ml，饭前 1h 服用，每日 1 剂。一般 1 岁 1 汤匙（约 10ml），每日 3 次。（《中医儿科杂志》）

（二）毫针疗法

［取穴］四缝穴。

［操作］操作者双手清洁，用 75% 酒精棉球消毒针刺部位，用 28 号 1 寸长的毫针针刺穴位，深为 1 ～ 2mm，出针后挤出少许黄白色黏液或少许血液体，用消毒干棉球揩净，按压针孔，每 2 周 1 次，连续 2 次，4 周为 1 个疗程。（《新中医》）

（三）耳压疗法

［取穴］胃（耳轮脚消失处）、脾（紧靠对耳轮缘）。

［操作］医者直接以手之拇指、示指按压患儿两穴，以患儿感适宜为佳，按压时可感受到患儿耳部发红、发热，反复如此，时间为 5 ～ 10min。（《江西中医药》）

（四）穴位注射

［取穴］双侧足三里。

［操作］两手沿脊柱两旁，由下而上连续地挟提肌肤，边捏边向前推进，自尾骶部开始，一直捏到项枕部为止（一般捏到大椎穴，也可延至风府穴）。重复 3 ～ 5 遍后，再按揉肾腧穴 2 ～ 3 次。一般每天或隔天捏脊 1 次，6 次为 1 个疗程。慢性疾病在 1 个疗程后可休息 1 周，再进行第二个疗程。同时用盐酸山莨菪碱注射液穴注双侧足三里，或用维生素 B_{12} 或维生素 C 注射足三里。方法：严格消毒后，用抽有药液的 5ml 注射器、小 5 号或中 5 号针头刺入双侧足三里穴内，待有针感、抽无回血后将药物注入穴内，出针后用消毒干棉签压迫即可（药物剂量根据小儿体重计算用量），2d 治疗 1 次，3 次为 1 个疗程；1 个疗程后休息 3d，再开始第 2 个疗程。（《陕西中医》）

（五）梅花针

［取穴］第 7 颈椎至骶尾部督脉及两侧足太阳膀胱经循行的部位。

［操作］患儿由其家长抱住，取俯卧位，将梅花针和取穴部位的皮肤消毒后，手握梅花针，自上而下，先从大椎至骶尾部沿脊柱做纵行轻叩，再分别叩刺两侧足太阳膀胱经循行的部位，反复轻叩 3 ～ 4 遍，叩刺强度为弱刺激，以局部皮肤略潮红为度。不要刺伤皮肤。隔日 1 次，10 次为 1 个疗程。（《广西中医药》）

（六）捏脊疗法

［操作］患儿俯伏母膝或俯卧板床上，先轻按背部数遍，使患儿肌肉、精神放松。然

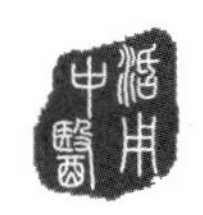

后从长强至大椎，以两手示指横压在长强穴部，同时以两手拇指与示指合作，将皮肤肌肉提起，交替向上推捏至大椎穴为 1 次，连续推捏 6 次。在推捏第 5、第 6 次时，于腰椎和胸椎部用力将肌肉提起，每推捏 1 次提 7 ～ 8 次；推捏完第 6 次后，再以拇指从命门向肾俞左右推压。每周 2 次，8 次为 1 个疗程，治疗 1 个疗程。(《新中医》)

（七）割治疗法

◎鱼际割治方法

［操作］患儿手掌大鱼际处做局部常规消毒，用无菌三棱针快速穿破鱼际穴皮肤 1 ～ 2mm，然后挤压穿破点周围，使皮下脂肪冒出皮面，用无菌剪刀剪去冒出皮面的脂肪，无菌棉球压迫片刻，无出血后覆盖无菌敷料并以胶布固定。每周 1 次，左右手轮换，4 周为 1 个疗程，1 个疗程后观察疗效。(《中医儿科杂志》)

◎割掌指法

［操作］取掌侧第 2、3 掌骨间，示指与中指根部联合下约 0.5cm 处，常规消毒。以利多卡因局麻后，助手将患儿腕关节握住，术者左手握患儿示、中、环、小指四指，右手持消毒手术刀，纵行切开皮肤，切口长 0.5 ～ 1.5cm，然后用手术剪在切口处剪去冒出的脂肪组织，对好皮肤，切口以纱布覆盖，以拇指按压片刻，以防出血。加压包扎。可单侧或双侧施术。(《中国民间疗法》)

（八）中药外敷

◎神阙穴外敷法

［操作］采用疳积贴（焦山楂、炒神曲、炒麦芽各 10g，炒鸡内金、炒莱菔子、栀子各 5g。共研细末，加水调成糊状）敷贴神阙穴，每天 1 次，每次 6 ～ 8h，5d 为 1 个疗程。(《新中医》)

◎内关穴外敷法

［操作］取鲜毛茛叶 3 ～ 5 片，置于掌心揉烂成赤豆大小，外敷于任意一侧内关穴，覆以 1cm×1cm 的车前草叶，再覆以纱布，胶布固定。待皮肤有灼热感（约 1h）时除去药，局部皮肤即呈红色，继之出现水疱。水疱不必刺穿，让其自然吸收。若不慎碰破，可外涂甲紫溶液以防感染。1 周后，水疱结痂脱落，随之病情改善，逐渐痊愈。疗效不显著者 2 周后再如法外敷对侧内关穴 1 次。(《中国民间疗法》)

◎足心外敷法

［药物］生栀仁 30 粒，杏仁 9g，白胡椒 6g，鸡蛋（去黄）1 个，葱头 7 个，面粉 1 匙，丁香 30 粒。

［操作］将上药共研为细末，用高粱酒烧，蛋清调匀，荷叶为托，贴敷足心，小儿较大者，酌增剂量。注意忌生冷、油腻鱼腥。(《中国民间疗法》)

（周凌云）

146. 小儿厌食症

［临床表现］厌食是小儿时期的一种常见病证，其临床特点包括3个要点：①病程较长，一般指3个月以上；②以厌恶进食、食欲减低、食量减少同时存在，与同龄正常儿童比较，以厌食为主症；③是一种独立的疾病，不是指其他疾病中可出现的厌食症状。小儿厌食症中医辨证分型常分为脾胃不和型、脾胃气虚型、脾胃阴虚型和肝郁脾虚型。

（一）中药内服

◎脾胃不和型

［药物］陈皮、厚朴、苍术各8g，神曲、佩兰、麦芽各6g，甘草3g。腹胀明显者加木香、莱菔子各5g；舌苔黄腻者加藿香、薏苡仁各6g。

◎脾胃气虚型

［药物］太子参、山药、白术、云苓各9g，薏苡仁、砂仁（后下）各6g，甘草3g，大枣3枚。易出汗者，加黄芪10g，防风6g，牡蛎9g；舌苔厚腻者加苍术6g。

◎脾胃阴虚型

［药物］沙参、麦冬、天花粉各9g，石斛、乌梅、白芍各6g，甘草3g。便秘者加瓜蒌仁3g；烦躁、手足心热者加胡黄连、牡丹皮各6g；口渴引饮者重用天花粉，加芦根各6g。

◎肝郁脾虚型

［药物］柴胡、白术、茯苓、炒芍药各9g，陈皮、佛手各6g，甘草3g。烦躁哭闹明显者加山栀、木香各6g。

［用法］以上药物每日1剂，水煎分3次口服，5剂为1个疗程。（《陕西中医》）

◎验方

［药物］鸡内金粉。

［操作］将鸡内金洗净晒干，焙黄研细末，用温开水吞服。3岁以内每次服0.3g，3～5岁服用0.6g，6岁以上服用1g，每日3次。具有运脾消食之功，适用于脾失健运之厌食症。（《中医杂志》）

（二）毫针疗法

［取穴］四缝穴。

［操作］令患儿伸手，仰掌，双手共取穴8个。皮肤局部消毒后，用三棱针点刺穴位，深约0.5mm，刺后用手挤出少许淡黄色或透明黏液，或者少许血液，然后用消毒干棉球拭干，按压片刻即可。每周治疗1次，4次为1个疗程，共治疗1个疗程。（《中国针灸》）

（三）穴位注射

［取穴］足三里。

［操作］维生素 D_3 注射液婴幼儿用30万U，6岁以上用40万～60万U。每次选取

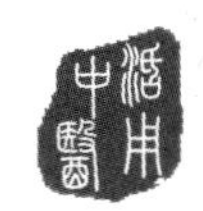

一侧穴位，碘伏消毒后用 2 ～ 5ml 注射器吸取药液，对准穴位快速破皮，缓缓送针至有得气感，回抽无血后将药液注入，每周注射 1 次，两侧穴位交替使用，4 次为 1 个疗程。（《实用中医药杂志》）

（四）艾灸疗法

［取穴］足三里。

［操作］取小儿合作、舒适体位，手执点燃艾条，对准足三里穴，距离以患儿感到温热、舒适为度，距皮肤 2 ～ 3cm 艾条可缓慢在足三里穴上、下移动，以不灼伤皮肤为准，灸至皮肤稍见红晕为度，15 ～ 20min，每日 1 次，连续 1 周，以后每周 2 ～ 3 次，直至恢复正常食欲。（《山东中医杂志》）

（五）敷贴疗法

［药物］炒神曲、炒麦芽、焦山楂各 10g，炒莱菔子 6g，炒鸡内金 5g。

［操作］将上药共研成细末，加淀粉 1 ～ 3g，用开水调成糊状，晚上临睡前敷于患儿脐上，外用纱布覆盖，加胶布固定，第 2 天早上取下。每日 1 次，连用 5d 为 1 个疗程。如不愈，可间隔 1 周，再用 1 个疗程。（《江苏中医》）

（六）拔罐疗法

［取穴］足三里（双侧）、中脘穴。

［操作］取生姜 30g，肉桂 3g。用水 250ml 先煮生姜，微沸后 10min 加肉桂，2 ～ 3min 取汁，取口径适中的玻璃罐 3 只，将药汁倒入，闪火法将罐扣于穴上，5min 左右取下，每日 2 次。适用于脾胃气虚之厌食症。（《黑龙江中医药》）

（七）耳穴压丸

［取穴］脾、胃、饥点、交感、神门、皮质下、内分泌、小肠、大肠。

［操作］常规消毒耳廓，先用探针在耳廓上找准穴位，把王不留行子用直径 0.5cm 的医用胶布固定在所选穴位上。用拇指和示指对压耳穴，手法逐渐由轻到重，产生酸、麻、胀、痛为宜，以患儿能够承受为度，每次按压 3min，嘱其家属每日按压 3 次，2d 更换 1 次，左右耳交替施治。（《中国针灸》）

（八）推拿疗法

［操作］揉板门 100 次，推大肠、三关各 150 ～ 300 次，捏脊 6 遍。从长强穴到大椎穴捏 3 遍，然后提捏 3 遍，效果以听到响声为佳；接着点压 17 对华佗夹脊穴 1 遍；然后根据中医证型辨证加穴。脾胃不和证加揉足三里 150 ～ 200 次，摩腹 3min 以运脾和胃消食；脾胃气虚证加补脾经 200 ～ 300 次，揉足三里 150 ～ 300 次以益气健脾和中；脾胃阴虚证加揉中脘 3min，分推阴阳 50 次以健脾和胃养阴；脾虚肝旺证加揉小天心、推天河水各 150 ～ 200 次以疏肝健脾清热。（《北京中医药》）

（九）中药袋佩戴疗法

［药物］砂仁、蔻仁各 3g，甘松 15g，藿香、苍术各 10g。

［操作］上药共研细末，再加冰片 5g 调匀，装入布袋中，日间佩戴在胸前，夜间放在枕边，半个月至 1 个月换药 1 次。适用于脾失健运之厌食症。(《四川中医》)

（周凌云）

147. 小儿脑瘫

［临床表现］小儿脑瘫为小儿脑性瘫痪的简称，是指小儿因多种原因（如感染、出血、外伤等）引起的脑实质损害，出现非进行性、中枢性运动功能障碍而发展为瘫痪的疾病。严重者伴有智力不足、癫痫、肢体抽搐及视觉、听觉、语言功能障碍等表现，是多种原因引起损伤而致的后遗症。小儿脑瘫属于中医学“五迟”“五软”“五硬”范畴，主要是先天不足，或后天失养，或病后失调，致使精血不足，脑髓失充，五脏六腑、筋骨肌肉、四肢百骸失养而形成的亏损之证。

（一）中药内服

［药物］龟甲、全蝎各 15g，蜈蚣 1 条，益智仁、海龙、海马、鸡内金各 10g，人参、川芎各 6g。

［用法］上药共研细末。1 岁以下每次 1g，1—3 岁每次 2g，3—6 岁每次 3g，口服，每天 2 次。用量根据患儿体重酌情加减，3 个月为 1 个疗程，连续服用 5 个疗程。(《新中医》)

（二）毫针疗法

［取穴］神庭透百会、百会透脑户、四神聪、头针运动区、头针平衡区、督脉 13 针、涌泉、阳陵泉、足三里、三阴交。配穴：有语言障碍配语言 1、2、3 区。

［操作］体针刺法取平补平泻手法，小于 3 岁及体弱儿不留针，3 岁以上患儿留针 30min。疗程：每周针刺 2 次，每针 6 次，休息 15d，针 18 次为 1 个疗程。头针刺法：快速进针，留针 4h，留针期间快速捻转（每分钟 200 次）3 次，每次行针 1 ～ 3min。头针疗程：隔日针 1 次，每针 10 次休息 15 ～ 20d，针刺 30 次为 1 个疗程，轻度脑瘫患儿 1 个疗程，重度脑瘫患儿 2 ～ 3 个疗程。

（三）电针疗法

［取穴］颈 $_7$ 至腰 $_5$ 相应华佗夹脊穴。

［操作］用 28 号 1 ～ 2 寸针，向背中线斜刺或平刺，根据患儿身长针数不限；用平补平泻法，行捻转手法，使针感沿肋间或脊椎传导，于针柄处接电针仪（连续波，强度以肌肉或针柄微颤动为度）。每次电针 30min，每日 1 次，1 个月为 1 个疗程。(《针灸临床杂志》)

（四）芒针疗法

［取穴］

1. 主穴　①督脉：长强透命门；命门透至阳；至阳透大椎（简称“督三针”）；②胃

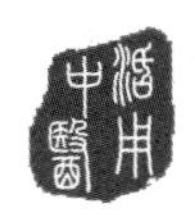

经：髀关透梁丘；解溪透足三里（另可刺三阴交以缓阴急）；③膀胱经：承扶透委中；昆仑透承筋（刺照海以缓阴急）；④胆经：环跳透风市；悬钟透阳陵泉（刺太冲以缓阴急）；⑤大肠经：肩髃透手三里；偏历透曲池（刺鱼际以缓阴急）；⑥小肠经：肩贞透小海；养老透小海（刺神门以缓阴急）；⑦三焦经：肩髎透天井；外关透四渎（刺内关以缓阴急）。

2. 配穴　舌缓音哑，刺哑门、风府；流涎刺承浆、地仓；头摇震颤刺天柱、风池；神呆语迟刺四神聪、百会；站立不稳刺头针平衡区；癫痫发作，针间使、后溪；足内翻，刺申脉、悬钟；手指拘挛刺间使或合谷。

［操作］取 6 ～ 8 寸的 28 ～ 30 号芒针，穴位常规消毒后，快速进针，破皮后，将针体与皮肤成 15°，沿皮快速透刺，待针尖抵达透穴后，行小幅度提插捻转 3 ～ 5 次，迅即出针。加刺穴位按常规体针方法，一般 3 岁以内施手法后不留针，3 岁以上（懂事配合的）可留针 15 ～ 20min。每日 1 次，针 10 次后休息 3 ～ 5d，针 90 次为 1 个疗程。（《中国康复医学杂志》）

（五）舌针疗法

［操作］

1. 金津玉液及舌体针刺。舌根舌体常规消毒后，嘱患者张口伸出舌（不能配合者针灸医师用消毒纱布包裹舌尖牵拉舌体后针刺）；用 2.0 寸一次性毫针针刺快速针刺舌体数次后不留针，金津玉液入针 1.0 寸后马上出针。

2. 舌三针及口周穴位。舌三针：廉泉及廉泉左右旁开 0.8 寸为舌三针的第 2 及第 3 针。口周的穴位包括地仓透颊车、翳风、承浆。采用快速进针，强刺激，快速捻转，留针 20min。舌针均为每 2d 治疗 1 次，15 次为 1 个疗程。（《中华针灸电子杂志》）

（六）头针疗法

［取穴］主要采用焦氏头针穴名体系定位，穴取双侧运动区、感觉区、平衡区、足运感区。根据症状选取相应穴区，如合并智力障碍可配取四神针（百会穴前后左右各旁开 1.5 寸，共 4 穴），额五针（距离前额发际上 2cm 处，左右大脑外侧裂表面标志之间，由前向后共刺 5 针，5 针之间距离相等成扇形排列）。

［操作］患儿取正坐位，采用 0.35mm×25mm 不锈钢毫针，局部皮肤常规消毒后，与头皮水平线成 15° ～ 30° 快速进针，深度达帽状腱膜下，快速捻转，每分钟 200 次左右，持续 0.5 ～ 1min，留针 1h。每天治疗 1 次，20 次为 1 个疗程，疗程间休息 10d。（《中国针灸》）

（七）耳针疗法

［取穴］肺、神门、皮质下、颈椎、胸椎、腰骶椎。

［操作］先用常规消毒方法消毒耳廓部位穴位，用 2mm 长环针刺入，中等刺激。每次选穴 3 ～ 4 个，每日 1 次，留针 30min。（《针刺研究》）

（八）梅花针叩刺

［操作］患儿取俯卧位，控制患儿异常姿势，局部皮肤常规消毒后，取华佗牌牛角烟斗式小号梅花针，沿项背腰骶部督脉和夹脊穴依次由上到下重手法叩刺，用腕力叩刺，手法正确，落针要稳准，针尖与皮肤呈垂直接触，提针要快，发出短促清脆的“哒”声。叩刺的力量一定用腕部的弹力，叩刺时一定要弹刺，频率一般为每分钟 70 ～ 100 次，夹脊穴及督脉穴每穴叩刺 2 ～ 3 下，连续叩刺 3 ～ 5 遍，以隐隐出血为度，再用消毒干棉球擦干血液。每天叩刺 1 次，20d 为 1 个疗程，疗程间休息 10d。（《中国针灸》）

（九）艾灸疗法

［取穴］中脘、大椎、命门、脾俞（双）、肾俞（双）、三阴交（双）。

［操作］点燃艾条（苏州市东方艾绒厂生产），距离皮肤约 3cm，以不灼伤患儿皮肤为度，采用悬起温和灸上述穴位。每穴约 10min，每日 1 次，每日 9 时至 11 时治疗，每周 6 次，连续 3 周为 1 个疗程。（《中医儿科杂志》）

（十）天灸疗法

［取穴］四神聪、风池、听宫、头维、翳风、额中线、运动区、平衡区、语言区、机体阿是穴（即机体关节不灵活处或畸形处）。

［操作］局部消毒（贴头部时应把头发剃掉刮干净），用斑蝥、雄黄、麝香等研极细粉末，然后用蜂蜜调膏装瓶备用。用医用脱敏胶布 1cm×1cm 大小方块，取火柴头大小药物放在中间，贴在穴位皮肤上。24h 取下，该处有一水疱，用消毒棉签把水疱挑破，在伤口处贴上无菌纱布，待 4 ～ 5d 后皮肤自愈。每次选上述穴位 3 ～ 4 个贴敷。不愈再行第 2 次贴敷直到痊愈为止。每日 1 次，30 次为 1 个疗程。（《中国实验方剂学杂志》）

（十一）穴位注射

［取穴］地仓（双侧）、颊车（双侧）、廉泉、金津、玉液。

［操作］100ml 生理盐水加维生素 B_1 注射液 0.3g，维生素 B_{12} 注射液 1.0mg，地仓、颊车斜刺注射 1ml，廉泉、金津、玉液均向舌根方向进针，少量注射（0.5ml 左右）。（注：廉泉、金津、玉液针刺或注射时，患儿需 3 名家长保持头部固定，金津、玉液必要时用镊子柄或坚硬物体控制患儿口腔呈张口位，动作需快速、精准。）（《中医杂志》）

（十二）中药熏蒸疗法

［药物］伸筋草 30g，透骨草 30g，杜仲 20g，牛膝 30g，丹参 30g，当归 20g，桑寄生 30g，续断 30g，桃仁 30g，红花 30g，葛根 30g，白芍 30g，宣木瓜 30g，鸡血藤 30g，全虫 6g，地龙 15g 等。

［操作］采用医用智能治疗仪（适用于小儿熏蒸），将药物和水放入药仓中煎煮，蒸气温度调控在 40 ～ 42℃，患儿躺在治疗舱中，每次 30min，每天 1 次，30d 为 1 个疗程，共 3 个疗程。（《光明中医》）

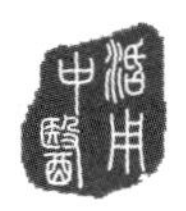

（十三）推拿疗法

［操作］刘氏小儿推拿手法。①开窍：开天门、推坎宫、推太阳、掐总筋、分阴阳各 24 次。②推五经：补肾经 200 次、补脾经 200 次、补肺经 100 次、清肝经 100 次、清心经 100 次。③四肢部异常姿势纠正手法。痉挛型上肢瘫：患儿仰卧位，医师一手握住患儿肘关节，另一手握住手心，牵拉手、腕关节，使上肢恢复到原来的屈曲痉挛状态，如此反复做被动牵拉活动。有前臂旋后障碍者，医师右手固定患儿肘关节，左手握患儿前臂，向背面旋转 15 ～ 20 次；肩部异常姿势者，采用屈肘举肩揉搓法；拇指内收异常姿势和手部屈曲挛缩者，医师握捏患儿五指指骨关节捋而抖，直至指端，抖以寸劲，连贯自如，捋要快速。痉挛型下肢瘫：患儿仰卧位，头居中，医师分别握住患儿双膝关节下端，使髋关节、膝关节充分屈曲后再拉直，髋屈曲同时，外旋，两腿交互屈伸，反复牵张与放松，再将两腿缓慢向外牵张，达最大程度外展位后再松手，使之恢复原状，重复多次。腘绳肌和跟腱肌痉挛时，一手按压膝关节呈伸展位，另一手握住该侧足部前端，缓慢施力于足底，使踝关节充分背屈，将膝关节、踝关节反复屈伸和伸展。尖足、足内翻、外翻畸形采用压膝整足法、压足及小腿后面按摩法及推足法。④关窍：拿按肩井 2 ～ 3 次。每天 1 次，每周 5 次。（《湖南中医杂志》）

（周凌云）

148. 小儿疝气

［临床表现］小儿疝气是腹腔内脏器或组织通过先天或后天形成的薄弱点、缺损或孔隙进入另一部分。腹腔内脏器或组织连同腹膜壁层向体表突出的疝即为腹外疝，其内容物多为小肠。腹外疝又以腹股沟疝多见。小儿疝气属于中医学“小肠气”的范畴。

（一）中药内服

［药物］乌药、小茴香、川楝子各 3 ～ 8g，沉香、荔枝核、甘草各 2 ～ 4g。加减：偏气疝者（即小儿生气哭闹后出现）加木香、香附；偏寒疝（如小儿禀赋不足，腹壁薄弱，或因咳嗽、便秘而致；或阴囊湿疹，四肢不温者）加干姜、肉桂；痛甚者加延胡索、白芍。

［用法］水煎服，每日 1 剂，分多次温服，并嘱其父母尽量避免患儿生气哭闹，7d 为 1 个疗程。（《山西中医学院学报》）

（二）毫针疗法

［操作］寒滞厥阴者针刺大敦、太冲、三阴交，用泻法，得气即拔针，不闭针孔；关元穴留针 5 ～ 10min，用补法，针后加灸。针刺大敦、三阴交、四满、水分，用泻法，留针 3 ～ 5min；关元穴捻转补法，进针得气即出针，不灸。2 型均在针后按摩其疝侧包块，直至消失，再以绷带加压包扎疝部，直至痊愈。每天针刺 1 次，5 次为 1 个疗程，疗程

间休息 5d。(《中国针灸》)

(三) 针灸并用

[取穴] 气海、关元、太冲、三阴交、提托，灸关元、三角灸。

[操作] 每日 1 次，每次 30min，7 次为 1 个疗程。经过针刺治疗 30min 后可自行恢复，若效果不明显可灸关元并配合三角灸，若仍无效可在肚脐部拔火罐，如果有肠鸣或矢气即可还纳。(《中国民间疗法》)

(四) 中药外敷疗法

[药物] 香附、蜀椒各等份，新麸皮 500g，大青盐粒 3 粒（5 ～ 6g），陈醋适量。

[用法] 将上药拌湿炒黄，用消毒纱布将上药包裹，将患儿扶抱或平卧，根据病情轻重辨证施治，选用命门、天枢、关元、气海、腹股沟等穴或阿是穴处，温热外敷，每天早晨 5 时，中午 12 时，下午 5 时，每日 3 次，1 周为 1 个疗程，一般需 2 ～ 4 个疗程。加减：如盘肠气痛甚者加大茴香、肉桂；气疝少腹疼痛加剧者加橘核、延胡索；狐疝脐突膨胀痛者加升麻、荔枝核。(《中医外治杂志》)

(五) 食疗

[方法] 将瓜蒌 1 个、荔枝核 7 枚、红花 10g 放入砂锅，加水 500ml，用文火煎取汁 100ml 左右。待冷后用双层纱布过滤，滤液内加入黄酒 500ml，红糖 500g 混匀。供患儿不定时服用，于 7d 内服完。对于不喝中药的小儿，可以用以上药液和面，制成面包，炒熟后作零食服用，同样有效。在使用上法的同时在小儿腹股沟部用湿热毛巾热敷。7d 为 1 个疗程，不愈者加用 1 个疗程。(《中国民间疗法》)

(六) 推拿疗法

[操作] 在辨证分型基础上采用“刘氏”小儿推拿手法治疗；配合自创的“揉急脉（耻骨联合下旁开 2.5 寸处）”“拿肚角（位于脐两旁大筋）”之法。每日 1 次，连续治疗 14d。①中气下陷证：开天门 24 次，推坎宫 24 次，推太阳 24 次，按总筋 9 次，分推手部阴阳 24 次，补脾经 400 次，清肝经 200 次，补肺经 300 次，补肾经 300 次，揉中脘（补中法）100 次，揉按百会 60 次，揉神阙 100 次，揉急脉（患侧）60 次，拿肚角 10 次，捏脊 5 遍，揉按脾俞 100 次，按肩井 3 次。②肝脾不调证：开天门 24 次，推坎宫 24 次，推太阳 24 次，按总筋 9 次，分推手部阴阳 24 次，补脾经 400 次，清肝经 400 次，补肺经 300 次，补心经 100 次，补肾经 300 次，揉中脘（补中法）100 次，揉按百会 60 次，揉神阙 100 次，揉急脉（患侧）60 次，拿肚角 10 次，捏脊 5 遍，揉按脾俞 100 次，盐擦肝俞 50 次，按肩井 3 次。③大肠热结证：开天门 24 次，推坎宫 24 次，推太阳 24 次，按总筋 9 次，分推手部阴阳 24 次，清脾经 400 次，清肝经 300 次，清肺经 500 次，清心经 200 次，补肾经 300 次，清大肠 300 次，推六腑 90 次，推中脘（用消导法）、揉神阙各 100 次，摩腹 100 次，揉急脉（患侧）60 次，揉龟尾 80 次，推下七节骨 60 次，揉擦肺俞 80 次，盐按大肠俞 50 次，按肩井 3 次。(《中国中医药信息

杂志》）

（周凌云）

149. 小儿惊厥

［临床表现］小儿惊厥是小儿常见的急症，尤多见于婴幼儿。由于多种原因使脑神经功能紊乱所致。表现为突然的全身或局部肌群呈强直性和阵挛性抽搐，常伴有意识障碍。小儿惊厥的发病率很高，5% ～ 6% 的小儿曾有过一次或多次惊厥。惊厥频繁发作或持续状态可危及生命或可使患儿遗留严重的后遗症，影响小儿智力发育和健康。小儿惊厥属于中医学“小儿惊风”的范畴。

（一）中药内服

［药物］葛根、连翘、蝉蜕、僵蚕、花粉各 10g，黄芩、地龙各 6g，大青叶、钩藤各 15g，甘草 3g。

［加减］若见高热不退加石膏 30g，山栀子 6g，竹叶 10g，金银花 20g；兼表证加桂枝 6g，白芍 10g，防风 10g；风重加全蝎 5g，天麻 6g，石决明 10g，白附子 4g；痰甚加胆星、天竺黄、鲜竹沥、半夏各 6g，川贝母 10g；食滞者加山楂、麦芽、谷芽、神曲各 10g，香附 12g；若遇惊恐则加琥珀、金箔各 6g，龙齿、茯神各 10g；大便不通加大黄、枳壳各 10g；呕吐加竹茹 12g，生姜 6g；若症见惊甚逼迫大便须加重僵蚕 15 ～ 20g；下迫小便加重蝉蜕 12 ～ 16g。

［用法］每日 1 剂，水煎 2 次，分早晚 2 次口服。（《新中医》）

（二）单穴毫针疗法

［取穴］涌泉穴。

［操作］患儿取仰卧位，双腿平伸。穴位常规消毒，用 40mm 长毫针直刺 20mm 左右，采用平补平泻手法，在行针时听到小儿哭声或屈腿躲避时，暂停运针。待患儿症状消失后，停止运针，留针 10min 左右。（《中国针灸》）

［取穴］金钟穴。

［操作］穴位皮肤常规消毒，选用 15mm 的一次性毫针，直刺 5mm 深，用泻法，不留针。金钟穴是经外奇穴，属于任脉，具有醒脑开窍、疏关通节、泻热的功效。针刺该穴操作简单，安全速效，一般进针后抽搐立止，不失为治疗小儿惊厥的好方法。（《新中医》）

（三）耳针疗法

［取穴］交感、神门、皮质下、脑点、心。

［操作］耳穴常规消毒，常规耳针刺入，强刺激。每隔 10min 捻转 1 次，可留针 60min。（《针刺研究》）

（四）点刺放血

［取穴］印堂、人中、大椎穴。

［操作］印堂点刺放血（4～5滴），重症加人中点刺放血，若伴高热再加大椎穴点刺放血（4～5滴）；不发热，病程较长者加足三里，用补法。（《针灸临床杂志》）

（五）针挑疗法

［部位］①手阳明大肠经的示指桡侧边到虎口处；②上唇鼻下部；③头前额两发际之间；④背部督脉及其两旁的足太阳膀胱经循行部位，第7颈椎位与两髂结节连线之间；⑤两腿腘横纹处。

［操作］针挑以上部位，45°进针，迅速挑破皮下组织，以少量出血为佳。根据病情的轻重，确定每个部位针挑的针数。病情轻者，可以少挑几针；病情重者，多挑几针。如患儿神志不清者，先用大拇指掐其人中穴以催醒，严重者可配合针扎十宣、昆仑与太溪，小儿啼叫后拔针，然后再予针挑法。（《中国民族民间医药杂志》）

（六）中药外敷

［药物］牛黄醒脑丸（主要成分：水牛角、牛黄、冰片、薄荷脑等）1丸，加全蝎1只（焙干、研末），用少许温水和在一起成膏状备用。

［用法］将和好的药膏敷于百会穴处，直至干燥脱落，若未愈，再敷第2帖药。（《针灸临床杂志》）

（七）中药灌肠

［药物］连翘颗粒15g，薄荷颗粒5g，豆豉颗粒10g，山栀颗粒10g，桔梗颗粒6g，炒牛蒡子颗粒6g，钩藤颗粒10g，生大黄颗粒3g，甘草颗粒3g。

［操作］以上中药颗粒用60～100ml沸水泡闷2min，冷却至38℃每次用15ml灌肠，所有患儿都采取仰卧位，将臀部抬高以细小的导尿管头端通过甘油充分润滑后，将其插入到肛门4～5cm位置，然后通过导管将中药汤剂注入，注入后保留3min拔管，每日两次（上下午各1次）。（《中国中医急症》）

（八）推拿疗法

［操作］运天庭、推上攒竹、分推坎宫、运二太阳、掐揉中指巅，揉合谷，分阴阳，掐揉五指节各30～40遍，揉内劳宫，运八卦，推肺经、三关，推六腑、清天河水各100～300遍。加减：腹部胀满，二便不通者，加运中脘100次，天枢120次；口噤不开者加运颊车100次。上述两步推拿做完后，如还不能得汗，发热不退，需用汗解法。取少商、中冲、商阳、合谷，先用重掐法各数次。次取太阳、风池，用掐揉并进，须至大哭得汗，如能得涕泪俱现则效果更佳。（《现代中西医结合杂志》）

（陈丽华）

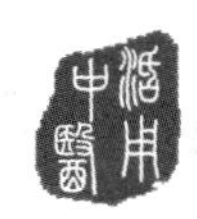

150. 小儿注意缺陷多动障碍

［临床表现］小儿注意缺陷多动障碍又称“小儿多动症”，是儿童期常见的一种行为障碍，患病率为 1% ～ 10%。患此病的小儿智力正常或接近正常，主要表现为在认知参与的活动中，注意力不集中、注意缺乏持久性，活动量多且经常变换内容，行为冲动、唐突、不顾及后果。通常起病于 6 岁以前，学龄前症状明显，随年龄增大逐渐好转，部分病例可延续到成年期。小儿多动症是多种生物因素、心理因素及社会因素等原因所致。中医古典医籍对本病无专门论述，但根据其临床表现可归入“脏躁”“躁动”“失聪”“健忘”等范畴。

（一）中药内服

［药物］醋柴胡 10g，郁金 10g，黄芩 10g，连翘 10g，决明子 10g，钩藤 10g，石菖蒲 12g，天竺黄 10g，当归 6g，益智仁 12g，制龟甲 12g，炙远志 12g。加减：自汗者加黄芪、白术、防风；盗汗者加山茱萸、地骨皮；内热炽盛者加黄连；心烦甚者加龙眼肉、莲子、大枣；纳谷不香者加焦三仙、鸡内金；脾虚便溏者加煨木香、葛根、炒山药。

［用法］每日 1 剂，水煎 2 次，分早晚 2 次口服。8d 为 1 个疗程。（《中医研究》）

（二）毫针疗法

［取穴］内关、人中、三阴交、百会、印堂、上星、神门、大陵。肾虚肝旺型者加太溪、太冲；心脾两虚型者加心俞、脾俞；痰火内扰型加丰隆。

［操作］三阴交取补法，其余主穴为平补平泻法。辨证取穴中，太冲、丰隆、大陵用泻法，其余用补法。使用 30 号 1 寸（同身寸）不锈钢毫针，进针得气后留针 20min，隔 10min 运针 1 次，每周治疗 3 次，3 个月为 1 个疗程。（《天津中医药》）

（三）蜂针疗法

［取穴］百会穴。

［操作］嘱患儿仰卧或正坐位，取百会穴，先理短头发，然后将头发分开，暴露出百会穴，常规消毒，以野生蜂尾刺刺入穴位，留针 3 秒后拔出尾刺，每周蜂针 2 次，10 次为 1 个疗程，一般治疗 2 个疗程，疗程之间不休息。配穴：重症者在头部百会和四神聪同时蜂针，在接受头针治疗的同时可辅以太冲、风池、丰隆、三阴交、足三里、合谷、大椎等穴酌情选取，每次 3 穴。体部蜂针的操作过程和百会穴峰疗一样。（蜂疗前需皮试，在肢体部选一个准备用来蜂疗的穴位，以蜂尾点刺，观察 20min，若局部红肿＜ 5cm 又无全身不适反应者，为阴性，即可接受蜂疗。）（《首届全国外治法学术研讨会论文汇编》）

（四）梅花针疗法

［取穴］百会、四神聪。

［操作］轻叩刺以微出血为度，时间为 5min，隔日 1 次，7 次为 1 个疗程，共治疗 4 个疗程。（《中国针灸》）

（五）穴位埋线

［取穴］双侧手三里、足三里。

［操作］选用注线法，使用有针芯的专用一次性穴位埋线针，将磁化的蛋白线剪成0.8～1.2cm长度，浸泡于75%的乙醇内备用。患儿取仰卧位，双手掌向下，双肘自然微曲，双下肢自然伸直，选定穴位，用甲紫溶液做好标记，再用碘酊及乙醇常规消毒。取出适当长度的蛋白线，用0.9%的生理盐水冲洗后放入针头内，不用局麻，像注射一样直接快速破皮进入穴位及一定的深度，待患者局部得气后（有酸、胀、麻感后）用针芯推入蛋白线后出针，用消毒棉签局部压迫止血并常规消毒后，用无菌创可贴外贴。疗程分为埋线治疗期（15d埋线1次，2次为1个疗程）和埋线巩固期（1个月埋线1次，2次为1个疗程）。

［注意事项］①12岁以下儿童视体质强弱选用0号羊肠线，12岁以上患者一律用1号羊肠线。②必须严格无菌操作，防止感染发生，埋线6h内局部禁沾水。③蛋白线不宜埋于脂肪组织中，线头不可暴露在皮肤外面以防感染。④避免伤及大血管和神经干。⑤每下一次埋线时，应循经偏离前次治疗的部位，以免穴位疲劳，影响效果。⑥埋线后局部穴位可出现酸、胀、麻感，常持续2～5d，属于刺激穴位后针感得气的正常表现。局部若出现青紫、小硬结、微肿，要注意观察，一般5～7d就会缓解，不影响疗效。⑦治疗期间多给予鼓励，培养学习兴趣，切莫动不动就训斥，甚至打骂。（《中国民间疗法》）

（六）耳穴压丸

［取穴］主穴：肾、皮质下、神门、脑干。配穴：健忘多梦加心；纳差加脾；易怒加肝。

［操作］将患者耳廓擦净消毒后，医者左手固定耳廓，右手持蚊式钳夹取粘有王不留行子的胶布对准穴位贴压，再用手按压1～2min，使局部有灼热、胀痛感为度，并嘱家长督促患儿每日按压数次，每次2min左右。先贴压一侧耳穴保留2d之后更换贴另一侧，如此交替，15次为1个疗程。（《中医外治杂志》）

（七）推拿疗法

［操作］①头面部：患儿仰卧位，术者坐于其头侧。以拇指点按百会及四神聪各30s；开天门、推坎宫、运太阳各50次；拇指按揉睛明、鱼腰、丝竹空、迎香各30s；指按人中、承浆各30s；头部啄法1min；头部抖擞法1min；五指拿头顶30次。②胸腹部：患儿体位同上。术者掌推任脉，即以掌或掌根自膻中直推至曲骨穴30次；分推胸胁部30次。③背部：患儿俯卧位。以手掌或掌根推督脉30次；施㨰法于背腰部5min；双手重叠自大椎至长强按压，并结合震颤法10次；捏脊10次；拇指点按双侧心俞、肝俞、脾俞、肾俞各30s；双手掌分推背部，自上而下10次。患儿取坐位，术者立于其后。双手提拿双侧肩井5次；虚掌拍打大椎穴10次；拿双侧曲池，合谷各30次。以上治疗每日1次，7d为1个疗程。（《浙江中医杂志》）

（八）枕骨全息推拿疗法

［操作］根据枕骨全息定位法选穴。枕骨第二线定位由枕骨下缘取之，以枕外隆凸

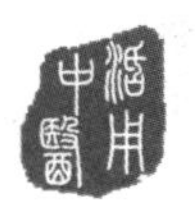

为终点，两侧乳突为始点，左右各分为7个枕点反射区，每点约相隔1横指，从外到内分为心、肺、胃、脾、肾、肝、生殖区（前列腺，子宫）。患者取仰卧位，医者用双手拇指于患者枕点反射区点按寻找阿是穴（痛点），局部触及条索状物后持续用力弹拨点压，每穴按压1～3min。每日1次，15d为1个疗程，疗程间休息1d。(《上海针灸杂志》)

（陈丽华）

151. 小儿夜啼

［临床表现］小儿夜啼多见于新生儿及婴儿，以夜间啼哭不止而白昼安静为特点。需排除不适、拗哭及疾病等引起的啼哭。西医学的检查基本无异常征象，也无特异性治疗方法。中医学认为本病由寒、热、受惊等而致，《医宗金鉴》指出："夜啼其因有二，一曰心热，二曰脾寒。"

婴儿啼哭可分为4类：①婴儿的一种本能反应，用于表达自己的要求和痛苦，如饥饿、尿布潮湿等，临证要仔细观察，认真检查，以满足其要求和解除其痛苦，则啼哭自止。②某些疾病的早期反映，如口疮、肠套叠、疝气等，在未找到原因之前，要密切观察其变化，及时做出相应处理，切勿任其啼哭而延误病情。③拗哭，即由于不良习惯所致的啼哭，如夜间开灯而寐、摇篮中摇摆而寐、怀抱而寐、边走边抱而寐，若不能满足其习惯要求，则啼哭不止，不肯入睡。④夜啼，无明显原因的经常夜间啼哭不止而白天较为安静，即是本节所要讨论的范畴。

（一）中药内服

［药物］白芍4g，党参4g，蝉蜕3g，钩藤（后下）3g，厚朴3g，麦芽4g，台乌4g，甘草2g。(以上为1月龄小儿用药量，临床使用时可根据年龄及病症适当增减。)

［加减］受惊吓者加僵蚕3g，龙骨4g；消化不良者加建曲4g，谷芽4g；便秘烦躁者加大黄2g；肠胀气者加槟榔2g，枳壳3g；舌红口烂者加黄连1g，栀子2g；腹泻者加薏苡仁4g，茯苓4g。

［用法］每日1剂，水煎2次，根据患儿年龄煎至20～50ml，分2～3次服，5d为1个疗程。(《现代中医药》)

（二）毫针疗法

［操作］选用消毒针灸针，针头圆钝，在患儿腹、背部的正中及两侧沿直线从上至下飞刺。背部正中为督脉循行路线，飞针起于大椎，止于长强；两侧为足太阳膀胱经，起于心俞，止于膀胱俞，并在攒竹穴点刺。腹正中为任脉循行路线，两侧为足阳明循行路线，并在足三里及隐白处点刺。针刺的特点是：浅刺而疾发针，故曰"飞针"，不必刺出血，年龄愈小刺针愈浅，春夏宜轻，秋冬宜重。(《中医杂志》)

（三）挑刺疗法

［取穴］从胸$_1$～腰$_5$各椎体棘突下旁开 0.5 寸部位（每侧 17 穴，两侧共 34 穴）。

［操作］患儿俯卧于家长膝上，固定四肢，常规消毒患儿背部脊柱两侧皮肤，然后用 0.5 寸短毫针自上而下，从胸$_1$～腰$_5$各椎体棘突下旁开 0.5 寸部位（每侧 17 穴，两侧共 34 穴）轻轻挑刺皮肤，一遍即可，可有微微渗血。一般症状轻者挑刺 1 次即可见效，症状重者或病程长者，可隔 3d 再挑刺，最多 3 次。（《安徽中医临床杂志》）

（四）刺血疗法

［取穴］中冲穴（双）。

［操作］取双侧中冲穴，三棱针点刺放血法。首先医者的左手拿住患儿中指，经常规消毒后，右手持细三棱针或 5 号注射针头点刺，使针尖约斜向上方，刺一分许，刺出 3 ～ 5 滴血即可。一般一次治疗即有效，如效果欠佳，第 2 天可再针 1 次。在婴儿啼哭时针刺效果更佳。（《贵阳中医学院学报》）

（五）耳穴压丸

［取穴］脾、心、肝、神门、内分泌、交感。

［操作］上述耳穴常规消毒，将王不留行子贴在 0.5cm×0.5cm 的胶布上，然后将贴有王不留行子的胶布贴压在脾、心、肝、神门、内分泌、交感穴位。每日按压 4 ～ 6 次，疼痛以患者能耐受为度或以耳廓泛红为度，2d 治疗 1 次，双耳交替换贴。（《上海针灸杂志》）

（六）艾灸疗法

［取穴］鬼哭穴（拇指背面，拇指桡侧指甲角处为一穴，直对桡侧指甲角处之皮部为另一穴，两手共计四穴）。

［操作］把艾绒做成圆锥形 6 炷（麦粒大小），直接置于“鬼哭”穴上，直接灸，患儿会有烧灼感，待快燃尽时按压艾炷（或以患儿耐受为度，不能忍受时按压艾炷），每次 3 ～ 7 壮，每 3 次为 1 个疗程。（《家庭中医药》）

（七）压火丁

［操作］“火丁”乃民间俗称，位于悬雍垂下面的会厌软骨，受浊邪火热的熏蒸而突起如丁。医者用左手拿压舌板压住患儿舌头，右手示指用酒精棉球消毒，在指头上蘸上少量冰硼散，快速地按压患儿舌根的火丁。（《中医杂志》）

（八）挑马牙

［操作］马牙是指牙床或牙龈上如碎米粒样的小白点；板牙是指新生儿牙床坚硬，色白如胎毒者，其因皆由胎热胃火上炎所致。用针灸针挑出马牙或板牙出血；然后用冰硼散敷之。（《中医杂志》）

（九）中药灌肠疗法

［药物］蝉蜕 15g，地龙 15g，枣仁 10g，砂仁 10g，大黄 4g，灯心草 4g。

［用法］将上药加水 200ml，浓煎至 20 ～ 40ml，药液温度控制在 25 ～ 35℃，臀

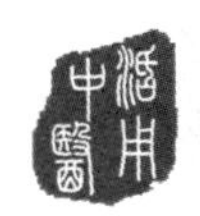

部垫高 10cm，采用 20 ～ 50ml 无菌注射器（去掉针头）或用 12 号导尿管，将导管缓慢插入肛门 3cm，将药液缓慢推入，术毕慢慢拔出导管，抱患儿俯卧 10min，在肛门处用卫生纸轻轻按摩 3 ～ 5min，以利药液保留，每天 1 次，给药时间不拘。（《云南中医中药杂志》）

（十）中药外敷疗法

［方法］①将丁香、肉桂、吴茱萸各等份，研为细末，取适量药粉填脐，外用胶布固定，1 ～ 2d 换药 1 次，每晚热敷 15 ～ 20min。用于小儿伏卧，曲腰而啼，下半夜尤甚，啼声低微，四肢欠温，小便多。②蝉蜕、栀子、朱砂各等份，研为细末填脐，外用胶布固定，1 ～ 2d 换药 1 次。用于小儿仰卧，见灯火或上半夜啼哭尤甚，啼声响亮，烦躁不安，小便短赤，大便秘结。③朱砂、珍珠粉、五味子各等份，研为细末，取少许药粉填脐，外用胶布固定，1 ～ 2d 换药 1 次。用于因受惊恐惧的患儿，哭声尖锐，时高时低，紧偎母怀，唇与面色乍青乍白。④山楂 1g，芒硝 1g，蝉蜕 1g，共研细末填脐，胶布固定，2d 换药 1 次，每晚热敷 15 ～ 20min。用于夜间阵发性啼哭，腹胀，呕吐乳食，大便酸臭，乳食不节。（《中国民间疗法》）

（十一）推拿疗法

［操作］补脾经，清心经，清肝经，掐揉小天心，掐揉五指节，摩腹，按揉足三里。脾寒型加揉外劳宫，推三关，摩脐，揉中脘；心热型加揉内劳宫，清小肠，清天河水；惊恐型加摩囟门，掐揉威灵。每次共约 20min，每天 1 次，每次取单侧，两侧交替使用。7 次为 1 个疗程，疗程间休息 2d。（《上海针灸杂志》）

（十二）食疗

［方法］取新鲜灯心草全草约 30g，洗净，新鲜瘦猪肉约 25g，加水使没过药材，隔水炖约 30min，去渣取汤分次口服。连服 2 ～ 3d。灯心草有清心降火的作用，对于小儿心火内盛引起的夜啼较为适用。（《中国民间疗法》）

（陈丽华）

152. 小儿遗尿

［临床表现］遗尿是指 5 岁以上的小儿睡中小便自遗、醒后方觉的一种病证，亦称尿床。多见于 5—12 岁的小儿，亦有延至成人，预后一般良好，但如果长期不愈，可使儿童精神抑郁，影响身心健康。西医学认为单纯的遗尿是患儿缺乏规律排尿训练而控制排尿功能不成熟所致，临床可分为持续型和再发型。前者指从未建立起自觉排尿；后者指患者已不再遗尿，而间隔一段时间（至少 6 个月）后又出现遗尿，多由精神因素诱发。另外，泌尿系统异常、感染、阴性脊柱裂也可以导致遗尿。中医学认为，遗尿的病因病机多由先天禀赋不足、病后体弱，导致肾气不足，下元虚冷，膀胱约束无力；或病后脾

肺气虚，水道制约无权，因而发生遗尿。病变部位主要在肾，病变性质以虚证为主。

（一）中药内服

［药物］黄芪 15g，甘草 3g，人参 10g，当归 10g，橘皮 6g，升麻 3g，柴胡 3g，白术 10g，乌药 10g，益智仁 10g。加减：若困睡不醒者，加石菖蒲、远志、郁金、半夏等以化痰开窍、清心醒神；大便溏薄者，加炮姜温运脾阳而止泻。

［用法］每日 1 剂，水煎服，早晚分温服。（《中医杂志》）

（二）毫针疗法

［取穴］太溪、太冲穴。肾气不足型加百会，肺脾气虚型加足三里，心肾不交型加三阴交，肝经湿热型加行间。

［操作］患者取仰卧位，皮肤用 75% 酒精棉球常规消毒，选用 0.30mm×25mm 一次性针灸针，进针 10 ～ 20mm，将穴位可刺深度分为天、地、人三部，进针时左手按在所取穴位之处，右手持针于患儿呼气时缓慢进针，得气后将针缓慢提至天部，按先天部、再地部、后人部的顺序，每层依次各做捻转补法九数，将针行至人部留针，称为“烧山火”补法一度，留针 9min，重复施以“烧山火”补法一度，吸气时疾速出针。以上穴位除行间用平补平泻法外，其他穴位均用“烧山火”补法，行间留针 9min。隔日 1 次，4 周为 1 个疗程。（《中国针灸》）

（三）耳穴压丸

［取穴］肾、膀胱、遗尿点、兴奋点、脑点、肺、脾。

［操作］耳廓常规消毒后，在 5mm×5mm 大小的胶布中央放一粒王不留行子，将其贴于双侧耳穴上，用手指按压籽粒，使局部有明显胀、热、痛感，每天 2 ～ 3 次，每次 2 ～ 3min，以手压有稍痛感者为宜，保留 5d 后取下。休息 2d 后再换贴，4 周为 1 个疗程。（《上海中医药杂志》）

（四）埋针疗法

［取穴］太渊、神阙、中极、三阴交。

［操作］穴位周围皮肤络合碘常规消毒后，用镊子将图钉形揿针圆圈部夹持使针身与穴位处表皮成 90° 将针按压刺入皮内，使图钉形揿针圆圈部平附于穴位处皮肤上，用消毒后的干棉签将针刺处络合碘拭干，用创可贴粘贴固定即可。嘱埋针部禁止用手抠、湿水，注意保护好不让创可贴揭开。每天不定时按压埋针处 3 ～ 5 次，但不准揉搓。夏季 1d 一换；春秋冬季 2 ～ 3d 一换。（《上海针灸杂志》）

（五）埋线疗法

［取穴］将治疗穴位分为 2 组穴。第一组穴：关元、中极、三阴交；第二组穴：肾俞、膀胱俞、足三里等。

［操作］取适宜体位，在穴位处以甲紫溶液标示，局部严格常规消毒后，戴一次性无菌手套，将 2 号羊肠线剪成 1 ～ 5cm 不等长度备用，每次按穴位区组织厚薄选取相应长

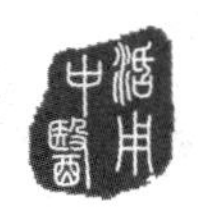

短的羊肠线，穿入12号腰穿刺针中。左手拇、示指绷紧或捏起进针部位皮肤，右手持穿刺针，先刺入穴位得气后，用针芯将羊肠线推至穴内，然后用无菌纱布覆盖，每组穴位间隔10d左右。(《光明中医》)

（六）穴位注射

［取穴］中极、关元、三阴交（双侧）。每次治疗时，三阴交双侧交替选用，关元及中极交替选用。

［操作］用2ml一次性注射器抽入黄芪注射液，注射前嘱患儿排尿。选择适宜体位以便取穴，找准穴位后，局部常规消毒。左手按压穴位周围，右手持注射器对准穴位，进针时用力不宜过猛，推药的速度不宜过快，并酌情掌握进针的深度（约0.5cm），注意注射前回抽无血，以免将药液注入血管内发生意外。每穴注入0.5～1ml药液。每周2次。(《新中医》)

（七）艾灸疗法

［取穴］关元、中极、长强、膀胱俞（双）、肾俞（双）、三阴交（双）。

［操作］点燃艾条，雀啄灸，每个穴位5min，以局部皮肤发红为度。隔日1次，连续3次休息2d。9次为1个疗程，疗程间隔2d。(《河南中医》)

（八）刮痧疗法

［取穴］华佗夹脊（双侧）、肾俞（双侧）、膀胱俞（双侧）。

［操作］采用补法，先在需刮痧部位涂抹适量刮痧油，先刮华佗夹脊，方向为自上而下来回刮动，至皮肤发红、皮下紫色痧斑、痧痕形成为止。肾俞及膀胱俞宜用刮板角部稍重刮，每个部位约30次，出痧为度。每周2次。(《新中医》)

（九）中药外敷疗法

［药物］丁香1份、肉桂2份、益智仁4份、覆盆子4份共研细末，过200目筛后，装瓶备用。

［操作］每次取3g药粉，以黄酒按一定比例调和制成药饼，药饼直径为2cm，厚0.5cm，置于医用胶贴上，敷于脐部，每晚1次，次晨除去。(《辽宁中医杂志》)

（十）推拿疗法

［操作］①患儿俯卧位，术者用两手示指、拇指轻轻提捏脊柱两侧皮肤，从长强至大椎，来回捏脊8～10次，以局部皮肤潮红为度，然后用拇指或中指按揉两侧肾俞、膀胱俞穴3～5min，最后横擦腰骶部，以透热为度。②患儿仰卧位，术者用掌根按揉丹田穴5～8min，指揉中极穴3～5min，再用拇指揉按三阴交1～2min。③用示、中指按揉头部百会、四神聪穴8～10min。④每晚睡前用生姜汁适量涂抹患儿腹部脐水平线以下部位。每天治疗1次，每次25～30min。治疗7d为1个疗程。(《新中医》)

（赖华寿）

153. 流行性腮腺炎

［临床表现］流行性腮腺炎是由腮腺炎时邪（腮腺炎病毒）引起的一种急性传染病，以发热、耳下腮部肿胀疼痛为主要特征。中医学称之为“痄腮”。本病一年四季均可发生，以冬春两季易于流行。多发于3岁以上儿童，2岁以下婴幼儿少见。本病一般预后良好。少数患儿因素体虚弱或邪毒炽盛，可见邪陷心肝、毒窜睾腹之变证。感染本病后可获得终身免疫。流行性腮腺炎潜伏期为14～21d。

（一）中药内服

［药物］板蓝根15g，黄芩12g，黄连12g，陈皮10g，连翘12g，玄参10g，柴胡6g，桔梗10g，薄荷10g，白僵蚕3g，升麻10g。加减：若发热重，腮腺肿胀明显去陈皮、玄参、桔梗，加金银花、蒲公英；伴有头痛者加桑叶、菊花清利头目；伴咳嗽加杏仁、前胡、浙贝母化痰止咳；咳吐黄痰加知母、瓜蒌皮清化痰热；咽喉红肿疼痛配以马勃、山豆根解毒利咽；大便干燥可配伍大黄、虎杖。

［用法］每日1剂，水煎，早中晚分服。（《四川中医》）

（二）毫针疗法

［操作］轻症取合谷、外关、少商、颊车、翳风等穴，用毫针轻刺法，不留针；重症取大椎、曲池、合谷、中诸等穴用毫针重刺法，持续行针30～60s后起针。每日治疗1次，7d为1个疗程。（《中国针灸》）

（三）灯火灸法

［取穴］角孙穴、耳根穴（耳垂末梢下颌皮肤接合处）。

［操作］用灯心草蘸少许香油点燃，对准角孙穴迅速点灸，然后快速离开穴位，此时可听到一声清脆的爆破声，即表示灸治成功。隔天后用同样方法灸治耳根穴。（《特色疗法》）

（四）点刺放血法

［取穴］耳尖（双），少商（双）。

［操作］医者先按摩耳尖穴耳廓数次，待耳尖部充血后，皮肤常规消毒，左手捏紧固定其耳廓，右手持三棱针快速点刺，然后两手挤压耳尖放血7～8滴。用干棉球压迫片刻即可。少商（双）皮肤常规消毒，用三棱针快速刺入少商穴约0.2cm，挤出血液7～8滴，用干棉球压迫止血。每日治疗1次，病重可每天2次，5d为1个疗程。（《江西中医药》）

（五）电针疗法

［取穴］曲池、合谷穴。

［操作］选用0.5寸长毫针及上海产G-6805针灸治疗仪（疏密波8～80Hz，疏密波转换14次/分钟，电压1.5V，强度1mA，通电10min）进行电针治疗。留针15min，每

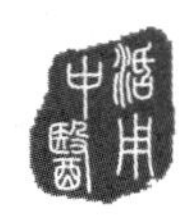

天治疗 1 次。(《湖北中医杂志》)

（六）刺络疗法

［操作］取腮腺穴（耳垂下腮腺肿大最高点硬结处，在此穴按压会感到酸胀、疼痛，舌下并有唾液分泌）。患者取坐位，先于耳下部肿大部位常规消毒，左手固定肿物，右手持华佗牌 0.35mm×40mm 毫针向腮腺穴迅速直刺，直刺 20～40mm，然后提插捻 2～3 次，快速拔出，腮腺穴立即流出鲜血 1～2ml，用消毒干棉球将血擦净，然后用 75% 酒精棉球消毒。(《中国针灸》)

（七）耳穴压丸

［取穴］耳尖、腮腺、肾上腺、胆、神门。伴咽喉红肿疼痛配咽，呕吐食欲不振配胃。

［操作］耳尖放血，每次 7～10 滴，其他穴位均用压豆法。用生王不留行子个大体圆者，置于 0.6cm×0.6cm 的医用胶布上备用，然后用 75% 的酒精棉球消毒耳廓，待乙醇干后，用尖端光滑钝圆直径 2mm 左右的探棒在所取耳穴周围探寻敏感点。将粘有王不留行子的胶布贴在患者耳穴上，用拇、示食二指对压耳穴，按压手法由轻到重（不需揉搓），使之产生酸麻、胀、痛感。如耳廓出现红润、发热效果更佳。每次选 3～5 穴贴于一耳，隔日换对侧耳穴治疗。(《中国实用医药》)

（八）中药外敷疗法

［药物］青黛 500g，白矾 50g，黄柏 150g，生大黄 90g，羌活 90g，苍术 60g，红花 60g。上述药物除青黛、白矾外其余 5 味药焙脆后和白矾共研细末，再同青黛和匀过 200 目筛密封备用。

［用法］取上述药粉 5～10g 加入 5～10g 食用面粉和匀，用冷开水或淡茶水或生菜油调成糊状，使用时以 75% 乙醇清洁消毒腮部（患处）皮肤，待乙醇干后，均匀涂敷药糊厚 0.2～0.4cm，每天换药 1 次，7d 为 1 个疗程。(《中医外治法杂志》)

（九）药液涂抹

［药物］冰片、蚯蚓、人工牛黄、蜜蜂。

［操作］上药调和腌渍 30min，捡去蚯蚓，涂抹患处，每日 4～5 次。(《云南中医中药杂志》)

（赖华寿）

154. 小儿手足口病

［临床表现］手足口病是由肠道病毒［以柯萨奇 A 组 16 型（CoxA16）、肠道病毒 71 型（EV71）多见］引起的急性传染病，多发生于学龄前儿童，尤以 3 岁以下年龄组发病率最高。主要表现为发热和手、足、口腔等部位的皮疹或疱疹，少部分表现为纳食差。疱疹主要为口腔疼痛性疱疹，手掌或脚掌散在疱疹，大部分患儿同时合并臀部、肛门周围疱疹。

手足口病重症可引起病毒性心肌炎、病毒性脑炎、脑膜炎、肺水肿等致命性并发症。手足口病在古代医籍中无记载，根据其发病的突然性、暴发性、季节性、流行性、传染性及有卫气营血传变规律等特点，可归属中医学“时疫”和“温病”范畴，与肺心脾三脏关系密切。

（一）中药内服

[药物] 连翘 6g，金银花 9g，黄芩 6g，青蒿 3g，牛蒡子 6g，藿香 9g，佩兰 6g，薏苡仁 9g，滑石（包煎）12g，生甘草 6g，白茅根 15g。加减：若高热不退者，加柴胡 12g，葛根 9g；若大便秘结者，加生大黄 9g，玄明粉 6g；若湿重者，加淡竹叶 9g，茵陈 9g；若烦躁不安，加淡豆豉 6g，莲子心 3g。

[用法] 水煎 200 ～ 300ml，分 3 次口服，3 个月至 3 岁每次服 50ml，4—7 岁每次服 80ml，每日 1 剂，5d 为 1 个疗程。（《中医儿科杂志》）

（二）毫针疗法

[取穴] 主穴：风府、风池、哑门、颈夹肌穴、廉泉、夹廉泉、合谷、百会、足三里。配穴：若合并昏迷加四神聪，合并肢体瘫痪，上肢瘫痪加肩髃、肩髎、手五里、曲池、手三里、合谷等，下肢瘫痪加风市、梁丘、阳陵泉、悬钟、太冲等。

[操作] 患儿仰卧位，抬头，局部皮肤常规消毒，用 0.35mm×25mm 型号不锈钢针灸针快速点刺双侧颈夹肌穴，不留针，后针尖向下颌方向速刺风府、哑门及双侧风池，不留针，后在廉泉向舌根方向刺入 1 寸，施以小幅度的提插捻转手法，约 1min，双侧夹廉泉（廉泉左右旁开各 1 寸）朝廉泉及舌根的方向对刺，针刺深度及操作手法同廉泉。百会，针灸针沿头皮 15° 刺入帽状筋膜下，进针 1 寸，合谷、足三里直刺进针 1 寸，三穴留针 30min。其他配穴常规针刺，留针同百会、合谷、足三里。治疗期间行针 1 次。每天 1 次，每周针刺 6 次，休息 1d，治疗 1 个月为 1 个疗程。（《新中医》）

（三）穴位注射

[取穴] 足三里、阳陵泉、太溪、血海。

[操作]常规穴位消毒，鼠神经生长因子针 18μg，穴位注射，每日 1 次，15d 为 1 个疗程。（《中国实用神经疾病杂志》）

（四）点灸疗法

[取穴] 大椎、肺俞、曲池、尺泽、关元、气海、足三里、三阴交。配穴：发热加风池、少商；大便干结或便溏加天枢、上巨虚；消化不良或厌食、拒食加中脘、脾俞、胃俞；咽痛加合谷、天突；皮疹或疱疹加血海、少商、商阳。

[操作] 使用周氏点灸笔，隔药纸每穴点灸 2 ～ 4 次，以局部皮肤红润为度，每日 2 次，7d 为 1 个疗程。（《中国针灸》）

（五）中药贴敷疗法

[用法] 黄连、栀子、吴茱萸、肉桂等份研为末，用醋调制成药饼，睡前贴于双侧涌泉穴（每侧约取 10g 药粉），绷带包扎，晨起取下。对口腔溃疡较重者，取适量思密达（双

八面体蒙脱石微粒）用温开水搅成糊状涂于溃疡局部，每日 4 次（早、中、晚、睡前）。中病即止。（《中医儿科杂志》）

（六）中药外洗疗法

［药物］土茯苓 20g，苦参 20g，地肤子 15g。

［用法］上药煎水 400ml，泡手（脚），每次 30min，每天 2 次，直到治愈。（《广东医学》）

（七）中药雾化吸入

［药物］金银花 9g，竹叶 4g，大青叶 6g，板蓝根 9g，桑叶 6g，薄荷 9g，连翘 9g，野菊花 6g，芦根 4g，黄芩 4g。

［用法］水煎 2 次后，冷滤浓缩，沉淀 24h 后取上清液 200ml，每次 50ml 加入超声雾化药杯，鼻管吸入。每日 1 次，5 ～ 7d 为 1 个疗程。（《当代医学》）

（八）中药灌肠

［药物］生石膏 20g，知母 6g，生甘草 3g，金银花 10g，虎杖 6g，黄芩 6g，生大黄 3g，僵蚕 6g，蝉蜕 10g。

［操作］上药水煎成 200ml 药液装瓶备用。采用直肠灌注法给药，患儿采用侧卧位，使用前将药液加热至 28 ～ 33℃，接导尿管（前端涂用液状石蜡），轻轻插入肛门内 8 ～ 12cm，每分钟 40 ～ 50 滴，滴注后嘱其家属使患儿继续侧卧 10min。用量：＜ 1 岁，每次灌 20ml；1—3 岁，每次灌 40ml；4—7 岁，每次灌 60ml；＞ 7 岁，每次灌 80ml。每日 2 次，2d 为 1 个疗程。（《长春中医药大学学报》）

（赖华寿）

155. 小儿肺炎喘嗽

［临床表现］小儿肺炎喘嗽即是西医的小儿肺炎，是小儿时期常见的肺系疾病之一，临床以发热、咳嗽、痰壅、气急、鼻煽为主要症状，重者可见张口抬肩，呼吸困难，面色苍白，口唇青紫等症，肺炎喘嗽是一种外感热病，以痰热炽盛，闭阻于肺，肺失宣降为病机特点，基本病机的中心环节是邪热闭肺。

（一）中药内服

［药物］炙麻黄 4g，杏仁 3g，生石膏 6g，炙甘草 4g，茯苓 5g，白术 5g，地龙 4g，川贝母 4g。加减：风热犯肺可加鱼腥草、板蓝根，宜加重生石膏用量；表邪偏重、无汗而恶寒者，石膏用量宜减轻，酌加薄荷、紫苏叶、桑叶等以助解表宣肺之力；痰黄稠而胸闷者，宜加瓜蒌、浙贝母、冬瓜仁、桔梗以清热化痰，宽胸利膈；痰多气急者，可加葶苈子、枇杷叶以降气化痰。

［用法］每日 1 剂，水煎取汁，早晚频频温服。中病即止。（《中医临床研究》）

（二）针刺加闪罐

［取穴］风寒犯肺型取风门°、肺俞°、膈俞°、列缺1、合谷1；风热犯肺型取肺俞°、风门°、肝俞°、列缺1、合谷1、少商1；痰浊阻肺型取肺俞°、脾俞°、太渊1、太白1、丰隆1、合谷1、列缺1；痰热壅肺型取肺俞°、脾俞°、丰隆1、足三里1、列缺1、合谷1；肺阴虚型取肺俞°、膏肓°、肾俞°、太渊1、太溪1、经渠1；肺气虚型取肺俞°、膏肓°、足三里1、列缺1、照海1。加减应用：喘甚者肾俞穴重拔闪罐；发热者可点刺少商、商阳、关冲放血3～5滴。

［操作］注："°"为闪罐疗法穴位；"1"为针刺穴位。针刺穴位常规消毒后用毫针浅刺不留针，运用手法要求轻快。闪罐疗法，暴露背部俞穴，将95%酒精棉球用铁丝棒缠好，然后点燃往各型号玻璃罐内一闪，立即闪扣在该治疗的背俞穴上，又马上起罐，如此连闪连扣，直至局部腧穴部位皮肤潮红为止。每日1次。中病即止。(《新中医》)

（三）刺血疗法

［取穴］四缝穴。

［操作］四缝穴位于第2～5指掌面第1～2指间关节处，用安尔碘消毒单手整个掌面待干，然后取一次性无菌针头快速针刺四缝穴，每穴位挤出血液4～5滴，用无菌棉球擦拭干净，再用无菌敷料包扎处理。急性期可每日刺血1次，连续治疗3d，双手交替进行。(《中医临床研究》)

（四）穴位注射

［取穴］丰隆穴。

［操作］用2ml一次性注射器抽取维生素D_2戊酮酸钙注射液0.5ml（1岁以内患儿为0.25ml），常规消毒丰隆穴周围皮肤，在丰隆穴处垂直进针至皮下0.5～1.0cm处，回抽无血后注入药液，快速拔针，用棉签按压针孔片刻。每次选取双侧丰隆穴位注射，每隔2d注射1次。治疗7d为1个疗程，重者连续治疗2个疗程。(《新中医》)

（五）火罐疗法

［操作］患儿取俯卧位，充分暴露背部皮肤，涂液状石蜡或白凡士林，依患儿胖瘦程度选用直径2.5～4.5cm的玻璃火罐，用闪火法拔于左侧肺俞穴处，沿足太阳膀胱经循行路线向下推至脾俞穴处，再回拉至肺俞穴，如此重复3～5次，至走罐部位皮肤充血甚至出现瘀斑，将罐取下；右侧重复相同步骤；最后选用合适大小的罐以闪火法拔在双侧肺俞穴及双侧脾俞穴，留罐3～5min取下。2～3d后，待走罐部位充血大致消退后再拔罐1次。(《中医外治杂志》)

（六）中药保留灌肠

［药物］生麻黄、光杏仁、生石膏、甘草、葶苈子、桑白皮、净地龙、瓜蒌仁、淡黄芩、浙贝母。热重便秘者加大黄涤痰通下，口唇发绀者加丹参、红花活血化瘀通下。

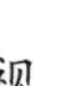
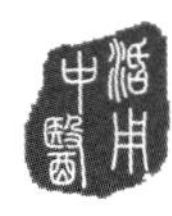

［操作］上药加水煎取 100 ～ 200ml，分上午 10 点、晚上 8 点两次保留灌肠。用药量：每次 1—2 岁 40ml，2—4 岁 80ml，4—6 岁 120ml，病情较重者可适当加量，待病情稳定后可逐渐减量。灌肠前应使患儿排空大小便，以免药物进入肠道后肠黏膜受到刺激，增加肠蠕动，产生痉挛，将其药物随同粪便一同排出，难以保留。患儿伏卧于家长身上，将裤带松开，裸露臀部，使患儿处于舒适状态，施术者立于患儿臀部后方，将肛管头插入肛门内缓慢推入药液，轻轻按揉并将臀部抬高。嘱其仰卧 10 ～ 20min，以利于药物保留。灌肠后应注意观察药物有无外溢、患儿有无哭闹不安，观察患儿之精神状态、呼吸、咳喘情况，若有心率加快、咳喘加重，应立即停止灌肠。(《四川中医》)

（七）中药贴敷疗法

［药物］白芥子 50g，麻黄 50g，苦杏仁 50g，细辛 50g。

［用法］取上药研粉过筛，姜汁调糊，制成厚 0.5cm，半径 1.5cm 的圆形药饼，采用 4cm×4cm 医用脱敏胶布固定，贴于双肺俞穴、膻中穴及天突穴，每天贴 1 次，半岁以内每次贴 2h，半岁至 1 岁每次贴 3h，3 岁以上每次贴 4h。(《中医外治杂志》)

（八）小儿推拿疗法

［取穴］八卦、肝经、肺经、掌小横纹、天河水。

［操作］患儿坐位或卧位，持患儿左手治疗，首取运八卦 15 ～ 20min，继同时清肝、肺经 10min，揉掌小横纹 5min，清天河水 10min，手法的速率为每分钟 150 ～ 180 次，每日治疗 1 次，7 ～ 10 次为 1 个疗程，对部分重症患儿可适当延长治疗时间。(《按摩与导引》)

（赖华寿）

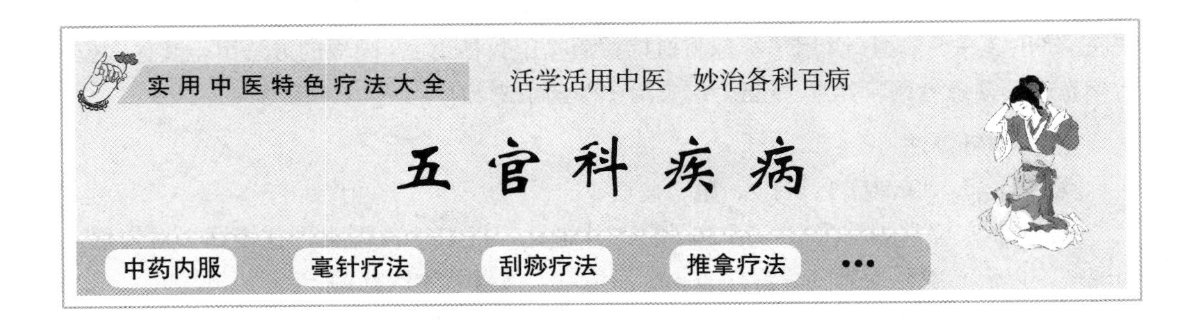

156. 近　　视

［临床表现］近视是指在无调节状态下，平行光线经眼的屈光系统屈折后，远距离的物体不能在视网膜上清晰地成像，焦点落在视网膜前。患眼对远距离的物体辨认发生困难，即近看清楚，远看模糊不清。中医学称本病为“能近怯远症”，认为“五脏六腑之精气皆

上注于目”，目得血而能视，肝脾肾功能协调，精气充沛，才能目光敏锐。若肝肾气血亏损，脾脏运化功能失调，肾精不足，目失濡养，则目视不明，从而造成近视。

（一）中药内服

［药物］菟丝子汤：菟丝子25g，生地黄15g，熟地黄15g，麦冬15g，泽泻18g，覆盆子12g，牡丹皮20g，茯苓20g，人参10g，菊花20g，黄精10g，枸杞子15g，菖蒲12g，续断12g，甘草10g。加减：风热侵袭，阴液暗耗型加蒙花15g，连翘12g，菊花15g，骨皮15，桑皮15g，生地黄15g，天花粉15g，车前子10g。

［操作］一般用水量为将上药加压后，液面没过饮片两横指（约2cm）为宜，将上述药物浸泡30～60min，先用大火（武火）煮沸，沸后用小火（文火）保持微沸状态15～20min，以免药汁溢出或过快熬干。每日1剂，分2次煎服，每次煎煮药液量约150ml。（《中原医刊》）

（二）毫针刺法

［取穴］以足阳明、足太阳、足少阳经穴为主。主穴：睛明、攒竹、承泣、翳明、光明、球后、合谷、太冲；配穴：脾胃虚弱加脾俞、胃俞、足三里；肝肾不足加肝俞、肾俞。

［操作］每次选3～5穴。常规消毒穴位，针刺睛明或球后时，选32号以上细针，将眼球固定，轻缓刺入，忌捻转，如针下感觉阻力，或患者自觉有疼痛感时，勿再刺入，以防出血。出针时用消毒干棉球按压针眼片刻，其余各穴平补平泻，留针30min，隔日针1次，10次为1个疗程。共治疗3个疗程，判断疗效。（《浙江中医药大学学报》）

（三）刺络放血疗法

［取穴］耳尖、攒竹、丝竹空（或瞳子髎），均为双侧。

［操作］患者取坐位，先在两耳沿耳廓自下而上轻轻搓揉，使两耳尖轻度充血，用75%乙醇消毒两耳尖，等乙醇挥发后，将耳尖皮肤捏紧，用一次性采血针快速点刺耳尖皮肤，挤出3～5滴血，并用干棉球将血擦拭后按压数秒止血，同样的方法用于其他穴位。治疗完后，嘱患者闭目休息1min。（《实用中医药杂志》）

（四）电针疗法

［取穴］肾、肝、目1、目2、眼、皮质下。

［操作］穴位常规消毒后，用30号1.5寸毫针，用G6805型电针仪接通2对穴位，用疏密波以患者能耐受为度，治疗20min后取针。（《现代中医药》）

（五）耳穴压豆

［取穴］肝、肾、脾、胃、眼区、屏间前、屏间后、枕。

［操作］患者取坐位，暴露耳廓，予75%的乙醇消毒耳部皮肤后，将王不留行子粘贴在选定的穴位上，每天按压每次3～5次，每次5min，使耳穴有明显热、胀、痛感，3d更换，两耳交替，每周治疗2次，10次为1个疗程。耳穴定位参照中华人民共和国国家标准《耳穴名称与定位》（GB/T13734—2008）执行。（《中国针灸》）

（六）药物罐拔罐疗法

［药物］冰片、木瓜、伸筋草、丹参、当归、枸杞子、黄芪、党参、桑葚。

［操作］将上述中药浸泡 30 分后大火煎煮，待药汤煮至温热时再将特制的木罐或竹罐放入药汤中直至煮沸，而后把泡煮过的药罐在背部膀胱经上的肝俞、肾俞两穴进行拔罐治疗，每次留罐 10min。每个疗程 10 次，隔天 1 次。共 3 个疗程。治疗期间及治疗结束后，嘱家长注重患者的眼部保健，减轻眼球负担。（《现代中医药》）

（七）腹针疗法

［取穴］中脘、商曲、下脘、天枢、气海、关元。穴位定位参照《腹针规范化处方》执行。

［操作］治疗时患者取坐位，暴露腹部，用直尺准确量出以上穴位后，进行常规消毒。采用腧穴点刺，不留针。点刺采用轻手法，由中脘开始，顺序向下，至关元结束，每次叩刺 5min，其中叩击时中脘、右天枢与皮肤成 30° 向下斜刺，关元、左天枢与皮肤成 30° 向上斜刺，其余腧穴垂直叩刺，强度均匀，用力宜轻，以皮肤潮红不出血为度。同时嘱患者旋转眼球，体会眼前变化，在心中施以意念感觉眼睛明亮，达到医患互动。每周治疗 2 次，10 次为 1 个疗程。（《中国针灸》）

（八）透刺疗法

［取穴］攒竹、丝竹空、瞳子髎、四白、阳白、光明、太冲。

［操作］用 75% 乙醇于穴位处消毒皮肤，取 2.0 寸毫针，针刺攒竹、阳白沿皮下循经透向鱼腰，从丝竹空透刺向瞳子髎，均进针 10 ～ 15mm，四白直刺 6 ～ 8mm，光明直刺 15 ～ 20mm，太冲直刺 8 ～ 10mm。针刺得气后不行针，留针 30min，1 周治疗 5 次，2 次为 1 个疗程，共治 3 个疗程。（《中国现代药物应用》）

（九）推拿疗法

［取穴］主穴：攒竹、鱼腰、丝竹空、太阳、瞳子髎、承泣、四白、阳白、球后、睛明；配穴：风池、百会、合谷。

［操作］患者端坐位，医者以拇指沿胃经、胆经的攒竹、鱼腰、丝竹空、至太阳穴反复按揉，再沿两侧瞳子髎、承泣、四白，以及胆经的阳白、球后穴位按揉，再以膀胱经的睛明穴为主，配合百会、风池、合谷穴，重复按揉，动作要轻，在穴位处按揉时力道稍加重，以达到麻、胀、酸、痛感觉。（《世界最新医学信息文摘》）

（十）透药疗法

［药物］茺蔚子 25g，枸杞子 15g，木瓜 25g，青皮 20g，五味子 6g，伸筋草 25g，松节 25g，生三七粉 3g，菟丝子 25g。

［操作］每副取汁 600ml，共取汁 3000ml，包装待用。中药导入液的衬垫（约 4 层纱布，周边较极板边缘余出 1cm 左右）紧贴患眼，令患者轻轻闭目，将电极板正极置于药垫之上，用绷带固定以防滑动，负极下衬垫（厚度同上）用生理盐水浸湿紧贴患眼对侧合谷穴上，用绷带固定。开启电源电流强度为 0.05mA，微调电流以不引起疼痛为宜。治疗时间每只

眼每次20min，每天治疗1次，30d为1个疗程。(《中国医药指南》)

(十一) 中药熏洗治疗

[药物] 金银花、连翘、菊花、蝉蜕、丝瓜络、荆芥、防风、蒲公英各15g，桂枝、丁香、昆布各30g。

[操作] 患者取坐位，将上述中药混合均匀后，倒入高压锅内，加水2000ml左右，接通电源，加热至出蒸汽时，打开开关，药蒸汽通过软管持续熏蒸患者眼部。每次15min，2周为1个疗程。

[注意事项] 疗程期间注意休息、禁止看电视、电脑和玩各种电子游戏，并注意用眼卫生。(《中医眼科》)

(十二) 食疗方法

◎枸杞鲫鱼汤（中医验方）

[主治] 近视眼，视物模糊。

[配方] 鲫鱼1尾，枸杞10g。

[用法] 将鲫鱼洗净去内脏，和枸杞一起煮汤，吃肉饮汤。

[注意事项] 用白鱼或其他鱼代鲫鱼也可。

◎醒目汤（中医验方）

[主治] 近视眼。

[配方] 枸杞子10g，陈皮3g，桂圆肉10个，蜂蜜1匙。

[用法] 将枸杞子、陈皮放在纱布内扎好，然后与桂圆肉一起，放在锅内，加水适量，煮沸半小时后，取桂圆肉及汤，并加蜂蜜，当点心吃。

（周林芳）

157. 弱　视

[临床表现] 弱视是眼科临床常见的儿童眼病，是指眼部无明显器质性病变，以功能性因素为主，经矫正远视力达不到1.0，小于0.8。中医学没有弱视这一病名，将其归属于“视瞻昏渺”或“小儿青盲”等范畴，认为目系上属于脑，肾精充足，髓海充盈，则目光灵敏，先后天诸多因素共同导致肝脾肾俱虚，肝藏血不足，脾气虚衰，统帅无力，肾精不足，精气血不能上承濡养于目，使视物不清，目睛不明，而形成弱视。

(一) 中药内服

[药物] 黄芪、党参、炒白术、当归、黄精、陈皮、柴胡、升麻、炒麦芽、肉苁蓉、珍珠粉；加减：肝肾不足者加覆盆子、枸杞子、菟丝子、当归、熟地黄、白芍治疗。

[操作] 一般用水量为将上药加压后，液面没过饮片两横指（约2cm）为宜，将

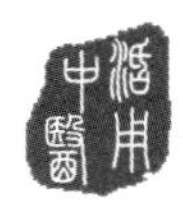

上述药物浸泡 30 ～ 60min 后煮沸，沸后保持微沸状态 15 ～ 20min。每日 1 剂，分 2 次煎服，每次煎煮药液量约 150ml。30d 为 1 个疗程，共 3 个疗程。(《中国中医药现代远程教育》)

(二) 艾灸疗法

[取穴] 双侧翳明、足三里、四白、攒竹。

[操作] 在双侧翳明、足三里穴位处将点燃的艾条距离皮肤 3cm 左右施温和灸，每穴各 2 ～ 3min，然后在双侧四白、攒竹穴位处施以雀啄灸各 2 ～ 3min，每次治疗时间为 20 ～ 30min，每天治疗 1 次，7d 为 1 个疗程，休息 3d 后做下一个疗程，连续做 18 个疗程。(《中国斜视与小儿眼科杂志》)

(三) 电梅花针疗法

[取穴] 正光 1、正光 2、风池、内关、大椎。

[操作] 选用 WQ 1002 韩氏多用电治疗仪。输出脉冲连续波频率 60Hz，电源电压用 9V 直流干电池，电流强度＜ 5mA，以患者耐受为宜。打开电源，调好频率、波形，让患者一手握住连接导线的铜棒，施术者持梅花针在穴位的表皮上叩打。正光 1、正光 2 穴叩击以穴位为中心体表 0.5cm 直径范围，风池、内关、大椎穴叩击体表 1.5cm 直径范围，每穴均匀叩击 50 次，频率为每分钟 90 ～ 100 次，正光 1、正光 2 穴轻度刺激（局部皮肤略有潮红），风池、内关、大椎穴中度刺激（局部皮肤明显发红），用腕力弹刺，患者双眼自然闭合。疗程均为 30d，隔日治疗 1 次。(《中国中西医结合杂志》)

(四) 耳穴压豆疗法

[取穴] 耳穴眼、神门、肝、脾、肾、胃、耳尖、内分泌、耳背肝、耳背肾、耳背脾。

[操作] 将耳廓皮肤用 75% 酒精棉球擦拭消毒后，将王不留行子一粒贴于 0.5cm×0.5cm 方格胶布中心，找准穴位压痛点用胶布将王不留行子固定，用手轻轻按压，产生疼痛或酸胀感，每次贴两耳，5d 后更换 1 次。嘱患儿家属每次每穴按压 50 下，每天按压所有穴位 4 次，力度以产生疼痛酸胀感为宜。(《中国针灸》)

(五) 雷火灸疗法

[取穴] 鱼腰、四白、睛明、瞳子髎、印堂穴、双侧耳门、耳垂、翳风及合谷、足三里。

[操作] 患者取坐位，头直立勿仰，将赵氏雷火灸，艾条火头距离皮肤 2 ～ 3cm，双眼闭目灸：平行移动上下灸额部、眼睛各 60 次，每灸 10 次手心降温 1 次；再用画圈法灸眼，顺时针从内到外每眼灸 60 次，用上法降温；再按鱼腰、四白、睛明、瞳子髎顺序雀啄灸，每穴 7 次，并加印堂穴；最后灸双侧耳门、耳垂、翳风及合谷、足三里，方法同眼睛的雀啄灸。每天 1 次，10d 为 1 个疗程。

[注意事项] ①雷火灸火力峻猛，渗透力强，应掌握好治疗时间，避免时间过长引起眼部受损。②由于雷火灸中心温度可达 240℃以上，操作部位又位于面部，故在治疗时要注意掌握好艾条与眼睛的距离，同时应谨慎避免艾灰掉落于眼内或眼部附近进而引起

烫伤等情况。(《新中医》)

(六)中药离子导入疗法

[药物] 青皮 10g，决明子 10g，菊花 10g，冰片 5g，乳香 15g，薄荷 5g，枸杞子 15g，红花 10g，当归 10g，密蒙花 5g，丹参 10g，菟丝子 10g，熟地黄 10g。

[操作] 上述药物水煎后置于一次性包装袋中备用。离子导入仪器选用 SZS-31 型闪烁增视仪，该仪器有正负离子导入极性转换，由于不知该中药离子所带电荷的正负，离子导入时极性转换每日 1 次。治疗时患者取坐位，闭眼，将浸透中药液的纱布铺于双眼部，然后戴上带有电极的眼罩，使之与中药纱布完全接触，松紧适中，另一电极（导电橡胶）上垫浸透生理盐水的纱布，使之紧贴于掌部。导入 15min 后选取鱼腰、承泣、睛明、瞳子髎、四白等穴按摩，共按摩 10min。每天 1 次，治疗 5d 休息 2 d，3 个月为 1 个疗程，连续治疗 2 个疗程。(《中国中医眼科杂志》)

(七)热敏灸法

[取穴] 双侧风池。

[操作] 先在风池穴区附近进行热敏探查，点燃的热敏灸艾条距离皮肤 3cm 左右施行回旋灸，当患者感到某部位艾热向皮肤深处灌注或出现灸性传感时，此处即为热敏态风池穴。每位患者治疗前由家长接受培训并熟练掌握后在家里对上述热敏态风池穴施灸，每日 1 次，每次治疗时间以热敏灸感消失为度，为 20 ～ 40min，共接受 20d 的热敏灸治疗。(《中华中医药杂志》)

(八)捏脊配合穴位按压法

[取穴] 华佗夹脊穴、百会、风池（双侧）、足三里（双侧）、太冲（双侧）。

[操作] 百会顺时针、逆时针各按摩 100 次；风池（双侧）、足三里（双侧）、太冲（双侧）由示指指腹或钝头棉签轻轻点按，以患儿耐受为宜，每次 100 ～ 200 下；华佗夹脊穴由施术者以双手拇指与示指并拢，从尾椎骨向上捏到颈部，连皮带肉捏起放下，每次 5 遍，以脊柱两侧皮肤微有潮红为佳。(《论著 • 社区中医药》)

(九)皮内针疗法

[取穴] 肝俞穴或胆俞穴。

[操作] 常规消毒穴位，患者采用皮内针单侧交替埋置于肝俞穴或胆俞穴，埋针时间一般 2 ～ 3d 为宜。2 次埋针间隔时间不小于 4d，不同穴位可以连续进行。埋针后用雀啄灸方法灸该穴位，以皮肤潮红、温热为度，每穴 20min，避免烫伤、感染等危险发生，每 10 次为 1 个疗程，连续 3 个疗程。(《中国中医药指南》)

（周林芳）

158. 干眼症

[临床表现] 干眼症又称为角结膜干燥症，是以泪液分泌量不足、泪膜不稳定以及眼部不适症状为特征的一类疾病的总称。临床表现为双眼干涩、异物感、烧灼感、畏光、视物疲劳等。在中医学属于“燥症”范畴，又称为“白涩症”“神水将枯”。中医学认为阴精亏虚是干眼症发病的基础，阴虚、内燥、津液不能上承是本病发病的主要病机。

（一）中药内服

[药物] 枸杞子 15g，白菊花 15g，熟地黄 15g，山药 10g，山茱萸 10g，茯苓 8g，泽泻 8g，牡丹皮 8g，当归 10g，柴胡 10g，女贞子 8g。加减：肺阴不足者加玄参、麦冬、玉竹、生地黄、天花粉；脾虚气弱者加黄芪、白术、太子参、木香、龙眼肉。

[用法] 一般用水量为将草药加压后，液面没过饮片两横指（约 2cm）为宜，将上述药物浸泡 30 ～ 60min 后煮沸，沸后保持微沸状态 15 ～ 20min。每日 1 剂，分 2 次煎服，每次煎煮药液量约 150ml，连续服用 30d。（《中国中医药科技》）

（二）毫针疗法

[取穴] 攒竹、鱼腰、睛明、瞳子髎、承泣、太溪、太冲。

[操作] 患者取仰卧位，75% 酒精棉球消毒后，采用 0.25mm×（25 ～ 40）mm 毫针进行针刺，针刺攒竹时，针身与皮肤成 30°，采用水平横透法透向鱼腰穴，进针约 20mm；针刺瞳子髎时，垂直进针约 20mm，反复提插捻转直至局部出现明显酸胀感，并有针感向眼眶内或外眼角放射；针刺睛明、承泣时，嘱患者闭目，医者押手轻轻固定眼球，刺手持针，于眶缘和眼球之间缓慢直刺 15 mm，不捻转、提插。针刺后选择同侧攒竹、瞳子髎为 1 对，接通低频电子脉冲治疗仪（上海华谊医用仪器有限公司，G6805-2 型），采用疏密波，留针 30 分钟，要求眼睑上有跳动，强度以患者可耐受为宜。余穴行常规操作，以酸胀得气为度，留针 30min。每周 3 次，连续治疗 4 周。（《上海针灸杂志》）

（三）耳穴压豆疗法

[取穴] 肾、肝、内生殖器、内分泌、皮质下、神门、眼、目 1、目 2。

[操作] 选用大小适中且颗粒饱满的王不留行子和正方形（0.8cm×0.8cm）医用胶布制成的耳穴贴。用 75% 酒精棉球消毒耳廓后，对准穴位贴紧，并稍加压力，使患者感到酸麻胀痛和发热感，贴压耳穴后，嘱患者每日自行按压 3 ～ 5 次，每次每穴按压时间应不少于 30s，使耳廓发热发红为度。两耳交替，3d 换 1 次，每周 2 次，中间休息 1d。2 周为 1 个疗程，共治疗 4 个疗程。（《海峡药学》）

（四）中药离子导入疗法

[药物] 菊花 15g，枸杞子 20g，生地黄 20g，淮山药 30g，北沙参 15g，麦冬 15 g，山茱萸 12g，茯苓 12g，牡丹皮 10g，五味子 10g，泽泻 10g。

[用法] 采用多功能眼病治疗仪（西安华亚电子有限责任公司，陕食药监械生产许20102060号）进行治疗。电流设置为0.3 mA，时间设为20min。将上述中药常规煎取300 ml。患者取仰卧位，嘱其闭目，将规格为40mm×50mm的无菌两层纱布用药液浸湿，放置于眼睑皮肤，然后将直流电的导入电极衬垫放置在药物纱布上，另一极置于右手腕部，两眼同时做电离子导入，电流可增至1～3 mA，具体通电强度需根据患者的耐受程度调整。每周3次，连续治疗4周。(《上海针灸杂志》)

(五) 中药超声凉雾法治疗

[药物] 麦冬、石斛、白芍、北沙参、冰片。

[用法] 雾化方法：上方煎汤取汁，每日1剂，水煎取汁200 ml，待药液冷却，用18层高温消毒纱布过滤，放入鱼跃402A1型超声雾化器内，将雾化器咬嘴放置在距离患者眼睛10 cm处，中度雾量，双眼交替熏治20分钟，每只眼睛10分钟，每天1次，10d为1个疗程。(《中国中医眼科杂志》)

(六) 中药热奄包治疗

[药物] 麦冬30g，菊花18g，密蒙花30g，鬼针草20g，草决明30g，女贞子30g，五味子14g，连翘心24g，谷精草30g，槟榔片24g，冰片20g。

[用法] 将上方药物放入自制布袋中，每日1剂，放入蒸锅中蒸制2h，待温度下降至30℃左右，置于眼睛上，热敷30min，每天2次。(《中国中医药现代远程教育》)

(周林芳)

159. 结膜炎

[临床表现] 结膜炎是结膜组织在外界和机体自身因素的作用而发生的炎性反应的统称，结膜充血和分泌物增多是各种结膜炎的共同特点，炎症可为单眼或双眼同时/先后发病。主要以患眼异物感、烧灼感、眼睑沉重、分泌物增多为主要症状，当病变累及角膜时可出现畏光、流泪及不同程度的视力下降。急性结膜炎属于中医学眼科“暴风客热”“天行赤眼”等范畴。中医学认为此病多因外感风热，疫病之气或风热阳盛之体，内外合邪交攻于目而发。

(一) 中药内服及外洗

[药物] 万应蝉花散加减：石决明、蝉蜕、当归、防风、川芎、赤芍各10g，羌活、苍术、甘草各6g。加减：痒甚时加荆芥、白蒺藜；睑结膜型加桔梗、菊花；角膜缘型加知母、生地黄；有角膜并发症时加龙胆草、夏枯草。

[用法] 水液面没过饮片两横指（约2cm）为宜，将上述药物浸泡30～60min后煮沸，沸后保持微沸状态15～20min。每天1剂，水煎2次，每次取汁约150ml，两次煎液混

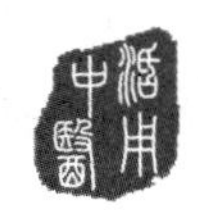

合后分 2 次口服。

［外洗］将内服中药煎取第 3 次煎液约 200ml，药液热时睁开双目先熏双眼，待药液变温时，微闭双目，先洗后敷双眼。每天 1 次，每次 10 ～ 20min。（《中国中医眼科杂志》）

（二）毫针疗法

［取穴］耳穴眼（位于耳垂中央），取患侧，双眼发病取双侧。

［操作］用 75% 酒精棉球常规消毒穴位，医者左手捏住患者耳垂，右手持 0.30mm×15mm 毫针直刺眼穴，深度约 0.5mm，根据耳垂厚薄而定，勿刺透，快速捻转提插强刺激约 1min 出针，用酒精棉球按压针眼片刻，防止出血。急性结膜炎，每日针刺 1 次，一般治疗 3 ～ 5 次即愈；慢性结膜炎，每天针刺 1 次，10 次为 1 个疗程。（《中国针灸》）

（三）低温凉雾超声雾化

［药物］太子参、人参叶、金银花、黄芩、桑叶、白蒺藜、黄柏、苍术各 3g，蝉蜕 1g，甘草 1g，珍珠粉 0.1g，冰片 0.1g 。

［操作］上述药物加水 300ml，煎煮开 10min 后，加珍珠粉 0.1g，冰片 0.1g 继煎煮 5min，置凉，过滤，倒入已消毒的 500ml 生理盐水瓶中。在无菌操作下，用注射器抽取其中 20ml，注入 500ml 灭菌注射用水混合后当日使用。拨动中药超声雾化熏眼仪冷熏开关，低温凉雾冷熏温度低于眼睑周围空气温度 3 ～ 5℃。此控制范围与幅度均以温度计测试观察统计。将上述置凉的中药液 80ml 倒入中药超声雾化熏眼仪的药杯中，开机，定时 15min，其气雾沿输管直达喷雾嘴口，喷雾口距离眼部 15 ～ 20cm 处，温度约降低（3.7±1.3）℃。其喷入睑裂及眼睑部的收集液不少于 48ml。每次治疗 15min，每日 2 次。10d 为 1 个疗程。

［注意事项］治疗期避免风尘、暴晒、少食肥甘之品，忌食葱、姜、蒜、辣椒。（《中国中医眼科杂志》）

（周林芳）

160. 视神经萎缩

［临床表现］视神经萎缩是指任何疾病引起视网膜神经节细胞及其轴突发生退行性病变，致使视盘颜色变淡或苍白，视功能严重障碍的眼病。该病属于中医学眼科“视瞻昏渺”“青盲”等范畴。历代医家认为本病的发生与肝、肾功能失调密切相关，病机是各种原因导致气血不能濡养目系，致神光衰退，日久眼络瘀阻，神光湮灭。

（一）中药内服

［药物］复元明目汤：紫河车粉、炙黄芪、酒制女贞子、人参、制山茱萸、葛根、酒制川芎、石菖蒲、酒制香附、制全蝎、人工麝香、酒制菟丝子、酒制柴胡、制马前子、

炙甘草。辨证加减：①偏于气血亏虚者，适当增加人参、黄芪用量，酌加炒白术以健脾益气养血；②偏于肝肾不足者，酌加熟地黄、当归以补肝肾阴血；③偏于肝气郁结者，适当增加柴胡、香附用量，酌加郁金以舒肝解郁；④偏于气滞血瘀者，适当减半人参、黄芪用量，酌加郁金、丹参以加强行气活血的作用。

[用法] 先文火后武火，煎3次取汁400 ml兑匀，分2次温服，每日1剂。2周为1个疗程，疗程间停药3d，连用4个疗程。(《中国中医眼科杂志》)

(二) 毫针疗法

[取穴] 头部穴位：窍明（以枕骨粗隆上0.5cm为下界，向上、左、右各2cm区域）、承泣、睛明、攒竹、球后、风池、百会、丝竹空；远端取穴：三阴交、足三里、光明等穴位。加减：肝肾不足者配三阴交、太溪；脾肾不足者配足三里、脾俞、肾俞；肝郁气滞者配太冲、合谷。

[操作] 患者取舒适体位，一般为床上坐位，穴位常规消毒后行针，眼周穴应深刺1.5～2寸，轻捻针柄，待针经过皮下后缓慢将针沿眶壁刺入，针尖指向视神经孔方向，直至患者有“麻、胀”的感觉。进针时应注意抵触感，避开眼球和血管，进针后不提插。可根据患者病情虚实，采用补泻手法。眼周穴及视区穴接电脉冲加强刺激，刺激强度应根据患者的耐受力因人而异。治疗每日一次，每次取穴时主穴相同，配穴根据证型选取，每次留针30min，4周为1个疗程，视病情轻重治疗3～5个疗程。

[注意事项] 取针应缓慢操作，取针后嘱患者眼周穴按压3～5min，以避免出血。(《中国中医眼科杂志》)

(三) 穴位敷贴疗法

[操作] 穴位贴敷膏：由丹参、人参、人工麝香、冰片等组成，按《中药制剂手册·散剂·七厘散》之加工方法，研成极细粉末调匀，再加炼蜜适量调制成硬膏状，每次取豆粒大药膏置于2cm×2cm胶布中央，贴于患侧太阳穴处，每3天更换1次。2周为1个疗程，疗程间停药3d，连用4个疗程。(《中国中医眼科杂志》)

(四) 穴位注射疗法

[取穴] 风池、翳风、足三里。

[操作] 患者放松取坐位，医者取2ml注射器抽取复方丹参注射液1支，用碘伏常规消毒每穴处皮肤，以4号注射针头直刺达皮下，并刺激穴位有酸麻胀感时推入药物，每穴注射0.5～1ml，取出针头时用棉球按压注射部位至无出血，切忌揉按，每日或隔日1次，5～10次为1个疗程，每个疗程休息3d。同时配合中药汤剂内服（肝郁气滞型用逍遥散加减；肝肾阴虚者用驻景丸加减；气血两虚者用人参养荣汤加减；脾肾阳虚者用补中益气汤加减，每日1剂）补益肝肾、益气活血。(《第九届全国中西医结合眼科学术交流会暨第八次东北亚国际眼科学术会论文汇编》)

(周林芳)

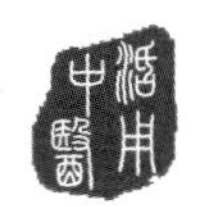

161. 青光眼

［临床表现］青光眼是一组以特征性视神经萎缩和视野缺损为共同特征的疾病，病理性眼压增高是其主要危险因素，作为目前全球第二位致盲眼病，其严重威胁着人类的视觉健康。本病属于中医学“五风内障”“瞳孔散大”的范畴。青光眼的病因病机多为情志内伤，风、热、湿邪侵害，致肝胆火盛，风火上扰犯目，或由阴虚阳亢，脏腑失调，气血失和，目内气机受阻，玄府闭塞，终致神水积滞，瞳孔散大而成为本病。

（一）中药内服

◎闭角型青光眼

［药物］肝经风热型——复方槟榔煎：槟榔 30 ～ 50g，羚羊角 10 ～ 15g，生石膏 120 ～ 250g，龙胆、栀子、黄芩、大黄、枳实、泽漆各 10 ～ 15g，生石决明、夏枯草各 30g。加减：头痛不甚者，羚羊角、生石膏酌减；眼球胀硬减轻或胀硬不甚者，槟榔酌减；大便不甚实者，去枳实；恶心呕吐者，加陈皮、竹茹；若吐甚，酌加半夏、佩兰；眼球剧痛者加延胡索；口渴引饮者加天花粉；眼球赤甚者加蒲公英、牡丹皮；头颅剧烈眩晕者加钩藤、菊花。兼服石斛夜光丸（有成药）。

随证变化：阴虚阳亢型——大补阴丸合知柏地黄汤加味：知母、黄柏、生地黄、牡丹皮、泽泻、茯苓、山茱萸、山药、龟甲、五味子、生石决明、玄参；兼服磁朱丸（有成药）。加减：气轮红赤甚者加龙胆；眼胀痛较甚者加郁金、蔓荆子、夏枯草。

◎开角型青光眼

［药物］心肝火盛型——黄连龙胆汤：黄连、龙胆、生地黄、黄芩、菊花、大黄、木通、甘草、莲子心、生石决明、五味子、槟榔；兼服石斛夜光丸（有成药）。

随证变化：①肾虚肝旺型——玄参白芍汤：玄参、白芍、生地黄、何首乌、钩藤、蒺藜、生石决明、菊花、五味子、槟榔、夏枯草。②肝肾阴虚型——加减地黄汤：生地黄、茯苓、牡丹皮、山茱萸、泽泻、犀角、生石决明、决明子、五味子、银柴胡、麦冬、甘草、槟榔；兼服磁朱丸（有成药）。

［用法］水煎服，每日 1 剂，分 2 次温服，每次取汁约 150ml。（《中国中医眼科杂志》）

（二）耳尖放血疗法

［操作］患者坐位，医者先用手指按摩耳廓使其充血，经碘伏消毒后，左手固定穴位，右手持三棱针对准穴位刺入 1 ～ 2mm，随即出针，每穴点刺 2 ～ 3 针，轻压针孔周围，使其自然出血，两侧穴位交替放血，耳尖穴出血 1 ～ 2ml，然后用消毒棉球擦去，后用干棉球按压止血。每日 1 次，10d 为 1 个疗程，共治疗 3 个疗程。（《中国疗养医学》）

（三）梅花针疗法

［定位］“颈后部膨隆”处在颈后部双侧的风池穴附近。

［操作］将“颈后部膨隆”处消毒，用洁净的梅花针叩刺，轻挤，待有少许黄水样体液渗出，用消毒纱布擦干。反复数次，至黄水样体液不再渗出为止。严重者可每日 2 次，轻者每日 1 次。注意防止感染。（《上海针灸杂志》）

（四）毫针疗法

［取穴］球后、太阳、太冲、风池穴。

［操作］患者取坐位，针刺球后穴，选用 30 号以上毫针，直径为 0.30mm。用押手将眼球推向上方，针尖沿眶下缘从外下方向内上方针刺，针身刺向视神经方向 0.5 ～ 1.0 寸，刺入后不可捻转可轻微提插。风池穴朝鼻尖方向刺入，其余腧穴采用直径为 0.35 mm 的毫针进行提插捻转泻法。起针时球后穴宜用消毒棉球固定眼球缓慢出针，出针后按压穴位 5min，以防止出血而发生血肿。以上腧穴留针 30min。每日 1 次，10d 为 1 个疗程，共治疗 3 个疗程。（《中国疗养医学》）

（周凌云）

162. 睑腺炎

［临床表现］睑腺炎又称麦粒肿，是化脓性细菌（如葡萄球菌等）侵入眼睑腺体而引起的急性炎症。该病病初有痒感及微痛，睑缘出现局限性红肿硬结，继之红肿渐扩大，几日后硬结顶端出现黄色脓点，破溃后流脓，重者眼皮红肿，不能睁眼，伴有全身发热、耳前或颌下淋巴结肿大等症状。中医学称之为“针眼”“眼丹”等，病因多为风邪外袭，客于胞睑而化热，风热煎灼津液，变生疮疖，或因过食辛辣之物，以致脾胃蕴积热毒，遂使气血凝滞，停聚于胞睑皮肤之间。

（一）中药内服

［药物］五味消毒饮加味：金银花 20g，蒲公英 20g，紫花地丁 20g，野菊花 12g，白花蛇舌草 20g，紫背天葵 12g，龙胆草 6g，紫草 12g，甘草 3g。加减：发热明显者加黄芩 12g，连翘 12g；大便秘结者加大黄（后下）10g；口干甚者加天花粉 12g，石斛 12g；眼赤者加牡丹皮 12g，生栀子 12g。

［用法］水煎服，每日 1 剂，早晚各服一次，7 剂为 1 个疗程。（《江西医学院学报》）

（二）毫针疗法

［取穴］三间穴透刺合谷穴（健侧透穴巨刺）。

［操作］选用直径为 0.25 ～ 0.35mm，长 40mm 一次性针灸针，从三间穴处与皮肤成 30° ～ 45° 向合谷穴方向进针，进针 30 ～ 35 mm，可达第 1 与第 2 掌骨连接处，平补平泻行针即有较强针感，每 10 分钟行针 1 次，行针时嘱患者适度做睁眼及闭眼运动，留针 30 ～ 40min。如果是睑腺炎初期，上述治疗结束时患者眼部可感觉非常轻松，肿痛明

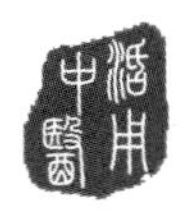

显减轻；如果是睑腺炎已成脓或是反复发作者，则视病情同时加用健侧内庭穴透刺陷谷穴，选用针具、手法、行针及留针时间同前述。每天 1 次。5 次为 1 个疗程，疗程间休息 2d，2 个疗程后观察疗效。(《针灸临床杂志》)

(三) 耳尖放血

[操作] 患者取正坐或侧卧位，取患眼同侧的耳尖穴，先按摩几下使局部充血发红，然后常规消毒，用左手拇指、示指内压折耳向前，在耳脚上端取尖穴，右手持消毒过的一次性采血针对准耳尖穴迅速点刺 1mm 深，再用双手挤出血液 3 ～ 5 滴，而后用消毒棉球按压片刻至不出血时止，每日 1 次。(《医学理论与实践》)

(四) 穴位注射疗法

[操作] 用 1ml 注射器针头抽取维生素 B_{12} 注射液 1 支，将患侧耳垂用碘伏常规消毒，以右手持注射器，左手示指抵住耳垂背面，垂直进针，进针深度约 1.5mm。然后将药液缓慢注入，迅速拔针，按住针眼，轻揉 2 ～ 3min。

[注意事项] ①操作时动作要轻不要用力过猛，以防穿通耳垂。②严格消毒，以防感染。③耳部如有冻伤、炎症等应禁止注射。④保持眼部的清洁卫生，养成良好的卫生习惯。⑤饮食上注意忌食辛辣油煎厚味之品，多食清淡，易消化食物，并保持大便通畅。(《中国中医眼科杂志》)

(五) 腕踝针疗法

[操作] 腕取患眼同侧上肢的腕 1、腕 2 为进针点。用 75% 的酒精棉球消毒皮肤后，将针尖朝上与皮肤成 15° 刺进皮下，然后沿皮下脂肪层刺入 1.5 寸，要求无酸、麻、胀、重等感，然后再用输液胶布将针柄固定，留针 2 ～ 6h，每日 1 次，连续治疗不超过 3 次。(《上海针灸杂志》)

(六) 灸法

[取穴] 后溪。

[操作] 左病取右，右病取左灸之。将艾绒捏成麦粒大小放于穴位上直接灸之，连续灸三炷。未成脓者可自行消退，不再成脓。已成脓者第 2 天开始破溃，三天后脓排清，局部不留瘢痕。一般一次即可，反复发作者两次可根治。(《针灸临床杂志》)

(七) 针挑法

[选择部位] 在背部第 1 ～ 12 胸椎至腋后线范围内寻找反应点，为粉红色或暗红色充血性疹点。

[操作] 让患者取前伏坐位，充分暴露背部选好部位。常规消毒，左手拇、示指捏起皮肤，右手持三棱针，将选好的疹点挑破，以出血为度，挤出 2 ～ 3 滴鲜血，用消毒干棉球拭净血迹即可。如治疗 1 次未愈可隔 2d 后再挑治 1 次。(《中国针灸》)

(八) 耳静脉放血疗法

[操作] 常规消毒患眼对侧耳背皮肤，用 1 ～ 2ml 注射器，选用 5 ～ 6 号针头行

耳背小静脉穿刺，抽血 0.1 ～ 0.2ml，以干棉球压迫针眼 1min 左右即可。如行耳背小静脉穿刺有困难时，可用 7 号针头刺破耳背皮肤、下耳轮皮肤挤血 2 ～ 3 滴亦可。每日 1 次。

[注意事项]发病初期 1 ～ 2d 睑结膜水肿、充血、隆起，但无脓点，全身一般情况尚可者，采用耳背小静脉放血 1 次即可，放血后再辅以氯霉素眼药水点眼，每日 2 次，1 ～ 2d 可治愈。发病 3d 后就诊的局部红、肿、热、痛症状明显但无脓点者仍可采用放血治疗，但要放 2 ～ 3 次，局部辅以氯霉素眼药水或利福平眼药水点眼 3 ～ 5d 治愈。如果患眼局部已形成脓肿，按常规治疗，局部消炎，湿热敷，全身用抗生素，当病灶已局限化，脓肿已形成时，切开排脓、引流，病程一般为 7 ～ 10d。若睑腺炎造成慢性肉芽肿性硬块，影响患者美观时，则需另做手术处理。（《井冈山师范学院学报》）

（九）中药熏服疗法

[药物] 金银花、野菊花各 15g，生甘草 6g。

[用法] 将上述药物置于约 250ml 茶罐中，滚开水冲泡，立即熏蒸患眼局部，10 ～ 15min 后，当茶饮服，每日 3 次，1 次 1 剂。

[注意事项] 儿童剂量酌减。治疗期间，禁食烟酒、辛辣之品。（《四川中医》）

（十）中药熏蒸疗法

[药物] 当归 5g，桃仁 5g，川芎 10g，牡丹皮 10g，夏枯草 5g，远志 5g。

[用法] 煎成浓剂为熏眼 I 号，将干净消毒纱布浸湿，以不滴水为度（称药汁纱布）。患者平卧床上，闭眼，用药汁纱布敷在眼睑表面，纱布上放大黄粉、冰片，再盖一层药汁纱布，用 T- 229 中药离子喷雾器，距离患者 25cm 左右，将蒸汽喷在药汁纱布表面，持续 40min，每日 1 次，两天为 1 个疗程。并局部用抗生素眼液，一天 3 次。（《云南中医中药杂志》）

（周凌云）

163. 麻痹性斜视

[临床表现] 麻痹性斜视是以一条或数条眼外肌完全或不完全麻痹而引起的眼位偏斜、眼球运动受限、复视、眩晕、恶心、呕吐等为特征的眼病，为临床常见病。本病属中医学“视歧”“视一为二”“风牵偏视”等范畴。本病多因脾胃虚弱，阳气下陷，内有郁热，外受风邪，风邪客于眼睑而致眼球运动受限；或因感受风邪，侵犯目络，脉络受阻；或因肾阴不足，肝阳上亢，虚风内动，上扰于目而发。

（一）中药内服

◎脾胃虚弱，脉络失畅型

[药物] 培土健肌汤：党参 10g，白术 10g，炙黄芪 10g，茯苓 10g，当归 10g，陈皮

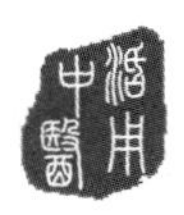

5g，升麻 5g，银柴胡 6g，钩藤 12g，全蝎 10g，甘草 3g。加减：胃纳欠佳、大便溏薄者加吴茱萸 10g，炮姜 10g；头痛、颈项拘紧者加羌活 10g，防风 10g，前胡 10g；口渴、烦躁者加麦冬 10g，天花粉 10g，玄参 10g。

［用法］水液面没过饮片两横指（约 2cm）为宜，将上述药物浸泡 30 ～ 60min 后煮沸，沸后保持微沸状态 15 ～ 20min。每天 1 剂，水煎 2 次，每次取汁约 150ml，两次煎液混合后分 2 次口服。

◎风邪较重，脉络受阻型

［药物］羌活胜风汤：银柴胡 12g，黄芩、白术、枳壳各 10g，羌活、防风、前胡、薄荷、全蝎、桔梗、钩藤各 15g，甘草 3g。加减：大便燥，加番泻叶 9g；口渴烦躁加石膏 15g，天花粉 12g，麦冬 12g。

［用法］同上法。

◎肾阴不足，肝阳上亢型

［药物］育阴潜阳熄风汤：生地黄 15g，白芍 12g，枸杞子 12g，麦冬 9g，天冬 9g，盐知母 9g，盐黄柏 9g，生石决明 15g，生龙骨 9g，生牡蛎 9g，怀牛膝 9g，钩藤 9g，全蝎 9g，菊花 9g，黄芩 9g。加减：大便燥加番泻叶 9g；胸闷心悸脉结去生石决明、生龙骨、生牡蛎，加苏子 9g，党参 9g，远志 9g，炒枣仁 9g。

［用法］水液面没过饮片两横指（约 2cm）为宜，先将生石决、生龙骨、生牡蛎煎煮约 30min 后，再将剩余药物放入同煎 20 ～ 30min。每天 1 剂，水煎 2 次，每次取汁约 150ml，两次煎液混合后分 2 次口服。（《现代中西医结合杂志》）

（二）毫针治疗

［取穴］主穴：百会、睛明、攒竹、太阳、四白、风池、合谷、足三里、三阴交、太冲。配穴：外展神经麻痹加患侧丝竹空、瞳子髎；动眼神经麻痹加患侧阳白透鱼腰；滑车神经麻痹加患侧瞳子髎、新明（眉梢上 1 寸）。属风邪中络型加配外关；风痰阻络证加配内关、丰隆、中脘；外伤瘀滞证加配膈俞。

［操作］患者取仰卧位，局部皮肤常规消毒，头面部选用 0.25mm×25mm 一次性针灸针，肢体选 0.30 mm×40mm 一次性针灸针。嘱患者闭目，睛明穴宜缓慢进针，紧靠眼眶边缘直刺 0.5 ～ 0.8 寸，不做捻转手法，出针后用消毒干棉球按压 2min，以防引起内出血；攒竹穴斜刺，捻转至有酸胀感；太阳穴直刺至有酸胀感；丝竹空向攒竹方向平刺；四白穴斜刺；风池穴针尖微向下进针，向鼻尖斜刺；余穴均垂直进针，捻转得气后留针 25min。（《中国中医急症》）

（三）雷火灸疗法

［取穴］睛明、攒竹、太阳、四白、阳白、丝竹空、瞳子髎、风池。

［操作］药用重庆市赵氏雷火灸传统医药研究所研制生产的眼病配方雷火灸。患者取坐位，头部直立勿仰，闭目，前额及眶周穴位温和灸，风池穴雀啄灸，至皮肤温热微

红为度，一般 10 ～ 15min 即可。隔日 1 次，10 次为 1 个疗程。连续治疗 2 个疗程。（《中国中医急症》）

（四）穴位注射

［操作］用 1ml 注射器针头抽取甲钴胺注射液 1 支，将穴位用碘伏常规消毒，以右手持注射器，左手拇、示指稍提捏穴位处皮肤，垂直进针，进针深度约 1.5mm，然后将药液缓慢注入，每次 0.5mg，迅速拔针，按住针眼，轻揉 2 ～ 3min，每天一次，1 个月为 1 个疗程。（《当代护士》）

（周凌云）

164. 功能性溢泪症

［临床表现］功能性溢泪症是指在泪道通畅无器质性阻塞或狭窄的情况下的溢泪，包括结膜、泪点及眼睑等其他异常引起的溢泪。多见于中老年患者，属眼科常见病、多发病。中医学认为肝为风木之脏，肝开窍于目，肝气通于目，泪为肝液。肝肾同源，肝肾不足，一则不能温煦泪道窍窦，二则失于摄纳。泪失约束，风邪外引而泪出。故临床上功能性溢泪多系肝肾亏虚，复受风邪。

（一）中药内服

［药物］白薇丸合菊睛丸加减方：五味子 12g，巴戟天 15g，枸杞子 12g，肉苁蓉 20g，菊花 10g，苍耳子 10g，辛夷 10g，白薇 15g，石榴皮 10g，白蒺藜 10g，防风 10g，羌活 10g，甘草 3g。加减：迎风泪多者加白芷以祛风止泪；畏寒肢冷甚者酌加细辛、桂枝以温经祛寒；若病程较长，辨证有血瘀阻络者（即泪道狭窄者）加红花、地龙活血化瘀、通络开窍。

［用法］每天 1 剂，水煎 2 次，每次取汁约 150ml，分早晚 2 次温服。（《四川中医》）

（二）毫针疗法

［取穴］睛明、太阳、瞳子髎、合谷、足三里穴。

［操作］用 75% 的乙醇常规消毒穴位局部皮肤，选用直径 0.25mm 一次性针灸针，经皮刺瞳子髎穴；睛明、太阳穴直刺 0.5 寸；合谷、足三里穴直刺 1 寸，得气后行捻转补法，捻转角度 360°，频率为每分钟 90 次，时间为 30min，每 10 分钟行针 1 次，睛明、太阳、瞳子髎均施以平补平泻手法，留针 30min。每天针刺 1 次，9d 为 1 个疗程，疗程间休息 1d，连续治疗 9 个疗程。（《西部中医药》）

（周凌云）

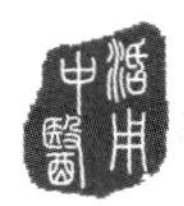

165. 细菌性角膜炎

［临床表现］细菌性角膜炎是一种严重危及视力的感染性眼病，起病急，发展快，治疗不及时或控制不佳常常造成严重的视力损害及眼球穿孔等并发症。本病属于中医学“凝脂翳”范畴。

（一）中药内服

［药物］肝经风热型——新制柴连汤加减：柴胡、蔓荆子、荆芥、防风各15g，黄连、黄芩、栀子、龙胆草、木通、赤芍各10g，甘草6g。

随证加减：①肝胆火炽型——龙胆泻肝汤：龙胆草15g，栀子15g，黄芩10g，柴胡15g，木通10g，车前子（包煎）10g，当归10g，生地黄10g，泽泻10g，甘草6g。②热盛腑实（阳明腑实）型——四顺清凉饮子加减：龙胆草、柴胡、防风、桑白皮、当归、生地黄、赤芍、川芎、枳壳、木贼草各15g，黄连、大黄、甘草各10g。③气虚留邪型——托里消毒散加减：生黄芪20g，金银花15g，当归、白芍、川芎、党参、白术、茯苓、连翘各10g，白蒺藜、甘草各6g。④阴虚恋邪型——滋阴退翳汤加减：生地黄、熟地黄、玄参、当归各15g，知母、黄柏、金银花、白蒺藜各10g，谷精草、甘草各6g。

［用法］每天1剂，水煎2次，每次取汁约150ml，分早晚2次温服。（《中国中医药现代远程教育》）

（二）毫针刺法

［取穴］耳穴眼（位于耳垂中央），取患侧，双眼发病取双侧。

［操作］用75%酒精棉球常规消毒穴位，医者左手捏住患者耳垂，右手持0.30mm×15mm毫针直刺眼穴，深度约0.5mm，根据耳垂厚薄而定，勿刺透，快速捻转提插强刺激约1min出针，用酒精棉球按压针眼片刻，防止出血。每天针刺1次，治疗10次后评定疗效。（《中国针灸》）

（三）中药低温凉雾超声雾化

［药物］太子参、人参叶、金银花、黄芩、桑叶、白蒺藜、黄柏、苍术各3g，蝉蜕1g，甘草1g。

［操作］上述药物加水300ml，煎煮开10min后，继加珍珠粉0.1g，冰片0.1g煎煮5min，置凉，过滤，倒入已消毒的500ml生理盐水瓶中。在无菌操作下，用注射器抽取其中20ml，注入500ml灭菌注射用水混合后当日使用。拨动中药超声雾化熏眼仪冷熏开关，低温凉雾冷熏温度低于眼睑周围空气温度3～5℃。此控制范围与幅度均以温度计测试观察统计。将上述置凉的中药液80ml倒入中药超声雾化熏眼仪的药杯中，开机，定时15min，其气雾沿输管直达喷雾嘴口，喷雾口距离眼部15～20cm处温度降低（3.7±1.3）℃。其喷入睑裂及眼睑部的收集液不少于48ml。每次治疗15min，每日2次。10d为1个疗程。

（《中国中医眼科杂志》）

（周凌云）

166. 视神经炎

［临床表现］视神经炎是一种以视力急骤下降，视神经产生炎症为特征的临床常见急重眼疾。属中医学“暴盲”范畴。中医学认为当责于肝气不舒，肝血不足。

（一）中药内服

［药物］加味逍遥饮加荆芥、防风、金银花、蒲公英为主。随症加减：头目疼痛者，加川芎、蔓荆子；苔黄便秘热重者加大黄、黄芩、黄连；口渴舌燥伤津者加石膏、知母、天冬、麦冬、石斛；头晕目眩、腰膝酸软、口红伤阴者加滋阴明目饮（熟地黄、天冬、麦冬、沙参、石斛）；食少神疲、气短懒言气虚者加参芪；面黄无力血虚者加当归、阿胶；阳痿、阴冷肾阳虚者加巴戟天、肉苁蓉、仙茅；头晕目胀、面赤心烦、高血压、肝阳上亢者加珍珠母、龙骨、牡蛎；舌质紫暗、脉涩、血瘀者加桃仁、红花；脾虚泄泻者加吴茱萸、干姜；胁胀者加青皮、枳壳；心烦失眠者加炒枣仁、首乌藤。

［用法］每天 1 剂，水煎 2 次，每次取汁约 150ml，分早晚 2 次温服。（《中国中医眼科杂志》）

（二）毫针疗法

［取穴］睛明、球后、承泣、肝俞、肾俞、光明、内关、膈俞、翳明、行间。

［操作］采用 0.30 mm×40mm 毫针，睛明针刺时嘱患者闭目，将眼球推向外侧固定，沿眼眶鼻骨边缘缓慢刺入，深 10 ～ 12mm，轻微捻转，不宜提插；球后针刺时轻压眼球向下，向眶缘缓慢直刺 5 ～ 15 mm，轻微捻转，不宜提插，用中等刺激，其他穴用强刺激。每日治疗 1 次，15d 为 1 个疗程。（《中国针灸》）

（周凌云）

167. 沙　眼

［临床表现］沙眼是眼科的常见病、多发病，是沙眼衣原体感染引起的慢性传染性结膜炎。初期患者可能没有什么异常感觉，有时有轻微的发痒及异物感，早晨起床眼睛有少量黏性分泌物，也可能有轻微的怕光、流泪等症状。伴有继发感染时症状加重。到了晚期，可发生并发症，如内翻倒睫，使角膜发生炎症、溃疡及血管翳的形成，甚至可能造成失明。沙眼属中医学“椒疮”等范畴。

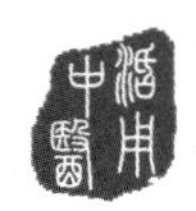

（一）中药内服

［药物］金银花、菊花各 18g；生地黄、连翘、木贼、山栀各 12g，红花 6g，生甘草 9g。

［用法］每天 1 剂，水煎 2 次，每次取汁约 150ml，分早晚 2 次温服。每剂第 3 煎，用之外洗。（《陕西中医》）

（二）中药熏洗疗法

［药物］蒲公英一味（二两）。加减：如眼干涩奇痒加蒺藜子 3 钱，目痛连脑者加牛膝 5 钱。

［用法］以小瓦药罐一个入药加水煎沸，趁热取用。临熏时，用大头巾一块，令患者做低头伏案姿势，取煎沸之药罐去盖置头前，用头巾将头和药罐圈成一起，不使透风，这时药之热气，沿裹巾上冲，患者尽量要睁开眼，药气熏入眼内，直到热气将消失为止。如法熏毕，将熏药滤出一杯，用干净绢布或药棉蘸此水擦洗眼眦及睑缘。这种熏洗方法，多在沙眼痒涩，睑胞肿痛时配合采用，可每日 1 次，连续 3 至 5 次即可。（《江西中医药》）

（周凌云）

168. 过敏性鼻炎

［临床表现］过敏性鼻炎又称变应性鼻炎，是机体对某些特异性过敏原如冷空气、油烟、花粉、灰尘、螨虫、真菌、化学制剂等敏感性增高而发生在鼻腔黏膜的一种变态反应。以引起发作性鼻痒、连续喷嚏、流涕、鼻黏膜肿胀为特征的鼻病。是一种常见病、多发病，一年四季、男女均可发生。中医学称为“鼻鼽”。本病是由于先天禀赋不足，正气虚，肺卫不固，感受外邪，肺先受之，而鼻为肺窍，首当其冲而发病。

（一）中药内服

［药物］①寒邪袭肺型——加味桂枝汤：桂枝 10g，白芍 12g，甘草 6g，生姜 6g，大枣 3 枚，细辛 1.5g，白芷 6g，川芎 6g，薄荷 6g，辛夷 6g。②热郁肺经、上凌清窍型——清肺泻热利窍汤：紫草 15g，茜草 10g，旱莲草 10g，桑白皮 12g，黄芩 15g，枇杷叶 12g，乌梅 15g，诃子肉 10g，藿香 10g，佩兰 12g，败酱草 10g，连翘 10g，菊花 10g，薄荷 10g，甘草 6g。③卫气不固型——补气固卫汤：黄芪 20g，防风 10g，白术 12g，党参 10g，当归 10g，白芍 10g，生姜 10g，薄荷 6g，白僵蚕 10g，肉桂 6g，茯苓 10g，生牡蛎 30g，甘草 6g。

［用法］每天 1 剂，水煎 2 次，每次取汁约 150ml，分早晚 2 次温服。（《中国中医药现代远程教育》）

（二）针刺配合隔姜灸疗法

［取穴］双侧合谷穴、迎香、鼻通、印堂、神阙穴。

［操作］患者取仰卧位，酒精棉球常规消毒后，使用一次性无菌针灸针（0.25mm×25mm）先针刺，针鼻通、迎香穴，针尖向鼻根部斜刺，用提插捻转泻法，使针感外达鼻头及鼻腔内，鼻部酸胀明显；针印堂穴，提捏局部皮肤，向下平刺 0.3 ～ 0.5 寸，行提插捻转泻法，至鼻孔酸胀为止；合谷穴用泻法，至有酸胀感为止。每穴每次操作约 1min，隔 15min 行针一次，留针 40min。进针后同时进行隔姜灸，用鲜生姜切成直径约 15mm，厚约 5mm 的薄片，中间用针刺数孔，置于神阙穴上，上面再放置中等艾炷（高 1cm，直径 1cm，重 1g），用线香点燃灸之。待患者有局部灼痛感时，更换艾炷再灸，每次灸壮，以局部潮红为度，灸毕用正万花油涂于施灸部位。一周 5 次，10 次为 1 个疗程，连续 14d，共两个疗程。（《隔姜灸神阙穴治疗过敏性鼻炎的临床疗效观察》）

（三）穴位埋线法

［取穴］曲池、大椎、合谷、迎香（2）、肺俞（2）、脾俞（2）、肾俞（2）、四白、鼻根（2）、足三里等穴。

［操作］用一次性 9 号无菌穴位埋线针和自制五香排毒液（无水乙醇 1000ml，麝香 8g，檀香 6g，木香 6g，降香 6g，苏合香 3g）浸泡的 0 号羊肠线。穴位常规消毒，镊取一段 1 ～ 2cm 长已浸泡好的羊肠线，放置在穴位埋线针管前端后接针芯，左手拇指示指绷紧或捏起进针部位皮肤，右手持针，刺入到所需深度，当出现针感后，边推针芯，边退针管，将羊肠线埋植在穴位皮下组织或肌层内，针孔处敷盖创可贴。穴位埋线每半个月 1 次，4 次为 1 个疗程。（《实用中医药杂志》）

（四）耳背静脉放血疗法

［操作］在耳背上 1/3 处可见粗细、数量不等，色泽鲜艳、紫暗各异的毛细血管或小静脉。以碘伏或乙醇常规消毒后，针刺耳背血管使其出血 2 ～ 3 滴，每次每侧以 1 ～ 2 根血管为宜。针刺出血后用棉花球压迫止血。每周 1 ～ 2 次，10 次为 1 个疗程。（《实用中医药杂志》）

（五）穴位注射加 TDP 照射

［取穴］足三里、解溪。

［操作］取穴双侧足三里穴，患者取仰卧位，用碘伏消毒后，取一次性 5ml 注射器，抽取人血丙种球蛋白 3d，垂直刺入足三里穴，待患者有酸、麻、重、胀等得气感并向解溪穴传导时，回抽无血，即将药物注入穴位，双侧穴位各 5ml。注射完毕，DTP 照射双侧解溪穴，距离以温热舒适为宜，时间为 10 ～ 15min。每周 1 次，3 ～ 5 次为 1 个疗程。（《中国针灸学 2005 年学术年会论文汇编》）

（六）耳穴压豆疗法

［取穴］内鼻、外鼻、肾、肾上腺、肺、额。

［操作］每次每侧耳取 3 穴，双耳取穴不同，6 个穴位交替。选定耳穴的位置后，将

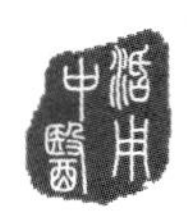

预备好的贴有王不留行子的胶布贴于选用的穴位上，按压牢固。嘱患者每日按压 3 ～ 4 次，每次每穴按压 2 ～ 3min。按压强度以患者能耐受为度，一般可产生酸、胀、痛、麻、热等感觉。保留 3 ～ 5d，5 ～ 10 次为 1 个疗程，疗程间隔 5d。(《中国民间疗法》)

(七) 火针疗法

[取穴] ①迎香、印堂；②鼻通穴（又名上迎香，鼻孔两侧，鼻唇沟上）、大椎。

[操作] 采用最细火针（面部穴位用 0.35mm×25mm 毫针），患者取坐位，全身放松，取以上诸穴，用记号笔做好标记，再用碘常规消毒，操作者左手持点燃的酒精灯，右手持细火针，将火针在酒精灯上燃至通红发白，快速点刺。隔日取第 2 组穴位操作方法相同。两周后重复上述操作。4 次为 1 个疗程。(《社区中医药》)

(八) 自血疗法

[操作] 用 0.2% 碘伏对局部皮肤进行常规消毒后，用 5ml 一次性无菌注射器抽取患者肘静脉血 2ml，令患者用无菌干棉球局部按压针孔 3 ～ 5min。穴位皮肤常规消毒后，将注射针头刺入该患者双侧的肺俞穴（或百劳穴）。刺入穴位得气后，每穴须回抽无血后才予缓慢注入 1ml 静脉血，出针后按压针孔片刻。每周注射 2 次（每 3 天 2 次，第 2 次后多休息一天），两组穴按序交替使用。治疗 4 周，共 8 次。(《广州中医药大学》)

（周凌云）

169. 鼻窦炎

[临床表现] 鼻窦炎中医学称为“鼻渊”“脑漏”。主要表现为鼻塞、鼻涕多而呈脓性黏液，头昏痛，精力涣散，记忆力减退。此病大多因外感而急性发作，并出现发冷发热、周身酸痛，两颧及额部午后疼痛，且疼痛定时定位准确无误。

(一) 中药内服

[药物] 鼻渊饮加减：龙胆草 10g，生白芍 12g，金银花 15g，菊花 10g，薄荷 10g，连翘 10g，生石膏 30g，知母 10g，天花粉 10g，生甘草 6g。加减：正虚者加用生黄芪 30 ～ 80g，当归 15g。

[用法] 上药，用冷水浸泡 30min。以文火煎 10 ～ 15min，每剂煎 3 次，每日服 3 次，病重可服 4 ～ 6 次，每次服 250ml。(《内蒙古中医药》)

(二) 滴鼻或喷鼻治疗

[操作] ①取鲜鹅不食草全草 50g，洗净捣烂取汁滴入鼻腔，每日 3 ～ 4 次；②将全草洗净晒干再研成粉末状，喷入鼻腔，每日 3 ～ 4 次。每疗程 10 ～ 15d，连用 2 个疗程。(《福建中医药》)

（三）蒙医熏法

［药物］母丁香 50g，七家锅底黑 50g，红粉 100g，雄黄 50g，安息香 50g，西瓜子 25g，砒辛 25g，轻粉 50g，水银（炮制）100g，雌黄 25g，辣椒 25g，蔓荆子 50g，蜈蚣公母各 1 条，商陆 25g，共研为细末。

［用法］用黑布卷成香烟状，点着熏患者鼻孔，让患者吸入。3 天 1 次，3 次为 1 个疗程，每次用量不能超过 2g。

［注意事项］水银炮制法：水银与雌黄同时下锅，用铁铲不停地搅拌，如火烟太大，立即将锅离炉停放片刻，再继续放在炉上熬，以免水银与雌黄自燃而影响疗效。煎成天蓝色为度，将上药埋入土中，以去其毒性，待冷却后变成硬块即可研末备用。（《内蒙古中医药》）

（四）中药熏洗疗法

［药物］苍耳子散：苍耳子 15g，辛夷花 15g，白芷 10g，细辛 5g，鹅不食草 8g，薄荷 15g，金银花 15g，食盐 5g，冰片 2g。

［用法］先将上述药物放入药煲中，加入 500ml 水，用武火煮开后改文火慢熬，并加入冰片 2 克，当热蒸汽不断上升时，用鼻孔一呼一吸热蒸汽（注意保持距离，避免烫伤面部皮肤），时间约 10min，再将药汁倒出约 100ml（不够可翻渣）。待药液温度下降至接近体温 37℃，开始洗鼻，洗鼻的要点是：用吸球取熏洗液置于鼻前庭，呼气时冲洗鼻腔，吸气时暂停，反复多次直到药物用完。每天 2 次，7d 为 1 个疗程，用 1 ～ 3 个疗程。（《中西医结合耳鼻咽喉科杂志》）

（五）食疗方

［操作］①辛夷、苍耳各 20g，煎水去渣，加 100g 大米熬粥，常食有效；②鱼腥草鲜叶，捣烂取汁，加蜂蜜调水常喝。（《中国医药报》）

（周凌云）

170. 鼻出血

［临床表现］鼻出血是一种常见的临床症状，可出现于各种年龄、时间和季节。临床多表现为单侧鼻出血，亦可双侧，常见间歇性的反复出血，亦可呈持续性出血。出血量多少不一，轻者仅鼻涕带血或倒吸血涕，重者可大出血，反复鼻出血可导致贫血。属中医学“鼻衄”“鼻洪”等范畴。主要原因是鼻中干燥，五脏积热（多以肺、胃、肝热为常见），反复不愈者多兼夹瘀血。

（一）中药内服

［药物］①肺经热盛型——桑菊饮合泻白散加味：霜桑叶、白及、白茅根各 15g，菊花、

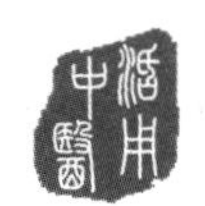

连翘、桔梗、芦根、桑白皮各 12g，杏仁、薄荷、地骨皮、黄芩炭各 10g，甘草 6g。加减：口渴者，加花粉、生石膏；咳嗽、痰黄者，加前胡、瓜蒌；咽痛者，加射干、牛蒡子。②胃热炽盛型——清胃散合犀角地黄汤加减：水牛角 40g，生石膏、川牛膝各 30g，当归、生地黄、牡丹皮、赤芍、茜草根各 15g，黄连 12g，三七粉（冲服）3g。加减：口渴者，加花粉；便秘者，加生大黄。③肝火上逆型——龙胆泻肝汤加减：车前子（另包）、钩藤、石决明、茜草根各 20g，龙胆草 15g，柴胡、黄芩、栀子、生地黄、木通、泽泻各 12 g，当归 10g。④肝肾阴虚型——知柏地黄汤加减：生地黄、熟地黄、牡丹皮、枸杞子、黄精、墨旱莲各 15g，泽泻、茯苓各 12g，山药、山茱萸、知母、黄柏（盐炒）、阿胶各 10g。加减：头晕耳鸣甚者，加生龙骨、生牡蛎、石决明。⑤心脾两虚型——归脾汤加味：黄芪、炒枣仁、五味子各 30g，党参、白术、远志、白及、侧柏炭各 15g，龙眼肉、木香、枸杞子各 12g，茯神 10g。加减：若血势猛且量多、气随血脱、阳随阴亡、冷汗淋漓、面色苍白、四肢厥逆、意识恍惚、脉微欲绝者，急需益气固脱，回阳救逆。药用参附汤（人参、制附子）或独参汤（单味人参），浓煎灌服。

[用法] 每日 1 剂，水煎 2 次，每次取汁约 150ml，分早晚 2 次温服。(《中国实用乡村医生杂志》)

（二）外治法

[操作] ①以冷水浸湿毛巾或用冰袋敷于患者的前额或颈部。②鲜小蓟 30g 捣烂，塞于鼻腔出血处。③血竭、蒲黄各等份研末，吹入鼻腔出血处，或放棉纱上贴敷于出血处。④血余炭、马勃粉、云南白药、血竭粉等以药棉裹之塞于鼻腔。⑤令患者双足浸于温水中，或以大蒜捣泥敷于足底涌泉穴，有引热下行的作用，能协助止血。(《中国实用乡村医生杂志》)

（三）食疗

[操作] 肺经热盛型者可用豆腐石膏汤、紫菜白萝卜汤等；肝火上逆型者可用藕节西瓜粥、栀子菊花茅根粥等；肝肾阴虚型者可用生地黄稻草根黑豆煎、生地黄山茱萸肉粥、花生衣煎、猪蹄黑枣汤等。(《中国实用乡村医生杂志》)

（四）止血油

[操作] 芦荟 10g，血余炭 10g，紫草 10g，硼砂 15g，青蒿 6g，生大黄 10g，明矾 15g，白及 15g，三七 10g，苍耳子 10g，上药为末，装瓶备用。另取鸡子黄 20 枚，先以文火慢烤，至水分蒸发干后再用大火熬出棕黑的蛋黄油，加入上药末适量，浸泡 1 周后备用（亦可用菜油代替蛋黄油）。急性出血时，以消毒的棉球蘸油填塞出血的鼻腔，缓解后每日 3 次棉签蘸油涂鼻腔，或滴入 1 ～ 2 滴。15d 为 1 个疗程。(《镇江医学院学报》)

（周凌云）

171. 急性咽炎

［临床表现］急性咽炎是咽黏膜、黏膜下组织及淋巴组织的急性炎症，多累及咽部淋巴组织，为临床常见病、多发病。属于中医学的“急喉痹”范畴，是以咽痛、咽干、吞咽不适为主症，伴有发热、头痛、周身酸痛、咳嗽等全身症状的疾病。其内因多为肺、脾、胃的脏腑功能失调，外因多为风邪侵犯，邪毒循经上壅，以致气血疲滞，脉络痹阻而为病。

（一）中药内服

［药物］金银花 30g，连翘 15g，炒黄芩 10g，炒山栀 1g，竹叶 15g，竹茹 15g，蝉蜕 10g，薄荷 6g，板蓝根 20g，万年荞 30g，射干 10g，八爪金龙 10g。

［用法］水煎，酌加盐，温服，日服 1 剂，每日 3 次。疗程为 5d。用药 1 个疗程后，观察临床疗效。（《黔南民族医专学报》）

（二）刺络拔罐疗法

［取穴］大椎穴。

［操作］患者取俯卧位，局部常规消毒后，一次性使用无菌注射针，运用直接点刺法，用一次性注射器针头迅速点刺大椎穴，加拔火罐，每次留 5min，出血量为 1 ～ 2ml，治疗后以无菌棉签按压针孔。3d 治疗 1 次，共治疗 3 次，即于针刺疗程的第 1、3、5 天进行。（《广州中医药大学》）

（三）耳尖合少商刺血疗法

［取穴］耳尖穴、少商穴。

［操作］第一步：患者取正坐位，术前先按摩一侧耳廓使其充血。医者将其耳廓折叠，耳上方呈一尖角，常规消毒，左手固定耳廓，右手持一次性使用无菌注射针（规格 0.45×16RWLB），对准耳穴施术处速刺 1 ～ 2mm，再以酒精棉球擦抹放血处，流出 4 ～ 5 滴血，后以干棉球压迫止血，每天 1 次。3d 为 1 个疗程。第二步：嘱患者一手伏掌于桌面，伸出拇指，并沿拇指指甲底部与桡侧缘各引一条直线，在其交点取穴。自拇指桡侧近端向穴处推进使其充血。局部常规消毒，以左手固定患者拇指（患者双手都点刺放血），右手持一次性使用无菌注射针（规格 0.45×16RWLB），快速点刺少商穴，刺后挤压放血 4 ～ 5 滴，消毒干棉球按压即可。每日 1 次，3d 为 1 个疗程。

［注意事项］次日取对侧两穴位治疗，交叉进行，避免同一穴位的反复治疗。连续 3d 无效者改用他法治疗。（《辽宁中医药大学学报》）

（四）针刺方法

［取穴］取双侧天容、尺泽、列缺、外关、合谷、照海穴。

［操作］患者取仰卧位或坐位，穴位皮肤常规消毒，选用规格 0.20mm×25mm 一次针灸针，于相应穴位进针，天容、合谷、外关、尺泽直刺 1.0 寸，列缺向上斜刺 0.5

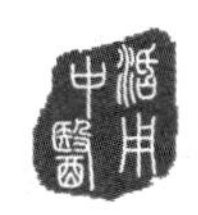

寸，照海直刺 0.5 寸，行泻法，留针 30min。每天 1 次，共治疗 5 次。(《广州中医药大学》)

（五）中药茶饮

［药物］石斛 35g，青果 20g，玄参 30g，山豆根、金银花、黄芩、麦冬、菊花各 15g。

［用法］各药研末，混匀后分成 6 包，每次取 1 包加蜂蜜 2 勺，沸水冲泡 15min 后慢饮徐咽，1 包药泡 3 杯水，一天 2 包。(《遵义医学院学报》)

（陈丽华）

172. 慢性咽炎

［临床表现］慢性咽炎是由于多种病因引起的咽部黏膜、黏膜下及淋巴组织的弥漫性炎症反应。本病属中医学的“慢喉痹”“虚火喉痹”范畴。临床主要表现为咽喉干燥疼痛，咽异物感或痰黏感，甚则咽有烧灼感，多言后症状更为严重，常因咽部有异物感或黏痰附着感而清嗓频频。

（一）中药内服

［药物］新加玄麦甘桔汤：金银花 20g，玄参 15g，菊花 10g，桔梗 15g，五味子 10g，麦冬 15g，乌梅 10g，甘草 10g。

［用法］每日 1 剂，水煎 3 次，每次取汁约 150ml，分早中晚 3 次温服或代茶饮，15d 为 1 个疗程，视病情轻重进行下 1 个疗程，3 个疗程后判定疗效。嘱患者服药期间戒烟酒、少食辛辣之物。(《内蒙古中医药》)

（二）艾灸疗法

［取穴］涌泉。

［操作］在双侧涌泉穴处将点燃的艾条距离皮肤 3cm 左右施悬灸，以自觉温热为度，每次治疗时间约 30min，每天治疗 1 次，5d 为 1 个疗程。1 个疗程结束后观察疗效，再进行下一个疗程。(《浙江中医药大学学报》)

（三）毫针刺法

［取穴］主穴：廉泉及左、右廉泉（左廉泉：为廉泉穴左旁开 0.5 寸；右廉泉：为廉泉穴右旁开 0.5 寸）。配穴：鱼际、扶突、合谷、足三里。

［操作］治疗时令患者取仰卧位，头稍后仰，穴位常规消毒后，采用 30 ～ 40mm 毫针，针尖快速直刺廉泉穴 0.5 寸，用捻转泻法行针。然后分别取左、右廉泉穴，以廉泉穴为中心，针尖 45° 斜刺 0.3 寸，得气后双手同时在左右廉泉穴上用捻转泻法行针，使整个咽喉部有肿胀或异物感、凉感并问患者有无凉气循喉咙下行，如有下行效果为佳（此感觉来自患者的真实感受），如经过操作始终未引起凉感、异物感仍然有效，留针 30min

后用干棉球依次按压针孔取针。鱼际、合谷、扶突、足三里，留针30min，15min行针一次，针用泻法。每日1次，10d为1个疗程，治疗1个疗程后统计疗效。(《新疆中医药》)

(四) 中药超声雾化疗法

[药物] 将金银花70g，胖大海、麦冬各50g，桔梗、木蝴蝶、青果各36g，甘草18g，硼砂10g等配制成液体。

[用法] 每次取20ml加入超声雾化器吸入，每日2次。4～6d为1个疗程，1个疗程后观察疗效。(《陕西中医》)

(陈丽华)

173. 急性扁桃体炎

[临床表现] 急性扁桃体炎为腭扁桃体的急性非特异性炎症，是一种常见的咽部疾病。中医称急性扁桃体炎为“烂乳蛾”“喉蛾风”，多为感受外邪引起，起病急，症状明显。

(一) 中药内服

[药物] 加减清咽利膈汤组成：连翘20g，金银花18g，蒲公英20g，桔梗20g，板蓝根20g，黄芩20g，黄连9g，桑白皮15g，牛蒡子18g，浙贝母15g，大黄(后下)6g，菊花20g，天花粉12g，玄参20g，赤芍10g，薄荷(后下)9g。

[用法] 以上诸药先冷水浸泡15min后煎煮，武火煮沸后，文火煎煮15min，取连续煎煮三次的药液混匀后于餐后半小时服150ml，每日3次。1个疗程为7d。(《黑龙江中医药大学》)

(二) 中药沐足疗法

[药物] 柴芩银栀汤：柴胡、黄芩、生栀子、荆芥、知母各15g，石膏20g，金银花、生大黄、桂枝、桑枝各12g。

[用法] 先以冷水浸泡药物20min后煎煮，煎汁1000 ml，再加水煎汁1000 ml，两煎混合放入恒温足浴盆，调节药液温度在38～40℃，将双足浸泡药液中，药液以超过足踝上2～3cm为度，每次足浴20～30min。每日1剂，治疗3d观察疗效。(《山西中医》)

(三) 挤痧疗法

[取穴] 颈前、颈后、肩背部、肘窝、列缺、合谷、鱼际。

[操作] 术者双手拇指、示指相对，适度张开，轻提皮，拇指、示指指腹用力，由皮肤周边向中心部挤捏出痧。步骤：①首先挤捏颈前、颌下腺体肿大对应体表部位，由肿

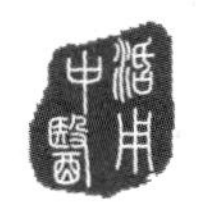

大区域中心部向周边呈放射状挤捏。②继之挤捏颈后和肩胛下角水平线以上肩背部。操作时先以脊柱为纵轴挤捏，先颈后背，由上而下，出痧密布于颈后及肩背部，痧点断续成线，与脊柱平行。③挤捏肘窝及列缺、合谷、鱼际等穴以增强治疗效果。

[注意事项]儿童、耐受力差者用力宜轻；成人、耐受力强者用力应稍重。如该部位有痧，挤 2 ～ 3 下即可出痧，挤至该部位皮肤为紫红色时停止，更换部位重复以上操作，患者无特殊不适。如挤捏数下皮肤颜色无明显变化或感觉疼痛，即不需再挤，表明该处无痧，宜另选他处施治。挤痧宜从皮肤松弛、皮下脂肪少处开始，因松软处挤痧时皮肤易隆起，施术方便。成人出痧颜色愈深效果愈佳，挤至患者明显感到疼痛即止，痧点可以个个独立，亦可数点成片。(《中国针灸》)

(四) 耳穴压豆疗法

[取穴] 扁桃体、咽喉、肺、胃、肾上腺。

[操作] 选用大小适中且颗粒饱满的王不留行子，和正方形（0.8cm×0.8cm）医用胶布制成的耳穴贴。用 75% 酒精棉球消毒耳廓后，对准穴位贴紧，并稍加压力，使患者感到酸麻胀痛和发热感，贴压耳穴后，嘱患者每日自行按压 3 ～ 5 次，每次每穴按压时间应不少于 30s，使耳廓发热发红为度。两耳交替，每次 3 ～ 5 穴，3d 换 1 次，每周 2 次，中间休息 1d。2 周为 1 个疗程，共治疗 4 个疗程。(《2012 年“中华中医药学会耳鼻喉科分会第 18 届学术交流会暨世界中联耳鼻喉口腔科专业委员会第 4 届学术年会”中西医结合耳鸣耳聋新进展学习班论文集》)

(五) 天灸疗法

[操作] 用大蒜、百草霜按 10 ∶ 1 的比例捣碎混合，每次取 6g 置于 2cm×2cm 胶布中央，贴于双侧太渊穴处 24h。(《江苏中医药》)

(六) 穴位埋线疗法

[取穴] 双侧肺俞穴、曲池穴、足三里穴、扁桃体穴（下颌角下缘，颈动脉前方处）。

[操作]①准备消毒包 1 个，里面放 8 号穿刺针 4 个、3-0 的羊肠线剪成 0.5 cm 长段若干、镊子 2 把、手套 1 副和棉球若干，把消毒包消毒备用；②患者俯卧位，低头找到第 7 颈椎棘突，依次向下找到第 3 胸椎棘突，然后旁开 1.5 寸，用双手拇指对双肺俞穴位进行按压，患者感觉最敏感处即为埋线穴位，曲池和足三里等穴，依此类推；③打开消毒包，戴手套拿镊子取 0.5cm 羊肠线 2 ～ 3 段放入 8 号穿刺针管中备用；④拿另一把镊子夹碘伏棉球在肺俞穴处消毒，再用酒精棉球脱碘；⑤根据患者的胖瘦和医者的经验把针刺入，问患者有无酸胀感，而后推入羊肠线，拔针后用消毒棉球压迫，胶布固定，其他穴位依此类推；⑥埋线后嘱患者 3d 内不要洗澡，饮食清淡，忌油腻、口味太咸的食物。埋线部位出现酸胀感均为正常。(《吉林医药学院学报》)

(七) 针刺结合放血疗法

[取穴] 少商、商阳、合谷。

［操作］对患者的少商、商阳穴，行常规消毒后，用三棱针在主穴快速点刺放血 1 ～ 3 滴，每日 1 次。对合谷穴用一次性毫针施行泻法，留针 20min 左右，其间行针 2 ～ 3 次。3d 为 1 个疗程。（《中国中药》）

（陈丽华）

174. 耳　鸣

［临床表现］耳鸣是指无外界声音刺激时患者主观听到的声响，如闻汽笛声或蝉鸣声，亦可为其他杂声，音调高低不同，时有变换。耳鸣可以是单独的一个病症，也可以是多种疾病诱导的一个症状，早期多不影响听力，久则听力减退，甚至失聪。是以自觉耳内鸣响为主症。本病属于中医学“耳鸣”或“聊秋”的范畴。本病发病的根本病机，是由于各种原因导致耳部气血瘀滞，耳脉闭塞，耳窍失养而出现耳鸣。

（一）中药内服

［药物］①外感风热型——银翘散合蔓荆子散加减：金银花 15g，连翘 15g，薄荷 10g，荆芥 15g，淡豆豉 30g，牛蒡子 15g，桔梗 15g，苍耳子 10g，蔓荆子 15g，升麻 15g。②肝胆湿热型——龙胆泻肝汤或小柴胡汤加减：龙胆草 15g，栀子 15g，黄芩 15g，磁石（开水先煎 30min）60g、车前子 15g，泽泻 15g，柴胡 15g，石菖蒲 20g。③肾精亏损型——左慈丸加减：磁石（开水先煎 30min）60g，五味子 8g，石菖蒲 20g，淮山药 15g，山茱萸 15g，熟地黄 15g，茯苓 15g，泽泻 15g，牡丹皮 15g，升麻 15g，葛根 20g。

［用法］每天 1 剂，水煎 2 次，每次取汁约 150ml，分早晚 2 次温服。（《内蒙古中医药》）

（二）毫针疗法

［取穴］耳门、听宫、听会、翳风、中渚、外关、阳陵泉、足三里、三阴交。加减：外感风热加合谷、曲池；肝胆火盛加太冲、丘墟，采用泻法，或平补平泻法；脾气虚弱者主选足三里、三阴交；心血不足者加通里、神门；肾精不足者加太溪、然谷；肾元亏虚者加肾俞、关元，针刺手法用补法，虚证耳鸣加灸足三里、关元。

［操作］患者取仰卧位或坐位，穴位皮肤常规消毒，选用规格 0.20mm×25mm 一次性针灸针，于相应穴位进针，常规直刺 1.0 寸，针刺得气后（以患者有局部酸、麻、胀、痛感，医者觉针下沉涩紧张为得气指征）行平补平泻法，留针 30min。每天 1 次，共治疗 7 次。（《中华中医药学会耳鼻喉科分会第 15 届学术交流会论文集》）

（三）推拿疗法

［操作］“鸣天鼓”法：两手掌心紧贴两耳，两手示指、中指、环指、小指对称横按在两侧枕部，两中指相接触到，再将两示指翘起叠在中指上面，然后把示指从中指上用

力滑下，重重地叩击脑后枕部，此时闻及洪亮清晰之声如击鼓。先左手24次，再右手24次，最后两手同时叩击48次。此法亦具有疏通经络、运行气血的作用。（《中华中医药学会耳鼻喉科分会第15届学术交流会论文集》）

（四）耳尖放血疗法

［操作］患者取坐位，先按摩其耳尖部位，使充血，常规消毒耳尖穴，左手拇指、示指和中指固定耳廓，右手持一次性无菌注射针头，选取左右耳尖穴快速点刺，深度为1～2mm，轻轻挤压针孔周围的耳廓，使其自然出血，然后用无菌棉签擦拭，放血10余滴后，用乙醇棉签擦拭针孔处。（《江西中医药》）

（五）灸法

［操作］用一手拿1根清艾条在距耳道口3 cm处进行熏灸，另一手将耳廓向后上轻提，同时顺着艾条燃烧端向耳道内轻吹气，以患者内耳部有温热感为宜。或用菖蒲、郁金、半夏、冰片、姜汁制成直径为4 cm，厚为0.5 cm的药饼，置耳周听宫、听会、完骨、翳风等穴上，再在其上放置艾炷，每穴各灸6壮。（《中西医结合与祖国医学》）

（六）穴位注射疗法

［取穴］听宫、翳风。

［操作］患者取仰卧位，局部常规消毒后用1ml注射器抽取弥可保注射液1ml，每穴分别注入0.5ml。每日治疗1次，以10次为1个疗程，疗程之间间隔3～5d，2个疗程后统计疗效。（《亚太传统医药》）

（七）穴位埋线疗法

［取穴］患耳侧$C_{4\sim7}$夹脊穴，首次取C_5、C_5夹脊穴，第2次取C_4、C_6夹脊穴，交替使用。

［操作］嘱患者取俯卧位，穴位皮肤常规消毒，将长度为0.3～0.5cm的00号铬制羊肠线装入经消毒的埋线用针（针芯尖端已磨平）前端内，直刺进针，每个穴位进针5～10mm，边推针芯边退针管，将羊肠线埋植在穴位的皮下组织或肌层内，线头不得外露，退针后棉球按压针孔并再次消毒针孔，外敷无菌敷料，胶布固定24h，嘱患者24h保持局部皮肤干燥，每2周施术1次。分别于初诊时、治疗2周、治疗4周、治疗6周时进行穴位埋线治疗。（《中国针灸》）

（陈丽华）

175. 耳 聋

［临床表现］耳聋是指听觉系统的传音、感音功能异常所致的听觉障碍或听力减退。耳聋以听力减退或听觉丧失为主症。

（一）中药内服

［药物］通窍活血汤药方：白芷 9g，丹参 9g，蝉蜕 10g，石菖蒲 9g，桃仁 9g，土鳖虫 9g，清半夏 9g，地龙 9g，红花 9g，大枣 7g，川芎 5g，赤芍 5g，老葱根（切碎）3 根，鲜姜（切碎）9g。加减：气滞血瘀者加柴胡 10g，当归 10g，枳壳 10g；表证明显且为新发病者加荆芥 10g，薄荷 10g，柴胡 10g；心肝火旺，耳鸣、口苦者加黄芩 10g，龙胆草 10g，菊花 10g；气虚、神疲纳差者加党参 15g，黄芪 30g，升麻 6g，减清半夏；肾气亏虚、眩晕者加熟地黄 15g，山茱萸 10g，山药 10g。

［用法］清水煎三沸，取汁 500 ～ 800ml，每日 2 次，每日 1 剂，女性经期禁服。（《光明中医》）

（二）麦粒灸法

［取穴］中渚、外关、少泽。

［操作］①单侧耳聋同侧取穴，双侧耳聋两侧均取。②麦粒灸制作：选用蕲州产地，比例 50 ：1 的 5 年陈艾绒，将纯度高的陈细艾绒搓成大小约 0.5g 的艾团，再将艾团搓捻成纺锤形、麦粒大小的艾炷（直径约 2mm，高度约 3mm），使每个艾炷大小、形状、密度尽量保持均匀。③施灸方法：用棉签蘸适量清水点涂灸治腧穴，将麦粒灸放置于腧穴上，用线香点燃艾炷顶端，麦粒灸燃烧至患者有灼痛感时，用镊子取下艾灰，迅速续接下一壮施灸，每次每穴灸 10 壮，以施灸部位皮肤潮红为度。（《浙江中医杂志》）

（三）耳穴压豆疗法

［取穴］耳、内耳、神门、肾、屏间、枕等穴。加减：肾虚加肾上腺、神门；肝火盛加肝、胆等穴。

［操作］敷贴王不留行子，每日不定时刺激，3 d 更换 1 次，双耳交替应用。（《中西医结合与祖国医学》）

（四）推拿疗法

［操作］“鸣天鼓”法：两手掌心紧贴两耳，两手示指、中指、环指、小指对称横按在两侧枕部，两中指相接触到，再将两示指翘起叠在中指上面，然后把示指从中指上用力滑下，重重地叩击脑后枕部，此时闻及洪亮清晰之声如击鼓。先左手 24 次，再右手 24 次，最后两手同时叩击 48 次。此法亦具有疏通经络、运行气血的作用。（《中华中医药学会耳鼻喉科分会第 15 届学术交流会论文集》）

（五）仙鹤草治耳聋

［操作］取鲜仙鹤草（连根）150g，加冷水适量，大火煎成浓汁频饮，每日 1 剂，连用 10d 为 1 个疗程。对链霉素及其他西药引起的耳鸣、耳聋疗效佳。（《中国民间疗法》）

（六）穴位注射

［取穴］听宫、翳风。

［操作］患者取仰卧位，局部常规消毒后，用 1ml 注射器抽取甲钴胺注射液 1ml，每

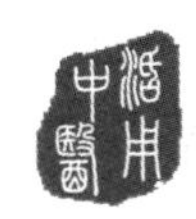

穴分别注入 0.5ml。每日治疗 1 次，以 10 次为 1 个疗程，疗程之间间隔 3 ～ 5d，2 个疗程后统计疗效。（《亚太传统医药》）

（陈丽华）

176. 中耳炎

［临床表现］中耳炎是由病毒或细菌引起中耳部位发生炎性变化的一种耳病。可分急性和慢性两类。本病属中医学“脓耳”“耳漏”“耵耳”范畴。

（一）中药内服

［药物］金银花 12g，连翘 10g，薄荷（后下）6g，僵蚕 10g，蝉蜕 6g，蒺藜 10g，桔梗 10g，芦根 10g，荆芥 10g，淡豆豉 10g。加减：鼻塞不通者，加辛夷花、白芷各 10g 辛香利窍；涕黄浊者加黄芩、桑白皮清泻肺热。

［用法］每天 1 剂，水煎 2 次，每次取汁约 150ml，分早晚 2 次温服。（《广西医学》）

（二）针刺治疗

［取穴］第一组取穴是：听宫、翳风、上关、中渚、侠溪、合谷；第二组取穴是；听会、耳门、天容、外关、阳陵泉、阳溪。辨证加减：肝胆火盛者选加太冲、丘墟等；脾虚者选加足三里、中脘、脾俞等；肝肾阴虚者选配三阴交、关元、肝俞、肾俞等。

［操作］患者取仰卧位或坐位，穴位皮肤常规消毒，选用规格 0.20mm×25mm 一次性针灸针，于相应穴位进针，常规直刺 1.0 寸，针刺得气后行平补平泻手法，两组穴位交替使用，每次选用 4 ～ 6 个穴位，电针取密波，留针 20 ～ 30min，每日针 1 次。（《光明中医》）

（三）外治法

［操作］取冰片 1g，研细末，放入核桃油 10ml，不断搅和，使其溶解，使用时先洗净外耳道内的脓性分泌物，用棉球拭干后滴入药液 2 ～ 3 滴，再用棉球将外耳道堵住，以免药液外溢。每日 1 次。（《农村百事通》）

（陈丽华）

177. 牙龈炎

［临床表现］牙龈炎是一种常见的口腔疾病，以牙龈红肿、胀痛、出血为主症。多因口腔不洁或牙石、牙垢刺激，或食物嵌塞等发生的炎性反应，主要是口腔细菌及其毒性产物引发的牙龈组织的慢性非特异性炎症。中医学称为“牙疳”“牙宣”，以齿眼红肿疼痛，继之腐烂，流腐臭血水等为主症，为胃火上炎所致，多为实火。

（一）薄荷外敷治疗

[操作] 取鲜薄荷适量，净手后揉搓成泥，敷压于牙龈红肿处，令口衔之，肿连腮颊者，并涂敷于腮颊处。每 20 ～ 30min 换药 1 次，一日数次。无鲜薄荷者，亦可用薄荷干品，揉碎敷压患处，以酒衔之，而疗效稍逊。(《中国中医药信息杂志》)

（二）五倍子煎液口噙疗法

[操作] 取五倍子 12g，加水 200ml。煎取汁 100ml，日分 3 次口噙，每次 10 ～ 15 min，7d 为 1 个疗程，无论是实火、虚火所致的口腔溃疡及牙凝炎皆可用之。用药期间禁食辛辣刺激性及多油食物。(《中医杂志》)

（陈丽华）

178. 牙　　痛

[临床表现] 牙痛是因某种原因引起的牙部周围及相关性疼痛，是临床上常见的病证之一。可见于西医学的龋齿、牙髓炎等。中医学称之为“骨槽风”“牙咬痛”“牙宣”。

（一）中药内服

[药物] 川荜拔 9g，川花椒 6g，川白芷 9g，北防风 6g，细辛 6g，生石膏、生地黄各 20g，麦冬 10g，玄参 10g，赤芍药 6g，牡丹皮 6g，川牛膝 10g。加减：根据牙痛部位所属关系（正上两门牙属心，正下两门牙属肾；上两边牙齿属胃，下两边牙齿属脾；上左边牙齿属胆，下左边牙齿属肝；上右边牙齿属大肠，下右边牙齿属肺）：属心加川黄连、淡竹叶；属肾加川黄柏、肥知母；属胆加龙胆草、茵陈；属肝加柴胡、山栀子；属胃加石斛、川芍；属脾加白术、青皮；属肺加黄芩、桔梗；属大肠加大黄、枳实。

[用法] 每天 1 剂，水煎 2 次，每次取汁约 150ml，分早晚 2 次温服。(《湖南中医学院学报》)

（二）针刺疗法

[取穴] 主穴：合谷、下关、颊车。配穴：风火牙痛加曲池，胃火牙痛加内庭，虚火牙痛加太溪、太冲，龋齿牙痛加偏历。

[操作] 患者取仰卧位或坐位，穴位皮肤常规消毒，选用规格 0.20mm×25mm 一次性针灸针，于相应穴位进针，常规直刺 1.0 寸，针刺得气后行平补平泻手法，留针 30min，每日针 1 次，亦可连接电针，连续波，刺激强度以患者忍受为宜。(《上海针灸杂志》)

（三）五倍子单药验方

[操作] ①取五倍子 10g 打碎，加水 600ml，武火煮沸后再文火缓煎 15min，取汁约 250ml，待药汁不热不凉时，喝一大口噙漱，不要咽下，稍停片刻吐出，连噙漱 3 次。一天可噙漱数次。②取五倍子 30g，研为极细末，取 20g，冷水调膏贴敷腮颊红肿处。所剩粉剂，频频外搽牙痛处，每天 7 ～ 8 次。如因龋齿引起，可以适量乳香充填龋洞中，并

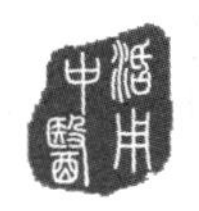

保持口腔清洁。(《中医杂志》)

(四) 穴位埋线

［操作］穴位常规消毒后，用 2% 利多卡因在穴位入针处分别注入 0.5ml，将长 2cm 1 号羊肠线装入无菌的 9 号注射针头内，快速直刺入穴 1.5 寸许，寻找强烈针感向上或四周传导、扩散后，缓慢退针，边退边用 9 号腰穿针芯内推，回到皮下后拔针，用消毒棉球压按创口片刻，外用创可贴固定。每 3 天治疗 1 次，3 次为 1 个疗程。(《针灸临床杂志》)

(五) 透刺加耳穴刺络治疗

［操作］先选准患侧太阳穴，用 75% 的酒精棉球消毒，选用 28 号 2.5 寸或 3 寸毫针 1 枚，采用指切法进针 0.2 ～ 0.3 寸后，将针尖向下，穿过颧弓，向颊车穴透刺，进针 2 ～ 2.5 寸，用提插泻法，令麻胀感或触电感下传至上牙部或下牙部，留针 30min，每日 1 ～ 2 次。其次取双侧耳尖穴或牙穴，略加按摩，使之充血，用 2% 的碘伏消毒后，用左手将耳尖穴或牙穴处之皮肤捏紧，右手拇、示、中指以执笔式持三棱针于拇指端处露出三棱针尖约 2mm，以固定针尖，防止刺入皮肤过深或过浅，然后对准穴位快速刺入，右手拔出三棱针，左手拇、示指同时挤压耳轮或耳垂皮肤使之出血，每挤 1 滴用消毒干棉球擦净再挤，这样反复挤压，直至耳尖或耳垂出血不多，血色变浅时停止，用酒精棉球擦净皮肤后，将消毒干棉球压在针孔处，每穴至少放血 10 滴以上，每日 1 次，双侧耳尖穴和牙穴交替使用。一般最多针刺 5 次，针刺次数多少视病情而定。(《陕西中医》)

(六) 点穴治疗

［取穴］阿是穴。上牙痛配合谷、太阳、下关；下牙痛配下关、颊车、内庭。除合谷为对侧，均为患侧取穴。

［操作］患者取坐位或卧位，嘱其张口，以指（中指并示指）点其阿是穴及周围肿胀组织，以有酸、麻、胀感为度，然后根据上、下牙痛分取上述穴位，以泻法重按或轻点，交替进行，最后以揉法结束，每日 1 次或隔日 1 次。(《河北中医》)

(陈丽华)

179. 口腔溃疡

［临床表现］口腔溃疡是一种常见的发生于口腔黏膜的溃疡性损伤病症，多见于唇内侧、舌头、舌腹、颊黏膜、前庭沟、软腭等部位，主要表现为口腔黏膜损伤，破损的伤口疼痛，初期会以周围口腔黏膜水肿，单一或者是多个大小不等的椭圆形创面为主等临床症状。古时称为“口疮”“口疳”“口糜”“口破”“口疡”等。历代医家多认为本病属于虚火。

（一）中药内服

［药物］加味甘草泻心汤：炙甘草、生甘草、黄连、干姜各 6g，党参、半夏、大枣各 10g，黄芩 9g。

［用法］水煎服，每日 1 剂，分两次口服，每次取汁约 150ml。（《陕西中医》）

（二）灸法

［操作］患者取仰卧位，暴露艾灸部位，在神阙穴位处将点燃的艾条距离皮肤 3cm 左右施温和灸，以自觉温热为度，每次治疗时间约 30min，每天治疗 1 次。（《辽宁中医杂志》）

（三）刺血疗法

［针具］直径小于 5mm，用 32 号 1.5 寸毫针；溃疡大于 5mm，用三棱针；溃疡发生在咽旁、软腭、腭垂及舌后 1/3 等部位，无论溃疡大小，均选用锋针。

［操作］患者端坐，用生理盐水漱口清洁口腔，充分暴露口腔溃疡部位，选好针具。如溃疡小于 5mm，则以溃疡中心为针刺点；如溃疡大于 5mm，则以溃疡中心为针刺点的同时，在中心周围成放射状选取 3 ～ 5 点进行针刺。施治时手法应快速点刺，以局部出血为度，让血自然流出。如出血不畅，嘱患者活动口腔，使出血充分，血止后再用生理盐水漱口。隔日治疗 1 次，3 次为 1 个疗程。（《湖南中医杂志》）

（四）穴位敷贴疗法

［操作］每日以吴茱萸末 10g，用 3 ～ 4ml 食醋调成糊状，分别涂在 2 块约 5cm×5cm 的医用纱布上，将涂药的纱布敷于双侧涌泉穴上并用橡皮膏固定，于每晚睡前贴敷，晨起揭之，每日 1 次。（《中国中医基础医学杂志》）

（五）火针疗法

［操作］用直径 0.5mm 的细火针在酒精灯上烧红，立即点刺溃疡处，深度不宜过深，刺破溃疡表面即可，一般为 0.1mm 左右，刺破后如果有血流出疗效更好，不用压迫止血，任其自行止血。溃疡面积大，直径大于 4mm 的溃疡，先用火针围刺，针数视溃疡面积而定，围刺完，再点刺溃疡中心，一般 3 ～ 4 针即可，四五天可以痊愈。（《中国民间疗法》）

（六）穴位注射疗法

［取穴］选取双侧曲池、足三里穴位。

［操作］将维生素 B_1 注射液、维生素 B_6 注射液各 50mg，吸入 5ml 注射器备用，选取一侧的 1 个穴位做常规消毒后，用 7 号针头刺入，缓慢向下推进 2 ～ 3cm 时，患者有酸、胀、痛等感觉出现，回抽无血，即缓慢注入备用混合液，隔日注射 1 次，经 7 次治疗为 1 个疗程。（《陕西中医》）

（七）针刺疗法

［取穴］取双侧劳宫、地仓。加减：实证加双侧合谷、少泽；虚证加双侧太溪、足三里。

［操作］患者取坐位或仰卧位，用碘伏消毒穴位，选用 0.20mm×40mm 一次毫针，

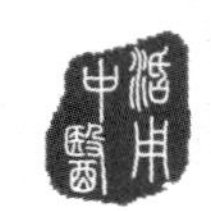

常规针刺后，合谷行泻法，太溪行补法，每 15 分钟行针 1 次，留针 30min。留针期间，少泽采用点刺放血，出血量为 10 滴；足三里采用灸法，每穴灸 5min。每 2 天治疗 1 次，共治疗 5 次。(《上海针灸杂志》)

（八）中药超声雾化疗法

［药物］黄连 15g，沙参 10g，细辛 6g，冰片 12g，生甘草 10g。

［用法］以上中药加水煎出药液约 150ml，加入超声雾化器中，加热产生雾化蒸汽，调节合适温度。患者将连接管头直接置入口中，进行雾化。每次 40 ～ 50min，每日 3 次，一般在饭前完成雾化，7d 为 1 个疗程。(《中医药导报》)

（陈丽华）

180. 颞颌关节紊乱综合征

［临床表现］颞颌关节紊乱综合征又称颞颌关节功能障碍综合征，是以下颌关节疼痛、弹响和开口运动异常为主症的一种无菌性炎症。中医学将本病归为“颊痛”“口噤不开”范畴，多由于情志不畅，不良饮食或咀嚼习惯，创伤、跌仆闪挫等多种因素致机体气血虚弱，营卫不固，风寒湿邪乘虚直入，阻于肌肉、经络、筋骨之间，致气滞血瘀，经络不通。

（一）温针灸运动疗法

［取穴］主穴：合谷、下关、翳风。配穴：听宫、牵正。上述穴中除合谷取健侧外，余穴均取患侧。

［操作］令患者取坐位或仰卧位，穴位皮肤常规消毒，先针合谷，用 0.30mm×40mm 毫针直刺，施泻法，快速捻转，捻针频率每分钟 100 转左右，强刺激，使针感沿手臂向上传导，同时令患者先缓慢、连续地做小幅度张口、闭口动作，5min 后，加大张口的幅度，以患者能耐受为度。再运动 5min，然后取下关、翳风、牵正，用 0.30mm×40mm 毫针垂直进针 25 ～ 30mm，使局部产生酸麻重胀感，再令患者张口取听宫，用 0.30mm×25mm 毫针直刺 13 ～ 20mm，得气后，在各穴针柄上套置一段 2cm 的艾条施灸（合谷除外）。每日 1 次，每次 30min。10 次为 1 个疗程。(《中国针灸》)

（二）砭石疗法

［操作］以砭板尖端放在患侧颊车穴和下关穴上，稍用力做按揉法，每穴 2min，再以预热之电热砭揉摩患侧 3min，然后将电热砭置于患侧下颌关节处热煨 15min。(《首届全国砭石疗法学术研讨会论文集》)

（三）电员针点按刮拨法

［取穴］取患侧压痛点、下关、听宫、听会、颊车、太阳。

［操作］先用电员针点按压痛点 2 分钟，再依次点按其余诸穴，每穴 1min。然后用

电员针从压痛点到太阳穴，从压痛点到颊车穴来回刮拨 4 ～ 5 次，最后用电员针固定在痛点上，让患者做颞颌关节的上下、前后、左右运动，每个方向运动 10 次。每日治疗 1 次，7 次为 1 个疗程。（《上海针灸杂志》）

（四）浮针疗法

［取穴］压痛点。

［操作］患者侧卧位，在下颌角处进行常规皮肤消毒，取一次性浮针（6 号，0.6 mm×32mm），在进针点针体与皮肤成 15°，快速刺入，沿皮下疏松结缔组织向前推进，针体完全进入皮下后，以进针点为支点，手握针座左右摇摆，使针体做扇面平扫，以患者局部压痛点疼痛明显减轻或不疼痛为止，抽出针芯，将软套管的针座用创可贴固定于皮肤表面，留置 6h 后拔出。每日 1 次，10d 为 1 个疗程。（《河北中医》）

（五）中药外敷疗法

［药物］川乌 15g，雷公藤 9g，红花 9g，桑枝 9g，桂枝 9g，麻黄 6g，黄丹（另包）6g，花椒 6g，赤芍 6g，防风 6g，艾叶 9g。辨证加减：疼痛甚者加延胡索；张口受限者加伸筋草。

［用法］用食用醋拌潮，纱布包裹，蒸 30min 后热敷于颞下颌关节区或肌肉处，同时应做有节律开闭颌运动，每天 2 次，每次 15min，1 剂用 2d，1 个月为 1 个疗程，一般为 1 ～ 2 个疗程。患者在治疗期间避免打哈欠（大张口）及避免硬食，防止烫伤皮肤。（《陕西中医学院学报》）

（六）揿针治疗

［操作］嘱患者坐位，颞颌关节区皮肤常规消毒，取上关、下关、听宫穴位埋针，再嘱患者做咬合动作，于局部压痛点埋针。留针 24h，隔日 1 次，10d 为 1 个疗程，共治疗 2 个疗程。（《浙江中医杂志》）

（七）推拿治疗

［操作］①摩擦患侧面部：患者侧卧位，患侧朝上，医者坐于患者一侧，用大鱼际或小鱼际以颞颌关节为中心摩拭擦面部 2 ～ 3min 先轻后重，以面部发热为度。②点揉颊车及听宫穴：摩擦面部后，医者用拇指或示指点揉患者颊车穴和听宫穴 5min，手法宜柔和，力度宜小，幅度宜大，有渗透力。

（八）针刀治疗

［操作］应用汉章Ⅰ型Ⅳ号（针身长 4 cm、刀口线 0.8 mm）小针刀。患者取平卧位，口腔微张开，常规消毒口腔皮肤，用 1% 利多卡因约 5 ml 注入皮肤及口腔软组织作浸润；针体直接刺入上颌关节中央，提针 5 ～ 8 次后拔针，用方纱压迫针口 2min。每隔 5 ～ 7d 治疗 1 次，共治疗 3 ～ 7 次。（《现代中西医结合杂志》）

（九）穴位注射疗法

［取穴］患侧下关穴。

［操作］用 5ml 一次性注射器抽取复方当归注射液 2ml 和维生素 B_{12} 注射液 1ml，混

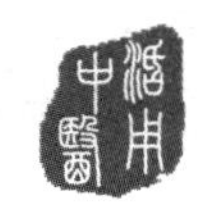

合均匀后注入下关穴 1.5ml，隔天治疗 1 次，5 次为 1 个疗程。

（十）整脊疗法

［操作］①患者取端坐位，术者结合患者影像学检查结果后用指触摸棘突两侧，以确定发病的部位，以右侧颞颌关节紊乱为例，术者站在患者身后，以一手拇指触摸偏移棘突或压痛点处并固定之，肘部抵住患者下颌部向上牵引，同时让患者低头并向患侧旋转并控制好爆发力，此时常可听到“喀”的一声，或拇指下有滑动感。②整脊结束后，医者用右手拇指在患侧颞颌关节外侧韧带上来回弹拨（方向与颞颌韧带走向垂直），时间为 1 ～ 2min，再以拇指揉按下关、翳风 2min。治疗结束。隔日 1 次。5 次为 1 个疗程。（《深圳中西医结合杂志》）

（陈丽华）

181. 牙周炎

［临床表现］牙周炎是发生在牙齿支持组织的一种慢性、破坏性疾病，临床上常表现为牙龈肿痛、牙齿松动、不敢咀嚼、进食困难等症状。中医学认为牙周炎属于“牙宣”“齿衄”“齿挺”“齿动摇”“齿豁”范畴，引起牙周炎的主要病因是胃肠积热、气血虚弱、肾元亏损以及口腔不洁等。

（一）中药内服

［药物］急性期用牙周败毒汤，方剂组成：生石膏（先煎）30g，黄芩 10g，紫花地丁 15g，玄参 25g，生地黄 25g，大黄 5g，黄连 5g，牡丹皮 10g，花粉 15g。随症加减：牙龈肿甚加天花粉 15g，连翘 9g，竹叶 6g；牙龈出血明显加骨碎补、生槐花各 9g，白茅根 10g，旱莲草 15g。慢性期以知柏地黄丸加减治疗。

［用法］每日 1 剂，水煎 2 次，分早午晚服。重症者可每日 2 剂。所余药渣再加水浓煎，滤取药液，趁温分次频频含漱。15d 为 1 个疗程，直至局部体征及全身症状全部消失。（《甘肃省中医药学会 2010 年会员代表大会暨学术年会论文汇编》）

（二）中药药线治疗

［药物］板蓝根 100g，黄芩 50g，马勃 20g，玄参 50g，花蕊石 50g，细辛 20g，紫草 50g，牡蛎 50g，半夏 20g，南星 20g。

［用法］将上述 10 味药物浸泡于 75% 乙醇溶液 1000ml 中，密封 1 个月取出滤过即可应用。首先进行一般的牙周洁治，再用 1% 过氧化氢溶液充分洗涤，然后将药线填塞于牙周袋内，上牙用牙周塞治剂贴敷，嘱患者保留 3 天后自行取去，牙周脓肿患者则不宜贴敷，以利引流。（《海军医学》）

（三）刺络拔罐疗法

［操作］于背部第7颈椎以下，第5胸椎以上，背中线旁开1～2寸，找出有色泽粉红的点者属痛点，大约0.3cm，每次找2～4点，在痛点中心点刺放血，每点刺1针，每次不超过4针，直刺深度为0.3～0.5寸，点刺后拔罐，时间为5～10min。（《新中医》）

（四）耳穴压豆疗法

［取穴］主穴：牙痛1、牙痛2、上颌、下颌。配穴：神门、上屏尖、下耳根。

［操作］在患牙同侧牙廓上，先用碘伏涂擦消毒，把粘在胶布上的王不留行子盖压在所取耳穴处，以拇指腹和相应示指顶住耳廓，略加反复按摩约1min，以充血发热为度。（《北京口腔医学》）

（五）穴位注射疗法

［取穴］患侧颊车、健侧合谷。

［操作］2%利多卡因1支，维生素B_{12}1支，吸入5ml针管内备用。颊车穴，上牙痛者针头稍向上，下牙痛者针头略向下，缓慢注药。合谷穴，垂直刺入，上下缓慢提插或转动针管，患者述有酸胀、痛麻感后，缓慢注入药液，不可大幅提插或旋转，以免损伤局部组织，造成后遗症。每穴注药1ml左右。每日1次，一般注射1～2次。（《社区中医药》）

（六）穴位埋针疗法

［取穴］牙痛穴（在手掌3、4掌骨指根蹼下1.5寸处），左侧痛针右手，右侧痛针左手。

［操作］先用75%乙醇棉消毒穴位处，然后用止血钳将0.30mm×50mm针灸针在针尖部向上5mm处折弯成90°，然后将针体盘成小的圆圈，切断多余针体，消毒针尖后刺入穴位用胶布固定。每隔10min按一下针进行刺激，也可连续刺激5～6次以达到迅速止痛的目的。同时，用甲硝唑片咬在牙痛处，每隔3～4h换药1次，一般换4次即可。针刺后观察24h。（《中国针灸》）

（七）毫针刺法

［取穴］下关、颊车、大迎。辨证加减：胃火实证者远刺内庭、合谷，肾虚型配太溪、行间。

［操作］患者取卧位或坐位，选定穴法，皮肤常规消毒后以1.5寸毫针用泻法，强刺激（太溪用弱刺激），留针10min，每日1次。（《针灸临床杂志》）

（陈丽华）

182. 牙髓炎

［临床表现］西医分为急性牙髓炎和慢性牙髓炎。急性牙髓炎的主要症状是自发性阵痛，夜间平卧时疼痛加重，早期患牙的定位不准确，炎症累及根髓时则可以定位，且疼

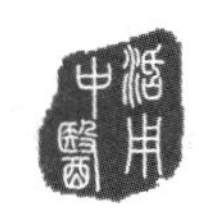

痛的间歇期缩短，温度的刺激可影响疼痛症状。疼痛可以沿三叉神经分布区域反射。慢性牙髓炎的症状不明显，但有自发痛史，呈持续性钝痛，也可出现中度自发痛，能指出痛牙，温度刺激痛不尖锐。中医学属“牙痛”。

（一）中药内服

［药物］骨碎补 30g，生地黄 30g，蝉蜕 10g，天麻 15g，粉牡丹皮 10g，黄柏 10g，桑叶 10g，藿香 6g，栀子 9g，防风 9g，甘草 6g，薄荷 6g，细辛 6g，乳香 6g。

［用法］水煎服，每日 1 剂，早晚各 1 次。（《中国民间疗法》）

（二）毫针刺法

［取穴］以合谷或内关为辅穴，并根据患牙部位配取主穴。上颌双尖牙和前牙取四白、颧骨或四白透迎香；上颌后牙取下关、颊车或颧骨；下颌切牙取大承浆或大迎透承浆；下颌磨牙取下关、颊车。其中合谷取双侧、对侧、同侧均可。

［操作］采用毫针穴位强刺激，宜快速进针，强刺激，稳、准、轻、快地准确取空。有酸、麻、重、胀感为得气。每分钟 180 ～ 200 次，幅度 90° ～ 360°，提插不超过 10mm，诱导时间为 10 ～ 20min。下关穴运针后不留针，以免折断。（《陕西中医》）

（三）穴位注射疗法

［取穴］患侧颊车、健侧合谷。

［操作］2% 利多卡因 1 支，维生素 B_{12}1 支，吸入 5ml 针管内备用。颊车穴，上牙痛者针头稍向上，下牙痛者针头略向下，缓慢注药。合谷穴，垂直刺入，上下缓慢提插或转动针管，患者述有酸胀、痛麻感后，缓慢注入药液，不可大幅提插或旋转，以免损伤局部组织，造成后遗症。每穴注药 1ml 左右。每日 1 次，一般 1 ～ 2 次。（《社区中医药》）

（四）耳穴压豆疗法

［取穴］主穴：牙痛 1、牙痛 2、上颌、下颌。配穴：神门、上屏尖、下耳根。

［操作］在患牙同侧牙廓上，先用碘伏涂擦消毒，把粘在胶布上的王不留行子盖压在所取耳穴处，以拇指腹和相应示指顶住耳廓，略加反复按摩约 1min，以充血发热为度。（《北京口腔医学》）

（五）中药含漱

［药物］细辛 3g，荜拔、川椒、薄荷各 6g，升麻 10g。

［用法］煎水取液含漱，每次 3 ～ 5min，每 1 ～ 2h 含漱 1 次。（《中国乡村医药杂志》）

（陈丽华）

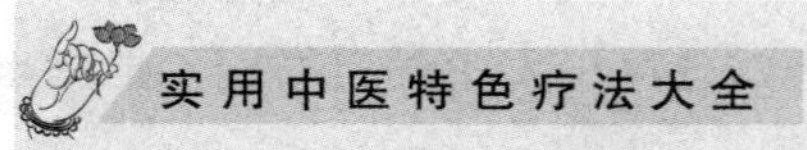

活学活用中医　妙治各科百病

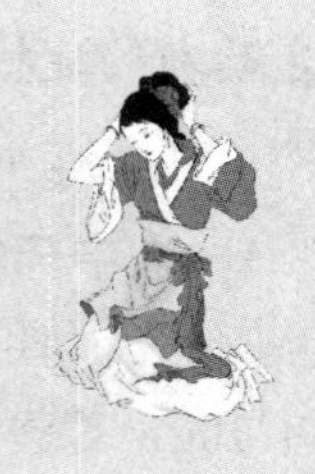

皮肤科疾病

中药内服　毫针疗法　刮痧疗法　推拿疗法　…

183. 荨麻疹

［临床表现］荨麻疹俗称风疹块，是由于皮肤、黏膜小血管扩张及渗透性增加而出现的一种局限性水肿反应，通常在 2 ～ 24h 内消退，但反复发生新的皮疹，病程迁延数日至数月。部分患者可伴有恶心、呕吐、头痛、头胀、腹痛、腹泻，严重患者还可有胸闷、不适、面色苍白、心率加速、脉搏细弱、血压下降、呼吸短促等全身症状。该病属于中医学“瘾疹”范畴，中医学认为，其病因为人体正气相对虚弱，且患者体质各异，或内有食滞、邪热，复感风寒、风热之邪；或平素体弱，阴血不足，皮疹反复发生，经久不愈，气血被耗，致内不得疏泄，外不得透达，郁于皮肤腠理之间，邪正交争而发病。

（一）中药内服

［药物］当归 15g，白芍 20g，川芎 10g，生地黄 30g，白蒺藜 20g，防风 10g，荆芥 10g，何首乌 15g，黄芪 30g，甘草 6g。

［用法］每日 1 剂，水煎服，早晚分服。（《中国循证医学杂志》）

（二）毫针刺法

［取穴］双侧风市、风门、血海、膈俞、肝俞、脾俞、三阴交、足三里、曲池、合谷、外关、委中。

［操作］风市进针 1.5 寸，提插泻法 2min 后，留针 3 ～ 5min。血海进针 1.2 寸，针尖向足心方向，得气后行提插捻转手法，针感向下传导为佳，留针 30min，间隔 10min 行针 1 次。其余腧穴均按照各自经络腧穴操作要求针刺。每次 30min，每日 1 次，7d 为 1 个疗程。（《上海针灸杂志》）

（三）雷火灸疗法

［取穴］神阙穴。

［操作］将点燃的药条置于灸盒的圆孔中，使距离灸盒底部 2 ～ 3cm，并用大头针固定药条，将灸盒放置患者脐部，火头对准神阙穴施灸 15min，灸至皮肤发红、深部组织发热为度。每日 1 次。（《上海针灸杂志》）

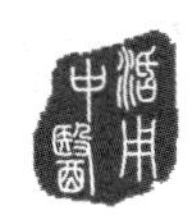

（四）自血疗法

［取穴］大椎、风府、肺俞、内关、手五里、曲池、风市、血海、三阴交。每次注射 3 ～ 5 个穴位，每次选穴原则是：上与下、内与外相配，交替施治。

［操作］用一次性注射器（10ml）抽取维生素 B121mg，维生素 $B_1$100mg，静脉血 5ml 混合均匀。常规消毒注射穴位，同时将注射器的针头快速刺入，行针，待患者局部有酸、胀、麻、重等得气感时，回抽无回血后，缓慢将血药液注入（适量），退针，用 75% 乙醇棉签按压针孔，3d 治疗 1 次，10 次为 1 个疗程。（《中国针灸》）

（五）耳穴压豆疗法

［取穴］主穴：荨麻疹点、耳中、肺、肾上腺、皮质下、肾、脾。加减：剧烈瘙痒加交感、神门、耳背沟、耳背肺；发热或腹痛加耳尖、耳背肺、大肠、交感；抑郁焦虑加枕、心、肝、内分泌；睡眠障碍加神门、枕、肝、额、内分泌。

［操作］常规消毒后，将带有磁珠的胶布贴于耳穴上，双耳交替。嘱患者每天用手按压 6 次以上，每次按压以穴位处有胀痛并耳廓感觉灼热为度，隔天 1 次，10 次为 1 个疗程。（《新中医》）

（六）艾灸疗法

［取穴］带脉及带脉穴（在第 11 肋骨游离端直下，与脐水平线为带脉穴）。

［操作］患者取侧卧位，从肚脐开始沿带脉循行环绕身体 1 周，采用悬灸法，先灸背侧，待局部红晕扩散至整个腰间，再灸腹侧，令腹部充满热感后，在双侧带脉穴停滞时间稍长（2 ～ 3min），每天治疗 1 次，共治疗 4 周。（《中国针灸》）

（七）放血疗法

［取穴］曲池穴。

［操作］捏起穴处皮肤，常规消毒，用三棱针快速点刺 5 ～ 10 下，然后用挤捏法使点刺的针孔出血约 1ml 即可，隔 2d 治疗 1 次。（《上海针灸杂志》）

（八）穴位埋线疗法

［取穴］主穴：足三里、肺俞、三阴交、阿是穴；配穴：风寒证，大椎、关元；湿热证，上巨虚、中脘；血热症，曲池、合谷；血瘀证，血海、膈俞。

［操作］穴位常规消毒后，镊取一段 2 ～ 3cm 的羊肠线放置在针管前端，后接针芯，左手拇、示指绷紧或提起进针穴位的皮肤，右手持针迅速刺入所需深度，出现针感后，边推针芯，边退针管，将羊肠线埋入穴位，无菌棉签按压胶布固定，间隔 15d 治疗 1 次，共 3 次。（《中医药导报》）

（九）穴位贴敷疗法

［取穴］①神阙、曲池（双）、风市（双）、血海（双）；②肺俞（双）、膈俞（双）、脾俞（双）、肾俞（双），两组腧穴交替使用。

［药物］黄芪、川芎各 60g，羌活 30g，麻黄、肉桂、细辛、地龙各 15g。

［用法］上药研细末，陈醋调膏，贴于相关腧穴，外用消肿止痛贴贴敷，每次贴12～24h，隔日1次，连贴6周，共21次为1个疗程。(《中医外治杂志》)

（金远林）

184. 带状疱疹

［临床表现］带状疱疹是由水痘-带状疱疹病毒引起的急性感染性皮肤病。对此病毒无免疫力的儿童被感染后，发生水痘。感染后可长期潜伏于脊髓神经后根神经节的神经元内，当抵抗力低下或劳累、感染、感冒时，病毒可再次生长繁殖，并沿神经纤维移至皮肤，使受侵犯的神经和皮肤产生强烈的炎症。发疹前可有轻度乏力、低热、纳差等全身症状，患处皮肤自觉灼热感或者神经痛，触之有明显的痛觉敏感。本病中医名为“缠腰火丹”“蛇串疮”，中医学认为病因是由肝脾内蕴湿热，秉感邪毒所致。

（一）中药内服

［药物］龙胆草6g，黄芩9g，山栀子9g，泽泻12g，木通9g，车前子9g，当归8g，生地黄20g，柴胡10g，紫草9g，板蓝根9g，香附10g，枳壳10g，陈皮10g，郁金9g，合欢皮9g，川芎9g，芍药9g，甘草6g。加减：发于头面者加牛蒡子8g，野菊花8g；有血疱者加水牛粉10g，牡丹皮8g；疼痛明显者加乳香5g，没药10g。

［用法］每日1剂，水煎服，连服14d。(《中国实验方剂学杂志》)

（二）火针疗法

［取穴］①阿是穴：病变皮损处；②夹脊穴：与皮损部位相对应的夹脊穴（病变相应神经节段及上下各一节段）；③支沟穴；④后溪穴。

［操作］患者取卧位，常规消毒后，点燃酒精灯，一手持酒精灯，另一手持中粗火针在酒精灯的外焰加热针体，直至将针尖烧至红白后，迅速准确地刺入疱疹中央0.2～0.3cm，根据疱疹数量的多少，先刺早发的疱疹，每个疱疹针刺2次，术毕挤出疱液，按压约30s，涂上一层万花油，每天1次。(《中国康复医学杂志》)

（三）毫针疗法

［取穴］①阿是穴：病变皮损处；②夹脊穴：与皮损部位相对应的夹脊穴（病变相应神经节段及上下各一节段）；③支沟穴；④后溪穴。

［操作］在距皮损边缘0.2cm处用1.5～2.0寸毫针进针，针尖朝向皮损区中心成15°，沿皮下围刺。夹脊穴：用30号1.5～2寸毫针，针身与皮肤成45°，向脊柱方向进针，深度为0.8～1寸。支沟穴、后溪穴：用30号1～1.5寸毫针，针身与皮肤成90°，进针深度为0.8寸。每天1次。(《中国康复医学杂志》)

（四）壮医药线点灸疗法

［取穴］主穴：疱疹边缘处及剧痛处。配穴：足三里（双侧）、关元。

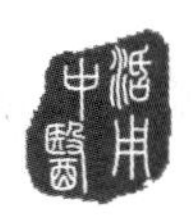

［操作］医者以右手拇、示二指持药线的一端，并露出线头 0.5cm 左右，在酒精灯上点燃，抖掉火焰，待其形成珠状火星时，快速将火星点按于所选穴位上，每按火灭即起为 1 壮。一般病变部位取主穴莲花穴（即按局部皮肤病损的形状和大小，沿其部位选取的一组穴位）点灸，主穴及配穴每穴点灸 2 ～ 3 壮。每天治疗 1 次。（《中国中西医结合杂志》）

（五）穴位埋线疗法

［取穴］发于前额、面颊及耳部者取颈 $_2$ ～颈 $_4$ 夹脊穴；发于胸胁部者取胸 $_4$ ～胸 $_{12}$ 夹脊穴；发于腰部者取胸 $_8$ ～腰 $_5$ 夹脊穴；发于上肢者取颈 $_5$ ～胸 $_2$ 夹脊穴；发于下肢者取腰 $_1$ ～腰 $_5$ 夹脊穴。

［操作］首先取患侧相应的夹脊穴进行穴位埋线，每半个月埋线 1 次。（《针灸临床杂志》）

（六）耳穴压豆疗法

［取穴］主穴：上屏尖、肝、神门。配穴：皮损部位对应耳穴。

［操作］选用质硬而光滑的王不留行子贴压在耳廓相应的穴位点或反应点，用无菌防敏胶布固定，嘱患者用手指反复轻按压，进行压迫刺激，每次 1 ～ 2min，每日按压 2 ～ 3 次，以加强疗效。夏季留置 1 ～ 2d，冬季留置 3 ～ 4d。每周 2 次，4 周为 1 个疗程。（《辽宁中医药大学学报》）

（七）刮痧疗法

［取穴］病灶部位。

［操作］取刮痧油少许蘸于病灶部位，用刮痧板在病灶部位反复刮拭，至出现微红的痧点，或形成斑块，甚至有紫黑色的块疱，触之有隆突感，1 周 1 次。（《浙江中西医结合杂志》）

（八）铺棉灸疗法

［操作］患者取适当体位，充分暴露阿是穴。将脱脂干棉花撕成约 3cm×3cm 大小、薄如蝉翼的薄棉片，不能有空洞或疙瘩，并根据皮损面积决定施灸棉片的数量。用活力碘常规消毒后，将棉片铺在阿是穴上，用火柴点燃棉片一角，令其迅速燃尽，如法施灸 3 遍为 1 次，每日 1 次。（《南京中医药大学学报》）

（九）火针疗法

［取穴］疼痛部位。

［操作］患者取卧位，暴露疼痛部位，局部常规消毒。取细火针，用酒精灯将针体烧至白亮后快速刺入皮肤后迅速拔出。深度以 1 ～ 2mm 为度，不要过深。视疼痛范围大小点刺 3 ～ 5 下。隔日 1 次。（《中国民康医学》）

（十）刺络拔罐疗法

［取穴］皮损局部。

［操作］患者一般取卧位，常规消毒后，一手提起皮损局部皮肤，一手拇、示、中3指持一次性放血针，呈握笔状，露出针尖，点刺皮损局部周围皮肤3～6下，快速取中号玻璃火罐用闪火法拔于其上，留罐10min，务必使恶血出尽。隔日1次。(《针灸临床杂志》)

（十一）穴位注射疗法

［取穴］与皮损部位相对应的夹脊穴（病变相应神经节段及上下各1个节段）。

［操作］用一次性无菌注射器抽取5ml维生素B_1注射液1ml、维生素B_{12}注射液1ml、葡萄糖注射液2ml，共4ml，对所选夹脊穴采用碘伏消毒后进针，回抽无血后注入混合液，每穴1.0～2.0ml，出针后按压针孔片刻。治疗20d为1个疗程，第1个疗程隔天1次，第2个疗程隔2d治疗1次，第3个疗程每周治疗1次，共治疗3个疗程。(《新中医》)

（十二）艾灸疗法

［取穴］与皮损部位相对应的夹脊穴。

［操作］用艾条对穴位逐个悬灸，并每隔2min掸灰（时间不超过10s）1次，调整艾条与皮肤的距离，保持足够热度，每穴灸至感传消失，皮肤灼热为止。治疗20d为1个疗程，第1个疗程隔天1次，第2个疗程隔2d治疗1次，第3个疗程每周治疗1次，共治疗3个疗程。(《新中医》)

（金远林）

185. 水　痘

［临床表现］水痘是由水痘-带状疱疹病毒初次感染引起的急性传染病。主要发生在婴幼儿和学龄前儿童，成人发病症状比儿童更严重。以发热及皮肤和黏膜成批出现周身性红色斑丘疹、疱疹、痂疹为特征，皮疹呈向心性分布，主要发生在胸、腹、背，四肢很少。冬春两季多发，其传染力强。中医学认为本病为外感时邪，伤及肺脾，生湿化热，发于肌肤所致。

（一）中药内服

［药物］黄芩9g，黄柏6g，黄连3g，金银花15g，延胡索15g。加减：肝经郁热型加龙胆6g，脾虚湿蕴型加茯苓12g，白术12g，泽泻12g；气滞血瘀型加川楝子15g。

［用法］每日1剂，水煎，分2次服。将药渣倒入干净的棉纱布袋内，挤出剩余药汁，装入小碗，以消毒棉球或棉签蘸取药汁外涂疱疹，待自然干，重复涂擦3遍，每日2～3次，7d为1个疗程，共治疗2个疗程。(《中国中医药信息杂志》)

（二）刺络放血疗法

［取穴］少商。

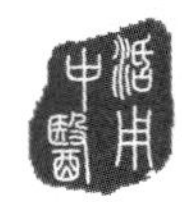

［操作］患者端坐放松体位，双手置于治疗台上。用酒精棉球擦拭消毒穴位皮肤后用三棱针点刺，进针 3mm，以自然出血为度，血尽后用消毒棉球按压穴位止血。3d 后复诊，如患部疱疹未开始结痂则再行治疗 1 次，总共不超过 3 次。如患者出现异常感觉则立即停止操作，并对症处理。（《中国中医药信息杂志》）

（三）围刺疗法

［操作］根据皮损部位选择合适的体位，用碘伏棉球消毒患处，选用 0.35mm×40mm 毫针在距离皮损处 0.5cm 时沿皮进针 10 ～ 25mm，针身与皮肤成 10° ～ 15°，针尖向皮损中心方向，各针间距 1cm。留针 30min，每 10min 行捻转泻法 1 次，出针时不按压针孔，每日 1 次，10d 为 1 个疗程。（《湖北中医杂志》）

（四）火针联合中药湿敷疗法

［取穴］夹脊穴、阿是穴。

［药物］黄柏、黄芩、板蓝根、大青叶各 30g，水煎 20min。

［操作］取相应夹脊穴、阿是穴（疱疹处），皮肤消毒 2 遍，中粗火针（直径 1mm）在酒精灯上烧至发红白亮后点刺以上穴位，点刺针数和深度根据疼痛程度而定，先刺早发的疱疹，再刺新发的疱疹，点刺水疱以刚深入疱内为宜，点刺后用无菌棉签挤压疱疹内液体，使其疱液流出，接着用中药药液将 6 ～ 8 层无菌纱布垫浸泡于 20 ～ 22℃的中药药液中，拧至不滴水为宜，敷于患处，保持湿润及温度，每次 20min，每日 2 次，10d 为 1 个疗程。患者接受治疗后 2h 内忌洗浴，以避免感染。（《中医外治杂志》）

（五）中药外敷疗法

［药物］天花粉、商陆根、当归、医用松节油。

［用法］将上述药物按重量比 1 ∶ 1 ∶ 1 混合，加工碎成颗粒，过 20 目筛，萃取，加入医用酒精，82 ～ 85℃温度蒸煮 2h 后，再浓缩 1h，浓缩成浓缩膏及结晶体，取提取物再加入医用松节油，混合均匀，即成为治疗带状疱疹的中药制剂。将上述自制中药混合液摇匀，然后均匀地涂抹在带状疱疹的皮肤上，晾 3min 即可，每日 3 次，连续使用 10d。（《中国中医药科技》）

（金远林）

186. 痤　　疮

［临床表现］痤疮，俗称青春痘、粉刺、暗疮，是皮肤科常见病、多发病。本病是毛囊与皮脂腺慢性炎症性皮肤病，多发于青年男性或中年女性，其特点是好发于面部、胸背部等皮脂腺丰富的部位，可见散在性针头或米粒大小的皮疹，皮疹可有多种疹型，如粉刺、丘疹、脓疱、细结、囊肿等。中医学称该病为“面疮”“酒刺”，认为引起痤疮的

病因主要与外邪、饮食、血热、湿热之邪为患有关。

（一）中药内服

［药物］黄芩 15g，地骨皮 15g，生桑皮 15g，牡丹皮 10g，僵蚕 10g，郁金 10g，金银花 15g，野菊花 20g，茵陈 15g，白花蛇舌草 20g，地丁 15g，连翘 15g，凌霄花 10g，瓜蒌皮 15g，赤芍 15g，元参 15g，甘草 10g。加减：血热内蕴者加白茅根、炒槐花凉血解毒；肝郁气滞者加柴胡、川楝子行气解郁；肝胆火旺者加龙胆草清肝泻火；肝阳上亢者加生龙骨、珍珠母平肝潜阳。

［用法］水煎服，每日 1 剂，每日 2 次，饭后半小时至 1h 服用，14 剂为 1 个疗程，一般用药 1 ～ 2 疗程，服用药物期间禁食甜、辛辣、油腻、牛羊肉等刺激性食物，治疗期间禁止饮酒。（《辽宁中医药大学学报》）

（二）毫针刺法

［取穴］主穴：太阳、四白、颧髎、下关、颊车，并在丘疹、脓疱、结节囊肿的下缘处向根部刺入。配穴：肺经风热型，配尺泽、合谷；脾胃湿热型，配阴陵泉、足三里；血瘀痰凝型，配三阴交、血海。

［操作］面部穴位采用 1 寸毫针，其余采用 1.5 寸毫针，施平补平泻法，留针 30min，隔日 1 次，10 次为 1 个疗程。（《吉林中医药》）

（三）火针疗法

［取穴］阿是穴（选取痤疮皮损）。

［操作］常规消毒后，将火针在酒精灯外层火焰中烧红后点刺。白头粉刺用中温针轻触粉刺顶部中央，出现白色的灼斑后即止，不必刺入皮损中；黑头粉刺用中温针轻刺黑头角栓状结节，深度与周边皮肤齐平即可；结节性皮损可用高温针穿入，深度为 0.15 ～ 1.1mm，以不出血或少量渗血为宜；脓疱、囊肿用高温针点刺，深度为 1 ～ 2mm，可单点或多点（2 ～ 3 处）穿刺，点刺后稍加挤压，将皮损中分泌物、脓栓、脓血清除干净，促进皮肤吸收、消散及引流。火针治疗每周 1 次。治疗时，患者有轻度刺痛感，均可耐受，治疗 24h 内伤口不能沾水。（《中医美容学》）

（四）刺络拔罐疗法

［取穴］膈俞、肺俞（左右交替）、大椎。

［操作］皮肤常规消毒，用三棱针点刺皮肤，挑出少许纤维，再拔火罐，使血液在火罐负压作用下少量流出后将罐起下。隔日 1 次，10 次为 1 个疗程。如 1 个疗程不愈，休息 1 周进行下 1 个疗程。治疗期间停止服药，禁止饮酒，不用化妆品，禁食高脂性食物。（《中国中西医结合皮肤性病学杂志》）

（五）耳穴压豆疗法

［取穴］耳尖、神门、肺、内分泌、三焦、皮质下。

［操作］先将王不留行子及耳廓用 75% 酒精棉球消毒，然后用 0.6cm×0.6cm 胶布把

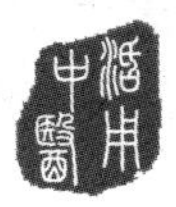

王不留行子固定在穴位上。每日自行按压穴位 3 ～ 4 次，每次每穴 1min 左右，使按压穴位有胀痛感，按压力度以患者耐受为度。每 3 天 1 次，6 次为 1 个疗程。（《中医临床研究》）

（六）耳尖放血疗法

［取穴］耳尖。

［操作］操作者用左手固定患者耳朵，右手持针以垂直方向快速刺破耳尖穴皮肤，深度为 1 ～ 3mm，随即出针，用手指挤压患者的耳尖穴，使其出血（如血自出，则可不必挤压），并用酒精棉球擦拭血滴。出血量根据病情轻重而定，病情轻者 5 ～ 10 滴即可，重者需 10 ～ 15 滴。每日 1 次，5d 为 1 个疗程，1 个疗程后休息 2d 继续治疗。（《河北中医》）

（七）中药面膜外敷疗法

［药物］大黄、硫黄、麻黄、木香、白附子、白蔹、丹参、紫花地丁、野菊花、黄芩等，共研细面，过 100 目筛，装袋备用，配合 2% 氯柳酊，每日 2 次外涂。

［用法］首先用温水洗面，用痤疮针清除面部痤疮内的皮脂栓及脓液，清理完毕后，涂上 2% 氯柳酊；取适量的痤疮面膜粉加水及倒膜粉（医用石膏）调成糊状，均匀涂以面部，厚度约为 20mm，30min 后揭下面膜，第一遍用温水洗净，第二遍用冷水洗面。每周 1 ～ 2 次，8 周为 1 个疗程。（《时珍国医国药》）

（八）电针疗法

［取穴］主穴：双侧足三里和三阴交。配穴：肺胃积热型加曲池；痰湿凝结型加阴陵泉和丰隆；湿热蕴结型加曲池和阴陵泉；气滞血瘀型加气海和大敦；脾虚肝郁型加阴陵泉和太冲；肝肾阴虚型加太溪和关元。

［操作］患者取仰卧位，常规消毒后用 0.32mm×40mm 的一次性针灸针针刺，提插捻转使以上穴位得气，实证用泻法，虚证用补法，然后两组主穴接通电针仪，选择频率为 100 Hz，强度以患者耐受度为准，采用连续波刺激，留针 30min。隔日 1 次，10 次为 1 个疗程。（《现代医学》）

（九）穴位埋线疗法

［取穴］主穴：肺俞、膈俞、脾俞、胃俞；配穴：脾湿阻滞加阴陵泉、足三里；肝肾亏虚加悬钟。

［操作］患者俯卧位，医者双手消毒，戴上消菌过的乳胶手术手套，将羊肠线剪成 1cm 左右若干段。将穴位用 0.5% 碘伏消毒后，埋线处铺覆洞巾，将羊肠线从 7 号穴位埋线针前端穿入，然后将针在穴位处刺入，局部产生酸胀感时将羊肠线埋入穴位中。用创可贴覆盖针孔，并嘱患者 2d 内针孔不要沾水，以防止感染。穴位埋线每个月 1 次。（《中医学报》）

（十）中药外洗疗法

［药物］大黄 30g，黄连 12g，黄柏 15g，赤芍 15g，牡丹皮 12g，丹参 15g，苦参 10g，云茯苓 30g，炒白术 30g，连翘 12g，金银花 30g，白鲜皮 12g。加减：伴肺经风热者，加荆芥、防风；伴湿热蕴结者，加半夏、车前子；伴痰湿蕴结者，加枇杷叶、莱菔子。

［用法］每日1剂，复煎取汁共600ml，分早晚2次服，7d观察疗效，同时用药渣熬液每天早晚洗脸、洗澡2次，忌辛辣刺激物。(《中医药临床杂志》)

（十一）自血疗法

［取穴］主穴：肺俞、曲池。配穴：肝郁化火加取肝俞、肾俞、三阴交、膈俞；脾胃湿热加取脾俞、胃俞、大肠俞、足三里、丰隆、阴陵泉；心火亢盛加取心俞：阴虚火旺、冲任不调加取膈俞、脾俞、肝俞、肾俞、三阴交、足三里、血海。

［操作］用6号针头一次性注射器，局部常规消毒，在肘静脉抽吸静脉血2ml。迅速取穴，针头刺入穴位得气后，将血液注入。每次注射2～4个穴位，每个穴位注0.5～1ml。每穴注入静脉血后退针，按压针眼片刻。1周2次，10次为1个疗程。(《南京中医药大学学报》)

（十二）整脊疗法

［操作］下颈段整脊手法：患者坐位，全身放松，头部向后仰15°～20°，并向左侧旋转15°～20°。医者站于患者背后，左手拇指固定阳性反应点，右手放于患者前额部，向左下方缓慢旋转，双手协调调整旋转角度，当旋转角度到达患椎阳性反应点时，右手向左下方瞬间旋转用力，常可听到“咔嚓”声。同理向右侧做此手法；俯卧位叠掌推按胸腰椎法：患者俯卧于治疗床上，颈部肌肉放松，医者站于患者头端，双掌重叠，掌根置于胸椎棘突上，与皮肤成60°，先令患者吸气，然后屏住气，医者趁机短促用力，顿挫地向前下方推按，并沿脊柱有节奏地自上而下地边推按边移动手掌，直至腰椎。(《中国针灸》)

（十三）刮痧疗法

［取穴］背部膀胱经及督脉。

［操作］在刮痧部位涂抹少量刮痧油，先刮颈部，再沿着脊柱两侧从上往下刮，用力大小适中，不要过重损伤皮肤，次数以出痧为度。如背部有脓疱，刮痧时避开，勿刮破，以防止感染。每周1次，1个疗程为4周，共2个疗程。(《中医临床杂志》)

（十四）腹针疗法

［取穴］主穴：中脘（腹针梅花刺）、下脘、关元、滑肉门（双）、外陵（双）、上风湿点（双）。配穴：肺经血热加左下风湿点、右下风湿点；脾胃湿热加天枢（双）；痰瘀互结加天枢（双）、气海；肝郁化火加右下风湿点、右大横。

［操作］按照腹针疗法要求精确取穴，由上至下、由里至外的顺序，只捻转不提插，使局部产生针感，中脘穴采用腹针梅花针刺法，即以中脘对应口唇部为基础点，按照腹部全息理论，根据痤疮所生部位，分别向中脘周边上下左右各距3～5分处浅刺1针，以扩大面部所治范围。余穴采用中刺法，隔日1次，每次留针30min，10次为1个疗程。(《中国中医药现代远程教育》)

（金远林）

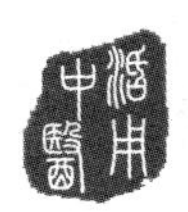

187. 银屑病

［临床表现］银屑病俗称牛皮癣，是一种慢性炎症性皮肤病，病程较长，有易复发倾向，有的病例几乎终身不愈。该病发病以青壮年为主，对患者的身体健康和精神状况影响较大。临床表现以红斑、鳞屑为主，全身均可发病，以头皮、四肢伸侧较为常见，多在冬季加重。中医学认为，牛皮癣主要根源是血热，而且热的形式有多种因素，可因七情内伤，气机壅滞，郁久化火，以致心火亢盛，毒热伏于营血，或因饮食失节，过食腥发动风之物，脾胃失和，气机不畅，郁久化热，复受风热毒邪而病。

（一）中药内服

［药物］水牛角 30g，大青叶 15g，地黄 20g，白花蛇舌草 30g，紫草 15g，丹参 20g，赤芍 15g，牡丹皮 15g，土茯苓 30g，白鲜皮 12g，金银花 20g，槐花 15g。加减：夹瘀者加当归 10g，红花 10g，鸡血藤 30g；夹湿者加生薏苡仁 30g，苍术 15g；夹热毒者加重楼 10g，白茅 30g。

［用法］每日 1 剂，常规水煎煮，分 2 次服用。(《中国实验方剂学杂志》)

（二）毫针针刺

［取穴］双侧肺俞、膈俞、肝俞、脾俞、肾俞，配穴根据斑块所在部位而循经取穴。

［操作］采用毫针针刺，肺俞行泻法，膈俞、肝俞、脾俞均行平补平泻，肾俞行补法，留针 30min。选取肾俞及较明显皮损处行艾条灸治，每处 2 ～ 3min，以局部感温热为宜。隔日治疗 1 次，连续治疗 12 周。(《针刺研究》)

（三）点刺放血疗法

［取穴］四缝穴（位于手示、中、环、小指掌侧近端指间关节横纹中点）。

［操作］严格消毒后，用一次性细三棱针快速刺入穴区 2 ～ 3mm 后出针，医者用双手拇、示指挤压穴区周围，使之出血，每穴出血量 0.2 ～ 0.3ml，或至血色变淡为止，双侧穴位交替使用，每次选一侧 4 穴，3d 治疗 1 次，10 次为 1 个疗程。(《中国针灸》)

（四）贴棉灸疗法

［操作］选取 1 ～ 2 处边界清楚的斑片状皮损，以碘伏棉球消毒，用消毒后的皮肤针叩刺至微出血，再用消毒干棉球擦净血迹。然后将消毒棉撕成蝉翼状薄片（中间不能有空洞）平铺于其上，点燃，使火焰从皮损上一闪而过，此为 1 壮。每处灸 2 壮，面积较大的皮损则分次铺棉灸，每周 3 次，2 周为 1 个疗程。(《中医杂志》)

（五）刺络拔罐疗法

［取穴］肺俞、心俞、肝俞、脾俞、肾俞。

［操作］常规消毒，再以消毒后的三棱针点刺四孔，以局部微微渗血为度。然后选择大小合适的玻璃罐，迅速拔按在刺络部位以及皮损两端。留罐 15 ～ 25min，出血少许，

取罐后用活力碘消毒患处。每次 8 ～ 10 罐，隔天 1 次，15 次为 1 个疗程。(《新中医》)

（六）电针疗法

[操作] 于胸腰夹脊穴（胸椎 $T_{5\sim6}$ 至腰椎 $L_{1\sim2}$）上皮损局部沿皮下围刺；取与皮损部位相对应的五脏腧穴（病变相应神经节段及上下各一节段）针刺得气后接电针仪，疏密波，强度以患者耐受为度。通电 30min 后出针。(《新中医》)

（七）针耳背割治疗法

[取穴] 分别取耳背与中耳之间（耳背心）。

[操作] 皮肤消毒后，左手将耳背拉平，中指顶于下，右手持消毒的针用刀尖划破长 0.5 ～ 1cm 的切口，大约放血 0.5ml，待自然止血，出血不止者，可压迫止血，割治处用消毒棉球压盖即可，左右耳交替，2d 以后再按上法重复治疗。7 次为 1 个疗程。(《中华中医药杂志》)

（八）走罐疗法

[操作] 将 95% 酒精棉球点燃后，深入罐内中下段，绕 1 周后迅速抽出，通过罐内的负压吸附于肌肤皮损表面，并快速向皮损远心端方向拉动罐体，保证拉动方向一致（腰腹部可沿带脉经络方向，也可根据皮损形态拉动罐体），拉动至正常皮肤后借助腕力将罐体与皮肤分离，其后再次将罐内空气燃尽吸附于皮损表面拉动罐体，每 5 次更换罐体，间歇时间不超过 10s，吸附力以皮损处压之褪色为度，每日 1 次。(《中华中医药杂志》)

（九）穴位埋入药线疗法

[取穴] 膈俞、血海、曲池、三阴交、足三里、风市等，单侧取穴，左右交替。

[操作] ①制备药线：选取优质牡丹皮、丹参、赤芍、生地黄、当归、白鲜皮各 20g，高压蒸汽灭菌 10min，75% 乙醇 250ml 浸泡至少 1 周，过滤药物乙醇溶液备用；将医用可吸收羊肠线剪成 1 ～ 2cm 小段，浸泡于药物乙醇溶液中至少 1 周，待羊肠线颜色与药液颜色相近即可。②埋线：常规消毒，根据穴位进针深度将羊肠线从针管前端放入埋线针管内，快速进针透皮，缓慢进针，待患者产生明显针感后缓推针芯、退针管，将羊肠线留在穴位所在肌肉层，出针时以消毒干棉球按压针孔片刻以防出血，外用创可贴保护针孔。穴位埋入药线每周 1 次，连续治疗 4 次，共 8 周。(《中国全科医学》)

（十）火针治疗

[取穴] 皮损局部。

[操作] 常规皮肤消毒后，将针尖针体放在火的外焰烧至通红或发白，迅速地刺入要刺之部位，散刺皮损过程中如有出血不要马上止血，可以让局部放出少量血液后用再用干棉球按压止血。散刺后点燃艾条施灸于皮损处 20min。(《辽宁中医杂志》)

（十一）中药熏蒸疗法

[药物] 血热型予以 1 号方（黄芩、苦参、地肤子、白鲜皮、蛇床子、生大黄、透骨

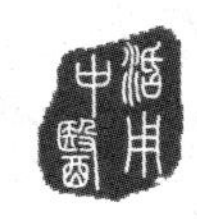

草等）；血燥型予以 2 号方（紫草、生地黄、苦参、金银花、牡丹皮等）。

［用法］采用中药气疗仪将中药放入锅内熬煮至形成蒸汽，蒸汽舱内温度恒定在 37 ～ 42℃，熏蒸时间为 20min，每日 1 次。（《山东医药》）

（金远林）

188. 痈

［临床表现］本病是由金黄色葡萄球菌感染引起的多个邻近毛囊的深部感染。常发生于抵抗力低下者，如糖尿病、肥胖、不良卫生习惯以及免疫缺陷状态等。好发于颈部、背部、肩部，临床表现为大片浸润性紫红斑，可见化脓、组织坏死。本病伴有发热、畏寒、头痛、食欲不振等全身症状，严重者可继发毒血症、败血症导致死亡。中医学认为，营卫不和、气血凝滞、经络壅遏而成痈。按发病部位的不同，常有各种不同的间挟，病变在上部者多为风温、风热；在中部者多为气郁、火郁；在下部者多为湿火、湿热。

（一）中药外敷

［药物］桑枝、黄芪、黄柏、野菊花、槐角、大青叶各 25g。

［用法］加水 1000ml，煎制成 300 ～ 500ml 药液，直接浸泡伤口患处或反复外敷患处治疗，每日 2 次，每次 30min。（《中国中医急症》）

（二）刺络拔罐疗法

［取穴］单侧肺俞穴、胃俞穴，两边穴位交替使用。

［操作］穴位常规消毒，采血针点刺后拔罐放血，出血量约为 3ml，留罐持续后 10min，去除火罐后局部清洁消毒。留罐时配合针刺，属于风热证、湿热证的患者，针刺双侧合谷、曲池与膈俞。血瘀或痰凝证、冲任失调证，针刺双侧三阴交、血海、膈俞。手持长毫针，快速直刺进针，施以平补平泻的手法得气后，留针。至出罐局部清洁完毕后取针，以上治法每周 2 次，8 次为 1 个疗程。（《广州中医药大学》）

（三）三棱针刺血闪罐疗法

［取穴］病变部位。

［操作］找准部位，常规皮肤消毒后，先用三棱针快速刺入痈肿部位，一般针刺 3 ～ 5 针，后用闪火法拔罐，后留罐 5 ～ 10min，起罐后用乙醇消毒即可。（《中国民间疗法》）

（刘玉洁）

189. 湿　　疹

［临床表现］湿疹是由多种内外因素引起的瘙痒剧烈的一种皮肤炎症反应。分急性、亚急性、慢性三期。急性期具渗出倾向，慢性期则浸润、肥厚。有些患者直接表现为慢性湿疹。皮损具有多形性、对称性、瘙痒和易反复发作等特点。中医学认为本病常因饮食失节、嗜酒或过食辛辣刺激腥发动风之品，伤及脾胃，脾失健运，致使湿热内蕴，又外感风湿热邪，内外两邪相搏，充于腠理，浸淫肌肤发为本病。或因身体虚弱，脾为湿困，肌肤失养。或因湿热蕴久，耗伤阴血，化燥生风，而致血虚风燥，肌肤甲错。

（一）中药内服

［药物］桃仁 9g，红花 6g，当归 9g，熟地黄 15g，白芍 12g，川芎 9g，丹参 15g。

［用法］每日 1 剂，每剂水煎 2 次，取汁 200ml，分早晚 2 次温服。（《中华中医药杂志》）

（二）火针疗法

［取穴］阿是穴（局部肥厚苔藓样皮损）。

［操作］患者取安静舒适位，常规皮肤消毒；把针烧至发白，快速直刺入皮损，然后迅速出针，点刺深度根据病变部位厚薄而定，以不超过皮损基底部为准。从皮损基底部边缘开始进行围刺，针距间隔 0.5 ～ 1cm，稀疏均匀，施术完毕干棉球封闭针孔，再次常规消毒。7d 治疗 1 次，2 次为 1 个疗程。（《中国皮肤性病学杂志》）

（三）梅花针加隔蒜灸疗法

［操作］病变部位常规消毒后，使用无菌梅花针在病变局部连续叩刺，以病变部位皮肤潮红或微出血为度。叩刺后选用大蒜适量，将其捣如泥状，敷于叩刺部位，蒜泥厚度约 2cm，随后点燃艾条，在蒜泥上部施灸 10min，灸后将蒜泥去掉。温和灸时间不宜过长以免局部起疱，若治疗后局部发热疼痛均为正常反应。每 3 天治疗 1 次，5 次为 1 个疗程，2 个疗程后观察疗效。（《中国针灸》）

（四）埋针疗法

［取穴］神道。

［操作］对埋针穴位行常规消毒，使用直径 1mm、长 100mm 的特制粗针，右手拇指、示指持针柄，左手拇指、示指用消毒棉球夹持针体下端，露出针尖 10 ～ 15mm，对准穴位快速将粗针刺入皮下，沿督脉向下，沿着皮下结缔组织将针体全部刺入，针尾用胶布固定，留针 4 ～ 6h 即可。（《中国针灸》）

（五）刺络拔罐疗法

［取穴］大椎、尺泽、血海。

［操作］常规消毒后取大小适中的抽气罐以治疗点为中心，用较大吸力拔罐 3 ～ 5min，使局部皮肤呈紫红色为度；取下抽气罐，左手拇指、示指撑开治疗点皮肤，使之绷紧，

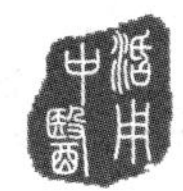

右手持消毒三棱针，快速、有间隔地点刺治疗点 1 ～ 2 下，深度为 1 ～ 2mm；然后再在原处继续拔罐 3 ～ 5min，出血量一般可达到 2 ～ 3ml。每日 1 次，10 次为 1 个疗程，疗程间休息 3d。(《中国针灸》)

(六) 自血疗法

[取穴] 双侧足三里、肺俞、曲池穴。

[操作] 消毒肘部和穴位区域，抽取肘静脉血 3 ～ 4ml，操作时持注射器将 7 号针头迅速刺入足三里、肺俞、曲池穴，通过提插有针感后将新抽静脉血迅速注入，每穴可注射 1.5 ～ 2ml，两侧交替使用，术毕用输液贴贴敷针眼，10 次为 1 个疗程。(《上海针灸杂志》)

(七) 穴位注射疗法

[取穴] 上肢皮疹取双曲池穴，下肢皮疹取双血海穴，肛周皮疹取长强穴，阴囊皮疹取会阴穴。

[操作] 维生素 B_{12} 注射液 0.5mg 加泼尼松龙注射液 25mg 穴位注射，进针方法同普通针刺，活动针头有酸麻胀痛感时推药，隔日 1 次。(《社区医学杂志》)

(八) 耳穴压豆疗法

[取穴] 肺、大肠、肾上腺、神门。

[操作] 首先用酒精棉球擦全耳廓，然后将粘有王不留行子的胶布贴压一侧耳穴，按压每日 3 ～ 5 次，每次 30s，予以轻刺激，使耳廓产生热胀感，每次一侧耳穴，3d 后换对侧耳穴，1 周为 1 个疗程。(《中医临床研究》)

(九) 中药内服加外洗疗法

[药物] 金银花 20g，野菊花 20g，蒲公英 30g，紫花地丁 20g，紫背天葵子 20g，黄柏 20g，苦参 20g，地肤子 20g，白鲜皮 20g，败酱草 20g。

[用法]上药 1 剂煎煮 2 次，药汁混合约 3000ml，取 100ml 药汁，少量多次口服，1d 服完，余下药液用于外洗，水温在 38 ～ 42℃为宜，泡洗 30min，然后擦干不必用清水冲洗以保持药物浓度，每日泡洗 1 次，1 个疗程为 2 周。(《中医临床研究》)

(十) 灸法

[取穴] 阿是穴（局部皮损）。

[操作] 取局部皮损处，将清艾条悬于施灸部位之上，距皮肤约 3cm，进行悬灸，以患者觉得温热舒适为度。每晚 1 次，视皮损面积大小确定施灸时间，每次 5 ～ 20min，14 次为 1 个疗程。(《中国皮肤性病学杂志》)

（刘玉洁）

190. 皮肤瘙痒症

［临床表现］瘙痒是一种仅有皮肤瘙痒而无原发性皮肤损害的皮肤病症状。根据皮肤瘙痒的范围及部位，一般分为全身性和局限性两大类。多见于成人，瘙痒常从一处开始，逐渐扩展到全身。常为阵发性，尤以夜间为重，严重者呈持续性瘙痒伴阵发性加剧，饮酒、咖啡、茶、情绪变化、辛辣饮食刺激、机械性搔抓、温暖被褥、甚至某种暗示都能促使瘙痒的发作和加重。常继发抓痕、血痂、色素沉着，甚至出现湿疹样变、苔藓样变、脓皮病以及淋巴管炎和淋巴结炎。中医学认为瘙痒症多由于风、湿、热所致，或由血虚生风，或血淤气滞所致。

（一）中药内服

［药物］当归 15g，生地黄 15g，熟地黄 15g，黄芪 30g，黄芩 15g，黄连 10g，黄柏 15g，苍术 30g，五味子 10g，鱼腥草 20g。

［用法］煎服，分两次温水服用，治疗时间为 20d。（《时珍国医国药》）

（二）刺络放血疗法

［取穴］瘙痒皮损处。

［操作］患者仰卧位或侧卧位，用 75% 乙醇常规消毒叩刺部位后，用梅花针在患者瘙痒的皮损处直接有节律叩刺，约每分钟 70 次，至局部皮肤明显潮红、并见隐隐出血为度。每次叩刺时间控制在 5 ～ 15min。隔日治疗 1 次，10 次为 1 个疗程。（《中国针灸》）

（三）电针疗法

［取穴］百会、风池、三阴交、膈俞。

［操作］嘱患者侧卧位或俯卧位，穴位皮肤常规消毒，用直径 0.3mm、长 40mm 毫针，常规针刺，待有明显酸胀麻得气感后，行提插捻转平补平泻手法，接通电针仪，疏密波，强度以患者耐受为度，电针刺激 30min，每日 1 次。（《中国针灸》）

（四）穴位注射疗法

［取穴］神门、百虫窝（大腿内侧，髌底内侧端上 3 寸）。

［操作］抽取复方当归注射液 4ml，穴注部位常规消毒，右手持注射器快速刺入，上下提插待针下得气，回抽无回血，每穴注入 1ml，每日 1 次。（《中国针灸》）

（五）自血疗法

［取穴］①血海、曲池、足三里；②肺俞、膈俞。

［操作］患者取仰卧或俯卧位，肘窝肱静脉、穴位局部常规消毒后，右手持 10ml 注射器从患者肱静脉里抽取 5 ～ 10ml 血液，随即快速直接刺入到患者已严格消好毒的穴位里，然后将针缓慢推进后行小幅度上下提插，待针下有得气感后，回抽一下，如无回血，即将自身血液注入，每穴注入静脉血约 1ml，注射后用消毒干棉签按压针孔。每次取 1

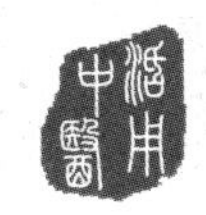

组穴位注射，隔 3d 后再取第二组穴位，10 次为 1 个疗程。(《中国针灸》)

(六) 中药熏蒸加 UVB 照射

[药物] 苦参、黄柏、地榆、首乌藤、当归、蛇床子、地肤子各 30g，百部 15g，川芎 12g，蝉蜕 10g。

[用法] 将药包放入中药熏蒸治疗器药缸内，冷水浸泡 30min，接通电源，待中药蒸汽使舱内温度达到 37℃，将舱体调节成坐姿让患者进入舱内，头部暴露在舱外，患者舒适后锁定舱门开始熏蒸，温度约 40℃，熏蒸后立即用干净毛巾擦干身体。患者在熏蒸结束后进行窄谱中波紫外线照射治疗，根据皮肤分型制定起始剂量，每次照射后若无红斑反应，按剂量 15% ～ 20% 的增幅增加，隔日 1 次，连续照射 4 周为 1 个疗程。(《中国皮肤性病学杂志》)

(七) 火针疗法

[取穴] 瘙痒、红斑、皮损处。

[操作] 常规消毒后，选用直径 0.8mm 的中粗火针在酒精灯上烧至通红，垂直快速点刺皮损中央，不留针，并用干棉球迅速按压针眼，以减轻患者的疼痛。每个病变部位点刺 1 ～ 3 下，每针间隔 50 ～ 60mm，点刺深度 2 ～ 3mm。(《中国针灸》)

(八) 淀粉浴

[药物] 医用淀粉、浴桶、一次性浴桶套，清洁浴桶，套上一次性浴桶套。

[用法] 将医用淀粉 250g 加入温水（水温为 37 ～ 38℃ ）约 150L 混匀，水位至患者坐浴时的双乳连线水平，隔日 1 次，每次 15 ～ 20min，浴毕不用清水冲洗，仅用清洁干毛巾轻轻擦拭，使部分淀粉附着于皮肤上。(《中国皮肤性病学杂志》)

(九) 耳穴疗法

[取穴] 肺、肝、交感、脾、皮质下、风溪、内分泌及耳尖放血。

[操作] 消毒耳廓，在相应耳穴上针刺或贴压王不留行子，每次选用 4 ～ 5 穴，每周治疗 2 ～ 3 次，两耳交替，10 次为 1 个疗程。嘱患者每日自行按压穴位 4 ～ 5 次，每次每穴 1min。(《中国针灸》)

(十) 隔姜灸疗法

[取穴] 大椎、双侧肺俞、肾俞穴。

[操作] 将鲜生姜切成直径 2 ～ 3cm、厚 0.2 ～ 0.3cm 的薄片，中间以针刺数孔，然后将鲜生姜片置于穴位上，将艾炷放在鲜生姜片上点燃施灸，每次每穴 5 壮，灸至局部皮肤微微发红，以患者感觉舒适温热为度。2 ～ 3d 治疗 1 次，每周 2 次，3 周为 1 个疗程。(《中国针灸》)

（刘玉洁）

191. 扁平疣

［临床表现］扁平疣是由人乳头状瘤病毒感染引起的，好发于青少年，可突然起病，皮损多发于面部、手背、手臂，表现为大小不等的扁平丘疹，轻度隆起，表面光滑，呈圆形、椭圆形或多角形，境界清楚，可密集分布或由于局部搔抓而呈线状排列，一般无自觉症状，部分患者自觉轻微瘙痒，可通过直接或间接的接触传染。从中医来看，扁平疣的发病在四肢或面部皮肤，此乃六淫中的风、湿、热为患，由于人体感受湿热毒邪、内动肝火所致。因风为百病之长，风邪致病常侵犯人体上部，使人肌肤腠理疏松，卫外不足，导致风热邪毒侵入体内，或体内肝虚血燥，筋气不荣，热毒外发郁积皮肤而发病。

（一）中药内服

［药物］薏苡仁 40g，荆芥 12g，大青叶 20g，土茯苓 30g，金银花 15g，连翘 15g，白芍 20g，香附 15g，木贼草 15g，蛇舌草 15g，牡丹皮 18g，紫草 15g，露蜂房 9g，柴胡 20g，生甘草 9g。

［用法］每日 1 剂，水煎 2 次，共取 500ml 煎液，分 2 次饭后口服。再将药渣煎第 3 遍，取液搓洗患处，以微红灼热为度，每日 1 次。(《山东中医药大学》)。

（二）中药外涂疗法

［药物］解毒散结汤：木贼草、板蓝根、大青叶、马齿苋、莪术、川芎、露蜂房、香附、夏枯草、路路通各 10g，磁石、生牡蛎、生龙骨各 30g。

［用法］外涂。患者每次取 1 药勺解毒散结汤，稍用力刮涂扁平疣，以皮损不痛、稍红、药物均匀覆盖皮损为度，每日刮涂 2 次。14d 为 1 个疗程，连续用药 2 个疗程。(《中华中医药杂志》)。

（三）火针疗法

［取穴］疣体。

［操作］首先选择疣群中最先起的或最大的疣作针刺对象。患者仰卧或侧卧，消毒后，将钢针在酒精灯上烧红，由疣的中央迅速刺入，深达疣的根部，使其炭化。若疣体较大或呈密集状者，可在周围加刺，直至整个疣体呈焦痂状。如扁平疣遍布面部，不可 1 次烧灼过多，可分次烧灼。一般隔日烧灼 1 次，焦处无须任何处理，5 ～ 10d 后脱落，不留瘢痕。(《中医民间疗法》)

（四）梅花针疗法

［取穴］主穴：曲池（双）、鱼际（双）、中渚（双）、血海（双）、膈俞（双）、阿是穴。加减：风热加风池、合谷；郁火加行间、侠溪。

［操作］平卧位，皮疹局部皮肤用碘伏消毒两遍，用消毒梅花针叩打皮疹局部，一般以局部微微出血为度，每次以“方形”或“线形”叩打 3 次，间隔 3d，治疗 3 ～ 5 次。

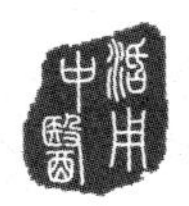

嘱其治疗局部皮肤保持清洁。（《世界最新医学信息文摘》）。

（五）穴位注射疗法

［取穴］①面部皮疹：足三里（双）、曲池（双）；②颈部皮疹：血海（双）、曲池（双）；③手部皮疹：血海（双）、曲池（双）。

［操作］用 5ml 一次性注射器，4 ～ 5 号注射针头。选取上述有关穴位，常规消毒，每个穴位进针得气后（即患者有酸麻胀感觉）回抽无血、缓慢注射板蓝根注射液 1ml，每日 1 次，7 次为 1 个疗程，间休 3d，进行下 1 个疗程。（《华夏医学》）。

（六）温针灸疗法

［取穴］阿是穴。

［操作］先找准较大的或最先发出的疣体 1 ～ 3 个，疣体正中心取一穴，以疣体为中心，其上下左右约 0.5cm 处各取 1 穴。常规消毒后，疣体正中心用 0.30mm×40mm 的毫针直刺，以穿过疣体根部为标准；余穴用 0.25mm×25mm 的毫针斜刺，以达到疣体根部为标准，待得气后，行捻转泻法 1min。针刺完成后，将温灸用纯艾条切成 20 mm 小段，插在疣体正中心毫针的针柄上后，用火点燃下端，连灸三炷，待艾段燃完后，继续留针 10min 后出针。每日 1 次，10 次为 1 个疗程，治疗 1 个疗程后观察疗效。（《亚太传统医药》）。

（七）电针疗法

［取穴］主穴：中渚、丘墟、足三里、三阴交、合谷、阿是穴。配穴：风热型配曲池、内庭；肝郁气滞型配内关、太冲。

［操作］针刺用泻法。针刺得气后连接电针仪，连续波，通电 30min。 每日 1 次，10d 为 1 个疗程，连续治疗 3 个疗程，两个疗程中间休息 3d。（《中医外治杂志》）

（八）耳背静脉放血疗法

［取穴］耳背静脉。

［操作］患者取坐位，选患者耳背上 1/3 近耳轮处明显静脉 1 支，揉搓使其充血，75％乙醇消毒后用左手拇指、示指将耳背拉平，中指顶于下，右手持消毒刀片，迅速刺破血管，挤压出血约 10 滴，血止后，再以 1cm×1.5cm 大小的两层消毒纱布敷于伤口上，并用胶布固定。双侧耳背每周放血 1 次，疗程 15 周，治疗过程中若疣体脱落即停止治疗。（《中国美容医学》）

（九）食疗

◎薏米汤

［用法］取薏米 120g，洗净，放砂锅内，加水 1000 ～ 1500ml，煮至米熟烂即可。每日 1 剂，分 2 次服，吃米喝汤。连服 7d 为 1 个疗程。

◎消疣粥

［用法］取苍术、白芍、升麻各10g，加水适量煎煮25～30min，滤取汁待用。再取大米50～100g，淘净，同药汁放锅内，加水适量煮粥，至米熟烂即可。每日1剂，分2次服，每次150～200ml。连服7d为1个疗程。(《山西中医》)

（刘玉洁）

192. 寻常疣

［临床表现］寻常疣是由人类乳头状瘤病毒引起的表皮良性赘生物。初起为针尖大的丘疹，渐渐扩大到豌豆大或更大，呈圆形或多角形，表面粗糙，角化明显，质坚硬，呈灰黄、污黄或污褐色，继续发育呈乳头瘤样增殖，摩擦或撞击易于出血。好发于手指、手背、足缘等处。

（一）新九针疗法

［针具］根据寻常疣大小不同，选用针、铍针、单头火针和三头火针治疗。

［操作］根据施术部位选取合适体位，以利于操作且以患者舒适为原则。①麻醉：术者戴无菌手套，局部皮肤常规消毒，疣体较大及患者疼痛敏感者需麻醉，用2%利多卡因1ml，注射至疣基底部，局麻1min；疣体较小及患者疼痛耐受性较强者无须麻醉。②铍针灼割：疣体较大者需用铍针，将针身倾斜45°使针尖在酒精灯外焰烧至白亮，对准疣的根蒂部位迅速齐根灼割，使疣体基本脱落。粟米大小的疣体无须用铍针灼割，只需三头火针点刺即可。③三头火针点刺：将三头火针针身烧至通红，迅速点刺深达疣体基底部。④针烙灼：将烧至白亮的针点灼创面、修复周围使其平整，形成黑色焦痂，消毒并贴好创可贴。一般治疗1次。(《中国针灸》)

（二）火针疗法

［取穴］疣体。

［操作］根据疣体大小选用单头火针或多头火针，局部以75%乙醇常规消毒，将针尖在酒精灯上烧红，迅速刺入寻常疣疣体，随即迅速出针，用消毒干棉球擦拭针孔。进针深度以刺到疣体之基底部、破坏疣体的神经血管组织为限。疣体小者刺1针即可，疣体大者可刺数针。治疗时，先刺最大或最早出现的疣体，再刺较小或出现较晚的疣体。1周治疗1次，如治疗1周后疣体未脱落则行第2次治疗。(《新中医》)

（三）艾炷灸疗法

［取穴］阿是穴（即疣体处）。

［操作］点燃艾条对准疣体，采用雀啄灸，每个疣体10min，致局部皮肤微红，有灼热感为度。每日1次，5d为1个疗程。(《新中医》)

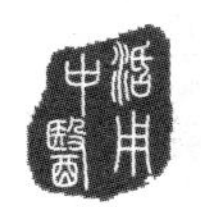

（四）中药外敷疗法

［药物］六神丸。

［用法］将患肢置于热水中浸泡至皮损变软，用 75% 乙醇常规消毒皮损，以清洁的指甲刀或剪刀将皮损削剪成小凹，在小凹上放置六神丸，用麝香壮骨膏敷贴固定。皮损小的放置六神丸一粒，皮损大的一般放置 3 ～ 5 粒，最多不超过 5 粒，患处放置药后，忌接触水，有疼痛时复诊。嘱患者经常揉压患处，每 4 天换药 1 次，为 1 个疗程。（《现代中医药》）

（五）针刺联合纯碱水浸泡治疗

［取穴］疣体。

［操作］选用 26 ～ 28 号毫针，先对患者疣体及周边组织进行常规消毒，用左手捏紧疣体基底部位，右手握针在疣体中心部位快速插入毫针，直至疣体底端，再向疣体的四周方向反复插入毫针 5 次。以上为一次治疗，间隔 2 周后进行下一次治疗。在此基础上配合纯碱水浸泡治疗，取 32.5℃温热纯碱水（浓度 49%）浸泡病患手足，每日 1 次，每次 20 ～ 30min，连续 15d。（《中国中西医结合皮肤性病学杂志》）

（六）中医“水刀”疗法

［取穴］疣体。

［操作］以抗病毒注射液为“水刀”，用抗病毒注射液在寻常疣基部注射，多发者可分次注射于疣基底部。常规碘酒、乙醇消毒皮肤，用 4 号针头的空针抽取注射液，由疣附近皮内刺向疣基底部中央，缓慢注射药液，待疣体转为苍白色即停止注射，每个疣体需药液 0.1 ～ 0.2ml，即疣体基底部与正常组织分离。（《内蒙古中医药》）

（七）中药熏洗疗法

［药物］木贼草、香附各 50g，金银花、薏苡仁、紫草各 30g。

［用法］每日 1 剂，水煎 2 次，共取汁 800ml，分早、晚 2 次熏洗浸泡手部，在药汁刚煮好时先熏蒸疣体，待药温稍低将疣体全部浸泡，并用手反复在药水内摩擦疣体，可以有少量出血，每次 30min，浸泡后清除腐烂疣体。（《陕西中医》）

（八）壮医药线点灸疗法

［取穴］疣体、行间、太冲、养老、外关、丘墟。

［操作］用Ⅱ号药线（本所制剂室提供，直径为 0.7mm，系用壮药药液泡制过的苎麻线）点灸母疣（第 1 颗疣为母疣，外观较大而陈旧）及行间、太冲、养老、外关、丘墟，点 1 次火灸 1 壮，每穴每日灸 1 次，10d 为 1 个疗程，共用 3 个疗程。母疣用重法灸，其他穴位用中法灸。（《中国中医药信息杂志》）

（九）推疣法

［取穴］疣体。

［操作］局部皮肤常规消毒，左手绷紧患处皮肤，右手持蘸有 35% 三氯化铁乙醇溶

液的竹签棉棒抵住疣体根部，约成30°，以适度力量向前推，疣体即可除掉，并以含药液棉棒压迫止血，然后自中央向周围推，以彻底清除残留的疣体。若疣体较大，可用2%利多卡因局部浸润麻醉，然后推疣。如疣体角化明显，推疣前先用60～70℃热水浸泡30～60min。术后每日涂75%乙醇2次，以防感染，个别疣体较大者用无菌纱布包扎患处，隔日换药。（《中国医学文摘皮肤科学》）

（十）围刺加电针治疗

［取穴］疣体周围。

［操作］常规消毒，选用直径0.30～0.35mm毫针针刺，疣体小者刺3针，稍大者刺5针，较大者刺9针，直刺疣体内或采用齐刺法（针尖沿疣体四周外缘略向内进针），各针互不交叉为宜，针尖透至疣体基底部；伴有疼痛者，相对两针连接低频电子脉冲治疗仪，调至疏密波治疗30min，刺激量以患者能忍受为度。起针后让疣体自然出血少许，干棉球按压止血。每日1次，体质弱者可间隔1～2d治疗1次，3～5次为1个疗程。（《中国针灸》）

（刘玉洁）

193. 跖　疣

［临床表现］跖疣是发生在足底部的寻常疣。多由人类乳头瘤病毒感染引起，可以通过皮肤的微小破损自身接种传染，从而越来越多。发生在足跟、跖骨头或跖间的赘生物，是寻常疣的一种。皮损为圆形乳头状角质增生，周围绕以增厚的角质环，削去表面角质层，其下有疏松角质软芯，可见毛细血管破裂外渗凝固而形成的小黑点。中医学称为“足瘊”“牛程蹇”，中医学认为，跖疣多因风邪搏于肌肤，或因怒动肝火，肝旺血燥，筋脉不荣，以致气血凝滞，加之足底部受压及摩擦，而发生皮疹。

（一）中药内服

［药物］大青叶30g，土茯苓30g，蒲公英30g，灵磁石（另包先下）30g，珍珠母（另包先下）30g，生地黄30g，大黄（另包后下）10g，首乌藤30g。

［用法］每日1剂，水煎服，1周为1个疗程。腹泻严重者大黄不后下。（《中西医结合与祖国医学》）

（二）中药足浴联合艾灸疗法

［药物］木贼、板蓝根、马齿苋、大青叶、地肤子、香附、红花各30g。

［用法］每天1剂，加水2000ml煎至1000ml，待药液温度降至约45℃时，将患足置于药液中浸泡，时间为30min（足浴时水温保持在42℃以上为佳），泡洗后将跖疣表面软化的角质去除，每日1次。然后以艾条间接灸阿是穴（母疣和其他疣体处），以患者自觉表皮热而不烫，能耐受为度，每穴15min，每日1次。（《实用中

医药杂志》）

(三) 液氮冷冻结合中药外搽疗法

[药物] 马齿苋、大青叶、板蓝根各 10g，紫草、生薏苡仁、露蜂房各 5g，黄柏、黄连、木贼草各 3g。

[用法] 以 600ml 清水浸泡上药 1h，大火煮沸后用文火煎煮 20min，去渣留取药液 350ml 冷却备用。根据皮损面积用医用液氮枪或大小合适的自制棉签蘸取液氮在跖疣表面直接接触，视具体病变组织大小、角质层厚薄采用适当的压力，使局部病变组织冷冻更充分，以病变周围 2mm 边界内的组织呈白色为充分冷冻标准。(《山西中医》)

(四) 中药熏洗疗法

[药物] 制香附 20g，板蓝根 30g，大青叶 20g，紫草 30g，贯众 15g，生薏苡仁 30g，木贼草 15g，败酱草 15g，紫贝齿 30g，灵磁石 30g，生龙骨 30g，生牡蛎 30g。加减：如疣体大、质硬可酌加红花 15g，醋柴胡 15g 或艾叶 15g；如浸泡初期疣体数目无变化或反增，可酌加马齿苋 30g；如局部干燥皲裂可酌加白及 20g。每日 1 剂。

[用法] 先取方中紫贝齿、灵磁石、生龙骨、生牡蛎加水 1500ml，中火煎煮 30min 后投入余药，大火煮沸后，小火再煎煮 20min，共计 50 ～ 60min。取药汁 500ml 稀释 5 倍倒入容器，测量水温在 40 ～ 45℃时，即可置患部入药液浸泡 30 ～ 60min。建议使用市售控温足浴桶以恒定治疗水温，每天 1 ～ 2 次。疗程为 12 周。(《福建中医药》)

(五) 火针疗法

[用法] 患者取卧位，充分暴露皮损部位，选好进针点，常规消毒后用粗火针在酒精灯上烧红至发白之后，垂直快速点刺皮损，刺入病变组织中部，不宜过深。治疗后第 2 天开始结痂，结痂期忌搔抓，2 周后再次治疗，治疗前将未脱落坏死组织用一次性刀片削除，注意不要削除过度，以不出血为度，每 2 周 1 次。注意瘢痕体质者慎用火针，治疗后 3d 内不洗足、洗澡，防继发细菌感染。(《实用中医药杂志》)

(六) 三联疗法

[药物] 转移因子粉针剂（多肽与核糖），木贼、香附、川椒、透骨草、银花、红花、细辛、白矾各 10g，维 A 酸乳膏。

[用法]采用转移因子粉针剂 6mg(多肽)、200μg(核糖)，每隔 3d 三角肌皮下注射 1 支，连续 10 次；中药熏洗泡脚每日 1 剂，加水 1500ml 煎成 500ml，温度以 40 ～ 50℃为宜，每晚 1 次，每次 20 ～ 30min。浸泡后用钝刀尽量刮除病损及周围组织，以不出血为度，再用维 A 酸乳膏涂于疣体并用保鲜膜封包。(《浙江中西医结合杂志》)

（刘玉洁）

194. 尖锐湿疣

［临床表现］尖锐湿疣是由人乳头瘤病毒感染所致的以肛门生殖器部位增生性损害为主要表现的性传播疾病。大多发生于18—50岁的中青年人。大约经过半个月至8个月，平均为3个月的潜伏期后发病。此病较为常见，主要通过性接触传播。生殖器和肛周为好发部位，损害初起为细小淡红色丘疹，以后逐渐增大增多，单个或群集分布，湿润柔软，表面凹凸不平，呈乳头样、鸡冠状或菜花样突起。

（一）中药治疗

［药物］茵陈10g，黄柏5g，香附10g，龙胆草5g，牛膝10g，炒皂刺5g，红花5g，马齿苋5g，生薏苡仁5g，猪苓5g，板蓝根5g，珍珠母5g。加减：湿热加黄连、黄柏各3g，茵陈、苍术各5g；肝肾阴虚加女贞子、墨旱莲、沙参各5g；冲任不调加香附、益母草各3g。

［用法］煎煮2次，混合后分早、晚两次服用，药渣加水煎煮第3次用于外敷患处，每日2次，每次20min，30d为1个疗程，共治疗2个疗程。（《中国实用医药》）

（二）穴位注射疗法

［取穴］①曲池、三阴交；②阳陵泉、太冲。任选一侧穴位，2组穴位交替使用。

［操作］穴位常规消毒，用5号针头5ml注射器抽取卡介菌多糖核酸注射液2ml，针头对穴位捻转提插，得气后每穴注入药物1ml，每周2次，连用12周。（《江苏中医药》）

（三）中药外敷疗法

［药物］雄黄30g，黄连30g，黄柏30g，百部30g，大黄30g，冰片20g。

［用法］将药物加水150ml，煮沸15min弃渣，再将药液倒入干净盆内，趁热先以药液之蒸汽熏蒸外阴，待药液降温后，用纱布浸药液湿敷患处，每日2次，每日1剂，5d为1个疗程。（《中原医刊》）

（四）中药外洗疗法

［药物］苦参20g，秦皮15g，野菊花15g，半枝莲30g，土茯苓15g，黄柏15g，灵芝15g，黄芪30g，丹参15g，明矾20g，板蓝根30g。

［用法］水煎后于术后第1天开始洗患处（女性坐浴）每日1次，每次10～20min，连续外用，1个月为1个疗程。（《中医外治杂志》）

（五）耳穴压丸疗法

［药物］王不留行子、鸦胆子油。

［用法］将鸦胆子油涂于皮损处，同时采用按压耳穴治疗，用75%乙醇消毒耳廓，准确找出双耳内分泌、神门、外生殖器、肺、枕及肾上腺穴，用胶布将王不留行子敷贴于上述穴位。嘱患者用拇指和示指指腹对应按捏（有酸痛感为度），双侧耳廓同时进行，

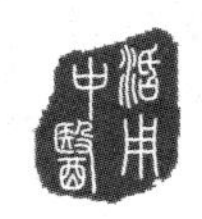

每次 3 ～ 5min，每日 4 次。每周更换 1 次王不留行子（1 个疗程），连续治疗 3 周。（《皮肤病与性病》）

（六）中药熏洗疗法

［药物］大黄 30g，黄柏 30g，五倍子 30g，木贼 30g，香附 30g，大青叶 20g。

［用法］每日 1 剂，生药加水至 2000ml，水煎后先熏患处，待温度适中后用纱布蘸药液浸洗患处，每次 30min，7d 为 1 个疗程，连用 2 个疗程。（《吉林医学》）

（周凌云）

195. 生殖器疱疹

［临床表现］生殖器疱疹是由单纯疱疹病毒所引发的性传播疾病，单纯疱疹病毒属双链的 DNA 病毒，可感染人类的是单纯疱疹病毒Ⅰ型（HSV-1）及Ⅱ型（HSV-2）。单纯疱疹病毒Ⅱ型又称生殖器型疱疹病毒，其会引起生殖器（阴蒂、阴唇、宫颈等）、肛门及肛周或腰以下皮肤出现疱疹，生殖器疱疹在近年来的发病率有所上升，其是由性接触直接传播，在疱疹中占 70% ～ 90%。

（一）中药内服

◎肝胆湿热证

［药物］甘草 30g，黄芩 12g，黄连 3g，半夏 12g，大枣 8g，干姜 9g，党参 10g，苦参 15g。加减：肺胃积热者加黄连、黄柏各 3g。

［用法］水煎服，每日 1 剂，早晚分服，连服 20d。（《中国中西医结合皮肤性病学杂志》）

◎气阴两伤证

［药物］太子参 12g，黄芪 30g，白花蛇舌草 30g，大青叶 30g，板蓝根 30g，鱼腥草 30g，知母 12g，黄柏 12g，丝瓜络 30g，薏苡仁 30g，柴胡 8g，甘草 15g。加减：阴虚内热者加知母 10g。

［用法］水煎服，每日 1 剂，早晚分服，连服 20d。（《中国实用医药》）

（二）穴位注射疗法

［取穴］关元、会阴、太溪、三阴交、下髎。

［操作］穴位常规消毒，抽取胎盘多肽注射液 4ml，针头对穴位提插捻转，得气后每穴注入药物 0.5 ～ 1.0ml，关元、会阴每周 1 次，另三穴任选一侧穴位，交替使用，每周 2 次。（《中国皮肤性病学杂志》）

（三）穴位埋线疗法

［取穴］足三里。

［操作］采用羊肠线 0/1 号，剪成 1cm 长，选用 9 号腰椎穿刺针为植入工具。取穴：

足三里。

［操作方法］皮肤常规消毒后，将已准备好的羊肠线放入已消毒的9号腰椎穿刺针管里，后接针芯，将针快速刺入穴位，待患者出现针感后将针芯向前推，边推针芯边退针管，出针后用消毒棉签按压穴位片刻，查无线头外露，用创可贴覆盖针孔以防被污染。每周治疗1次，治疗3周。(《中国针灸》)

（四）中药外敷疗法

［药物］虎杖、苦参、大黄、板蓝根、大青叶、土茯苓各10g。

［用法］局部湿敷中药煎汁，每天3次，每次20min，随后外擦5%阿昔洛韦霜，每天3次，8～15d水疱吸收，疮面愈合，平均12d。(《中国中西医结合皮肤性病学杂志》)

（五）中药湿敷疗法

［药物］蛇床子、黄柏、苦参、川椒、枯矾、紫草、乌梅、五倍子各30g。

［操作］将上述药物水煎成1000ml煎剂，分装10瓶，每日1瓶，用干净纱布浸泡于药剂中1～2min后湿敷患处或直接浸泡患处，每天1～2次，每次15min。临用时，每次于煎剂中加入冰片0.5g。(《云南中医中药杂志》)

（六）中药熏洗疗法

［药物］雄黄30g，黄连30g，黄柏30g，百部30g，大黄30g，冰片20g。

［用法］将药物加水150ml，煮沸15min弃渣，再将药液倒入干净盆内，趁热先以药液蒸汽熏蒸外阴，待药液降温后，用纱布浸药液湿敷患处，每天1剂，熏洗2次，5d为1个疗程。(《中医外治杂志》)

（周凌云）

196. 丹 毒

［临床表现］丹毒是一种累及真皮浅层淋巴管的感染，主要致病菌为A组β溶血性链球菌。诱发因素为手术伤口或鼻孔、外耳道、耳垂下方、肛门、阴茎和趾间的裂隙。潜伏期2～5d。前驱症状有突然发热、寒战、不适和恶心。数小时到1d后出现红斑，并进行性扩大，界限清楚。患处皮温高、紧张，并出现硬结和非凹陷性水肿，受累部位有触痛、灼痛，常见近卫淋巴结肿大，伴或不伴淋巴结炎。也可出现脓疱、水疱或小面积的出血性坏死。好发于小腿、颜面部。

（一）中药内服

［药物］薏苡仁、金银花、连翘各30g，苍术、赤芍、地龙各15g，防己12g，黄柏、土鳖虫、牛膝各10g。加减：局部质地较硬者加三棱15g，莪术15g；肿甚者加泽泻30g，车前子30g；恶寒高热者加青蒿20g。

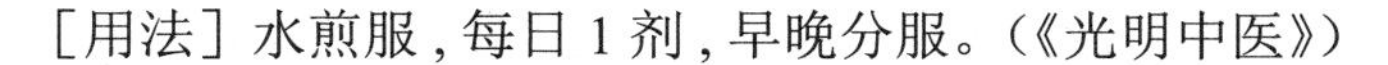
［用法］水煎服，每日 1 剂，早晚分服。（《光明中医》）

（二）毫针疗法

［取穴］双侧合谷、曲池、血海、委中、足三里、丰隆、三阴交、阴陵泉、太冲。

［操作］采用泻法，得气后留针 30min，每日 1 次。（《广西中医药》）

（三）梅花针加拔罐疗法

［操作］患者取平卧位，充分暴露患处皮肤，局部皮肤消毒后，根据患处皮肤情况用梅花针适度叩击，直至出血，再根据皮损情况选用不同型号火罐拔火罐，留罐 5 ～ 10min，拔出少量组织液后，用酒精棉球擦净瘀血，再用碘酊棉球将叩刺区涂擦 1 遍。每日叩刺 1 次。（《广西中医药》）

（四）中药外敷加红光疗法

［药物］天花粉 10 份，姜黄 5 份，陈皮 5 份，天南星 2 份，黄柏 5 份，白芷 5 份，甘草 2 份，大黄 5 份，厚朴 2 份，苍术 2 份。

［用法］上述药粉碎成细末混合均匀，每次取 50 ～ 100g，用蜂蜜或食醋调匀后敷贴于患处，然后用保鲜膜封包患处。每天 1 次，每次 6h。同时使用红光治疗仪，照射患处，将红光对准需治疗部位，窗口距人体部位 6cm，照射 30min，每天 1 次。（《中医药导报》）

（五）中药外洗疗法

［药物］金银花 20g，连翘 30g，蒲公英 20g，紫花地丁 15g，黄柏 10g，牛膝 30g，车前子 30g，赤芍 15g，牡丹皮 20g，艾叶 30g，大黄 12g，甘草 5g。

［用法］每日 1 剂，水煎，取药汁 1000ml，温度保持在 40 ℃，将患肢置于药液中，以纱布淋洗患处 30min，再以纱布浸湿药液敷于患处 20min，每日 2 次，14d 为 1 个疗程。（《中医研究》）

（六）中药足浴疗法

［药物］地肤子 50g，白鲜皮 50g，七叶一枝花 50g，白花蛇舌草 50g。

［用法］煎水 3000ml 待到适宜温度约 42℃（以患者自感适宜为度），进行患肢浸浴，治疗时间每次 30min。以 7d 为 1 个疗程。（《中国中医药科技》）

（七）刺血疗法

［取穴］井穴（根据发病部位选取相应经脉之井穴）、血海、皮损部位。

［操作］施术前常规消毒，医者戴一次性手套。井穴：持三棱针快速点刺，放血 10 ～ 30 滴（通常是血由浓变淡或由黑或鲜红变淡红），出血不畅者可适当挤压，用消毒纱布擦拭；血海：持三棱针在穴位中心及周围快速点刺 3 下后拔罐，留罐 3 ～ 5min，出血量 0.5 ～ 1.5ml，起罐后用消毒纱布擦拭；皮损部位：用梅花针从外向内转圈轻轻叩刺（范围稍超过皮损），至微微渗血后拔罐，留罐 1 ～ 2min，出血量 0.5 ～ 2ml，起罐后用消毒纱布擦拭。（《中国针灸》）

（八）火针疗法

［取穴］病灶部位。

［操作］常规消毒后，取粗火针于酒精灯外焰上烧针，针身烧针长度与刺入的深度相等。待针身烧至通红后，对准病灶部位快速刺入，大多采用密刺法，即根据病灶皮肤面积，每隔 2cm 刺一针，深度为 0.5 ～ 1cm。针后常见黄色组织液和深色血液流出，出血时勿压迫止血，待血自止。每周治疗 2 次，后可根据病情好转改为每周 1 次。（《中国针灸》）

（周凌云）

197. 斑　　秃

［临床表现］斑秃俗称“鬼剃头”，是一种骤然发生的、局限性斑片状的脱发性毛发病，其病变处头皮正常，无炎症及自觉症状。本病病程较长，可自行缓解和复发。皮损表现为圆形或卵圆形非瘢痕性脱发，在斑秃边缘常可见“感叹号”样毛发。若整个头皮毛发全部脱落，称为全秃；若全身所有毛发均脱落，则称之为普秃。该病与免疫力失调、压力骤然加大有一定关系，中医学认为本病与气血双虚、肝肾不足、血瘀毛窍有关。

（一）中药内服

［药物］制何首乌 15g，黑芝麻 15g，生地黄 12g，枸杞子 12g，当归 12g，旱莲草 15g，阿胶（烊化）15g，女贞子 15g，山药 10g，茯苓 10g。加减：伴气短乏力加黄芪 15g，白术 10g；伴心悸失眠、多梦易惊者加龙眼肉 10g，枣仁 15g；伴头晕耳鸣、潮热盗汗者加知母 10g，黄柏 10g；伴情志不畅、郁闷太息者加川楝子 10g，香附 10g；伴头皮瘙痒者加苦参 15g，侧柏叶 15g 等。

［用法］以上药物每天 1 剂，水煎服，连服 14 剂为 1 个疗程，间隔 3d，连用 3 ～ 4 个疗程。（《现代中医药》）

（二）温和灸疗法

［操作］将艾条一端点燃，对准脱发区距头皮 1.5 ～ 3cm 施灸，使患部有温热感而无灼痛，直至皮损区红润。每日上、下午各 1 次，每次灸 15min，连续治疗约 30d。（《中国针灸》）

（三）壮医药线点灸疗法

［取穴］主穴：莲花穴（根据脱发的范围，沿脱发区周边选取 8 ～ 10 个点成一组穴位，组穴相连呈莲花状故名莲花穴）配穴：双侧肾俞、脾俞、血海、足三里、三阴交、神门、百会、内关等。

［操作］以右手拇、示二指持药线的一端，并露出线头约 0.5cm，将线头在酒精灯火上点燃，抖掉火焰，待其形成珠状火星时，快速将火星点按于所选穴位上，每按火灭即

起为 1 壮。一般主穴每穴 1 壮，配穴每穴 2 ～ 3 壮，隔天治疗 1 次，15 次为 1 个疗程，连续治疗 3 个疗程。(《中国中西医结合皮肤性病学杂志》)

（四）火针疗法

［取穴］背部督脉、膀胱经第一侧线腧穴和腹部任脉及足阳明胃经腧穴、斑秃区。

［操作］首先使用中号单头火针在酒精灯上烧至白而发亮，所刺部位消毒后，依次点刺背部督脉、膀胱经第一侧线腧穴和腹部任脉及足阳明胃经腧穴。而后取三头火针，穴位（斑秃区）常规消毒后，待针身下 1/3 在酒精灯上烧至白而发亮时，对准斑秃区速刺疾退，从脱发区边缘向中心密刺，刺破即可，无须过深，以少量出血为度。治疗后嘱咐患者 24h 内不要洗头或沾水，同时忌烟酒、辛辣及海鲜食品。每周治疗 1 次。(《上海针灸杂志》)

（五）梅花针叩刺疗法

［取穴］脱发区。

［操作］常规消毒患处皮肤，用梅花针从脱发区边缘开始，做圆形呈螺旋状向中心区叩刺，弹刺时利用手腕部灵巧弹力，当针尖与皮肤表面呈垂直接触时立即弹起。手法适中均匀，至患处皮肤出现红晕或微出血。(《河南中医》)

（六）毫针针刺疗法

［取穴］主穴：太溪、血海。配穴：气血两虚证加足三里、三阴交；肝肾不足证加肝俞、肾俞；血热生风证加膈俞、风市；瘀血阻络证加三阴交、合谷；心悸加神门；头昏耳鸣加百会。

［操作］虚证用补法，实证用泻法。隔天 1 次，每 10 次为 1 个疗程，共治 3 个疗程后统计疗效，疗程间休息 3d。(《河南中医》)

（七）隔姜灸疗法

［取穴］脱发区。

［操作］将秃发部位充分暴露，将鲜生姜切成略大于患处、厚 4 ～ 5 mm 的薄片，在其中央用牙签刺透许多小孔，贴于患处，点燃直径 2cm、高 1.5cm 的艾炷置于姜片上，每次灸 2 壮，以皮肤有温热感而不烫为度。若感觉灼痛，可将姜片稍提起再重新放上。(《河南中医》)

（八）围刺疗法

［操作］脱发处周围按相距 1cm 处划分作为进针点，皮肤常规消毒，用长 25mm 毫针进行平刺围针，针刺方向由外周向中心，秃发区直径大于 2cm 者在病变中心刺 1 ～ 2 针，进针深度 0.3 ～ 0.5 寸，快速捻转 1min，留针 30min。每日治疗 1 次。(《上海针灸杂志》)

（九）中药涂搽治疗

［药物］桑叶 50g，侧柏叶 50g，红花 10g，丹参 50g，75% 乙醇 500ml。

［用法］上药在 75% 乙醇 500ml 中浸泡 7d 后加入鲜姜汁 5ml，于患处局部涂搽，每日 3 ～ 5 次。（《上海针灸杂志》）

（十）穴位注射疗法

［取穴］双侧曲池、足三里。

［操作］取当归注射液 4ml、维生素 B_{12} 注射液 1ml，如患者身体热象较明显，可将当归注射液改为丹参注射液，分别注入穴位“足三里”和“曲池”各等份。3d 一次，10 次为 1 个疗程。（《亚太传统医药》）

（十一）穴位埋线疗法

［取穴］主穴：阿是穴。配穴：分二组左右交替：①膏肓、肝俞、脾俞、肾俞、曲池；②百会、肺俞、膈俞、足三里、三阴交。

［操作］分二步操作，第一步为主穴埋线，穴位处常规消毒，用 2% 利多卡因表皮局麻，再用无菌镊子取一段适当长度（视斑秃大小而定）的羊肠线从注射针头前端穿入后接针芯，左手按压穴旁绷紧皮肤，右手将注射针从局麻进针点成 15° ～ 30° 沿皮刺入，按斑秃大小掌握好深度、方向，然后边退针边推针芯，将羊肠线埋入穴位，检查羊肠线无外露后，用无菌棉球按压止血，最后用无菌创可贴外贴；第二步为配穴埋线，然后取出适当长度的羊肠线，用 0.9% 的生理盐水冲洗后放入针头内，不用局麻，像注射一样直接快速破皮进入穴位，深 0.3 ～ 0.5 cm，待患者穴位局部得气后，用针芯推入羊肠线后出针，检查确未见线头外露后，用消毒棉签局部压迫止血并常规消毒，用无菌创可贴外贴。主穴埋线视羊肠线吸收情况而定，一般 1 个月行 1 次埋线。配穴埋线为治疗期 10 ～ 20d 埋线 1 次 ,4 次 1 个疗程；巩固期 1 个月埋线 1 次 ,4 次为 1 个疗程。（《上海针灸杂志》）

（周凌云）

198. 黄褐斑

［临床表现］黄褐斑是一种常见的发生于颜面部的获得性色素沉着性疾病，临床表现常见发生在面部的对称性蝴蝶状或局限性褐色或淡褐色斑。本病 90% 的患者为女性，多见于育龄期妇女，是多发性损容性慢性皮肤病。目前认为内分泌失调为其主要原因，并与肝脏疾病、某些药物、化妆品、紫外线照射、氧自由基、表皮微生态、情志因素有关，常合并有月经不调、痛经、子宫附件炎、不孕症等。该病中医学又称为“肝斑”“黧黑斑”，中医学认为，“斑”实质上是五脏六腑功能紊乱，气血不和，肝郁气滞，气滞血瘀、气血津液流通不畅及内分泌失调在面部的反映。

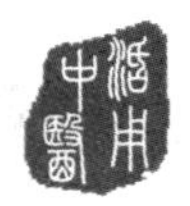

（一）中药内服

［药物］桃仁 12g，红花 12g，当归 20g，川芎 15g，白芷 9g，熟地黄 15g，山茱萸 12g，山药 15g，白茯苓 15g，僵蚕 15g，赤芍 9g，牡丹皮 9g，益母草 15g，女贞子 12g。

［用法］每日 1 剂，水煎服。（《中国实验方剂学杂志》）

（二）经络美容法

［取穴］百会、大椎、风池、肺俞、肝俞、脾俞、肾俞、手三里、足三里、三阴交、关元。

［操作］医者左手持酒精棉球消毒经穴局部皮肤，右手拇指、示指持一次性 20ml 注射器针头，针尖对准穴位，借助腕部转动力量，挑刺皮肤表面（即经络皮部），不要求刺进皮内，不划破皮肤，不出血，挑拨时有震动的声音，从上向下，对称进行，每穴挑治两下。（《中国针灸》）

（三）毫针针刺疗法

［取穴］主穴：取气海、血海、足三里、三阴交、肝俞、脾俞、肾俞。随证加减：肝郁气滞加太冲，脾虚湿盛加阴陵泉，肝肾不足加照海。

［操作］患者先俯卧位，背俞穴（肝俞、脾俞、肾俞）常规消毒后，采用 0.35mm×40mm 一次性毫针，直刺 1.5cm，行捻转补法 1min，不留针。然后让患者仰卧位，气海直刺 1.0cm，行呼吸补法，即嘱患者鼻子吸气，口中呼气，在呼气时进针，得气后在吸气时将针拔出为补法；血海、足三里直刺 3.0cm，三阴交直刺 2.0cm，均行捻转补法；太冲行捻转泻法、照海行捻转补法，留针 25min。（《中国针灸》）

（四）围刺疗法

［取穴］黄褐斑皮损处。

［操作］常规消毒后，采用 0.18mm×10mm 一次性美容针，视皮损大小从皮损外围向中心横刺 5 ～ 10 针（针间距约为 5mm），留针 25min。（《中国针灸》）

（五）走罐刺络法

［取穴］大椎、肺俞、膈俞、心俞、肝俞及其附近瘀紫较重处。

［操作］取背腰部的督脉及足太阳膀胱经，先在所选经脉上涂抹适量的刮痧油，选择罐口直径为 7.5cm 的大号火罐，用闪火法将火罐吸拔于所选经脉上，使罐内皮肤隆起约 8mm，以每秒 2 ～ 3cm 的速度沿着所选经脉来回推动至皮肤紫红为度。走罐后选取穴位，皮肤常规消毒后，用三棱针点刺出血，再行拔火罐，留罐 10 分钟，出血以 2 ～ 5ml 为宜。每 2 天治疗 1 次，5 次为 1 个疗程。（《中国针灸》）

（六）常规针刺加飞腾八法

［取穴］①主穴：合谷，并根据色斑部位选取下列腧穴，额部取阳白、鱼腰，颞部取太阳、瞳子髎，颊部取四白、颧髎、迎香、颊车、下关，口周取口禾髎、地仓、承浆。②配穴：肝郁气滞加太冲、三阴交、膈俞，脾胃虚弱加足三里、脾俞、胃俞，肝肾亏虚加三阴交、太溪、关元。③飞腾八法：按时取穴按飞腾八法查表法取穴。

［操作］首先根据患者治疗时间，在“飞腾八法开穴表”找出此时飞腾八法针法应开的腧穴，取双侧穴直刺，得气后均匀提插捻转即可留针。然后根据患者色斑部位在上述处方中选取面部腧穴，斜刺或直刺取双侧合谷穴，直刺以上主穴，均在得气后均匀捻转。再依据辨证分型，选取配穴。留针，隔日 1 次，10 次为 1 个疗程。(《中国针灸》)

（七）中药熏蒸治疗

［药物］柴胡 30g，茯苓 30g，白术 20g，薏苡仁 60g，僵蚕 24g，金银花 30g，连翘 30g，夏枯草 30g，丹参 60g。

［用法］浓煎取 500ml，放到汽疗仪的蒸锅中加热，产生雾气后嘱患者穿短袖衣裤进入汽疗舱，温度设定在 38 ℃，每次熏蒸 30min，每日 1 次，10d 为 1 个疗程，连续 2 个疗程。(《中国全科医学》)

（八）磁极针疗法

［取穴］局部斑片区。

［操作］观察面部斑片面积大小，面部斑片若分布成片，在面部行排刺，局部常规消毒后，选用 0.18mm×10mm 磁极针在色斑边缘进行平刺，排刺时上排采用 N 极针，下排采用 S 极针，针刺角度约 15°，进针深度约 3mm，针尖距约 1cm；如散在分布，用磁极针进行围刺，采用同极针从皮损边缘向中心平刺，针刺角度约 15°，进针深度约 3mm，针尖距约 5mm，并在病灶中心处直刺一针，不要求有酸、麻、困、胀等针感，留针 30min，其间不行针。每日 1 次，每周 5 次。(《中国针灸》)

（九）穴位注射疗法

［药物、取穴］肝郁脾虚型予复方当归注射液注射肝俞，黄芪注射液注射脾俞；气滞血瘀型予黄芪注射液注射肝俞，复方当归注射液注射血海；血虚肝旺型予复方当归注射液注射肝俞、膈俞；肾水不足型予生脉注射液注射肾俞、肝俞；湿热下注型予黄芪注射液注射脾俞、阴陵泉。

［操作］局部常规消毒，用 5ml 注射器、5 号针头抽取注射液，迅速刺入穴位，每穴回抽无血后注入药物 1ml，注射完毕稍压片刻。隔天 1 次，10d 为 1 个疗程。(《中国针灸》)

（十）耳穴注射疗法

［取穴］内分泌、肺、心、三焦、肝、肾。

［操作］选用 1ml 注射器抽取甲钴胺注射液 1ml，每次每侧耳甲腔选 1 个穴位作为进针点。用乙醇或碘伏严格消毒，然后将针尖以 15°～45°快速斜刺入穴位皮肤下。针刺时针尖坡面向上，切勿刺中软骨。再缓慢推入 0.5ml 药液，药液充满整个耳甲腔皮下，覆盖耳甲腔的内分泌、肺、心、三焦等各穴，达到一针多穴、减轻患者痛苦的目的。拔针时用脱脂棉球轻压局部，不可按揉，然后再换另一侧耳注入 0.5ml 药液。注意每次选择 1 个穴位进行注射，通常内分泌、肺交替选取，因为从这两个穴位进针比较容易达到

一针多穴。每隔 3d 治疗 1 次，10 次为 1 个疗程。(《中国针灸》)

（十一）指压穴位疗法

［取穴］头维、丝竹空、印堂、瞳子髎、四白、迎香、素髎、口禾髎、地仓、承浆、大迎、颊车、耳轮、人迎穴。

［操作］用拇指或中指指腹，按顺序进行轻巧柔和的按揉，每穴位先点按 10 次（或 20s），再施揉法 36 次（或 30s）。印堂、素髎、承浆单穴用拇指操作，其余为对称的双穴，用两手中指对称操作。每 3 天治疗 1 次，10 次为 1 个疗程。(《中国皮肤性病学杂志》)

（十二）腹针疗法

［取穴］中脘、下脘、水分、气海、关元、商曲、滑肉门（双）、外陵（双）、上风湿点（双）。

［操作］选用 1.5 寸毫针，对准穴位直刺，不捻转或轻缓提插捻转，腹部腧穴均用深刺，留针 30min，气海、关元加灸。体针配合：合谷、曲池、足三里、太阳、迎香、颊车，均采取平补平泻。每周 3 ～ 5 次 ,10 次为 1 个疗程。(《时珍国医国药》)

（十三）面部刮痧疗法

［操作］先清洁皮肤，再均匀涂抹润肤乳，按照额头、眼周、面颊、口周、鼻部、下颌的顺序，用玉板依次从面部中间向两侧沿肌肉纹理走向或顺应骨骼形态单方向刮拭。按揉太阳、印堂、迎香、颧髎、承泣、四白、承浆、大迎、颊车及黄褐斑部位。刮拭过程均以补法开始，逐渐过渡到平补平泻法，在色斑、痛点处采用压力大速度慢的手法。整个过程刮拭速度缓慢柔和，按压力均匀平稳，刮至皮肤轻微发热或皮肤潮红即可，不要求出痧。每周 2 次，4 周为 1 个疗程。(《实用中医药杂志》)

（十四）中药面膜

［药物］菟丝子、当归、白芷、藁本、冬瓜子、珍珠粉。

［用法］按处方将药物超微破壁粉碎后，取药粉一小勺（约 6g）放入专用碗中，加纯净水用机械搅拌成糊状，待针刺治疗结束净面后，用喷雾机热喷面部 15min，再将药膜均匀涂敷于面部 1 ～ 2mm 厚，20min 后去除，用温水洁面。隔日 1 次，每周 3 次。(《中国针灸》)

（周凌云）

199. 雀　　斑

［临床表现］雀斑是发生面部皮肤上的黄褐色点状色素沉着斑，系常染色体显性遗传。多在 3—5 岁左右出现皮损，女性较多。其数目随年龄增长而逐渐增加。好发于面部，特别是鼻部和两颊，可累及颈、肩、手背等暴露部位，非暴露部位无皮疹。损害为浅褐或暗褐色针头大小到绿豆大斑疹，圆形、卵圆形或不规则。散在或群集分布，孤立不融合。

无自觉症状。夏季经日晒后皮疹颜色加深、数目增多，冬季则减轻或消失。常有家族史。中医学认为，肝气郁结不舒，郁久化热，灼伤阴血，致使颜面气血失和，或脾虚不能健运，气虚生化乏源，以致气血不足，不能上荣于面，发生雀斑。

（一）毫针疗法

［取穴］主穴：迎香、巨髎。配穴：合谷、足三里、曲池、血海。

［操作］面部穴位用 0.5 寸毫针，沿皮斜刺，夹持进针法，其他穴位用 2 寸毫针直刺，得气后平补平泻手法，留针 30min，中间快速捻针 3 次，每次 1min，起针后，配穴加用艾条温和灸 5min，每日 1 次，30 次为 1 个疗程，1 ～ 3 个疗程观察疗效。(《河北中医学院学报》)

（二）火针疗法

［取穴］病灶局部即雀斑处。

［操作］根据雀斑的大小，分别采用粗、中、三头的火针点刺。医者左手持酒精灯，右手持火针，将火针放置于酒精灯上烧至针尖端发红时，迅速准确地点刺病灶局部。根据患者面部雀斑的多少，面积的大小，分期分批点刺治疗。一般分 2 ～ 3 次治疗，中间隔 15 ～ 30d。(《上海针灸杂志》)

（三）中药面膜疗法

［药物］当归 2 份、怀山药 2 份、白芷、白术、白附子、白茯苓各 1 份。

［用法］上述药物打粉过 80 目筛，用时用温开水调成糊状，敷于面部约 30min 后洗去，每 3 天敷 1 次，10 次为 1 个疗程，疗程结束后，根据患者皮损消退情况，决定治疗疗程次数。(《中医外治杂志》)

（四）液氮冷冻疗法

［操作］术前清理面部，患者取仰卧位，用止血钳钳取无菌纱布块，蘸取－196℃液态氮，从额前皮肤开始，进行均匀涂擦，边蘸取液氮边涂擦整个面部，一个区域涂擦 3 遍，避免停留或重压，至整个面部发红，患者感到整个面部肿胀为度。上下眼睑也可轻微涂擦。(《中医外治杂志》)

（五）中药外敷疗法

［药物］绿豆 25g，滑粉 10g，花粉 6g，白芷、白及、白蔹、白茯苓各 50g，葛根 4g，川芎 30g，石菖蒲 20g，白附子、白僵蚕各 10g，冰片 1g。

［用法］上诸药共研细末备用，每晚用鸡蛋清调涂于面部，待次晨温水洗去。(《黑龙江中医药》)

（六）梅花针叩刺疗法

［取穴］肾水不足型叩肾俞、肝俞、脾俞、太溪、三阴交、血海、足三里等穴；火热郁积型叩风池、曲池、大椎、肺俞、风门、合谷等穴。

［操作］以上穴位每次选 4 ～ 5 个，交替使用，叩刺结束后，用 75% 乙醇棉球消毒

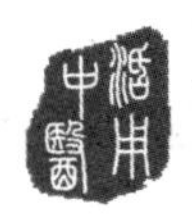

叩刺部位，患者仰卧位，治疗部位皮肤常规消毒，右手持梅花针，在患处中央开始叩刺，边叩边向周围缓慢移动，由轻到重，以患者能忍受为度，叩至皮肤发红或皮肤微量出血为止，每次叩约20min。(《中医药美容》)

(七) 耳穴压豆疗法

[取穴] 面颊、肾上腺、内分泌、神门、皮质下、肝、胆、肺、脾等穴。

[操作] 用王不留行子置于0.5cm×0.5cm胶布上，贴于穴位或阳性反应点上，每次选4～5个，春秋季5d更换一次，夏季2～3d更换一次，左右交替使用，每日用手按压耳穴5～6次，以局部出现酸胀感为佳，10d为1个疗程。每个疗程间休息5～7d，再行第2个疗程，一般连续治疗3个疗程。(《中医药美容》)

(八) 强脉冲光疗法

[操作] 术前清洁面部，患者取仰卧位，面部均匀涂抹冷凝胶，厚度为3mm，然后进行照射。发射脉冲时，光斑紧密排列但不重叠，与照射区域皮肤保持平行，距离皮肤1～2mm。照射时要对眼部进行保护。照射时以患者皮肤轻微发红、皮损颜色加深为度。照射完毕后嘱患者防晒，出门时使用防晒霜(SPF为30)。(《中国误诊学杂志》)

(周凌云)

200. 日照性皮炎

[临床表现] 日照性皮炎即日光性皮炎，又称日晒伤或晒斑，为正常皮肤经暴晒后产生的一种急性炎症反应，表现为红斑、水肿、水疱和色素沉着、脱屑。本病春末夏初多见，好发于儿童、妇女、滑雪者及水面工作者，其反应的强度与光线强弱、照射时间、个体肤色、体质、种族等有关。

(一) 中药内服

[药物] 石膏30g，栀子12g，防风12g，藿香20g，甘草6g，生地黄15g，麦冬15g，紫草15g，蝉蜕15g，菊花12g，女贞子12g，旱莲草25g。

[用法] 水煎服，每日3次，每次150ml，服药4～8d(2～4剂)。(《内蒙古中医药》)

(二) 中药面膜疗法

[药物] Ⅰ号方用黄连、牡丹皮、冰片、槐花、连翘、当归、甘草、滑石；Ⅱ号方用白及、白芷、白蔻仁，均研细末备用。

[用法] 取Ⅰ号药粉3～5g，鲜鸡蛋1个。取蛋清与药粉充分搅拌均匀后，外涂患处，每日1次，每次20min，而后用清水洗净，拍防敏收缩水，涂营养霜。连做4次，患者红肿热痛症状基本消失，部分患者出现脱屑，此时皮肤最敏感，易产生色素沉着。使用Ⅱ号药粉5g，加适量蒸馏水，调成稀糊状，外涂患处，半小时后清水洗净，涂青瓜软膜

20min，揭掉后涂营养霜。(《吉林中医药大学学报》)

(三) 中药溻渍结合负离子冷喷疗法

[操作] 中药溻渍选用马齿苋取适量煎煮15min后取汁500ml，待其冷却后，放入冰箱冷冻，药液降至0℃冰水后使用，可用6～8层厚纱布浸入药水中拧至不滴水敷于面部，每5分钟将纱布巾取下重复上述方法，交替4～5次，待30min后用负离子冷喷机对患处喷雾10min，然后用纱布轻轻拭去面部水蒸气即可，每日2次。(《新疆中医药》)

(四) 针灸治疗

[取穴] 百会（加灸5壮）、四神聪、风府、风池、头维。

[操作] 百会、四神聪斜刺，风府穴刺向对侧口角，针后在督脉自上星至风府、头维至风池，每隔一寸为一个按摩点行按摩术。(《吉林中医药》)

(五) 中药熏洗疗法

[药物] 苦参30g，蛇床子30g，地肤子30g，白鲜皮30g，黄柏30g，川椒15g，陈艾叶15g，明矾30g，冰片10g，紫皮蒜杆10根。

[用法] 将处方中药物干燥共碾为细末（冰片另碾）放入大号砂锅中，加水浸泡半小时，然后文火煎煮至沸开后，放入冰片粉末、拌匀趁热用蒸汽熏20min左右，待药液渐凉后倒入浴池中，再加入高热弱矿化度硫化氢泉水，进行全身微温浴。温度控制在37～40℃，水深0.9～1m，每次温浴15～30min，每日1次（遇感冒发热暂停），没有疗程限制。(《中医外治杂志》)

（陈丽华）

201. 脂溢性皮炎

[临床表现] 脂溢性皮炎又称脂溢性湿疹，是发生在皮脂腺丰富部位的一种慢性丘疹鳞屑性炎症性皮肤病。本病多见于成人和新生儿，皮损主要出现在头皮、眉弓、鼻唇沟、面颊、耳后、上胸、肩胛间区、脐周、外阴和腹股沟等部位。初期表现为毛囊周围炎症性丘疹，之后随病情发展可表现为界限比较清楚、略带黄色的暗红色斑片，其上覆盖油腻的鳞屑或痂皮。自觉轻度瘙痒。发生在躯干部的皮损常呈环状。皮损多从头皮开始，逐渐往下蔓延，严重者可泛发全身，发展为红皮病。

(一) 中药内服外洗

[药物] 杏仁10g，白蔻仁8g，薏苡仁20g，法半夏10g，厚朴6g，滑石20g，扁豆花15g，竹叶10g，佩兰10g，蒲公英10g，黄芩10g，生地黄10g，甘草5g。

[用法] 每日1剂，煎2次，早晚服用。中药外洗，取上药药渣加苦参20g，百部20g，野菊花15g，煎取500ml，外洗患处，每日1次。(《江苏中医药》)

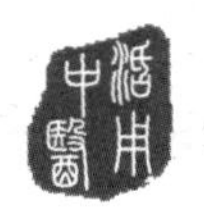

（二）中药外搽治疗

［药物］姜黄消痤搽剂。

［用法］将药液涂于患处，以浸湿皮损和发根为宜，每日早晚各 1 次，同时口服维生素 $B_6$10mg，每天 3 次，治疗期间忌食辛辣食物，连续用药 14d。（《中国皮肤性病学杂志》）

（三）穴位注射疗法

［取穴］曲池、合谷。

［操作］用注射器抽取维生素 B_6 注射液 2ml 和 2% 利多卡因注射液 1ml，混合后分别注入曲池穴和合谷穴。双侧曲池穴各注入 1ml，双侧合谷穴各注入 0.5ml，隔日 1 次，10 次为 1 个疗程。（《湖北中医杂志》）

（陈丽华）

202. 手足口病

［临床表现］手足口病是由肠道病毒引起的传染病，引发手足口病的肠道病毒有 20 多种(型)，其中以柯萨奇病毒 A16 型和肠道病毒 71 型最为常见。多发生于 5 岁以下儿童，表现口痛、厌食、低热、手、足、口腔等部位出现小疱疹或小溃疡，多数患儿 1 周左右自愈，少数患儿可引起心肌炎、肺水肿、无菌性脑膜脑炎等并发症。个别重症患儿病情发展快，可导致死亡。中医学认为，本病的病因为外感湿热疫毒，当湿热之邪伤及肺脾两脏时，造成肺卫失和或毒邪蕴积于脾，使脾主四肢及开窍于口的功能失调，出现上述的临床特征。

（一）中药内服

［药物］大青叶 10g，菊花 6g，金银花 5g，紫草 6g，葛根 10g，薄荷（后下）2g，竹叶 6g，蝉蜕 3g，牛蒡子 4g，甘草 5g，杏仁 5g，佩兰 4g。

［用法］3 岁以上儿童每次服用 50ml，每天 3 次；3 岁以下儿童，每次 10 ～ 40ml，每天 3 次口服。（《中国中西医结合杂志》）

（二）中药熏洗疗法

［药物］苦参 20g，蛇床子 15g，徐长卿 20g，地肤子 20g。

［用法］上药研磨 80 目，装沙袋冲开水 1000ml，先置中药熏蒸仪中熏蒸 5min，打开毛孔，后将剩余药液外洗患部，使药液进一步吸收，每天 2 次。（《中国实验方剂学杂志》）

（三）中药灌肠疗法

［药物］金银花、连翘、青蒿、荷叶、甘草、蝉蜕、谷芽、竹叶各 5g。加减：呕吐加法半夏、陈皮、鸡内金；泄泻加山楂、葛根；肤痒加白鲜皮、地肤子；夜惊加钩藤、僵蚕；高热加石膏、知母。

［用法］水煮药汁，加热至 36 ～ 39℃，用 50ml 一次性注射器接一次性头皮针，涂上液状石蜡润滑，轻轻插入肛门约 10cm，缓慢推注药液，注药完毕，捏住肛周两侧臀部约 5min，轻轻拔出塑料管，防止药液外渗，尽量使药液在肠道内保持 1h 以上。用量根据年龄、体重调整，0—1 岁患儿每次 10ml，1—3 岁患儿每次 15ml，3—5 岁患儿每次 20ml。(《中国实验方剂学杂志》)

（四）点灸疗法

［取穴］主穴：大椎、肺俞、曲池、尺泽、关元、气海、足三里、三阴交。配穴：发热加风池、少商；大便干结或便溏加天枢、上巨虚；消化不良或厌食、拒食加中脘、脾俞、胃俞；咽痛加合谷、天突；皮疹或疱疹加血海、少商、商阳。

［操作］使用周氏点灸笔隔药纸灸，每穴点灸 2 ～ 4 次，以局部皮肤红润为度，每日 2 次。(《中国针灸》)

（五）煎液浸泡

［药物］艾叶 50g，食盐 10g，

［用法］上药加水 1000ml，煎液 10 ～ 20min，稍冷却，将皮疹手足浸泡 20min 左右，每日 1 次；臀部皮疹可坐浴 20min 左右，每日 1 次。(《中国中医急症》)

（六）穴位贴敷疗法

［取穴］涌泉。

［操作］吴茱萸研制成细粉，过 120 目筛；大蒜反复舂至茸状。将吴茱萸细粉末和蒜茸等份反复搅拌，混匀成膏即可。选定涌泉穴，以 75% 乙醇溶液清洁局部皮肤，操作者拇指指腹顺时针按揉涌泉穴 1min，取黄豆仁大小吴茱萸蒜茸膏贴敷于涌泉穴，后用医用胶布固定稳妥，用同样方法贴敷对侧涌泉穴，持续作用 2h 后拆除膏药。(《中国民族民间医药》)

（陈丽华）

203. 酒渣鼻

［临床表现］酒渣鼻，又称玫瑰痤疮，是一种主要发生于面部中央的红斑和毛细血管扩张的慢性炎症性皮肤病。多见于 30—50 岁中年人，女性多见。本病发病部位以鼻尖、鼻翼为主，其次为颊部、颏部、前额，常对称分布，患者多并发皮脂溢，颜面犹如涂脂。皮损表现为红斑、毛细血管扩张和有炎症的毛囊丘疹及脓疱等，病程缓慢。中医学认为，该病为肺热熏蒸血热郁滞肌肤，或过食辛辣刺激食物，脾胃积热生湿，外犯皮肤，血瘀凝聚而发病。

（一）中药内服

［药物］白花蛇舌草、丹参、金银花各 30g，生地黄、当归各 20g，元参 15g，赤芍、

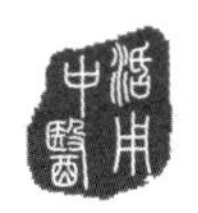

黄芩、山栀、虎杖各 10g，川芎 9g。加减：红斑期加枇杷叶、桑白皮各 10g；丘疹脓疱期加野菊花 30g，白芷、牡丹皮各 10g，蒲公英 20g；鼻赘期加夏枯草 30g，皂角刺 10g。

[用法] 每日 1 剂，水煎早晚分两次温服，共 2 个月。(《山西中医》)

(二) 中药外敷疗法

[药物] 百部 30g。

[用法] 将百部、100ml 20% ～ 70% 的乙醇置于 500ml 广口磨口瓶内，混匀，浸泡 1 ～ 2 周，即可取百部的醇浸液备用。用棉签蘸取百部醇浸液搽鼻，15d 为 1 个疗程。直至鼻部及面部皮肤恢复正常色。(《中医外治杂志》)

(三) 放血疗法

[取穴] 鼻部、迎香、曲池、委中穴。

[操作] 治疗采用一次性注射器针头先在鼻部暗红斑及毛细血管处行点刺放血，放血施挑刺法，出血后稍加挤压以增大放血量，待无渗血时消毒即可；再取迎香、曲池、委中穴行放血治疗，穴位放血施直刺法，以针尖刺入 2mm 为宜，迎香穴点刺后稍加挤压，曲池、委中点刺后拔罐，5 ～ 10min 后起罐。每周治疗 1 次，治疗 4 次后暗红斑基本消退，毛细血管明显变细。(《中国针灸》)

(四) 自血疗法

[取穴] 同侧足三里穴、血海穴。

[操作] 采肘静脉血 4ml，在注射器内晃动，目视静脉血由暗红变为鲜红，碘伏消毒，以注射器针头刺入穴位，待患者有酸胀感后回抽无回血，将 4ml 血缓慢注入足三里穴及血海穴，每穴 2ml 然后拔出针头。(《中国民间疗法》)

(五) 放血加针刺疗法

[取穴] 放血：印堂、素髎、双迎香、双少商；针刺：曲池、合谷、足三里。

[操作] 常规消毒，用三棱针点刺放血 3 滴，然后用干棉球按压。曲池、合谷、足三里常规消毒后针刺，得气后行泻法。每日 1 次，10d 为 1 个疗程，疗程间休息 5d，再进行下一个疗程。(《光明中医》)

(六) 火针疗法

[取穴] 肺俞、膈俞、脾俞及局部阿是穴。

[操作] 常规皮肤消毒后，取火针在酒精灯上将针尖烧红，迅速直刺双侧肺俞、膈俞、脾俞穴，每穴点刺 3 下，深度控制在 5mm 内；再点刺局部阿是穴，红斑期伴有明显毛细血管扩张，则以细火针在毛细血管上点刺 2 ～ 3 针，丘疹期则以粗火针在丘疹、脓疱部位根据皮损大小点刺 1 ～ 3 针。每周治疗 1 次。(《河北中医》)

(陈丽华)

204. 甲沟炎

［临床表现］甲沟炎是临床常见的皮肤外科疾病，是甲板及其毗邻的甲皱襞屏障功能缺失而引发的靠近指（趾）甲的软组织急慢性感染和炎症。其病因多为细菌感染，也可由真菌感染引起，非感染性因素，如化学刺激、过度湿润、穿鞋过紧，全身疾病及药物等也可引起。甲沟炎临床表现为患处红肿、疼痛，伴有炎性渗出，病情迁延可致甲皱襞组织增生肥厚。中医学认为“甲沟炎”之症病机为热盛致肉腐成痈，属疮疡范畴。

（一）中药浸泡疗法

［药物］黄连液。

［用法］①将黄连 70g 略捣碎，置烧瓶内加水 2000 ml，煮沸 3 次，不去渣倒入无菌容器中备用；另把纱条放入敷料缸内高压灭菌后倒入黄连溶液，制成黄连纱条备用。②将患指（趾）用生理盐水棉球清洗后放入大小合适的无盖小搪瓷杯中，内装刚好淹没甲床的黄连溶液，每次浸泡 1h，每天 2 次。每次浸泡后用黄连纱条（以不滴水为准）覆盖在甲床上，无菌敷料包扎，7d 为 1 个疗程。对于增生的肉芽组织，消毒后用刮匙刮除肉芽，然后用黄连液浸泡（如有出血，先压迫止血后再泡）。（《现代中医药杂志》）

（二）中药外敷疗法

［药物］鲜品仙人掌 35g，明矾 20g，杏仁 20g。

［用法］取 2 年以上鲜品仙人掌 1 片，重约 35g，将仙人掌两面的毛刺用刀刮净，或用镊子拔去。先将杏仁捣碎，放入仙人掌及明矾捣成稀稠适中的糊膏状，取适量外敷于指（趾）甲周围，纱布包扎固定，外裹清洁塑料保持水分，每天更换 1 次。7d 为 1 个疗程。（《社区医学杂志》）

（三）三棱针放血疗法

［操作］给予局部清创处理，取阿是穴位用三棱针放血，放血后做局部清洁，然后给予复方黄柏液外用，用时取少许棉纱条蘸取复方黄柏液轻轻塞到趾甲缝隙中，以间隔趾甲与周围的组织。（《中医中药》）

（四）中药喷剂外用疗法

［药物］云南白药。

［用法］对患处使用过氧化氢溶液清洗及碘伏消毒后，摇匀云南白药气雾剂保险液（红瓶）后，喷嘴离患处 5 ～ 10cm，喷射 3 ～ 5s，疼痛感没有减轻时，可重复喷射 1 次，待患处风干后（隔半分钟左右），再喷用云南白药气雾剂（白瓶），无明显疼痛感后可只喷白瓶，每天 3 次，4d 为 1 个疗程。（《湖北中医杂志》）

（陈丽华）

205. 冻　疮

［临床表现］冻疮常见于冬季，由于气候寒冷引起的局部皮肤反复红斑、肿胀性损害，严重者可出现水疱、溃疡，病程缓慢，气候转暖后自愈，易复发。皮损好发于手指、手背、面部、耳廓、足趾、足缘、足跟等处，常两侧分布。常见损害为局限性淤血性暗紫红色隆起的水肿性红斑，境界不清，边缘呈鲜红色，表面紧张有光泽，质柔软。局部按压可褪色，去压后红色逐渐恢复。严重者可发生水疱，破裂形成糜烂或溃疡，愈后存留色素沉着或萎缩性瘢痕，痒感明显，遇热后加剧，溃烂后疼痛。

（一）中药内服

［药物］赤芍 10g，当归 15g，干姜 15g，桂枝 12g，生姜黄 6g，炙甘草 10g，鹿角胶 10g，细辛 3g，大枣 4 枚。加减：阳气不足者加黄芪 15g。

［用法］每日 1 剂，水煎，分早、中、晚温服，第三煎药液泡洗冻疮局部 15 ～ 30min，10d 为 1 个疗程。（《中国医药导报》）

（二）点刺放血疗法

［取穴］患处局部红肿、胀痛最重的部位。

［操作］嘱患者坐位，患处常规消毒，用消毒三棱针刺患处，根据患处大小，快速点刺 1 ～ 3 针，放血 3 ～ 5 滴后用消毒棉球按压止血。（《川北医学院学报》）

（三）隔姜灸

［取穴］主穴：脾俞、肾俞、关元、神阙。配穴：患处在上肢、颜面加大椎、外关；患处在下肢加足三里、血海。

［操作］将鲜生姜切片为 0.6cm 厚放在所选穴位上，用艾绒做底部为 1cm 大小艾炷，放置于姜片上点燃，每穴灸 3 壮。根据病情程度每日或隔日 1 次，3 次为 1 个疗程。（《川北医学院学报》）

（四）三伏贴疗法

［药物］红花、肉桂、延胡索各 48g，细辛、紫槿皮各 28g，麝香 1 支（0.3g），老姜姜汁，紫皮独头大蒜蒜泥。

［用法］①局部贴敷法：选择三伏期间天气晴好的日子，根据冻疮发生的部位进行局部贴敷。局部进行常规消毒，取 1/2 药粉拌入蒜泥，直接敷在冻疮局部，时间一般为半小时左右。连续三年为 1 个疗程。②穴位贴敷法。主穴：大椎、肺俞、脾俞；若手部冻疮者加合谷、外关；若足部冻疮者加三阴交、解溪、昆仑。贴敷时取药粉（剩余 1/2 药粉分 3 次使用）用姜汁调成较干稠膏状，药物应在使用的当日制备。时间选择在夏季三伏天的初伏、二伏、三伏，每年敷 3 次，一般连续敷 3 年为 1 个疗程。（《浙江中医杂志》）

（五）针罐疗法

［取穴］五脏俞和膈俞。

［操作］患者取俯卧位，周身放松，选定穴位，采用捻转法进针，进针至 0.8 ～ 1.5cm 深度时患者会有较强的得气感，此时停止进针，针刺后，在针上加拔火罐，留针罐 20min 后起罐拔针，每日 1 次，1 周后隔日 1 次，连续治疗 4 周。（《医学信息》）

（六）中药熏洗疗法

［药物］大罗伞 50g，鸡血藤 50g，鸡骨香 50g，三叉苦 50g，细辛 20g，宽筋藤 50g，白背叶 50g，艾叶 20g，穿破石 50g，川芎 50g。

［用法］上药共用水煎得 6 ～ 8L 置桶中，先以热气熏蒸患足或患手，蒸至药液稍温（40 ～ 50℃）时，即将患处浸洗，共约 30min。每天 1 ～ 2 次，当天汤药可重复煎沸再用，3 ～ 5d 为 1 个疗程。（《广西中医药》）

（陈丽华）

206. 淋　　病

［临床表现］淋病是淋病奈瑟菌（简称淋球菌）引起的以泌尿生殖系统化脓性感染为主要表现的性传播疾病。开始尿道口灼痒、红肿及外翻，排尿时灼痛，伴尿频，尿道口有少量黏液性分泌物；3 ～ 4d 后，尿道黏膜上皮发生多数局灶性坏死，产生大量脓性分泌物，排尿时刺痛，龟头及包皮红肿显著。尿道中可见淋丝或血液，晨起时尿道口可结脓痂，伴轻重不等的全身症状。中医学认为，该病因不洁性交，感染湿热邪毒，蕴于下焦，以致出现白带量多，外阴红肿的急性期症状；如果未经治愈，淋毒留恋，日久会耗伤肾精，造成肾精已亏而淋毒未去，正虚邪实；也可能因为患者纵欲过度，劳伤肾精，又恰逢外感淋毒浊邪，邪毒乘虚而入，形成正虚邪实的情况。

（一）中药内服

［药物］土茯苓、白花蛇舌草、马齿苋、地肤子、金银花、苦参各 30g，赤芍、蒲公英各 15g，紫草 10g。加减：气虚者加黄芪、炒白术、菟丝子各 15g；湿重者加薏米、滑石各 30g，猪茯苓 15g；阴虚者加生地黄 15g；腰痛者加寄生 15g，牛膝 12g。

［用法］每日 1 剂，常规煎煮 30min，留汁 500ml，药液过滤、灭菌，装无菌袋密封备用。早晚分服，连服 1 个月。其药渣再煎，取煎液加白矾 12g，熏洗局部或坐浴 20min。（《中医中药杂志》）

（二）针灸疗法

［取穴］主穴：照海、中极、太冲。配穴：湿热型配膀胱俞、阴陵泉；阴虚型配肾俞、阴谷；阳虚型配命门、三阴交。

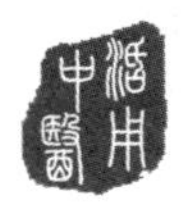

［操作］湿热型留针 30min，阴虚型留针 50min，阳虚型留针 1h。以上各穴每 10 分钟各施行手法一次，每天针灸 1 次，每 10 天为 1 个疗程，每 1 个疗程结束后休息 5d，再进行下一个疗程。(《中医杂志》)

（三）穴位注射疗法

［取穴］曲骨。

［操作］用 5ml 注射器抽取硫酸阿米卡星注射液，注射前，嘱患者排空小便，仰卧位，穴位皮肤常规消毒后，垂直快速刺入穴位，注射深度 3 ～ 5cm（视患者胖瘦而定）得气后，抽无回血，缓慢将上述药液注入上述穴位。(《世界最新医学信息文摘》)

（四）中药熏洗疗法

［药物］金银花 10g，黄连 10g，黄柏 10g，苦参 20g，艾叶 10g，花椒 10g，连翘 10g，蒲公英 10g，蛇床子 20g。

［用法］将以上药物放入容器内，加适量水煎熬，然后将煎熬好的药液过滤倒入盆中，患者坐入盆中熏洗，至药液变冷为止，每日 1 次，7d 为 1 个疗程。女性患者除坐浴熏洗外，如阴道内有炎症，可用“阴道冲洗器”将煎好的药液过滤后，灌入冲洗器内，按照冲洗器上的使用方法进行冲洗治疗。(《中医外治杂志》)

（五）中药冲洗疗法

［药物］黄柏、苦参、蛇床子、枯矾。

［用法］用关玉散 10g，加水 300ml，煮沸 10 ～ 15min，煎至药液 120ml，冷却，澄清。令患者先排尿后采取坐位，稍向后仰。医者用 10ml 注射器吸取药液后把注射器乳头插入尿道口，采用不保留自然冲洗法冲洗尿道，连续将药液用完为一次治疗。治疗后可让患者尽量于 2h 后再排尿，一般采用 2 ～ 3d 冲洗治疗 1 次，7 ～ 10 次为 1 个疗程。(《河南中医》)

（陈丽华）

207. 褥　疮

［临床表现］褥疮又称压力性溃疡、压疮，是由于局部组织长期受压，发生持续缺血、缺氧、营养不良而致组织溃烂坏死。多发生于无肌肉包裹或肌肉层较薄、缺乏脂肪组织保护又经常受压的骨隆突处。表现为进行性红肿、瘀血、炎症、溃疡等。中医学认为，褥疮多因气血虚弱，气滞血瘀所引起，久病卧床，受压部位气血瘀滞，血脉不通，经络阻隔，气血亏损，毒邪内侵，肌肉筋骨失养则溃腐成疮，缠绵难愈。

（一）火针疗法

［操作］常规消毒后将毫针在酒精灯上烧红至适合的长度，当针烧红发白后，迅速、

准确刺入褥疮周围（病灶与正常组织交界之处），随即快速拔出，整个过程大约只需 1/10 秒，不留针，每针间隔 1.5cm，每隔 2d 治疗 1 次。（《中国民族民间医药》）

（二）药膏外敷疗法

［药物］黄连素、生理盐水、珍珠粉及少许冰片制成药膏。

［用法］过氧化氢溶液常规消毒伤口周围皮肤，待气泡消散后用生理盐水棉球拭去伤口内组织液及分泌物后涂药膏，用无菌纱布盖好，胶布包扎固定，伤口避免受压，保持透气，视伤口分泌物情况，每日换药 1 次，至伤口愈合为止。（《首都医药》）

（三）艾灸疗法

［操作］碘伏棉球常规消毒疮面及周围皮肤，3% 过氧化氢溶液冲洗疮口，涤除疮面上溃烂腐臭的坏死组织，再用生理盐水冲洗。然后取艾条，并点燃，令其直接熏灸病变局部，熏灸距离以患者感觉舒适、有温热感为度。首先从溃疡面的外周开始缓慢回旋熏灸，使其逐渐缩小熏灸面积。每次 30min 左右，灸后敷以利凡诺纱条，覆盖无菌辅料，胶布固定。（《中医药导报》）

（四）红外线照射

［操作］清创及消毒后，用无菌纱布浸湿康复新液覆盖于创面，再用红外线灯局部照射 20min，距离皮肤 30cm 左右，以患者感觉不烫为宜。照射结束后，内层用康复新液浸湿的敷料覆盖创面，外层用 2 块敷料覆盖，并用胶布贴好，最后覆盖无菌纱块。每日 2 次，连续治疗 7d 为 1 个疗程。（《当代医学》）

（陈丽华）